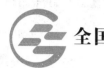 全国中医药行业高等职业教育"十二五"规划教材

基础护理技术

（供护理、助产等专业用）

主　编　左凤林（重庆三峡医药高等专科学校）
　　　　董翠红（山东中医药高等专科学校）

副主编　王艳华（长春中医药大学）
　　　　吴俊晓（南阳医学高等专科学校）
　　　　杨晓玮（北京中医药大学）
　　　　袁　静（辽宁医药职业学院）

编　委　（以姓氏笔画为序）
　　　　付昌平（成都中医药大学附属医院针灸学校）
　　　　乔永丽（山西中医学院）
　　　　李冬莉（河北中医学院）
　　　　张显碧（重庆三峡医药高等专科学校）
　　　　郑康霞（重庆三峡中心医院）
　　　　徐　欢（四川中医药高等专科学校）

中国中医药出版社

· 北 京 ·

图书在版编目（CIP）数据

基础护理技术/左凤林，董翠红主编 . —北京：中国中医药出版社，2016.8 （2016.11 重印）

全国中医药行业高等职业教育"十二五"规划教材

ISBN 978 - 7 - 5132 - 2284 - 6

Ⅰ . ①基… Ⅱ . ①左… ②董… Ⅲ . ①护理学 - 高等职业教育 - 教材 Ⅳ . ①R47

中国版本图书馆 CIP 数据核字（2015）第 116690 号

中 国 中 医 药 出 版 社 出 版

北京市朝阳区北三环东路 28 号易亨大厦 16 层

邮政编码 100013

传真 010 64405750

廊坊成基包装装潢有限公司印刷

各地新华书店经销

*

开本 787 × 1092 1/16 印张 25.5 字数 569 千字

2016 年 8 月第 1 版 2016 年 11 月第 2 次印刷

书 号 ISBN 978 - 7 - 5132 - 2284 - 6

*

定价 51.00 元

网址 www.cptcm.com

张美林（成都中医药大学附属医院针灸学校党委书记、副校长）

张登山（邢台医学高等专科学校教授）

张震云（山西药科职业学院副院长）

陈　燕（湖南中医药大学护理学院院长）

陈玉奇（沈阳市中医药学校校长）

陈令轩（国家中医药管理局人事教育司综合协调处副主任科员）

周忠民（渭南职业技术学院党委副书记）

胡志方（江西中医药高等专科学校校长）

徐家正（海口市中医药学校校长）

凌　娅（江苏康缘药业股份有限公司副董事长）

郭争鸣（湖南中医药高等专科学校校长）

郭桂明（北京中医医院药学部主任）

唐家奇（湛江中医学校校长、党委书记）

曹世奎（长春中医药大学职业技术学院院长）

龚晋文（山西职工医学院/山西省中医学校党委副书记）

董维春（北京卫生职业学院党委书记、副院长）

谭　工（重庆三峡医药高等专科学校副校长）

潘年松（遵义医药高等专科学校副校长）

秘　书　长　周景玉（国家中医药管理局人事教育司综合协调处副处长）

前　言

中医药职业教育是我国现代职业教育体系的重要组成部分，肩负着培养中医药多样化人才、传承中医药技术技能、促进中医药就业创业的重要职责。教育要发展，教材是根本，在人才培养上具有举足轻重的作用。为贯彻落实习近平总书记关于加快发展现代职业教育的重要指示精神和《国家中长期教育改革和发展规划纲要（2010—2020 年）》，国家中医药管理局教材办公室、全国中医药职业教育教学指导委员会紧密结合中医药职业教育特点，充分发挥中医药高等职业教育的引领作用，满足中医药事业发展对于高素质技术技能中医药人才的需求，突出中医药高等职业教育的特色，组织完成了"全国中医药行业高等职业教育'十二五'规划教材"建设工作。

作为全国唯一的中医药行业高等职业教育规划教材，本版教材按照"政府指导、学会主办、院校联办、出版社协办"的运作机制，于 2013 年启动了教材建设工作。通过广泛调研、全国范围遴选主编，又先后经过主编会议、编委会议、定稿会议等研究论证，在千余位编者的共同努力下，历时 1 年半时间，完成了 84 种规划教材的编写工作。

"全国中医药行业高等职业教育'十二五'规划教材"，由 70 余所开展中医药高等职业教育的院校及相关医院、医药企业等单位联合编写，中国中医药出版社出版，供高等职业教育院校中医、针灸推拿、中医骨伤、临床医学、护理、药学、中药、中药鉴定与质量检测技术、现代中药技术、中药制药技术、中草药栽培技术、医药营销、药品经营与管理、中医保健康复技术、康复治疗技术、医学美容技术等 16 个专业使用。

本套教材具有以下特点：

1. 坚持以学生为中心，强调以就业为导向、以能力为本位、以岗位需求为标准的原则，按照高素质技术技能人才的培养目标进行编写，体现"工学结合""知行合一"的人才培养模式。

2. 注重体现中医药高等职业教育的特点，以教育部新的教学指导意见为纲领，注重针对性、适用性及实用性，贴近学生、贴近岗位、贴近社会，符合中医药高等职业教育教学实际。

3. 注重强化质量意识、精品意识，从教材内容结构、知识点、规范化、标准化、编写技巧、语言文字等方面加以改革，具备"精品教材"特质。

4. 注重教材内容与教学大纲的统一，教材内容涵盖资格考试全部内容及所有考试要求的知识点，满足学生获得"双证书"及相关工作岗位需求，有利于促进学生就业。

5. 注重创新教材呈现形式，版式设计新颖、活泼，图文并茂，配有网络教学大纲指导教与学（相关内容可在中国中医药出版社网站 www.cptcm.com 下载），符合职业院校学生认知规律及特点，以利于增强学生的学习兴趣。

在"全国中医药行业高等职业教育'十二五'规划教材"的组织编写过程中，得到了国家中医药管理局的精心指导，全国高等中医药职业教育院校的大力支持，相关专家和各门教材主编、副主编及参编人员的辛勤努力，保证了教材质量，在此表示诚挚的谢意！

我们衷心希望本套规划教材能在相关课程的教学中发挥积极的作用，通过教学实践的检验不断改进和完善。敬请各教学单位、教学人员及广大学生多提宝贵意见，以便再版时予以修正，提升教材质量。

国家中医药管理局教材办公室

全国中医药职业教育教学指导委员会

中国中医药出版社

2015 年 5 月

编写说明

　　《基础护理技术》是为学生提供从事护理工作所必须具备的基本理论知识、基本实践技能和基本情感态度的专业核心课程，是承上启下的衔接课程。本教材的编写，以培养综合职业能力为出发点，按照高职高专护理专业学生职业能力培养的基本规律，紧贴护理行业要求，接轨执业护士考试，以职业技能培养为目标，以工作过程为依据，从患者的门诊护理、入院护理、住院护理和出院护理等环节，以护理程序为主线和框架编写。全书共20章，在编写体例上，章前有学习目标，正文中插入知识拓展，技能操作用图表标示，章后有能力检测。

　　本教材具有以下特点：一是观念及知识更新，参考了中华人民共和国卫生行业标准"分级护理""静脉治疗规范"，国家卫生计生委《医疗机构病历管理规定（2013年版)》、国家卫生计生委关于"基层医疗机构医院感染管理基本要求"等最新相关规定和规范要求及行业标准，对临床不用或少用的操作如灭头虱法给予删除。二是注意与临床接轨，如标本采集、电子体温单的绘制、电子医嘱的处理、电子病历的应用等。三是避免交叉重复，与本套教材做好衔接，如避免与急救护理内容重复，心肺复苏及呼吸机的使用不在本教材中编写；为避免本教材前后章节内容重复，病案排列顺序统一在医疗文件章节阐述，在入院和出院章节不再罗列。

　　本教材编写团队由医学院校具有丰富教学经验的护理教师组成，特别邀请了来自临床的护理骨干参与编写。其中，第一章医院及门诊急诊护理、第十二章冷热疗法、第二十章出院护理由左凤林编写；第二章护理安全与职业防护、第十九章医疗与护理文件的记录及病案管理由郑康霞编写；第三章入院护理、第十六章标本采集由徐欢编写；第四章卧位安置与保护具应用护理、第五章舒适护理由乔永丽编写；第六章医院感染的预防与控制、第十八章临终患者的关怀护理由张显碧编写；第七章生命体征的评估与护理由付昌平编写；第八章休息与活动护理、第十一章排泄护理由袁静编写；第九章清洁护理、第十四药物过敏试验法由李冬莉编写；第十章饮食护理由杨晓玮编写；第十三章药物疗法由吴俊晓编写；第十五章静脉输液与输血由王艳华编写；第十七章病情观察及危重患者的一般急救护理由董翠红编写。在编写过程中，各位编者付出了辛勤的劳动，在此表示诚挚的谢意。

　　限于编者的能力和水平，书中若存在错误和疏漏之处，恳请使用教材的师生、读者和护理界同仁提出宝贵的意见和建议。

《基础护理技术》编委会

2016年3月

目　录

第一章　医院及门诊急诊护理

学习目标

1. 掌握门诊、急诊护理工作的具体要求。
2. 熟悉医院的任务。
3. 了解医院的性质和种类；医院门诊、急诊的布局与设施。
4. 能够指导、安排患者就诊；初步具备配合医生进行危重患者抢救的能力。
5. 热情接待门诊患者，关心体贴患者，确保患者安全。

医院是向人群提供医疗护理服务的场所，服务对象不仅包括患病的人，还包括健康的人。服务内容涉及人的生命周期各个阶段，以及人的生理、心理、社会文化等多个层面。

第一节　医　院

医院是具有一定数量的病床设施、相应的医务人员和必要的设备，通过医务人员的集体协作，对门诊、急诊或住院患者实施科学和正确的诊疗、护理的医疗卫生机构。

一、医院的性质与任务

（一）医院的性质

《全国医院工作条例》明确了医院的基本性质。医院是治病防病、保障人民健康的社会主义卫生事业单位，必须贯彻国家的卫生工作方针政策，遵守政府法令，为社会主义现代化建设服务。

（二）医院的任务

医院的任务是以医疗工作为中心，在提高医疗质量的基础上，保证教学和科研任务的完成，并不断提高教学质量和科研水平。同时做好扩大预防，指导基层和计划生育的技术工作。

1. 医疗工作 医疗工作是医院的主要任务，是以诊治和护理两大业务为主体，并与医技部门密切配合形成的医疗团体，为患者提供优质的医疗与护理服务。门诊、急诊是医疗工作的前哨；住院医疗是针对疑难、复杂、危重患者进行的诊治；康复医疗是运用物理、心理等方法，纠正因疾病引起的功能障碍或心理失衡，达到预期效果。

2. 教育教学 医学教育的特点是对于不同专业不同层次的专业人员、技术员的培养，都必须经过学校教育和临床实践，达到理论联系实际的目的。在职人员需接受继续医学教育，更新知识和加强临床技能训练，这样才能适应医学科学发展的需要，不断提高服务理念和技术水平。

3. 科学研究 医院通过开展科研工作，不仅可解决临床上的疑难问题，推动医学事业发展；而且科研成果可促进医疗和教学的发展。

4. 预防保健和社区卫生服务 医院在完成上述各项任务的同时，还承担着预防保健和社区卫生服务工作，如进行健康教育、健康咨询及疾病普查等工作，倡导健康的生活方式，加强自我保健意识，提高广大人民群众的生活质量。

二、医院的分类

（一）根据收治范围分类

根据收治范围，医院可分为综合性医院和专科医院。

1. 综合性医院 综合性医院是指设有一定数量的病床，具有相应的人员编制、健全的医疗护理设备，对患者有综合诊治能力的医院，分设内科、外科、妇产科、儿科、眼科、耳鼻喉科、口腔科、皮肤科、中医科、肿瘤科等医疗部门和药剂、检验、影像等医技部门。

2. 专科医院 专科医院是为诊治专科疾病而设置的医院，如传染病医院、精神卫生中心、结核病防治院、肿瘤医院、胸科医院、妇产医院、眼科医院、口腔医院等，设立专科医院有利于集中人力、物力，发挥技术设备优势，开展专科疾病的诊治和预防。

（二）根据特定任务分类

根据特定任务和服务对象不同，医院可分为军队医院、企业医院、医学院校附属医院等。

（三）根据所有制分类

根据所有权不同，医院可分为全民所有制医院、集体所有制医院、个体所有制医院和中外合资医院等。

（四）根据医院分级管理办法分类

根据不同的任务与功能，不同的设施条件、管理水平和技术水平，医院可分为三级

（三、二、一级）十等（每级医院分甲、乙、丙等，三级医院增设特等）。

1. 一级医院 一级医院是提供初级卫生保健的主要机构，是我国三级医疗网络的基础。是直接向有一定人口的社区提供预防、医疗、保健、康复服务的基层医疗卫生机构。如农村乡、镇卫生院和城市街道医院等。

2. 二级医院 二级医院是指向多个社区提供全面的医疗、护理、预防保健的卫生机构，并承担一定的教学科研任务及指导基层卫生机构开展工作的地区性医院。如一般市、县医院及省直辖市的区级医院以及一定规模的工矿、企事业单位的职工医院。

3. 三级医院 三级医院是指国家高层次的卫生服务机构，是省、自治区、直辖市或全国的医疗、预防、教学和科研相结合的技术中心，直接提供全面的医疗护理、预防保健和高水平的专科服务，同时指导一、二级医院的医疗工作和相互合作，如国家、省、市直属的市级大医院及医学院校的附属医院。

（五）根据经营目的分类

根据经营目的可分为营利性和非营利性医院。《关于做好 2012 年公立医院改革的通知》中指出，要加强对公立医院的规划控制，大力发展非公立医疗机构，加快形成多元办医格局，"十二五"期间，力争提前实现非公立医疗机构床位数和服务达到总量的 20% 左右。

三、医院的组织结构

医院的组织结构，根据我国的现状大致分为三大系统，即诊疗部门、辅助诊疗部门和行政后勤部门（图 1 - 1）。

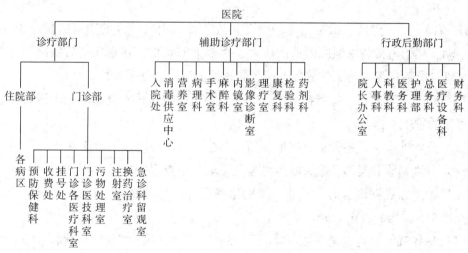

图 1 - 1 医院的组织结构

第二节 门诊部

门诊是医院面向社会的窗口，是医疗工作的第一线，是集诊断、治疗保健、科研、教学、心理咨询、卫生宣教、计划免疫及行政管理于一体的功能部门。门诊部的工作直接反映医院的服务质量和水平，医护人员要提供优质的就医环境和服务，使患者及时得到诊断和治疗。

一、门诊护理

（一）门诊的设置和布局

门诊工作具有来往人员多，病种杂，季节随机性强，工作人员流动性大，交叉感染的可能性大等特点。门诊的候诊、就诊环境，以方便患者为目的、突出公共卫生为原则，做到美化、绿化、安静、整洁、布局合理，备有醒目的标志和路牌，要使患者感到亲切、宽松，对医院有信任感和安全感。

门诊设有挂号处、收费处、化验室、药房、综合治疗室与分科诊察室等。诊察室内备有诊察床，床前有遮隔设备；室内有流动水洗手设备或备有手消毒设施；桌面整洁，各种检查用具及化验单、检查申请单摆放有序。治疗室内备有必要的急救设备，如氧气、电动吸引器、急救药品等。

（二）门诊的护理工作

1. 预检分诊 预检分诊是门诊的首要护理工作，由实践经验丰富的护士担任。护士需主动、热情地接待来医院就诊的患者，扼要询问病史，观察病情后做出初步判断，给予合理的分诊指导和传染病管理，做到先预检分诊，后挂号诊疗。

2. 安排候诊与就诊 患者挂号后，分别到各科候诊室依次就诊。护士需做好候诊、就诊患者的护理工作。

（1）开诊前准备好各种检查器械和用物，检查诊疗环境和候诊环境。

（2）分理初诊和复诊病案，收集整理化验单、检查报告单等。

（3）给予患者就诊前的指导和必要的准备工作，如测量生命体征、血糖、指导妇科检查排空膀胱等，并记录于门诊病案上。

（4）指导就诊患者正确留取标本，耐心解答患者及家属提出的问题，认真听取患者及家属的意见，不断改进护理工作。

（5）随时观察候诊患者病情。遇到高热、剧痛、呼吸困难、出血、休克等急危重患者，应立即安排提前就诊或送急诊室处理；对病情较重或年老体弱者，可适当调整就诊顺序。

3. 健康教育　利用候诊时间开展健康教育。可采用口头、图片、黑板报、电视录像、赠送宣传小册子等不同形式。对患者提出的问题应耐心、热情地给予解答。

4. 治疗工作　需在门诊部进行的治疗，如注射、换药、灌肠、导尿、穿刺、手术等，必须严格执行操作规程，确保治疗安全、有效。

5. 消毒隔离　门诊人群流量大，患者集中，病种复杂，易发生交叉感染，因此护士要认真做好消毒隔离工作，传染病或疑似传染病患者分诊到隔离门诊就诊，并做好疫情报告。门诊各部门及用物需严格按照消毒隔离原则进行终末消毒处理，医疗垃圾分类后及时处理。

6. 保健工作　经过培训的护士可直接参与健康体检、疾病普查、预防接种等各类保健工作。

二、急诊护理

急诊科是医院诊治急重症患者的场所，是抢救患者生命的第一线。对危及生命和意外灾害事件，需立即组织人力、物力，按照急救程序进行抢救。急诊科护士要求责任心强，有良好的素质，具备一定的各种急诊抢救知识和经验，技术熟练、动作敏捷。急诊科护理的组织管理和技术管理应达到最优化、标准化、程序化、制度化。

（一）急诊科的设置和布局

急诊科是医院相对独立的部分，能较独立地完成各项救治工作。一般设有预检处、诊疗室、治疗室、抢救室、监护室、留观室、清创室、处置室等。此外，还配有药房、化验室、X线室、心电图室、挂号处及收费处等，形成一个相对独立的工作单元。

急诊科环境要宽敞，光线明亮，空气清新、流通，安静整洁；要有专用通道和宽敞的出入口，标志和路标醒目，夜间有明显的灯光；要以方便急诊患者就诊为目的和最大限度地缩短就诊前的时间为原则，以争取抢救时机。

（二）急诊的护理工作

1. 预检分诊　患者送到急诊科，有专人负责出迎。预检护士要掌握急诊就诊标准，做到一问、二看、三检查、四分诊。遇有危重患者立即通知值班医生及抢救室护士；遇意外灾害突发事件立即通知护士长和有关科室；遇有法律纠纷、刑事案件、交通事故等事件，应迅速向医院保卫部门报告或与公安部门取得联系，并请家属或陪送者留下。

2. 抢救工作

（1）物品准备

①一般诊疗及护理物品：血压计、听诊器、手电筒、止血带、输液架等。

②无菌物品及无菌急救包：张口器、压舌板、舌钳、输氧导管、吸痰管、胃管、各种注射器、各种型号针头、输液器、输血器、静脉切开包、气管插管包、气管切开包、开胸包、导尿包、各种穿刺包、无菌手套、无菌敷料等。

③抢救器械：中心供氧系统或氧气筒、中心负压吸引装置或电动吸引器、心电监护仪、电除颤器、心脏起搏器、呼吸机、超声波诊断仪、洗胃机、呼吸机等，有条件可备X光机、手术床、多功能急救床。

④抢救药品：各种中枢神经兴奋剂、镇静剂、镇痛药、抗休克药、抗心力衰竭药、抗心律失常药、抗过敏药及各种止血药；急救用激素、解毒药、平喘药；纠正水、电解质紊乱及酸碱失衡类药物、各种液体；局部麻醉药及抗生素类药等。

⑤通讯设备：设有自动传呼系统、电话、对讲机等。

一切抢救物品应做到"五定"，即定数量品种、定点放置、定人保管、定期消毒灭菌和定期检查维修。护士需熟悉抢救物品性能及使用方法，并能排除一般性故障，使急救物品完好率达100%。

（2）配合抢救

①严格按抢救程序、操作规程实施抢救措施，做到分秒必争。医生到达前，护士需根据病情给予适当、及时的紧急处理，如测血压、给氧、吸痰、止血、配血、建立静脉输液通路、进行人工呼吸和胸外心脏按压等；医生到达后，立即汇报处理情况，积极配合抢救，正确执行医嘱，密切观察病情动态变化，为医生提供有关资料。

②做好抢救记录，要求及时、准确，字迹清晰。必须注明时间，包括患者和医生到达时间、抢救措施落实时间（如用药、吸氧、人工呼吸执行时间和停止时间）。记录执行医嘱的内容及病情的动态变化。在抢救过程中，凡口头医嘱必须向医生复述1遍，双方确认无误后再执行。抢救前未来得及记录的，抢救后务必请医生及时补写医嘱和处方（6小时内据实补记）。

③认真执行查对制度，各种急救药品的空安瓿需经两人核对后方可弃去；输液空瓶（袋）、输血空袋等均需集中放置，以便统计查对，核实与医嘱是否相符。

3. 病情观察 急诊科设有一定数量的观察床，置于急诊观察室。收治已明确诊断或暂不能确诊者，或病情危重暂时住院困难者。留观时间一般为3~7天。对留观患者的护理工作包括三个方面。

①对患者进行登记，建立病案，认真填写各项记录，书写留观室病情报告。

②主动巡视，加强观察，及时完成医嘱，做好晨晚间护理，加强心理护理。

③做好出入室患者及家属的管理，保持留观室良好的秩序和环境。

【能力检测】

1. 某医院是一所省医科大学的附属医院，有床位1200张，分科齐全。现有一男性患者，60岁，因慢性支气管炎急性发作来医院门诊就医。

（1）该医院属于哪种类型的医院？

（2）作为门诊护士应如何处理？

2. 张某，女，65岁，心前区压榨样疼痛半小时，患者极度恐惧，于晚上 12 点来医院急诊科就诊。

（1）急诊科护士应对张某采取哪些护理措施？

（2）急救物品的保管要求有哪些？

第二章 护理安全与职业防护

 学习目标

1. 掌握护理安全、护理职业防护、锐器伤的概念。
2. 熟悉护理安全的影响因素与防范措施。
3. 了解职业损伤的危险因素。
4. 能正确防止和处理常见的职业损害。
5. 树立严谨、认真的工作态度，做好自我防护。

近年来，社会各界越来越关注护理人员的职业安全，护理界更是重点关注护理人员的职业防护。临床一线护士由于工作环境的特殊性，经常不得不暴露在各种各样的职业危险因素当中。护士的职业安全一旦受到威胁，不仅不能正常工作，造成人力资源的流失，而且对周围接触的人员，包括对患者亦可带来一定的伤害。因此，在护理执业中创建"安全文化"，提高医疗护理行为的安全性，是建设"平安医院"、保证患者安全、预防职业性损伤的基本要求。

第一节 护理安全防范

一、概述

（一）概念

1. 护理安全 护理安全是指在实施护理服务全过程中，患者不发生法律和法定的规章制度允许范围以外的心理、机体结构或功能上的损害、障碍、缺陷或死亡。它包括一切护理缺陷和一切安全隐患。

2. 护理差错 护理差错是指在护理工作中，因护理人员责任心不强、工作粗疏、不严格执行规章制度或违反技术操作规程等给患者造成精神及肉体的痛苦，或影响医疗和护理工作的正常进行，但未造成严重后果和构成事故。

3. 护理事故 护理事故是指在护理工作中，由于护理人员的过失，直接造成患者死亡、残疾和组织器官损伤，导致功能障碍或造成患者明显人身损害的其他结果。

（二）护理安全防范的意义

1. 提高护理质量，规避护理风险 护理安全是护理质量的核心，护理安全得到保障，护理质量即得到提升。由于护士职业环境的特殊性，工作中面临许多不安全因素，这些因素直接或间接地阻碍护理工作的开展，影响护理质量，还有可能加重患者病情，增加患者痛苦，延长患者病程，甚至威胁患者生命。因此，需努力做好护理安全防范措施，科学规避护理风险，提高护理执业的安全性，维护患者权益，确保患者就医安全。

2. 营造和谐医疗环境，塑造良好公众形象 随着社会的进步，患者的维权意识大幅度提高，一旦发生护理不安全因素导致的差错事故时，很容易造成护患关系紧张，甚者出现法律诉讼，引发暴力事件，大大影响医院的声誉。因此，需切实履行护理安全防范措施，保障护理安全和护理质量，减少和杜绝差错事故发生，取得患者信任，营造和谐、安全的医疗环境，塑造良好的职业形象。

3. 保障护士自身安全，提高职业生命质量 有效实施护理安全防范措施，可使护理质量得到保证，患者得到优质、高效的护理，促进护患关系和谐，增强护理人员对护士职业的信心和安全感，激发护士工作激情，减轻职业倦怠，提高护士的职业生命质量。

二、护理安全的影响因素

（一）人员因素

1. 护理人力配备不足 随着医疗技术的不断更新，越来越多亚专业的发展对护理人力资源的配置需求有了很大提高。由于护理工作琐碎，护士长期超负荷工作，身心始终处于疲惫状态，从而影响了护士对安全制度的执行力，导致护理服务不到位，环节质量无法保障，造成安全隐患。

2. 护理人员素质 护理人员的素质包括思想品德、科学文化、专业和心理等方面，当护士的这些素质不能满足临床护理需要时，便可出现言行的不当或过失，给患者身心带来不良影响。

（二）技术因素

技术因素主要指由于护理人员业务水平不高或熟练程度不够、临床经验不足、操作失误或错误、不注意细微变化、缺乏应急能力等，给患者的身心造成威胁。特别是随着医学诊疗技术的快速发展，新技术、新项目不断引进，亚专业不断细化，技术风险逐渐增大，对护理的安全要求越来越高。

（三）管理因素

护理安全管理制度不健全或落实不到位、业务培训流于形式、监督检查不得力、人力安排不合理、应急演练不及时、物资设备管理不完善、规章制度未形成常态化等均会给患者安全造成威胁。

(四) 环境因素

1. 医院的基础设施、病区物品配置存在不安全因素 如病房结构布局不够合理，病床无床档，走廊无扶手，卫生间离病床较远、地面湿滑，易导致患者跌倒或坠床。病区药品、物品储备不充分，不能满足应急需要，或物品太多管理不善导致发霉、变质或失效。设备不配套、性能不完备，急救物品未做到"五定"，延误了治疗抢救。

2. 医院感染管理存在不安全因素 消毒隔离制度措施不严，医疗废物处理设施配置不全，导致院内交叉感染；昆虫叮咬，不仅影响患者休息，还可导致过敏性损伤，甚至传播疾病。

3. 医用危险品使用不当 易燃易爆物品，如氧气、乙醇、乙醚易致烧伤，烤灯易致烫伤，放射治疗易致皮肤炎症或溃疡，高频电刀易致电灼伤，高压氧治疗易致气压伤等。

4. 病区治安管理不严 保安措施不力，宣传教育不到位，发生患者财物被盗、婴儿丢失、病历遗失等，造成患者经济损失及身心的不安全感。麻醉药品管理不严，导致药品丢失，或发生吸毒案件。医疗废物管理不善，随意丢弃，流失到社会造成严重后果。

(五) 患者因素

护理措施的执行有赖于患者的配合，这样才能达到预期目标。患者的心理素质、文化程度、对疾病的认知和承受力、对护理工作的信任度等都会影响其情绪，进而影响其遵医行为，成为护理安全隐患。如患者擅自外出、自主调节输液速度、不按医嘱服药、不按计划进食、不定期复查等都是护理安全的隐患。

三、护理安全隐患的防范

(一) 加强护理职业安全教育

护理安全是护理管理永恒的主题，在护理实践中，需重视护理职业安全教育，提高全体护理人员的安全意识，消除安全隐患，保障患者安全。无论是新护士的岗前培训，还是在职护士的继续教育，都需将职业防护列为常规性教育，强化护理人员的风险意识，树立"安全第一，质量第一"的观念，自觉养成职业防护慎独精神，恪尽职业道德，规范护理行为，以良好的心态营造安全氛围，确保护理安全。

(二) 强化法制观念，增强法律意识

随着国家法制建设的日趋完善和医学知识的普及，患者及家属的维权意识不断增

强，护理纠纷、投诉呈逐年上升趋势。护理人员只有学法、懂法、守法，了解护理安全与法律法规之间的密切关系，增强法律意识，依法执业，才能在履行与患者构成的医疗合同中规避法律责任，在保障患者合法权益的同时，维护自身的合法权益。

（三）加强专业理论和技术培训

护理人员在临床工作中必须具备扎实的基本功，熟练掌握护理常规，严格执行操作规范；护理管理者需有计划地安排护理人员参加各种业务学习，不断充实护理人员的护理知识；引进新设备、新技术及新项目，及时组织护理人员学习相关知识，保证新业务的顺利开展；护理人员需加强自身学习，了解行业动态和前沿信息，拓宽知识的深度和广度，提高观察力和应变力，从根本上防范护理风险，杜绝差错事故发生，保障患者安全。

（四）提高系统安全性和有效性

提高护理安全，降低护理风险需从加强护理系统运行的安全性和应对的有效性做起。建立健全护理安全管理制度，采用 PDCA 循环持续改进护理安全质量，重视对重点环节、重点时段和重点人员的监控；成立护理安全管理委员会，建立护理安全管理的监控网络，实行"护理部—科（总）护士长—病区护士长"三级管理体系，实行岗位责任制，层层把关，环环监控；制定护理安全管理制度，围绕患者十大安全目标，完善护理安全考评制度、差错事故管理与上报制度、重点环节工作流程、各种应急预案、护理职业相关防护制度等，加强对护理人员进行安全制度的培训与考核，督促护理人员在护理工作中自觉、认真执行安全管理措施，消除不安全因素，最大限度地减少不安全事件的发生。

知识拓展

患者十大安全目标（2004—2015 年）

严格执行查对制度，正确识别患者身份；强化手术安全核查，防止手术患者、手术部位和术式错误；加强医务人员有效沟通，完善医疗环节交接制度，正确及时传递关键信息；减少医院感染的风险；提高用药安全；强化临床"危急值"报告制度；防范与减少患者跌倒、坠床等意外伤害；加强医院全员急救培训，保障安全救治；鼓励主动报告医疗安全（不良）事件，构建患者安全文化；建立医务人员劳动强度评估制度，关注工作负荷对患者安全的影响。

（五）合理配置护理人力，做好后勤保障

根据各护理单元的专科特色、护理岗位需求合理配置护理人力；以患者为中心，根据不同层级合理搭配、不同班次适当均衡、不同个体人性管理等原则实行弹性排班，使护理人力资源得到优化；医院需不断完善后勤保障系统，如建立标本传输系统、静脉药物配制中心、后勤器械物资配送中心等，以减少护理人员从事非护理工作，改善超负荷工作状态，提高护理人员对患者的照护质量，保证护理安全。

第二节　护理职业防护

一、概述

（一）概念

1. 护理职业防护　护理职业防护是指在护理活动过程中，采取各种有效措施，防止护士免受职业性损伤因素的侵袭，保护护士免受一切不安全因素的伤害，或将其所受伤害降到最低程度。

2. 护理职业暴露　护理职业暴露是指护士在医院特定的环境中，在为患者提供护理服务的过程中，经常暴露于感染患者的血液、体液及排泄物污染的环境中，有被感染某种疾病的可能。

3. 普及性预防　普及性预防是指护士在为患者提供护理服务时，只要有可能接触到患者或医务人员的血液或体液时，无论其是否具有阳性意义，都视为有潜在的传染性而加以预防。

4. 标准预防　标准预防是指对所有患者的血液、体液，以及被血液、体液污染的物品均视为具有传染性的物质，无论是否接触非完整的皮肤和黏膜，接触时必须采取防护措施，同时根据疾病的传播途径执行空气、飞沫、接触隔离，防止疾病传播。

（二）护理职业防护的意义

1. 科学规避职业风险，有效控制职业危险　通过强化职业性损害防护知识的学习和技能的训练，提高护理人员职业防护的警觉性和安全意识，严格遵守规章制度，自觉履行操作规程，有效控制职业性危险因素，科学规避职业风险。

2. 有力保障职业安全，有效提高职业质量　护理工作是以人的健康和性命相托的特殊行业，加之医疗环境的复杂性，工作中存在诸多不安全的压力源，护理职业防护的有效实施，可改变护士不安全行为，减少护士的职业暴露，维护护理人员的身体健康，减轻工作带来的心理压力，增强适应能力，提高护理人员职业生命质量。

3. 积极营造和谐氛围，有效激发职业热情　良好安全的工作环境不仅可以让护士

产生愉悦轻松的身心效应，而且可以提高护士的职业满意度，促进人际交流，激发工作热情，促使护士逐步完成职业生涯规划，实现人生价值。

二、职业损伤的危险因素

护士经常暴露在职业危险因素中，这些因素直接影响护士的健康和安全，增加了护理人员疾病的感染率和发生率。

（一）生物性因素

生物性因素是指在护理工作中病原微生物对护士身体健康的伤害。医院是病原微生物相对集中的场所，且种类繁杂。这些病原微生物包括病毒、细菌、真菌、支原体、衣原体、动植物、昆虫、寄生虫等，它们广泛存在于患者的体液、排泄物、分泌物及患者的用物和医疗器具乃至病室的空气中。护士在执行护理操作和处理医疗废物时，不可避免地会接触患者的血液、体液、排泄物、分泌物等，病原微生物可经呼吸道、消化道、血液、皮肤、医疗器具等途径传染给护理人员，尤其是当护士皮肤和黏膜暴露时，血源传播性疾病感染的概率更高。

（二）化学性因素

医院中有大量的消毒剂、固定剂、化学药物、各种废气、污染气体等，它们可通过皮肤、呼吸道、消化道等多种途径侵入机体，对健康形成化学性危险。

1. 化学消毒剂　护士在护理工作中，多途径、反复接触各种化学消毒剂使其自身受到不同程度的污染，如甲醛、戊二醛、含氯消毒剂、过氧乙酸等，尤其是较多的挥发性消毒剂，可不同程度地刺激皮肤、眼睛、呼吸道，导致皮肤过敏、流泪、气喘、恶心等，长期接触可造成肝脏、中枢神经系统的损害。

2. 化疗药物　护士在工作中经常会接触化疗药物。化疗药物多具有细胞毒性，对组织、骨髓产生抑制作用，不仅会对患者产生毒性作用，对接触配制、注射等化疗药物的护士也有潜在的危害，如果频繁接触又防护不当，则可因蓄积作用而产生毒性反应，导致畸形、肿瘤及脏器损伤，甚至影响生殖系统功能。

（三）物理性因素

护理工作中常见的物理性因素有锐器伤、机械性损伤、放射性损伤、温度性损伤和噪声。

1. 锐器伤　锐器伤是护士在工作中发生的最频繁的职业性损伤，被感染的锐器损伤是导致血液疾病感染的主要途径，可造成护理人员焦虑和恐惧的心理反应。锐器伤主要有注射器针头刺伤、输液器针头刺伤、手术缝针刺伤、安瓿割伤和手术刀片划伤等，其中针刺伤是护士最常发生的锐器伤。有资料显示，因职业引起的感染途径中针刺损伤占80%，并已证实有20余种病原体可经针刺传播，最常见、最可怕的传播疾病是乙型肝炎病毒（HBV）、丙型肝炎病毒（HCV）、人类免疫缺陷病毒（HIV）等。发生针刺伤主要是因护士自我防护意识淡薄、防护知识缺乏、防护措施不到位、对针刺伤重视程度不够所致。

2. 机械性损伤 机械性损伤是威胁护士健康的突出问题，主要与护士工作繁杂、劳动强度大有关。日常工作中，护士不仅要完成护理任务，还承担搬动和转运患者、提取重物等其他工作，如果用力不当、弯腰不慎造成强迫性不良姿势体位，导致颈、腰、背、腿部肌肉紧张，而发生腰肌扭伤、腰椎间盘脱出；长时间站立和行走可导致下肢静脉压力升高而引发下肢静脉曲张。

3. 放射性损伤 在执行放射性检查或放射性介入治疗时，护士如果自我保护不当，可导致放射性皮炎、皮肤溃疡坏死等，长时间接触且忽略防护，产生的蓄积作用甚至可引起皮肤癌。

4. 温度性损伤 使用高频电刀容易导致电伤；易燃易爆物品容易导致烧伤；高压氧治疗容易导致气压伤；使用热疗时温度过高、时间过长容易导致烫伤。

5. 噪声 护士工作环境中的噪声主要有电话铃声，呼叫器铃声，病人的呻吟声，机器、物品的移动声，各种仪器的机械声、报警声等。噪声不仅可导致护士心理紧张，还可使其出现心率加快、血压升高等表现。

（四）心理社会因素

工作性质和服务对象的特殊性，决定了护理工作是一个高风险、高压力的职业，护士的身心长期处于应激状态。频繁倒班的工作模式，导致护士工作时间与生物钟不同步；长时间超负荷运转、紧张复杂的人际关系，导致护士身心疲惫；部分护士因缺乏心理调节和应对压力的有效方法，导致其产生挫败感；部分护士对护理工作存在偏见，其劳动价值未能得到充分体现，自卑感较强等。

三、常见护理职业损伤与防护

（一）锐器伤的职业防护

1. 概念 锐器伤是指在护理工作中被针头、缝针、各种穿刺针、玻璃制品、手术器械、刀片、安瓿等锐利物品造成的意外伤害，这些伤害有引发受伤者被病原微生物感染的风险。

2. 原因

（1）护士自我防护意识淡漠，对锐器伤的危害认识不足。

（2）技术不熟练，操作不规范。

（3）特定的工作环境中，频繁接触锐器而发生意外损伤。

（4）操作过程中患者不配合或突然反抗等。

（5）教育培训不够，防护用品不到位。

3. 发生环节

（1）准备用物的过程中被误伤。

（2）掰安瓿、抽吸药液过程中被划伤。

（3）双手回套针帽时被刺伤。

（4）整理收拾治疗盘和治疗台面时，被裸露的针头或碎玻璃扎伤。

（5）注射穿刺或拔针时，患者不配合造成误伤。

（6）徒手分离注射器针头或手术刀片时不慎误伤。

（7）手术过程中传递锐器时造成误伤。

（8）将血液或体液从一个容器转至另一个容器时被刺伤。

（9）处理、浸泡、清洗使用后的锐器时导致误伤。

（10）违反操作规程时意外刺伤。

4. 锐器伤的防护措施

（1）增强自我防护意识　在护理工作中，护士需遵照标准预防原则，进行有可能接触患者血液、体液的操作时，必须戴手套。如果手部皮肤发生破损，需戴双层手套。操作完，脱去手套后立即洗手，必要时进行手消毒。操作过程中若有发生血液、体液飞溅的可能，还需戴有防渗透性能的口罩和防护眼镜，必要时穿具有防渗透性能的隔离衣或戴围裙。进行侵入性治疗和护理时，环境光线需充足，器械传递动作需规范娴熟，尤其要注意防止被针头、缝针、刀片等锐器刺伤或割伤。

（2）规范锐器使用中的防护　抽吸药液时严格使用一次性无菌针头，抽药后立即单手操作套上针帽。使用安瓿制剂时，尽量选用有易折点的安瓿，或先用砂轮划痕后再折断安瓿，可采用垫棉花或纱布的方法防止损伤皮肤。

（3）纠正易引起锐器伤的危险行为　①禁止双手回套针帽。②禁止双手分离污染的针头和注射器。③禁止用手直接接触使用后的针头。④禁止徒手拿取裸露的针头、刀片等锐器。⑤禁止用手折弯或弄直针头。⑥禁止将针头放在床边或治疗车上。⑦禁止直接传递锐器（手术中使用弯盘或托盘传递锐器）。⑧禁止消毒液浸泡针头。⑨禁止直接接触医疗垃圾，将利器放入利器盒内（图2-1）。

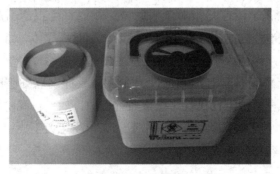

图2-1　利器盒

（4）严格管理医疗废物　认真执行《医疗废物管理条例》的有关规定，严格执行医疗垃圾分类处理标准，妥善收集、保管和运输医疗废物。使用后的损伤性废物（主要包括医用针头、缝合针、解剖刀、手术刀、备皮刀、手术锯、载玻片、玻璃试管等）应直接放入耐刺、防渗漏的利器盒内，并与其他医疗废物单独分开，装入一次性利器盒统一回收，以防止刺伤。封好的利器盒移出病房前应有明确标志，便于监督执行。

（5）加强护士健康管理　建立护士健康档案，定期进行体检和预防接种。建立锐器伤管理制度，护士必须掌握锐器伤报告和处理操作流程，管理人员需加强对受伤人员的监控，追踪随访伤者身体状况。

（6）加强沟通，取得配合　适当约束不合作或躁动昏迷的患者，必要时请求其他人员协助配合完成护理操作，以避免误伤。多人合作进行操作时，加强沟通，做到动作协调一致，避免操作中相互误伤。

（7）合理安排工作时间　根据工作性质，弹性排班，灵活机动安排护士休息，缓解其紧张情绪，减轻压力，使其集中注意力，提高工作效率，减少锐器伤的发生。

（8）使用合格的安全防护装置　医院需加大对安全防护装置的投入，鼓励临床科室使用安全防护工具，注意工具的使用不能增加科内运行成本，避免影响科室使用的积极性。同时，加强对护士使用安全装置的培训，使其掌握正确使用安全防护装置的方法，降低因错误使用安全装置而导致的锐器伤。

5. 锐器伤紧急处理方法

一挤：立即从近心端向远心端将伤口周围血液挤出。

二冲：用流动水冲洗 5 分钟，黏膜用生理盐水冲洗。

三消毒：用75%酒精或0.5%安尔碘消毒伤口，如有必要需做包扎处理。

四报告：向医院感染管理部门汇报，并填写锐器伤登记报告表。

五评估：24 小时内（尽早）留取基础血样（4mL，普通管）备查。请相关专家评估，根据患者血液检验结果，以及伤口深度、暴露时间、受伤范围进行评估，做相应处理。

（二）化疗药物损害的职业防护

1. 概念　广义的化学治疗是指对于病原微生物、寄生虫所引起的感染性疾病，以及肿瘤采用化学药物治疗的方法。理想的化疗药物应对病原体、寄生虫和肿瘤有高度选择性，而对机体的毒性作用很小。狭义的化疗主要指针对恶性肿瘤的化学药物治疗。

2. 原因　化疗药物大多具有细胞毒性，在杀伤或抑制癌细胞时，对机体正常组织器官的损害也较为严重。护士在执行化疗给药过程中，如果自我防护意识差，配制环境不规范，对化疗药物性质不了解，给药操作不熟练，注意力不集中，操作不慎或长期接触都将会暴露于化疗药物职业损害中。

3. 发生环节

（1）准备过程中　①折断安瓿时，药物粉末、药液或玻璃碎屑向外飞溅。②注射器抽取药液量超过容积的3/4。③从药瓶中拔出针头时导致药液飞溅。④从注射器或输液管排气时。⑤输液管、连接管、输液瓶（袋）、药瓶渗漏或破裂导致药物泄漏。⑥溶解密封瓶内药物时未减压，从瓶内拔出针头时药物喷出。

（2）注射操作过程中 ①盛装化疗药物的容器，如玻璃瓶、安瓿等在使用中破裂，药物溢出。②针头脱落，药液溢出。③输液管或注射器与针头连接不紧，在推注药液时，药液自衔接处溢出。④护士在注射药物时意外伤到自己。⑤输注后未充分冲洗管道、拔针时残留药液自针尖溢出等。

（3）使用后的处理过程中 ①丢弃被化疗药物污染的药瓶、安瓿、输液管、输液瓶（袋）等材料时。②处理化疗患者的体液或排泄物时。③处置吸收或沾染了接受化疗药物治疗患者体液的被服或其他织物时。④清除溅出或溢出的药物时。

4. 进入途径 药物在配置过程中可出现肉眼看不见的溢出物，形成含有毒性微粒的气溶胶和气雾滴，其可通过呼吸道、皮肤黏膜和消化道等途径进入护士体内。

5. 防护措施

（1）环境准备要求 化疗药物的配制需在专门的配药室和专用的生物安全柜内进行。生物安全柜有一种特制的垂直流装置和 HEPA 过滤网，特有的负压操作环境可有效防止有毒气体的溢出。由于没有气体的再循环过程，故能有效保护操作者。同时，操作台面覆以一次性防渗透的吸水纸或护垫吸附溅出的药液，以避免蒸发造成空气污染，保持洁净、安全的配置环境。

（2）人员准备要求 执行化疗的护士需接受过专业培训，有较强的职业防护意识，掌握并规范执行化疗防护操作程序。配制药物前需用流动水洗手，戴一次性防护口罩、帽子和面罩，工作服外穿一次性防渗透隔离衣，戴无粉乳胶或 PVC 手套，必要时戴护目镜。

（3）配药中规范化操作要求 ①严格执行无菌操作原则。②轻弹安瓿颈部，使附着的药液或粉剂降落至瓶底。③折断安瓿时垫无菌纱布，避免药物、玻璃碎片飞溅或割破手套。④溶媒需沿安瓿壁缓慢注入瓶底，待粉末浸透后再振荡，防止粉末溢出。⑤药物稀释后需立即抽出瓶内气体，避免因瓶内压力过高而使药液从针眼处溢出。⑥抽取药液时，选择容积合适的注射器，以药液不超过注射器容积的 3/4 为宜，防止活塞从针筒中意外滑落造成药液外溢。⑦采用双针头抽吸药液：瓶装药物稀释或抽取药液时插入双针头，以排除瓶内压力，防止针栓脱出造成药液外溢。药液抽吸后排净瓶内空气再拔针，避免药液污染空气。⑧配制好的液体核对无误后，贴好醒目标识，放入密闭的塑料袋中备用。⑨使用后的废弃物品放入专用医疗垃圾容器内或一次性防渗漏耐刺容器中集中处理回收，并用 70% 乙醇或清水擦拭操作台面和安全柜。⑩操作后脱去手套，按七步洗手法彻底洗手并行沐浴，以减轻药物的毒性作用。

（4）加强化疗护士自我保护 强化化疗护士的职业安全教育，加强锻炼，提高免疫力。为化疗护士建立健康档案，每季度监测白细胞和血小板，每半年检查肝、肾功能，一旦出现毒副反应征象立即离开化疗室。妊娠期和哺乳期护士避免直接接触化疗药物，以免出现流产、胎儿畸形等。化疗工作存在一定的危险，护士需从思想上予以重视，规范操作，加强防护措施，以避免化疗药物导致的职业损害。

6. 紧急处理　如果护士不慎接触到化疗药物，需迅速脱去手套或隔离衣，立即用肥皂和大量清水清洗污染部位皮肤；眼睛内溅入化疗药物时，立即用大量清水或等渗洁眼液、生理盐水持续冲洗眼睛 5 分钟；同时记录接触情况，必要时进行相关治疗。

7. 污物处理的防范措施　化疗患者的尿液、粪便、呕吐物、分泌物及其他液体均按污物处理。处理污物时，必须戴手套、口罩和护目镜，穿隔离衣。化疗患者使用的便池、水池和抽水马桶用后需反复用水冲洗，处理完毕脱去手套，用肥皂彻底洗手。

（三）职业倦怠的职业防护

1. 概念　职业倦怠也称心身耗竭综合征，是职业紧张的一种特殊类型，指在从事连续、紧张、大量的工作中，心理能量在长时间奉献给他人的过程中被索取过多而产生的以极度心身疲惫和感情枯竭为主的综合征，表现为自卑、厌恶工作、失去同情心等，由此导致身心耗竭。它并不是工作压力的一种症状，而是由于过高的工作压力所造成的结果。由于护理职业的特殊性，护士群体在长期过度的压力中会不同程度地患上心身耗竭综合征。

2. 原因

（1）特殊的工作性质　护理工作琐碎、繁杂、负荷重，急危重症患者病情变化快，压力高，风险大，要求护士具有更丰富的专业知识和更娴熟的护理技能。

（2）复杂的人际关系　护理工作涉及护护、医护、护患等多重人际关系，使护士处于一种错综复杂的社会环境中。其中较为突出的是护患关系，尤其是当护患之间关系不融洽时，护士常常会为了安抚患者而压抑自身的情绪，通过"情感妥协"满足患者的需求，久而久之，会出现工作满意度下降，引发心身耗竭综合征。

（3）自身的心理素质　护士自身价值认同不够，缺乏工作激情；缺少必要的心理学知识，心理应激能力较差；受教育程度偏低，以及个人的性格特点。

3. 防护措施

（1）积极参加各种专科知识培训与学习，提升专业技能，有效应对护理工作。

（2）学习必要的心理调适方法，勇于自我改变，勇于自我发展，树立积极乐观向上的职业精神。

（3）掌握有效的压力管理手段，学会倾诉表达，学会自我激励，增强自我心理减压能力。

（4）加强人文素养培养，提高沟通能力，建立良好的护患关系，营造和谐轻松的工作氛围。

（5）合理安排工作时间，适当参加体育锻炼和社交活动，提高自身综合素质。

【能力检测】

1. 解释护理安全、护理职业暴露、标准预防、锐器伤。

2. 分析护士配置化疗药物时易发生职业损害的环节。

3. 夜班护士晨间为一患者抽血，在终末处置时不慎被裸露的采血针头刺破手指，有血从针眼处流出，查阅该患者检验结果显示，"乙肝大三阳"。

（1）需采取什么紧急处理措施。

（2）分析发生的原因。

（3）提出防范措施。

第三章 入院护理

■ 学习目标

1. 掌握各种铺床法；分级护理的内容及适用对象；各种搬运法。
2. 熟悉病区的设置和布局；患者入院的护理。
3. 了解做好入院护理的意义。
4. 能准确完成各种铺床法、搬运法等操作。
5. 仪表端庄整洁，态度和蔼，沟通有效。

第一节 病 区

病区是住院患者接受诊疗、护理和休养的场所，也是医护人员开展医疗、预防、教学、科研等活动的重要基地。为患者创造一个安全、舒适、安静、整洁的环境，满足其身心需要，有利于疾病的康复及医院各项任务的顺利完成。

一、病区的设置和布局

（一）设置

病区均设有病室、危重病室、抢救室、治疗室、医生办公室、护士站、配餐室、盥洗室、浴室、厕所、库房、更衣室、医护值班室和示教室等，如有条件还可设置会客室。儿科病房通常设有儿童活动室、游戏室、学习室等。

（二）布局

病区的布局应科学合理，通风采光良好，严格划分无菌区、清洁区和污染区，以方便治疗和护理工作为前提。如护士站（或护士办公室）的位置设在病区中心，邻近抢救室、危重病室和治疗室，以便对患者的病情进行观察和及时抢救。每个病区一般设30~40张病床，每间病室1~3张为宜，病床间的距离不少于1m，床与床之间设有遮挡设备，以利于治疗、护理及保护患者的隐私。抢救室一般设抢救床1~2张。

二、病区环境的管理

病区环境主要包括社会环境和物理环境。良好的病区环境是保证医疗、护理工作顺利运行，促进康复的重要条件，创造优美、舒适的病区环境是护士工作的责任，也是医院管理的重要组成部分。

（一）社会环境

医院是社会的一部分，患者作为独立的个体进入病区，住院后对接触的人员、陈设、规则、声音和气味等会感到陌生和不习惯，因此患病时往往会出现精神和行为上的一些变化。护理人员应帮助患者尽快转变角色，适应病区环境，更好地配合治疗和护理。

1. 建立良好的人际关系 包括护患关系、病友关系和患者与家属的关系。

（1）建立良好的护患关系 护患关系是一种特殊的人际关系，患者在医院这个陌生的环境中与护士接触最多。护士在实施护理活动时，无论患者的性别、年龄、信仰、文化背景、经济状况和过去的经历如何都应一视同仁，正确运用治疗性语言，根据患者的具体情况给予适当的身心护理。同时护士应善于控制自己的情绪，以积极乐观的情绪去激发患者积极向上的心理。护士端庄的仪表、得体的语言、和蔼的态度、丰富的专业知识、良好的医德医风都会给患者带来安全感和信赖感。护士需调动患者的主观能动性，一切治疗和护理都应取得患者及家属的理解。

（2）建立良好的病友关系 住在同一病房的患者构成了一个特殊的群体，在共同的治疗、康复和生活中相互影响。护士作为这个群体的协调者，有责任做好引导工作，引导患者相互关心、帮助和鼓励，共同遵守医院的各项规章制度，使病友间保持愉快、和谐的气氛。对病情轻重不同的患者，尽量安排在不同病房，避免相互影响，需根据性别不同安排不同的病房，以免进行特殊治疗时引起尴尬。

（3）协调与患者家属的关系 患者家属的态度对患者是重要的支撑，家属的关心和支持可增强患者战胜疾病的信心和勇气，解除患者的后顾之忧。护士需加强与患者家属的沟通，协调与患者家属的关系，相互配合，做好患者的身心护理。

2. 制定合理的医院规则 医院需建立健全各项规章制度，以保证医疗和护理工作的正常运行。不同的医院都会根据本院的具体情况制定各项规章制度，如入院须知、探视制度、陪护制度等。但对患者来说，医院的规章制度则既是保护也是约束，容易使其产生压抑、不满等负面情绪，从而影响病情的恢复。因此，医院的规章制度需尽量从患者的实际情况出发，体现人性化服务。

（二）物理环境

病区的物理环境直接影响患者的身心舒适度和治疗效果，因此，护士需对病区环境进行适当的调控，努力为患者营造一个安静、整洁、舒适、安全的休养环境，促进患者疾病的痊愈和健康的恢复。

1. 安静 凡是不悦耳的、能使人生理和心理产生不舒服的声音都是噪音。一般噪音在 50~60dB 时就能使患者感到疲倦不安，影响休息和睡眠。当噪音超过 120dB 时，即可造成高频率的听力丧失，甚至永久性失聪。若长时间处于噪音在 90dB 以上的环境中，则可导致耳鸣、血压升高、肌肉紧张，以及烦躁、头痛、易怒、失眠等。因此，病房应保持安静，避免噪音，有利于患者休息和睡眠，有助于身体的恢复。根据 WHO 规定的噪声标准，白天病区的噪音强度应控制在 35~40dB，为保持病区环境安静，可采取一些具体措施。

（1）医护人员尽量做到"四轻"：说话轻、走路轻、操作轻、关门轻。

（2）病区的门窗、桌椅脚钉上橡皮垫，推车的轮轴、门窗的合页定期检查并注油润滑。

（3）加强对患者及家属的宣传工作，告知保持病室安静的重要性，同时控制病区流量，减少探视者。

知识拓展

我国保证健康安宁的环境噪音试用标准（dB）

区域	理想值	极限值
睡眠	35	50
交谈、思考	50	75
听力保护	75	90
特别安静区（医院、疗养院）	35	45
一般住宅	45	50

2. 整洁 主要指病房的床单元、患者、工作人员和治疗、护理操作环境的整洁。保持病区环境整洁可采用切实可行的措施。

（1）病房的陈设齐全，规格统一，布局合理，摆放整齐，方便取用。

（2）做好患者的日常生活护理，患者的被服、衣裤要定时更换。

（3）根据防止医院感染的要求，及时、正确处理治疗和护理后的用物及患者的排泄物，保持病房整洁。

3. 舒适 主要是指病室的温度、湿度、通风、采光、色彩搭配、绿化和装饰等方面对患者的影响和调节。

（1）**温度** 病室的适宜温度为 18℃~22℃。适宜的温度有利于患者休息，以及治疗和护理。室温过高，会影响体热散发，干扰消化及呼吸功能，使神经系统受到抑制，令患者感到烦闷，影响体力的恢复；室温过低，会使肌肉紧张，使人畏缩，缺乏动力，患者接受诊疗时容易受凉。特殊病房如产房、手术室、新生儿室和老年病房，以及为患者进行擦浴时，室温应略高，以 22℃~24℃ 为宜。病室需备室温计，以便观察和调节室温变化，也可根据季节和条件采用不同的措施，如冬季采用取暖设备，夏季采用电扇和空调等设备。此外，在护理时应尽量避免不必要的暴露，以免患者受凉。

（2）**湿度** 湿度是空气中含水分的程度。相对湿度是指在单位体积空气中，一定温度的条件下，所含水蒸气的量与其达到饱和时含量的百分比。病房的相对湿度以50%~60%为宜。

　　湿度会影响皮肤蒸发散热的程度，从而影响患者的舒适感。湿度过高，蒸发减少，抑制出汗，会使患者感到潮湿烦闷，尿液排出量增加，加重肾脏的负担；湿度过低，空气干燥，会使人体水分蒸发增加，引起呼吸道黏膜干燥、口干、咽痛、鼻出血等，对呼吸道感染或气管切开的患者尤为不利。病房需备湿度计，以便观察和调节湿度变化。湿度过高时，可通风换气；湿度过低时，夏季可在地上洒水，使用加湿器，冬季可在暖炉或暖气上放水盆、水壶等蒸发水分。

　　（3）通风　通风是降低室内空气污染、减少呼吸道传播疾病的有效措施。空气流通不仅可以调节室内的温度和湿度，还可以增加空气中的含氧量，降低二氧化碳和空气中微生物的密度，增加患者的舒适感，有利于患者康复。一般每次开窗通风时间为30分钟左右，通风时需注意保护患者，避免对流风，防止受凉，冬季时要特别注意对患者保暖。

　　（4）采光　病房采光有自然光源和人工光源两种。日光是维持人类健康的要素之一，有很强的生物学作用，如红外线能使局部皮肤温度升高，血管扩张，血流加快，改善皮肤和组织的营养状况；紫外线有强大的杀菌作用，并可促进人体内生成维生素 D。适当的日光照射可以使患者感到舒适愉快，有助于疾病康复，但需注意日光不要直射眼睛，以免引起目眩。

　　人工光源常用于夜间照明和特殊检查，以及治疗和护理的需要。根据用途，可以调节光源的照射强度，如楼梯、治疗室、药柜、抢救室、监护室内的光线要亮，患者休息、睡眠时的光线要稍暗；日间休息时可用窗帘遮挡光线或使用眼罩，夜间睡眠时可采用地灯或壁灯，以减少对患者睡眠的干扰。

　　（5）色彩搭配　色彩会影响人的情绪、行为和健康。不同的颜色对人所产生的效果是不一样的（表3-1）。白色可使人产生冷漠、单调的感觉，同时易刺激眼睛导致疲劳；红色使人兴奋、烦躁；粉红色使人温暖亲切；绿色使人安静舒适；浅蓝色使人心胸开阔；黄色有兴奋刺激的作用。通常病房墙壁上方多选涂白色，下方多选涂浅绿色或浅蓝色，以避免白色反光。病房中的床、桌、椅、窗帘、被套、床单等需趋向家居化，以满足患者的需要。医院环境的颜色搭配得当，不仅可使患者身心舒适，还可以产生良好的治疗效果。

表3-1　色彩与联想、情绪的关系

色彩	联想	情绪
红色	血液	热烈、喜悦
红黄色	蜜橘	快活、爽朗
黄色	太阳	希望、光明
蓝色	海洋	幽静、深远
绿色	绿叶	健康、发展
紫色	葡萄	神秘、高贵

　　（6）绿化　绿色植物可使人赏心悦目、增添生机。在病房内外及走廊上适当摆些

鲜花和绿色盆景，在病房周围建些草坪、种些树木等，可以优化住院环境。但需注意住有过敏性疾病患者的病房除外。

（7）装饰 优美的环境会使人感到舒适愉快。病房布局需整洁美观，装饰高雅脱俗，使患者心情舒畅，以助于疾病康复。

4. 安全 安全需要是人的基本需要，患者住院期间，由于疾病的影响、日常活动能力的降低和医院环境的复杂等很容易发生意外。保证病区和患者安全是医护人员重要的工作内容之一。

（1）医院不安全的因素

①物理性因素：肢体功能障碍、视力减退、服用镇静药和使用麻醉药、年老体弱的患者及婴幼儿等均易发生跌倒或坠床意外；治疗性用热、用冷时，若操作不当可致烫伤、冻伤；医院内存放的易燃易爆物品（如乙醇、乙醚、氧气、布类、纸张等）较多，若处置不当易造成火灾；X线、微波、触电等也可引起患者的物理性损伤。

②化学性因素：药物错用或使用不当、化学消毒剂使用不当、误吸有害气体等都可引起患者的化学性损伤。

③生物学因素：主要包括微生物及昆虫的伤害。微生物可引起院内感染，给患者带来不应有的痛苦甚至造成严重的损害；昆虫的叮咬爬飞，不仅影响患者休息，还可导致过敏性损害，甚至传播疾病，直接威胁患者的生命安全

④医源性损伤：由于医护人员语言、行为上的不慎，或操作不当、失误造成患者心理或生理上的损害。如有的医护人员对患者缺乏耐心，语言欠妥当，使患者感到不受尊重，在心理上造成痛苦；个别医护人员对患者进行治疗和护理时，无菌观念不强、责任心不足、工作态度不严谨，从而导致医疗差错和事故的发生，轻者加重病情，重者危及生命。

（2）预防和消除不安全因素的措施

①避免躯体损伤：病区应避免各种可能导致躯体损伤的情况出现，如盥洗室的地面应有防滑设备；昏迷患者应加床档或使用约束带；小儿、老人或意识障碍者在使用热疗时应注意控制温度及保护皮肤，严防烫伤；护士应掌握药物的使用方法及注意事项；注意易燃物品、消毒剂的安全使用和保管；有完好的防火设施；有灭蚊、蝇等措施。

②避免医院内感染：病区要有严格的管理系统和措施，采用综合措施预防医院内感染的发生，如严格执行无菌技术操作原则和消毒隔离制度；定期对病室及各种设备进行清洁、消毒和灭菌等。

③杜绝医源性损伤：医院需重视医护人员的职业道德教育，加强素质培养，并严格遵守操作规程和查对制度，防止差错事故的发生；加强医护人员的工作责任心，语言、行为要符合职业规范，以免造成患者心理、生理上的损伤，以保证患者安全。

第二节 床单位准备

床单位是指患者住院期间医院提供给患者使用的家具和设备，是患者用以休息、睡眠、饮食、活动、排泄和治疗的最基本的生活单位，以患者舒适、安全、有利于治疗护

理和康复为目的对床单位的设备进行管理。

一、床单位与设施

每个床单位配有固定的设施，主要包括床、床上用品、床旁桌、床旁椅、床上桌等，另外床头墙壁上有照明灯、呼叫器、中心供氧装置和负压吸引管道等（图 3-1），有的病房还设有独立卫生间和存放物品的衣橱。

（一）病床

病床是病房中最重要的设备之一，是患者睡眠和休息的用具，卧床患者的饮食、运动、治疗、护理、休息、娱乐等都在病床上，所以病床必须实用、耐用、平紧、舒适、安全。通常病床长 2m，宽 0.9m，高 0.6m，两侧安有活动护栏，可预防老人、小儿和意识不清者从床上跌落。常用的病床大致有 3 种。

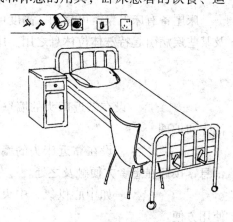

图 3-1 床单位的设备

1. **钢丝床** 床脚装有滑轮，便于移动。床头、床尾可支起或摇起，以便于调节体位。

2. **木板床** 多用于骨科患者，有的直接在钢丝床上放一块木板，以利于骨折断端的固定。

3. **电动控制多功能床** 患者可通过按钮自行控制床的升降或改变体位。

（二）床上用品

床上一般备有床垫、床褥、大单、橡胶中单和中单（需要时）、被套、棉胎、枕套、枕芯等。

1. **床垫** 长宽与病床的规格相同，厚 0.09~0.1m，用棕丝、棉花、木棉或海绵作芯，包布为牢固的布料。

2. **床褥** 长宽与床垫的规格相同，一般用棉花作芯，棉布作面。床褥铺在床垫上，以防止床单滑动。

3. **大单** 长 2.5m，宽 1.8m，用棉布制作。

4. **橡胶中单** 长 0.85m，宽 0.65m，长的两端各加棉布 0.4m。

5. **中单** 长 1.7m，宽 0.85m，用棉布制作，也可使用一次性成品。

6. **被套** 长 2.3cm，宽 1.7m，用棉布制作，开口在尾端并钉有系带。

7. **棉胎** 长 2.1m，宽 1.6m，多用棉花胎或人造棉填充。

8. **枕套** 长 0.75m，宽 0.45m，用棉布制作。

9. **枕芯** 长 0.6m，宽 0.4m，用棉布作面，内装木棉、羽绒或人造棉等。

（三）床旁桌

床旁桌是放在床头一侧的小桌，主要用于放置患者少量的日常生活用品。床旁桌的四脚装有固定的橡胶轮，方便移动。

（四）床旁椅

床旁椅一般放在床尾的一侧，有椅背，供患者或探视者使用。

（五）床上桌

床尾备有床上桌，可移动，高度可调节，供患者在床上进食、写字、阅读之用，以及某些疾病引起特殊体位休息之用。用毕需将桌面清洁并放回原处。

（六）床头墙壁上的装置

1. 床头灯　设在靠近床头的墙壁上，灯的亮度可调节。用于患者阅读或医护人员治疗和护理。

2. 呼叫系统　设在靠近床头的墙壁上，患者需要帮助时，可通过讯号灯发出求援信息，按钮在患者方便触及之处。

3. 其他装置　如中心供氧、中央负压吸引等装置，操作方便、简单，患者需要时使用方便。

二、铺床法

铺床是为了保持床单位整洁，满足患者休息的需要。铺好的病床需符合实用、耐用、平紧、舒适、安全的原则，常用于备用床、暂空床、麻醉床。

（一）备用床

【目的】
1. 保持病室整洁、美观。
2. 准备接收新患者（图 3 - 2）。

【操作流程】
1. 评估

（1）观察周围环境，是否适宜进行铺床操作。

（2）检查床单位的设施是否齐全与完好，床上用品是否符合病床的规格要求，是否适应季节的需要。

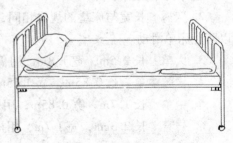

图 3 - 2　备用床

2. 计划

（1）护士准备　洗手，戴口罩，着装整洁。熟悉铺备用床的操作方法和注意事项。

（2）用物准备　床褥、棉胎、枕芯、大单、被套、枕套、床旁桌。

（3）环境准备 病室内无患者进行治疗或进餐。

3. 实施（表3-2）

表3-2 铺备用床（套被套法）

操作程序	操作步骤	要点说明
备物检查	备齐用物，按取用顺序将用物放于治疗车上，推车至床旁，检查床及床垫	物品一次性备齐，避免重复多余的走动
固定脚轮	有脚轮的床先固定脚轮，调整床的高度	避免床移动，方便操作
移开桌椅	移开床旁桌距床约20cm；移床旁椅至床尾正中，距床约15cm	留出适当的空间，便于操作
翻垫铺褥	根据实际情况翻转床垫，上缘紧靠床头，清扫床垫，铺床褥于床垫上	避免床垫局部长期受压变形，保持床垫舒适
铺大单	取折叠好的大单放于床褥上，大单的中线对齐床中线，分别向床头、床尾展开	铺床时两脚分开，稍屈膝，使用肘部力量
	先铺近侧床头大单：一手将床头的床垫托起，一手伸过床头的中线，将大单一角包塞于床垫下	保持身体平稳，正确运用人体力学原理
	在距床头约30cm处，向上提起大单边缘，使其同床边垂直，以床沿为界，上半三角覆盖于床上，下半三角平整地塞于床垫下，再将上半三角翻下塞于床垫下（图3-3）	
	至床尾拉紧大单，同法铺近侧床尾角，拉紧大单中部，双手掌心向上，将大单呈扇形展开平塞于床垫下 转至床对侧，同法铺对侧大单	动作有节律、平稳地连续进行，避免多余动作
套被套 ◆"S"式	取已叠好的被套，齐床头和床中线放置，被套正面向外，依次向床尾展开	棉胎与被套大小一致，避免头端空虚
	将被单开口端的上层打开至1/3处，将折好的"S"形棉胎放于被套尾端开口处，底边与被套开口边缘平齐，将棉胎拉至被套封口端（图3-4），分别对齐床头两上角和两侧，至床尾逐层拉平被套和棉胎，盖被尾端用系带系好	棉胎上端与被套封口处紧贴，使其平整、舒适
◆卷筒式	被套正面向内，平铺于床头并与之对齐，开口端向床尾 将棉胎平铺于被套上，上缘与被套封口边对齐 将棉胎与被套的上层一并从床尾卷自床头或从床头卷至床尾，自开口处翻转至床头（图3-5），再展开平铺于床上系好带子	
折被筒	盖被的上端与床头平齐，两侧边缘向内折叠与床沿平齐，折成被筒 将床尾端向内折叠塞于床垫下	与床沿平齐，使床面整齐、美观
套枕放置	将枕套套在枕芯上，四角充实，轻拍枕芯，系好带子 将枕头横放于床头，开口处背门	枕头充实平整，开口系带一端背门，使病室整齐美观
桌椅归位	移回床旁桌、椅	统一放置，维持病室整洁美观
整理用物	整理用物，洗手	防止交叉感染

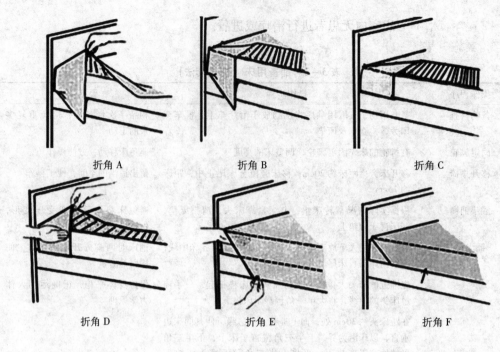

折角 A 折角 B 折角 C

折角 D 折角 E 折角 F

图 3 - 3 铺床角法

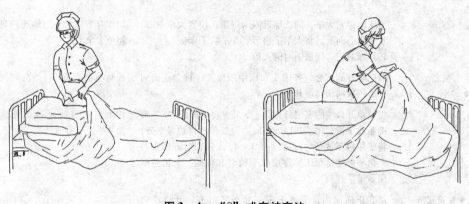

图 3 - 4 "S"式套被套法

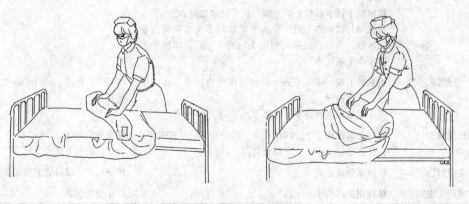

图 3 - 5 卷筒式套被套法

4. 评价

（1）病床符合实用、耐用、平紧、舒适、安全、方便的原则。

（2）病房和床单位保持整洁、美观。

（3）大单中缝对齐，四角平整、紧实。

（4）枕头平整充实，开口背门放置。

（5）符合省时节力原则，手法正确，动作轻稳。

【注意事项】

1. 病房内有患者进餐或做治疗时应暂停铺床。

2. 用物准备要齐全，按使用顺序放置，减少走动的次数。

3. 操作中动作轻稳，避免尘埃飞扬。

4. 应用节力原则

（1）能升降的床，需将床升至适当高度后再操作，以免腰部过度弯曲或伸展。

（2）铺床时护士的身体尽量靠近床边，上身保持直立，两脚根据活动情况呈前后或左右分开，与肩同宽，两腿稍屈膝，降低重心，以助于扩大支撑面，增加身体的稳定性。

（3）操作时使用肘部力量，动作平稳协调，有节律地连续进行。

（二）暂空床

【目的】

1. 保持病室整洁、美观。

2. 供新入院患者或暂离床活动的患者使用（图3-6）。

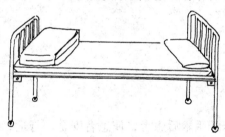

图3-6　暂空床

【操作流程】

1. 评估

（1）新入院患者的病情及诊断。

（2）住院患者的病情是否可以暂时离床活动。

（3）病床使用是否安全。

2. 计划

（1）护士准备　洗手，戴口罩，着装整洁。熟悉铺暂空床的操作方法和注意事项。

（2）用物准备　同备用床。根据患者的病情需要另备橡胶中单、中单。

（3）环境准备　病室内无患者进行治疗或进餐。

3. 实施（表3-3）

表3-3 铺暂空床

操作程序	操作步骤	要点说明
备物检查	同备用床	
翻床垫	同备用床	
移开桌椅	同备用床	
铺大单	同备用床	
套被套	同备用床	
整理盖被	将盖被上段扇形三折于床尾（图3-6）	方便患者使用，保持病房整齐、美观
酌情铺单	将橡胶单、中单的中线和床中线对齐，上缘距床头45～50cm 将橡胶单和中单边缘下垂部分一起平整地塞于床垫下	根据患者情况决定铺放的位置，保护床褥，避免污染床单和床褥
套枕放置	同备用床	
桌椅归位	同备用床	
整理用物	同备用床	

4. 评价

（1）同备用床评价。

（2）用物准备符合患者病情的需要。

（3）患者使用方便，躺卧时感觉舒适。

【注意事项】

同备用床。

（三）麻醉床

【目的】

1. 便于接受和护理麻醉手术后患者，使患者安全、舒适，预防并发症。

2. 保护床上用物不被呕吐物、排泄物、伤口渗出液等污染，保持床铺整洁（图3-7）。

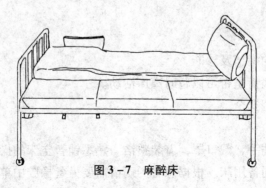

图3-7 麻醉床

【操作流程】

1. 评估

（1）患者的诊断、病情、手术名称、麻醉方式、术后需要的抢救物品或治疗用物。

（2）术后需要抢救和治疗的器械（如呼叫器、供氧管道、负压吸引管道）是否完好。

（3）病床使用是否安全。

2. 计划

（1）护士准备　洗手，戴口罩，着装整洁。熟悉铺麻醉床的操作方法、注意事项及麻醉护理盘的准备。

（2）用物准备　①同备用床。根据患者的病情需要另备橡胶中单、布中单。②麻醉护理盘：无菌巾内放置压舌板、开口器、舌钳、牙垫、治疗碗、镊子、通气导管、输氧导管、吸痰导管和纱布数块；无菌巾外放置血压计、听诊器、护理记录单和笔、弯盘、棉签、胶布、手电筒等。③其他：输液架，必要时准备心电监护仪、负压吸引器、氧气筒、胃肠减压器、热水袋、毛毯等。

（3）环境准备　病房内无患者进行治疗或进餐。

3. 实施（表3-4）

表3-4　铺麻醉床

操作程序	操作步骤	要点说明
撤床消毒	拆除原有的枕套、被套、大单等用物，放于污物袋内 洗手、消毒	避免患者术后感染
备物检查	按取用的先后顺序将用物放于治疗车上，推车至床旁	物品一次性备齐，避免重复多余的走动
移开桌椅	同备用床	
翻转床垫	同备用床 按备用床程序铺好近侧大单	
铺好各单	根据患者的麻醉方式和手术部位，按需要铺橡胶单和中单于相应位置（方法同暂空床） 再转至对侧，同法铺好大单、橡胶单和中单	颈胸部手术可铺在床头；腹部手术可铺在床中部；下肢手术可铺在床尾
套好被套	按备用床的铺床法套好被套，折成被筒 将盖被尾端向内折叠并平齐床尾	
	将盖被纵向三折于一侧床边，开口向门	方便患者术后由平车移至床上
套枕放置	同备用床 将枕头横立于床头，开口背门	保护患者头部，防止因躁动而撞伤头部
桌椅归位	移回床旁桌 床旁椅放于接收患者对侧的床尾	便于患者移至床上
置麻醉盘	将麻醉护理盘置于床旁桌上 输液架置于床尾正中 其他用物根据需要妥善放置	便于抢救患者和术后护理时及时取用

4. 评价

（1）同备用床评价。

（2）护理术后患者的物品齐全，患者能得到及时的抢救和护理。

【注意事项】

1. 同备用床。

2. 铺麻醉床时需换上洁净的被单，保证患者的舒适度，避免术后感染的发生。

3. 中单要遮盖橡胶单，避免橡胶单直接与患者皮肤接触，引起患者不适。

4. 麻醉未清醒的患者需去枕平卧，头偏向一侧。

三、卧床患者更换床单法

（一）卧床患者床单位的整理

【目的】

1. 保持病房整洁、美观。

2. 保持病床平整，使患者安全、舒适，预防压疮等并发症的发生。

【操作流程】

1. 评估

（1）患者的心理反应及合作程度。

（2）患者的病情，有无活动限制。

（3）床单位的清洁程度，病房环境是否安全。

（4）患者有无其他需要。

2. 计划

（1）护士准备　洗手，戴口罩，着装整洁。

（2）用物准备　带有床刷套的床刷、扫床巾。

（3）患者准备　了解操作的目的、方法及配合要点。

（4）环境准备　病房内无患者进行治疗或进餐，按季节调节室内温度。

3. 实施（表3－5）

表3－5　卧床患者床单位整理

操作程序	操作步骤	要点说明
核对解释	向患者解释操作的目的和配合方法 酌情关闭门窗	取得患者的理解和合作 注意保护患者，避免着凉
移开桌椅	同备用床	方便操作
移动患者	松开床尾盖被，移患者枕头于对侧，协助患翻身并移向对侧，背向护士侧卧，盖好被子	防止坠床，注意遮盖患者，以免受凉
松开被单	从床头至床尾的方向松开近侧各层被单	注意节力原则

操作程序	操作步骤	要点说明
扫床铺单	用床刷扫净近侧中单、橡胶单上的渣屑，分别搭至患者身上，再从床头至床尾扫净大单上的渣屑 将大单、橡胶单、中单逐层拉平铺好 协助患者翻身侧卧至扫干净的一侧，转至对侧以同样的方法逐层清扫干净中单、橡胶单、大单上的渣屑，并拉平铺好各层	注意扫净枕下和患者身下的渣屑，以免影响患者舒适度
折成被筒	协助患者平卧，整理盖被 将棉胎及被套拉平，两侧边缘向内折叠与床沿平齐，尾端塞于床垫下或内折与床尾平齐	注意为患者保暖，避免受凉
整理枕头	取出枕头，拍松后放回患者头下	增加患者的舒适度
桌椅归位	移回床旁桌椅 根据患者的病情摇起床头和膝下支架	保持病房的整齐、美观 增加卧位的稳定性
整理床铺	整理好床单位 帮助患者取舒适卧位	保持床单位的整齐、规范、美观
洗手记录	清理用物，开窗通风，洗手，记录	促进病房内空气流通，保持空气新鲜

4. 评价

（1）患者感觉舒适、安全。

（2）床单位整洁、美观，操作平稳、节力、安全。

（3）护患沟通有效，满足患者身心需要。

【注意事项】

1. 操作中注意节力原则，若为两人配合，需注意动作协调一致。

2. 操作中注意观察患者的情况，及时沟通，一旦出现病情变化，立即停止操作。

3. 采用一床一刷扫床法，避免交叉感染。

（二）卧床患者更换床单法

【目的】

同卧床患者床单位整理。

【操作流程】

1. 评估 同卧床患者床单位整理。

2. 计划

（1）护士准备 洗手，戴口罩，着装整洁。

（2）用物准备 清洁的大单、中单、被套、枕套、带有床刷套的床刷或扫床巾（略带湿）。

（3）患者准备 了解更换床单的目的、方法、注意事项和配合要点。

（4）环境准备 病房内无患者进行治疗或进餐，按季节调节室内温度。

3. 实施（表 3－6）

表 3－6　卧床患者床单位更换

操作程序	操作步骤	要点说明
核对解释	同卧床患者床单位整理	取得患者的理解和合作；注意保护患者，避免着凉
移开桌椅	同卧床患者床单位整理	方便操作
放平床头	放平床头和床尾支架，意识不清者设床档	保护患者安全，防止坠床
移动患者	松开床尾盖被，移患者枕头于对侧，协助患者翻身并移向对侧，背向护士侧卧，盖好被子	防止坠床，注意遮盖患者，防止受凉
更换床单 ◆侧卧患者更换床单法	从床头至床尾松开近侧各层床单 将近侧的中单污染面向内翻卷塞于患者身下，用床刷将橡胶单上的渣屑扫净，搭至患者身上（图 3－8A）	
	将大单污染面向内翻卷塞于患者身下，扫净床褥 将清洁大单的中线与床中线对齐，正面向上铺在床褥上，将近侧的大单向下拉开，对侧一半大单向内翻卷塞于患者身下，按铺床法铺好近侧大单 铺中单：把橡胶单拉平，铺布中单，中线对齐，把近侧展开，对侧部分向内翻卷后塞于患者身下，把近侧橡胶单和中单的边缘拉紧一并塞于床垫下（图 3－8B）	清扫原则：从床头至床尾，从床中线至床外缘
	将患者移至近侧，护士转向对侧，松开各层床单，搭于患者身上，取下污中单及大单放于治疗车下层或污物袋内 从床头至床尾扫净床褥渣屑，取下床刷套放于治疗车下层或污物袋内，床刷放于治疗车上层 从患者身下取出清洁大单，展开并拉紧铺好，再依次展开橡胶单和中单拉紧铺好	污单不可扔在地上
◆平卧患者更换床单法	先松开大单、橡胶单和中单 一手托起患者的头部，取出枕头，将拆下的枕套放于治疗车的下层或污物袋内，枕芯放于椅子上，将床头的大单、橡胶单和中单向着床尾方向卷成筒状塞于患者的肩下	适用于病情不允许翻身侧卧的患者
	将卷成筒状的清洁大单放在床头，对齐床中线，铺好床头大单；抬起患者的上半身，将污大单、橡胶单和污中单一起从患者的肩下卷至臀下，同时顺势将清洁大单也拉至臀下（图 3－9）	
	放下患者的上半身，抬起患者的臀部迅速撤下污大单、橡胶单和污中单，将清洁大单拉至床尾，展平铺好。将污染的大单和中单放于治疗车下层或污物袋内，橡胶单放于椅背上	若为骨科患者，可利用牵引架上的拉手抬起上半身
	将大单中部边缘拉紧，塞于床垫下 铺好一侧的橡胶单和中单，另一半塞入患者的身下，转至对侧，拉出患者身下的橡胶单和中单，展平铺好	操作过程中注意观察患者面色、脉搏、呼吸，并询问患者有无不适
摆好体位	协助患者取平卧位	

续表

操作程序	操作步骤	要点说明
更换被套	按铺备用床的方法将被套平铺在盖被上，从下层污被套里将棉胎取出，顺势装入上层的清洁被套内	避免被头空虚 若患者能配合，可请患者抓住被套的两脚，更易于操作
	将棉胎和被套拉平，两侧边缘向内折叠与床沿平齐，尾端塞于床垫下或内折与床尾平齐	被筒不可太紧，勿使患者足部受压，以防足下垂
更换枕套	取出枕头，拆掉枕套，更换后放回患者头下	增加患者的舒适度
桌椅归位	移回床旁桌椅 根据患者的病情摇起床头和膝下支架	保持病室的整齐、美观
洗手记录	清理用物，开窗通风，洗手记录	促进病室内空气流通，保持空气新鲜

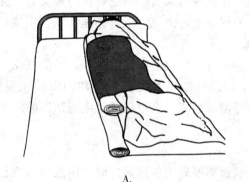 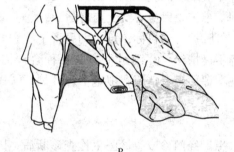

A.　　　　　　　　　　　　　　　　　B.

图 3 – 8　为侧卧患者更换床单法

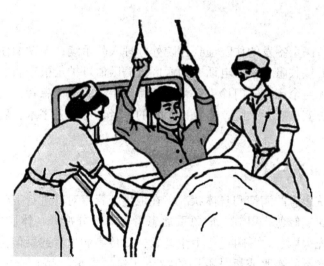

图 3 – 9　为平卧患者更换床单法

4. 评价

（1）患者清洁、舒适，无并发症。

（2）床单位整洁、美观，操作平稳、节力、安全。

（3）护患沟通有效，满足患者身心需要。

【注意事项】

1. 操作中注意节力原则，若为两人配合，注意动作协调一致。
2. 操作中注意观察患者的情况，及时沟通，一旦出现病情变化，立即停止操作。
3. 采用一床一刷扫床法，避免交叉感染。
4. 必要时加用床档，以防止更换体位时患者发生坠床。

第三节　入院护理

入院护理是指患者经门诊或急诊医生诊查后，需住院做进一步的观察、检查和治疗，经医生开具住院证，由护士对患者进行一系列的护理工作，包括入院的程序、患者入病区后的初步护理和分级护理。入院护理可使患者与家属感到受欢迎与被关心，促使患者尽快适应医院环境，同时方便护士观察和评估患者情况，拟定护理计划，实施相应护理，维护患者身心安全与舒适。

入院护理的目标：①协助患者了解和熟悉环境，尽快适应医院生活，消除紧张、焦虑等不良情绪。②满足患者的各种合理需求，以调动患者配合治疗和护理的积极性。③观察评估者情况，拟定护理计划。④做好健康教育，满足患者对疾病知识的需求。

一、入院程序

患者经门诊或急诊医生检查诊断后，因病情需要确定住院治疗时，由医生签发住院证，护士根据患者情况提供相关的护理措施，协助患者入院。

（一）办理入院手续

患者或家属持医生签发的住院证到住院处办理入院手续，需缴纳住院保证金、填写登记表等。住院处接收患者后，电话通知病区，病区值班护士根据病情做好接纳新患者的准备。如病区无空余床位，门诊患者可办理待床手续；急诊患者，设法与病区主管医生联系，调整床位安排患者入院；需急诊手术的患者，可以先手术，后办理入院手续收入病房。

（二）实施卫生处置

护士根据入院患者的病情和身体状况，在卫生处置室对其进行卫生处置，如给患者理发、沐浴、更衣、修剪指甲等。危急重症患者、即将分娩者、体质虚弱者酌情免浴。对有虱、虮者，先灭虱、虮，再进行卫生处置。对传染病患者或疑似传染病者在隔离室进行处置。患者换下的衣服或暂时不用的物品（包括贵重物品）交家属带回或按手续暂时存放入院处。

（三）护送患者入病区

由住院处或门诊、急诊护士携病历护送患者入病区。根据患者病情采用不同的护送方式，如步行、轮椅或平车等。护送途中注意患者的安全和保暖，随时观察患者的病情变化，不应停止必要的治疗（如给氧、输液等）。根据病情采取合适的卧位，护送患者入病区后，与病区护士就患者病情、所采取或需继续实施的治疗护理措施、个人卫生情况及物品进行交接，并按要求记录。

二、患者入院后的初步护理

（一）一般患者的入院护理

1. 准备床单位　病房护士根据住院处的通知和患者病情安排并准备好患者的床单位，如为传染病患者需安置在隔离病房。将备用床改为暂空床，并备好脸盆、热水瓶等生活用品。

2. 迎接新患者　护士认真检查患者的入院手续，核对、确认患者的腕带信息，将患者引到指定床位，主动向患者作自我介绍，说明将为患者提供的服务及职责，并为患者介绍同室病友，耐心解答患者提出的问题，消除患者的不安情绪，增强患者的安全感和对护士的信任。

3. 执行入院护理常规

（1）向患者及家属介绍病区的环境、设备、规章制度、床单位，以及相关设备的使用方法、主管医生和护士等情况。

（2）通知医生诊视患者，必要时协助体检或治疗。

（3）为患者测量体温、脉搏、呼吸、血压及体重，必要时测身高。

（4）填写住院病历和有关护理表格：用蓝黑墨水笔或碳素墨水笔逐页填写住院病历眉栏和各种表格；用红色钢笔在体温单40℃～42℃之间，相应的入院时间栏内，纵行填写入院时间；记录首次体温、脉搏、呼吸、血压及体重值（详见第十九章）。

（5）填写入院登记本、诊断卡（插在患者住院一览表上）和床尾卡（插在床头或床尾牌内）。

（6）交给患者留取大小便标本的容器，并说明留取的目的、方法、时间及注意事项。

（7）根据医嘱，通知营养室准备膳食，并执行各项治疗措施。

（8）按照护理程序收集患者的有关健康资料，拟定适合患者个体的护理计划。通常24小时内完成护理病历的书写。

（二）急诊、危重患者的入院护理

1. 通知医生　病区护士接到通知后立即通知值班医生，做好抢救患者的准备。

2. 准备床单位　护士立即备好床单位，并在床上加铺橡胶单和中单，尽量安置在靠近护士站的病室，如为危重患者需安置于危重病室或抢救室，为急诊手术患者备好麻醉床。

3. 备好急救物品及药品　通知医生做好抢救准备，备齐急救器材及药品，如氧气、吸引器、输液器具、急救车、呼吸机、吸痰机等。

4. 配合抢救 患者入病室后，护士需密切观察患者的病情变化，积极配合医生进行抢救，并做好护理记录。医生到来前，护士需根据病情做出初步判断，给予紧急处理，如吸氧、吸痰、止血、建立静脉通道等。

5. 暂留陪送人员 询问病史，对不能正确叙述病情和需求的患者（如语言障碍、听力障碍）、昏迷患者、婴幼儿等，暂留陪送人员，以便了解病史。

三、分级护理

分级护理是根据对患者病情的轻、重、缓、急及自理能力的评估结果，给予不同级别的护理，临床上常结合患者自理能力和生活能力评估表（Barthel 评分表）对患者的护理进行分级。通常将护理级别分为 4 个等级，即特级护理、一级护理、二级护理和三级护理（表 3 - 7）。不同的护理级别规定了相应的护理要求，以利于护理工作的开展和保证护理质量。

为了直观了解患者的护理级别，及时观察患者的病情和生命体征变化，通常会在护士站患者一览表上的诊断卡和患者床头（尾）卡上采用不同的颜色标识表示患者的护理级别。如特级、一级护理采用红色标志；二级护理采用黄色标志；三级护理采用绿色标志。

表 3 - 7　分级护理

护理级别	适用对象	护理内容
特级护理	1. 维持生命，实施抢救性治疗的重症监护患者 2. 病情危重，随时可能发生病情变化需要进行监护、抢救的患者 3. 各种复杂或大手术后、严重创伤或大面积烧伤的患者	1. 安排专人 24 小时护理，严密观察患者病情变化，监测生命体征 2. 根据医嘱，正确实施治疗、给药措施 3. 根据医嘱，准确测量出入量 4. 根据患者病情，正确实施基础护理和专科护理，实施安全措施 5. 保持患者的舒适和功能体位 6. 实施床旁交接班
一级护理	1. 病情趋向稳定的重症患者 2. 病情不稳定或随时可能发生变化的患者 3. 手术后或治疗期间需严格卧床的患者 4. 自理能力重度依赖的患者	1. 每小时巡视患者，观察患者病情变化 2. 根据患者病情，测量生命体征 3. 根据医嘱，正确实施治疗、给药措施 4. 根据患者病情，正确实施基础护理和专科护理，实施安全措施 5. 提供护理相关的健康指导
二级护理	1. 病情趋于稳定或未明确诊断前仍需观察，且自理能力轻度依赖的患者 2. 病情稳定，仍需卧床，且自理能力轻度依赖的患者 3. 病情稳定或处于康复期，且自理能力中度依赖的患者	1. 每 2 小时巡视患者，观察患者病情变化 2. 根据患者病情，测量生命体征 3. 根据医嘱，正确实施治疗、给药措施 4. 根据患者病情，正确实施护理措施和安全措施 5. 提供护理相关的健康指导
三级护理	病情稳定或处于康复期，且自理能力轻度依赖或无需依赖的患者	1. 每 3 小时巡视患者，观察患者病情变化 2. 根据患者病情，测量生命体征 3. 根据医嘱，正确实施治疗、给药措施 4. 提供护理相关的健康指导

第四节　搬运患者

在医院里，凡不能自行移动的患者均需护士根据病情选用不同的运送方法，常用的有轮椅运送法、平车运送法和担架运送法。在运送患者过程中，护士必须熟悉人体力学原理，既要保证患者的安全和舒适，又要注意自身安全的防护，避免发生损伤，做到省时省力，提高工作效率。

一、轮椅运送法

【目的】

1. 护送不能行走但能坐起的患者入院、检查、治疗或室外活动。
2. 帮助患者活动，促进血液循环和体力恢复。

【操作流程】

1. 评估

（1）患者的年龄、体重、意识状态、损伤的部位及躯体活动能力。

（2）患者对轮椅运送技术的认识、心理状态、理解合作程度。

（3）轮椅各部件的性能是否完好。

2. 计划

（1）护士准备　洗手，戴口罩，衣帽整洁。

（2）用物准备　轮椅，根据季节可备毛毯、别针、软枕。

（3）患者准备　患者了解轮椅运送的方法和目的，能够主动配合操作。

（4）环境准备　移开障碍物，地面要防滑，保证环境宽敞。

3. 实施（表3-8）

表3-8　轮椅运送法

操作程序	操作步骤	要点说明
检查核对	检查轮椅性能，将轮椅推至患者床旁，核对床号、姓名，并向患者或家属说明将要进行的护理活动，同时解释操作的目的、方法及配合要点	仔细检查轮椅的车轮、椅背、椅座、脚踏板及刹车等部件的性能，确保患者的安全
放置轮椅	使椅背与床尾平齐，面向床头，翻起脚踏板，拉起扶手两侧的车闸	缩短距离，便于患者坐入轮椅，防止轮椅滑动
	需要毛毯保暖时，将毛毯平铺于轮椅上，毛毯上端高过患者颈部约15cm	寒冷季节防止患者着凉

操作程序	操作步骤	要点说明
协助坐椅	协助患者穿衣、裤、袜子	身体虚弱者，坐起后需适应片刻，无特殊情况方可下床，以免发生直立性低血压
	扶患者坐起，协助其坐于床缘，嘱患者以手掌撑在床面上维持坐姿，协助患者穿好鞋	
	将双臂置于患者肩下，协助其下床	若病情允许，可站在车轮后面固定轮椅，由患者自行坐入轮椅
	协助患者转身，嘱患者用手扶住轮椅把手，坐于轮椅中（图3－10A）；嘱患者尽量向后坐，勿向前倾或自行下车	
	翻下脚踏板，协助患者将双脚置于其上，双手臂放于扶手上	避免患者足部悬空
	将毛毯上端的边缘翻折约10cm围在患者颈部，用别针固定，并用毛毯两侧围裹患者双臂，用别针在腕部固定，再用毛毯余下部分围裹好上身、下肢和双脚（图3－10B）	避免患者受凉
	整理床单位，铺成暂空床	
	观察患者，确定无不适后，放松制动闸，推患者至目的地	推行时下坡应减速，上坡或过门槛时翘起前轮，使患者身体尽量靠向椅背，保证患者安全；推行中注意病情变化
协助下椅	将轮椅推至床尾，椅背与床尾平齐，患者面向床头，拉车闸固定，翻起脚踏板	防止突然摔倒
	解除患者身上固定毛毯的别针	
	协助患者站起、转身、坐于床缘	
	协助患者脱去鞋和外套，取舒适卧位，盖好盖被	寒冷季节，注意保暖
	整理床单位	观察患者病情
整理归位	推轮椅至原处放置，作记录	便于他人使用

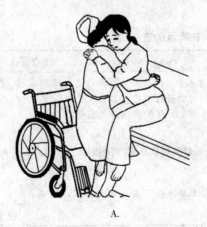
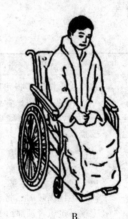

A.   B.

图3－10 轮椅运送法

4. 评价

（1）患者坐在轮椅上感觉舒适、安全，无疲劳和不适感。

（2）护患沟通良好，达到预期效果。

（3）护士操作时动作轻稳、节力、协调。

【注意事项】

1. 经常检查轮椅性能，保持其完好。

2. 推轮椅时速度要慢，随时观察病情，避免意外发生，确保患者的安全。

3. 寒冷季节注意给患者保暖。

二、平车运送法

【目的】

运送不能起床的患者入院、做检查、治疗、手术或转运。

【操作流程】

1. 评估

（1）患者的年龄、体重、意识状态、病情、损伤的部位及躯体活动能力。

（2）患者对平车运送技术的认识、心理状态、理解合作的程度。

（3）平车的性能是否完好。

2. 计划

（1）护士准备 洗手，戴口罩，衣帽整洁。

（2）用物准备 平车（备有大单和橡胶单包好的垫子和枕头）、毛毯或棉被，如为骨折患者，需备木板垫于平车上；如为颈椎、腰椎骨折或病情较重患者，需备帆布中单。

（3）患者准备 患者了解平车的作用，运送的目的、方法，以及配合的注意事项。

（4）环境准备 移开障碍物，保证环境宽敞，道路通畅。

3. 实施（表3-9）

表3-9 平车运送法

操作程序	操作步骤	要点说明
检查核对	检查平车性能是否良好	确保安全
	将平车推至患者床旁，核对患者姓名、床号，向患者及家属说明操作的目的、方法和配合事项	确认患者，取得合作
妥善安置	安置好患者身上的导管	避免导管脱落、受压或液体反流
搬运患者 ◆挪动法	移开床旁桌、床旁椅，松开盖被，嘱患者自行移动至床边	适用于病情许可、能在床上配合的患者
	将平车推至床旁，使其靠紧床边并与床平行。大轮端靠近床头，将闸制动	平车贴近床缘，便于搬运
	协助患者按上身、臀部、下肢的顺序依次向平车挪动，让患者头部卧于大轮端（图3-11）	患者从平车移回床上时，协助患者按下肢、臀部、上身的顺序依次挪动

续表

操作程序	操作步骤	要点说明
◆一人搬运法	将床旁椅移至对侧床尾，推平车至床尾，使平车的头端（大轮端）与床呈钝角，将闸制动 松开盖被，协助患者穿好衣服 搬运者站于床边，两脚前后分开，稍屈膝 搬运者一臂自患者近侧腋下伸至对侧肩外侧，另一臂在同侧伸入患者臀下至对侧；嘱患者双臂交叉依附于搬运者颈部；搬运者抱起患者（图3-12），稳步移动至平车，将患者轻轻放于平车中央，盖好盖被	适用于小儿、体重较轻、上肢活动自如，病情允许的患者 搬运者双脚前后分开，扩大支撑面；稍屈膝降低重心，便于转身
◆二人搬运法	同一人搬运法步骤。 搬运者甲、乙两人站在患者同侧床旁，协助患者上肢交叉放于胸前 搬运者甲一手伸至患者头、颈、肩下方，另一手伸至患者腰部下方；搬运者乙一手伸至患者臀部下方，另一只手伸至患者膝部下方。两人同时抬起患者平移至近侧床缘，再同时抬起患者使其身体向搬运者倾斜，稳步向平车处移动（图3-13），将患者轻轻放于平车中央，盖好盖被	适用于病情较轻，但自己不能活动的患者 身高较高者站于患者头侧，使患者头部处于高位，以减轻不适
◆三人搬运法	同一人搬运法步骤。 搬运者甲、乙、丙三人站在患者同侧床旁，协助患者将上肢交叉放于胸前，搬运者甲一手托住患者的头、颈、肩部，另一手托住胸部；搬运者乙一手托住患者背部，另一手托住腰部；搬运者丙一手托住患者膝部，另一手托住小腿处 三人同时抬起患者平移至近侧床缘，再同时抬起患者使其身体向搬运者倾斜，稳步向平车处移动（图3-14） 将患者轻轻放于平车中央，盖好盖被 移开床旁桌、床旁椅，松开盖被，在患者腰臀下铺帆布中单 将平车推至床旁，使其靠紧床边并与床平行。大轮端靠近床头，将闸制动	适用于病情较轻，但不能自己活动且体重超重的患者 三位搬运者由床头按身高顺序排列，搬运者甲应使患者头部处于较高位置，以减轻不适 三人应同时抬起患者，保持平稳移动，减少意外伤害 适用于颈椎、腰椎骨折和病情较重的患者 帆布中单一定要能承受患者的体重
◆四人搬运法	搬运者甲、乙分别站于床头和床尾；搬运者丙、丁分别站于病床和平车的一侧 搬运者甲托住患者的头、颈、肩部；搬运者乙托起患者的双腿；搬运者丙、丁分别抓住帆布中单的四角，四人同时抬起患者向平车处移动（图3-15） 将患者轻轻放于平车中央，盖好盖被	若搬运骨折患者，平车上应放置木板，并固定好骨折部位 搬运者的动作应协调一致，搬运者甲应随时观察患者的病情变化 对于颈椎损伤或怀疑颈椎损伤的患者，搬运时必须保持头部处于中立位 患者平卧于平车中央，避免碰撞
盖被保暖	协助患者在平车上躺好，用被单或盖被包裹患者，先足部，再两侧，将头部盖被折呈45°角	患者保暖、舒适 包裹整齐、美观
整理病床	铺暂空床	保持病室整齐、美观
运送患者	推患者至目的地	运送过程中确保患者安全、舒适
洗手记录	用物按要求放置，洗手，记录	

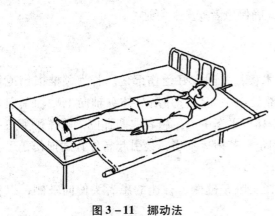

图 3－11　挪动法

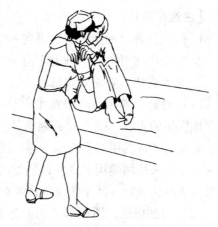

图 3－12　一人搬运法

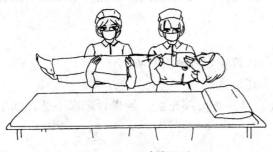

图 3－13　二人搬运法

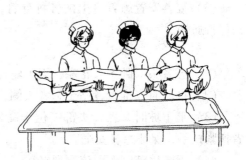

图 3－14　三人搬运法

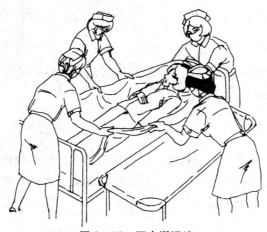

图 3－15　四人搬运法

4. 评价

（1）操作动作轻、稳、准确、协调、节力，患者感觉安全、舒适。

（2）搬运过程中无病情变化，未造成损伤等并发症。

（3）患者的持续治疗未受到影响。

（4）护患沟通有效，达到预期效果。

【注意事项】

1. 搬运患者时动作轻稳，协调一致，确保患者安全、舒适。

2. 操作中注意节力原理的应用。

3. 观察病情，妥善安置患者

（1）骨折患者挪动时需在车上垫一木板，并固定好受伤部位。若为颈椎损伤或怀疑颈椎损伤的患者，搬运时必须保持头部处于中立位，并沿身体纵轴向上略加牵引颈部，或让患者自己用双手托起头部，缓慢移至平车中央。患者取仰卧位，并在颈下垫小枕或衣物，头颈两侧用衣物或沙袋加以固定。若搬运不当，会引起高位脊髓损伤，患者即刻发生高位截瘫，甚至短时间内死亡。

（2）颅脑损伤、颌面部外伤的患者，头卧于健侧；昏迷的患者头偏向一侧，以免呕吐物或分泌物误入气管引起窒息。

（3）妥善安置患者身上的各种导管，避免脱落、受压或液体逆流，输液和引流管需保持通畅。

4. 推车途中注意事项

（1）患者头部卧于大轮端，因大轮转动次数少，可减少颠簸。

（2）推行时，推行者站于患者头侧，车速适宜。

（3）上下坡时，患者头部需位于高处，以防止头部充血，给患者带来不适；嘱患者抓紧扶手，保证患者安全。

（4）保持输液管、引流管通畅。

（5）进出门时先将门打开，不可用车撞门，以免震动患者和损坏设施。

三、担架运送法

【目的】

运送不能起床的患者入院、做检查、治疗或转运等。特别是在急救的过程中，担架是运送患者最基本、最常用的工具。

【操作流程】

1. 评估

（1）患者的年龄、体重、意识状态、病情、损伤的部位和躯体活动能力。

（2）患者对担架运送技术的认识、心理状态、理解合作的程度。

（3）担架所有结构是否牢固。

2. 计划

（1）护士准备　洗手，戴口罩，衣帽整洁。

（2）用物准备　担架一副（一般使用帆布担架，如现场急救无担架，可使用木板等代替），担架上需铺软垫，其他用物准备同平车运送法。

（3）患者准备　了解搬运的步骤和配合要点。

（4）环境准备　移开障碍物，保证环境宽敞，道路通畅。

3. 实施（表3-10）

表3-10 担架运送法

操作程序	操作步骤	要点说明
准备用物	检查担架是否完好 将担架放至患者身旁，向患者及家属说明操作的目的、方法和配合事项	确保安全
搬运患者 ◆三人搬运法	搬运者甲、乙、丙三人站在患者同侧床旁，协助患者将上肢交叉放于胸前或环抱搬运者甲的颈部	
	搬运者甲一手托住患者的头、颈、肩部，另一手托住胸部；搬运者乙一手托住患者背部，另一手托住腰部；搬运者丙一手托住患者膝部，另一手托住小腿处。三人同时用力抬起患者，将患者放于担架上	三人动作要协调一致 颅脑损伤、颌面部外伤及昏迷患者应将头偏向一侧，保持呼吸道通畅
◆滚动搬运法	将患者四肢伸直、并拢，向床边移动 搬运者位于患者同侧床旁，协助患者上肢交叉放于胸前 搬运者甲一手扶着患者的头颈胸部，乙扶着患者的腰及臀部，丙扶着患者的双下肢，三人同时像卷地毯或滚圆木样使患者成一整体向担架滚动	适用于胸、腰椎损伤者
盖被保暖	协助患者位于的担架中央，盖好盖被，患者取平卧位	患者保暖、舒适

4. 评价

（1）操作动作轻、稳、准确、协调、节力，患者感觉安全、舒适。

（2）搬运过程中无病情变化，未造成损伤等并发症。

【注意事项】

1. 搬运患者时动作轻稳，协调一致，确保患者安全、舒适。

2. 操作中注意节力原理的运用。

3. 胸、腰椎损伤患者使用硬板担架。

4. 上下坡时，患者头部始终处于高位。

5. 运送时患者的头应在后方，便于观察病情。

【能力检测】

1. 试述分级护理的内容和使用对象

2. 试述各种搬运法的要点和注意事项。

3. 李某，男，36岁，转移性右下腹疼痛就诊，经查体和实验室检查，诊断为急性阑尾炎，收治入院进行急诊手术。

（1）怎样为该患者准备床单位？

（2）准备床单位时注意什么？

第四章　卧位安置与保护具应用护理

■■■ 学习目标

1. 掌握各种卧位的适用范围；保护具的适用范围和适用原则。
2. 熟悉卧位的性质，舒适卧位和要求。
3. 了解保护具的种类和用途，辅助器的应用。
4. 能正确使用各种合适的卧位；协助患者更换卧位；应用各种保护具。
5. 仪表端庄整洁，态度和蔼，沟通有效。

第一节　各种卧位

卧位是指患者为满足休息、检查、治疗和护理的需要采取的卧床姿势。正确卧位可增进患者舒适、减轻症状、预防并发症等。护士在临床护理中需熟悉各种卧位的要求和作用，结合患者病情，正确协助或指导患者取正确舒适、安全的卧位。

一、卧位的性质

1. 主动卧位　主动卧位又称自由卧位。患者身体活动自如，根据自己的需要采取的最舒适的卧位。

2. 被动卧位　被动卧位又称昏迷卧位。患者无变换卧位的能力，需由他人帮助安置的卧位，见于昏迷、偏瘫患者。

3. 被迫卧位　被迫卧位又称治疗卧位。患者有变换卧位的能力，为了减轻疾病所致的痛苦或因治疗所需而被迫采取的卧位，见于呼吸困难如心包积液、支气管哮喘急性发作的患者。

二、舒适卧位与要求

为满足休息、检查、治疗和护理的需要，患者要采取各种正确的卧位，以保证诊疗和护理工作的顺利进行。舒适卧位需符合如下要求。

1. 卧床姿势符合人体力学要求，维持关节正常功能位置，体腔内脏器拥有最大空间。

2. 体位变换需经常进行，至少每2小时1次，促进身体各部位舒适。

3. 在病情允许的情况下，患者身体各部位每天均应活动，必要时进行全范围关节活动。

4. 受压部位注意加强皮肤护理，预防压疮发生。

5. 保护患者隐私贯穿于整个治疗和护理全过程，使患者身心舒适。

三、常用卧位

（一）仰卧位

仰卧位又称平卧位，根据病情、治疗或检查的需要分为 3 种类型。

1. 去枕仰卧位

（1）姿势　头偏向一侧，两臂放于身体两侧，两腿自然放平，枕头横立于床头（图 4 - 1）。

（2）适用范围　①昏迷或全身麻醉未清醒的患者，避免呕吐物误入呼吸道而引起窒息或肺部并发症。②椎管内麻醉或脊髓腔穿刺后的患者，预防颅内压减低而引起的头疼。

2. 仰卧中凹卧位

（1）姿势　患者头胸部抬高 10°～20°，下肢抬高 20°～30°（图 4 - 2）。

（2）适用范围　休克患者。抬高头胸部，有利于保持气道通畅，增加肺活量，改善缺氧症状；抬高下肢，可促进静脉血回流，增加心输出量，缓解休克症状。

3. 屈膝仰卧位

（1）姿势　患者平卧，两臂放于身体两侧，两膝屈起，稍向外分开（图 4 - 3）。

（2）适用范围　①腹部检查时，以使腹肌放松便于检查。②导尿或会阴冲洗时，以暴露操作部位。

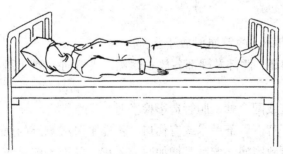

图 4 - 1　去枕仰卧位

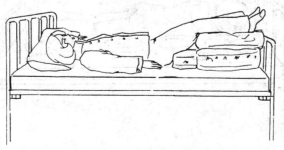

图 4 - 2　仰卧中凹位

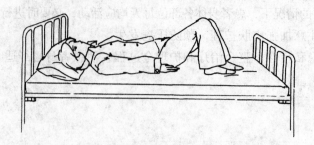

图 4-3 仰卧屈膝位

（二）侧卧位

（1）姿势 患者侧卧，臀部稍后移；两臂屈肘，一手放于胸前，另一手放于枕旁；下腿稍伸直，上腿弯曲（图 4-4）。可放软枕于胸腹部、背部、两膝之间支撑患者，使其安全、舒适。

（2）适用范围 ①灌肠、肛门检查及配合胃镜、肠镜检查等。②臀部肌肉注射（上腿伸直，下腿弯曲）。③预防压疮，侧卧位与平卧位交替，便于护理受压部位，可避免局部组织长期受压。

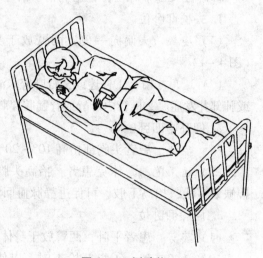

图 4-4 侧卧位

（三）俯卧位

1. 姿势 患者俯卧，两臂屈肘放于头部两侧，两腿伸直；胸部、髋部及踝部各放一软枕，头偏向一侧（图 4-5）。

2. 适用范围

（1）腰背部检查或配合胰、胆管造影检查时。

（2）脊椎、腰、背、臀部手术或有伤口，不能平卧或侧卧的患者。

（3）胃肠胀气所致腹痛。俯卧可增加腹腔容积，从而缓解疼痛。

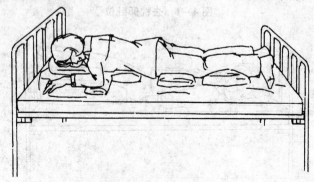

图 4-5 俯卧位

（四）半坐卧位

1. 姿势 患者仰卧，先摇起床头支架的30°～50°角，再抬高膝下支架，必要时患者足底垫一软枕。放平时，先摇平膝下支架，再摇平床头支架（图4-6）。

2. 适用范围

（1）心肺疾患所引起呼吸困难的患者 半坐卧位可使膈肌下降，扩大胸腔，利于呼吸；同时减少回心血量，减轻肺瘀血和心脏负担，从而改善呼吸困难。

（2）腹腔、盆腔炎症或手术后患者 半坐卧位可使渗出液流入盆腔，使感染局限，防止感染向上蔓延造成肝脓肿和膈下脓肿等严重感染；可减少毒素的吸收，减轻中毒反应。半坐卧位还可减轻术后伤口缝合的张力，减轻疼痛，利于伤口愈合。

（3）头面部术后或外伤的患者 可减少局部出血和水肿。

（4）长期卧床或恢复期体质虚弱患者 采用半坐卧位使患者逐步适应体位改变，有利于向站立过渡。

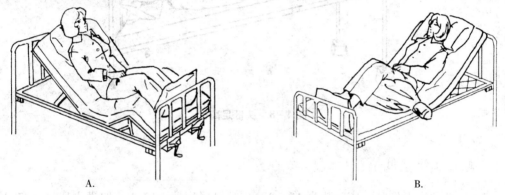

A.   B.

图4-6 半坐卧位

（五）端坐位

1. 姿势 患者坐在床上，身体稍向前倾，床上放一跨床小桌，桌上放软枕，患者可伏桌休息。用床头支架或靠背架将床头抬高70°～80°，患者能向后倚靠；膝下支架抬高15°～20°（图4-7）。

2. 适用范围 心力衰竭、心包积液及支气管哮喘发作的患者。患者由于极度呼吸困难而被迫日夜端坐。

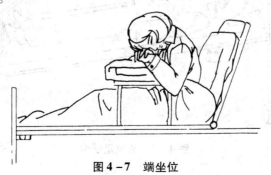

图4-7 端坐位

（六）头低足高位

1. 姿势 患者仰卧，头偏一侧，枕头横立床头，防碰伤头部。床尾用支托物垫高 15～30cm（颅内高压者禁用），（图4-8）。

2. 适用范围

（1）肺部分泌物引流，使痰易于咳出。

（2）十二指肠引流，利于胆汁引流。

（3）妊娠胎膜早破，防止脐带脱垂。

（4）跟骨、胫骨结节牵引。

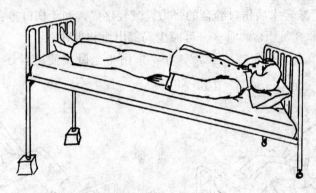

图4-8 头低足高位

（七）头高足低位

1. 姿势 患者仰卧，床头垫高15～30cm 或根据病情而定。一枕横立床尾（图4-9）。

2. 适用范围

（1）颈椎骨折行牵引术患者，利用反牵引力进行颅骨牵引。

（2）脑水肿患者，降低颅内压。

（3）开颅手术后或头部外伤患者，减少颅内出血。

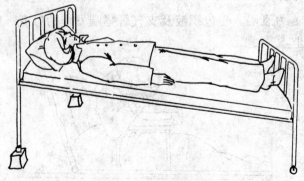

图4-9 头高足低位

（八）膝胸卧位

1. 姿势　患者跪卧，两小腿平放床上，稍分开；大腿与床面垂直，胸贴床面，腹部悬空，臀部抬起，头转向一侧，两臂屈肘放于头的两侧（图4-10）。

2. 适用范围

（1）肛门、直肠、乙状结肠镜检查或治疗。

（2）矫正子宫后倾、胎位不正。

（3）促进产后子宫复原。

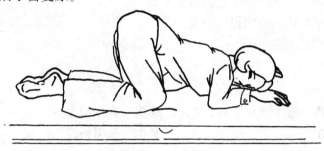

图4-10　膝胸卧位

（九）截石位

1. 姿势　患者仰卧检查台上，两腿分开并放于支架上，臀部齐床缘，两手在胸前或身体两侧（图4-11）。

2. 适用范围

（1）会阴、肛门部位检查、治疗或手术，如膀胱镜检查、妇产科检查等。

（2）产妇分娩。

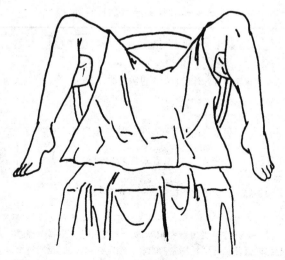

图4-11　截石位

第二节　卧位的变换

一、协助患者翻身侧卧

【目的】

1. 协助不能起床的患者更换卧位，使患者舒适。

2. 减轻患者局部组织受压，预防褥疮发生。

3. 预防其他并发症，如堕积性肺炎。

4. 适应治疗护理的需要。

【操作程序】

1. 评估

（1）患者病情、肢体活动能力、年龄、体重、有无约束。

（2）患者损伤部位、伤口情况和管路、骨折、牵引情况。

（3）患者对变换体位作用的了解程度。

2. 计划

（1）护士准备　洗手，戴口罩，着装整洁，并视患者情况，安排护士参与人数。

（2）用物准备　评估患者后准备枕头、床档等用物。

（3）患者准备　①情绪稳定，了解翻身侧卧的目的和配合要点。②如插有各类导管，需松懈并安置妥当，便于操作。

（4）环境准备　室内整洁、安静、温度适宜，酌情关闭门窗或遮挡患者。

3. 实施（表4-1）

表4-1　协助患者翻身侧卧

操作程序	操作步骤	要点说明
核对解释	床号、姓名 向患者及家属解释操作的目的、过程及配合事项	以取得患者的配合
安置患者	各种导管及输液装置安置妥当 患者仰卧，两手放于腹部 将患者肩部、臀部移向护士侧床缘	
翻身法 ◆一人法	一手托肩，一手扶膝，将患者轻轻转向对侧，背靠护士 患者两手屈曲，一手放于枕旁，一手放于胸前	适用于体重较轻者
◆二人法	护士二人站在床的同一侧，一人托住患者颈肩部和腰部，另一人托住患者臀部和腘窝部，两人同时将患者抬起移向近侧。分别托扶患者的肩、腰、臀和膝部位，轻轻将患者翻向对侧 患者的背部、胸前及两膝间垫上软枕，使患者舒适又安全	适用于体重较重或病情较重的患者，如截瘫、偏瘫、昏迷等

操作程序	操作步骤	要点说明
◆三人轴线	三位操作者将患者平移至操作者同侧床旁	适用于颈椎损伤的患者
	患者有颈椎损伤时，一操作者固定患者头部，沿纵轴向上略加牵引，使头、颈随躯干一起缓慢移动，第二操作者将双手分别置于肩部、腰部，第三操作者将双手分别置于腰部、臀部，使头、颈、肩、腰、髋保持在同一水平线上，翻转（<60°）至侧卧位。患者无颈椎损伤时，可由两位操作者完成轴线翻身	三人动作要一致，保持头部和躯干呈一条直线，不可扭转、屈伸颈部
	将一软枕放于患者背部支持身体，另一软枕放于两膝之间并使双膝呈自然弯曲状	促进患者舒适
再次核对	床号、姓名	
整理记录	整理好患者床单位，注意保暖 记录翻身卡	利于评价

4. 评价

（1）患者理解操作目的，愿意配合。

（2）移动过程中无意外发生。

（3）移动后患者自觉舒适。

【注意事项】

1. 翻转患者时，注意保持脊椎平直，以维持脊柱的正确生理弯度，避免由于躯干扭曲加重脊柱骨折、脊椎损伤和关节脱位。翻身角度不可超过 60°，避免因脊柱负重增大而引起关节突骨折。

2. 患者有颈椎损伤时，勿扭曲或旋转患者头部，以免加重神经损伤，引起呼吸机麻痹而死亡。

3. 为术后患者翻身时，需检查敷料有无脱落，如分泌物浸润敷料，先更换，再翻身。

4. 颅脑术后，一般只能卧于健侧或平卧。翻身时要注意头部不可剧烈翻动，以免引起脑疝，压迫脑干，导致患者突然死亡。

5. 颈椎和颅骨牵引的患者，翻身时不放松牵引，并使头、颈、躯干保持在同一水平位翻动。

6. 石膏固定或伤口较大的患者，翻身后需将患处放于适当位置，防止受压。

7. 翻身时注意为患者保暖并防止坠床，避免拖拉，保护局部皮肤。

8. 准确记录翻身时间。

二、协助患者移向床头

【目的】

协助滑向床尾而自己不能移动的患者移向床头，恢复正确而舒适的卧位。

【操作程序】

1. 评估

（1）了解患者病情、肢体活动能力、年龄、体重、有无约束。

（2）观察患者损伤部位、伤口情况和管路、骨折、牵引情况。

2. 计划

（1）护士准备　衣帽整洁，修剪指甲，洗手，视患者情况安排护士参与人数。

（2）用物准备　准备枕头等用物。

（3）患者准备　①情绪稳定，了解翻身侧卧的目的及配合要点。②如插有各类导管，需松懈并安置妥当，便于操作。

（4）环境准备　室内整洁、安静、温度适宜，酌情关闭门窗或遮挡患者。

3. 实施（表4-2）

表4-2　协助患者移向床头

操作程序	操作步骤	要点说明
核对解释	床号、姓名	
	向患者及家属解释操作的目的、过程和配合事项	以取得患者的配合
安置患者	各种导管及输液装置安置妥当	
	松开盖被，视病情放平床头支架；将枕头横立于床头	避免撞伤头部
	患者仰卧屈膝，双手握住床头栏杆，也可抓住床沿或搭在护士肩部	
翻身移位 ◆一人法	护士双脚分开，一脚在前，一脚在后，呈弓形箭步；一手托在患者肩下，另一手托臀下，同时让患者两臂用力，双脚抵床，抬起身体。托住患者的重心顺势向床头移动	适用于体重较轻者
◆二人法	护士分别站在床的两侧，交叉托住患者颈肩部和臀部，或一人托住肩及腰部，一人托住臀及腘窝部，两人同时抬起患者移向床头；或护士站在同侧，一人托肩部、腰部，另一人托臀部、腘窝，同时抬起患者移向床头 放回枕头，视病情支起床头支架	适用于体重较重或病情较重的患者，两人动作需协调
再次核对	床号、姓名	
整理记录	整理好患者床单位，注意保暖	

4. 评价

（1）患者理解操作目的，愿意配合。

（2）移动方法正确、节力，过程中无意外发生。

（3）移动后患者自觉舒适。

【注意事项】

注意节力，动作轻稳，使患者舒适、安全。

第三节 保护具和辅助器的应用

一、保护具的应用

保护具是用来限制患者身体或身体某部位的活动，以达到维护患者安全与治疗效果的各种器具。

（一）适用范围

1. 小儿患者 尤其是未满 6 岁的儿童，因自我保护意识不健全，易发生坠床、撞伤、抓伤。

2. 易发生坠床者 麻醉尚未清醒者、意识模糊或谵妄者、危重患者或年老体弱者等。

3. 精神异常者 躁狂证、颅脑损伤引起的精神障碍。

4. 其他原因 眼部手术者、骨折后肢体活动不便者或长期卧床者等。

（二）使用原则

1. 知情同意原则 使用前向患者及家属解释使用保护具的目的、方法、注意事项，取得理解及合作；使用过程中注意对患者的心理护理，维护患者自尊。

2. 短期使用原则 保护具只适宜短期使用。

3. 随时评价原则 保护具的使用情况要随时评价，依据如下。

（1）患者及家属对保护具的使用目的、方法和注意事项了解、接受并积极配合。

（2）使用保护具期间，约束部位无血液循环障碍、皮肤破溃、脱出等情况发生。

（3）使用保护具满足患者安全，舒适基本需要。

（三）保护具种类

1. 床档 主要预防患者坠床。常见的有多功能床档（图 4 - 12）和半自动床档（图 4 - 13）。

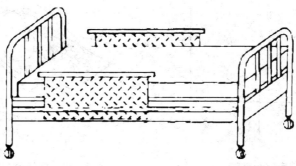

图 4 - 12 多功能床档

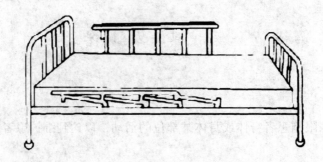

图 4 – 13　半自动床档

2. 约束带　用于躁动或精神科患者，限制其肢体的活动，用以保护患者免于伤害自己或他人。常用的约束带有肩部约束带、膝部约束带、约束手套和约束衣等。

（1）宽绷带　用于固定手腕、踝部。先用棉垫包裹手腕或踝部，再用宽绷带打成双套结，套在棉垫外稍拉紧，使不脱出（以不影响肢体血循环为度），然后将带子固定于床缘上（图 4 – 14、图 4 – 15）。

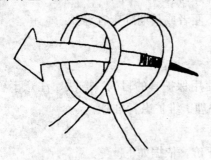

图 4 – 14　宽绷带

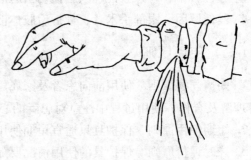

图 4 – 15　宽绷带腕部约束法

（2）肩部约束带　用于限制患者坐起。肩部约束带用布制成，宽 8cm，长 12cm。操作时，将患者两侧肩部套进袖筒，腋窝衬棉垫，两袖筒上的细带子在胸前打结固定，将下面两条较宽的长带系于床头（图 4 – 16、图 4 – 17）。

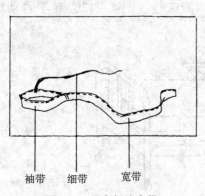

袖带　　细带　　宽带

图 4 – 16　肩部约束带

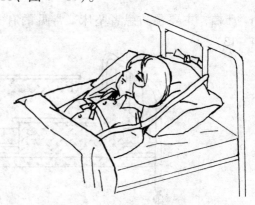

图 4 – 17　肩部约束带固定法

（3）膝部约束带　常用于固定膝部，限制患者下肢活动。膝部约束带宽10cm，长280cm，用布制成。操作时，两膝衬棉垫，将约束带横放于两膝上，宽带下的两头带各缚住一侧膝关节，然后将宽带两端系于床缘（图4-18、图4-19）。

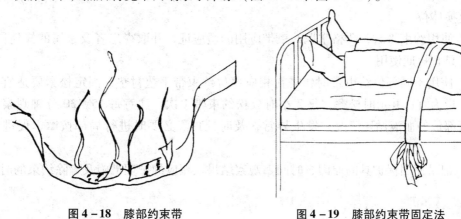

图4-18　膝部约束带　　　　　　　图4-19　膝部约束带固定法

（4）尼龙搭扣约束带　操作简便、安全，便于洗涤和消毒，可以反复使用，临床已广泛应用。可用于固定手腕、上臂、踝部、膝部。约束带由尼龙搭扣和宽布带构成（图4-20），操作时将约束带置于关节处，被约束部位衬棉垫，松紧度要适宜，对合尼龙搭扣后将带子系于床缘。若无上述特制的约束带，可用大单代替，固定双肩和膝关节。

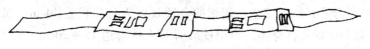

图4-20　尼龙搭扣约束带

3. 支被架　主要用于肢体瘫痪或极度衰弱的患者，防止被盖压迫肢体，影响肢体的功能位置而造成永久性伤害，也可用于灼伤患者的暴露疗法而需要保暖时（图4-21）。

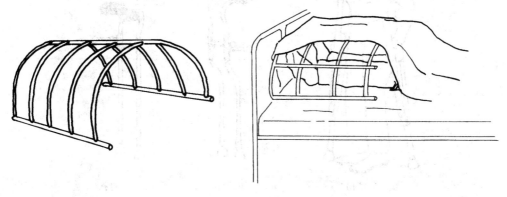

图4-21　支被架

（四）注意事项

1. 使用保护具时，须注意患者的卧位，保持肢体及关节处于功能位，并协助患者经常更换体位。

2. 使用约束带时，严格掌握约束带应用的适应证，并取得患者及家属的知情同意。约束带只宜短期使用。

3. 使用不同部位约束带时，需在相应部位约束带下垫衬垫，固定松紧要适宜，伸进一手指为宜；并定时松解，每2小时放松约束带1次。注意每15~30分钟观察1次受约束部位的血液循环情况，发生异常，及时处理。必要时进行局部按摩，促进血液循环。

4. 记录使用保护具的原因、时间、观察结果、相应的护理措施及解除约束的时间。

二、辅助器的应用

辅助器是为患者提供保持身体平衡与身体支持物的器材，是维护患者安全的护理措施之一。

（一）常用辅助器

1. 拐杖　拐杖是提供给短期或长期残障者离床时使用的一种支持性辅助用具，可分为腋拐、肘拐和上臂拐（图4-22）。

使用拐杖要合适，确保安全。腋拐的合适长度为身长减去40cm。拐杖顶部距离腋窝2~3cm，双手拄拐站直身体，使拐杖脚旁开人体脚边15~20cm，肘关节屈曲150°，腕关节背伸的掌面处为把手的高度。

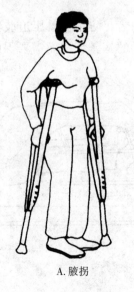 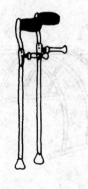

A.腋拐　　　　　　B.肘拐　　　　　　C.上臂拐

图4-22　拐杖

根据患者的走路能力，使用拐杖的走法有四点交互走法、三点走法、两点走法和跳跃法。

（1）四点交互走法　先右拐，后左脚；接着左拐，再右脚，时刻保持三点着地。这是一种很安全的走法。

（2）三点走法　先两拐患脚，后健脚，使用者为单侧脚可承重者。骨科术后患者为加速愈合，限制患脚不能踩地或只能用部分力量踩地，以及截肢者可使用此种走法。

（3）两点走法　先右拐左脚，后左拐右脚。必须时刻保持平衡，适合控制较好的患者。

（4）跳跃法　两拐杖同时向前，再用双手撑起身体往前跳至两拐之间。小儿麻痹患者常使用此法。

2. 手杖　手杖是一种手握式的辅助用具，常用于不能完全负重的残障者或老年人。手杖分为单脚手杖和多脚手杖等（图4-23）。

（1）单脚手杖　只有一个支撑点，适用于下肢功能轻度障碍者、步行不稳者、轻度偏瘫患者和老年人。要求使用者上肢有一定的支撑力，手部有一定的握力。

（2）多脚手杖　适于偏瘫的中风患者在刚开始康复时使用，可以增强行走的稳定性。

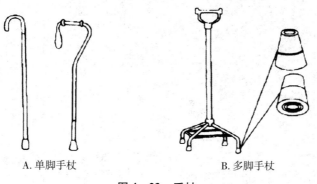

A. 单脚手杖　　　　　　　　　　B. 多脚手杖

图4-23　手杖

3. 助行器　适用于行动不便、弱视、盲人、老年人和残疾人，作用是辅助人体支撑体重，保持平衡，锻炼行走，在保证安全的情况下得到有效的康复锻炼。

高度调整：挺直站立，手扶助行器握杆，手肘弯15°～30°时，从地面到手肘的高度。

（1）轮式助行器　容易移动，用于上肢肌力差，通常以肘部支托在台上，以承担部分体重和保持身体平衡，适用于双下肢无力，手、腕力弱的残疾人训练步行。

（2）步行式助行器　抬起框架或向前放，然后迈步和移动身体，移动性好，但速度慢。适合于下肢肌力弱、平衡功能较差、但上肢力量较强者。

（二）注意事项

1. 使用者意识清楚，身体状态良好、稳定。

2. 选择适合自身的辅助器。

3. 使用者的手臂、肩部或背部无伤痛，以免影响手臂的支撑力。

4. 使用辅助器时，患者的鞋要合脚、防滑，衣服要宽松、合身。

5. 调整拐杖和手杖后，需将全部螺钉拧紧，橡胶底垫靠牢拐杖与手杖底端。

6. 选择较大的练习场地，地面需干燥，无可移动的障碍物。

【能力测试】

1. 王某，女，38 岁。支气管哮喘急性发作，严重呼吸困难，紧张焦虑。

（1）该患者应取什么卧位？

（2）采取该卧位的原因和方法。

2. 张某，男，28 岁。胆结石术后第 2 天，生命体征平稳。

（1）该患者应取什么卧位？

（2）采取该卧位的临床意义。

3. 简述使用约束带的注意事项。

第五章　舒适护理

📖 学习目标

1. 掌握不舒适和疼痛患者的评估和护理。
2. 熟悉疼痛、舒适的概念及原因。
3. 了解疼痛的机制和影响因素。
4. 运用疼痛知识为疼痛患者实施正确护理。
5. 仪表端庄整洁，态度和蔼，沟通有效。

第一节　舒适概述

舒适护理是一种整体的、个性化的、创造性的、有效的护理措施，其目的是使患者在生理、心理、社会上达到最愉快的状态，或降低不愉快的程度。

一、舒适的概念

舒适是指个体在其环境中保持轻松自在、满意安宁的精神状态、是身心健康、没有焦虑、没有疼痛的自我满足的感觉。舒适包括生理舒适，心理、精神舒适，环境舒适和社会舒适 4 个方面。

1. 生理舒适　个体身体上的舒适感觉。

2. 心理、精神舒适　信念信仰、自尊、生命价值等精神需求的满足。

3. 环境舒适　外在物理环境的舒适感觉，如光线充足，环境温馨，温度、湿度适宜，空气清新等。

4. 社会舒适　人际关系、家庭与社会关系的和谐。

二、不舒适的概念

不舒适是指个体身心不健全或有缺陷，周围环境有不良刺激、对生活不满、身心负荷过重的一种感觉。通常表现为烦躁不安、精神不振、紧张、失眠、消极失望，以及身体无力，难以坚持日常工作和生活。

三、不舒适的原因

(一) 生理性不舒适

1. 疾病　疾病本身会引起机体不适，如寒战、发热、恶心、头晕、疼痛等。

2. 个人卫生　患病期间，患者清洁卫生受限引起的瘙痒、汗臭、口臭等不适。

3. 治疗需要　骨折后需牵引、石膏绷带、夹板等造成限制肢体活动的不适。

4. 其他　医护人员因技术不熟练进行不规范或重复操作给患者造成的不适。

(二) 心理、社会不舒适

1. 焦虑、恐惧　对疾病、治疗的担心使患者心理承受很大压力。

2. 角色适应不良　在适应患者角色过程中，可能因担心家庭、经济或工作，出现角色冲突、角色缺如等角色适应不良。

3. 生活习惯的改变　住院期间，饮食习惯、作息时间紊乱，患者往往感到不适。

4. 自尊受损　医护人员的冷落、亲朋好友的忽视使患者感觉自尊受挫。

(三) 环境不舒适

医院病房空气有异味，嘈杂，温湿度过高或过低，床单、被褥及枕套不清洁等使患者感到不适。

四、不舒适患者的护理

1. 预防在先　护士需及时评估患者整体病情，给予患者生活上的帮助，协助重患者搞好个人卫生，并注意病房的整洁、通风、适当的温度与湿度，从而增进舒适度。

2. 去除诱因　注重观察，发现患者的不舒适，尽可能对因处理。如腹部术后患者取半卧位，可使患者感觉疼痛减轻；糖尿病患者因饥饿造成血糖过低而急切希望得到食物是难以忍受的，在科室或病房备些糖块可在紧急情况下缓解患者的不适。

3. 有效沟通　护士在护理患者过程中，除了技术过硬外，恰当的称呼、亲切的语言、和蔼的微笑、耐心倾听患者的心声，鼓励患者主动参与护理活动都可在一定程度上缓解患者的不舒适感。

第二节　疼痛护理

疼痛是临床常见症状之一，是一种复杂的主观感受，是临床诊断疾病、鉴别疾病的重要指征之一，也是评价治疗与护理效果的重要标准。2002 年世界疼痛大会给疼痛以新的概念，疼痛是一种疾病，不仅仅是一种症状，是人体第五生命体征。如今，消除疼痛已成为患者的基本权利，疼痛作为不舒适中最典型的表现形式，护士为患者做好疼痛护理，必须掌握有关的疼痛知识。

一、疼痛的概念

1980 年，国际疼痛研究会定义疼痛是伴随着现存的或潜在的组织损伤而产生的一种令人不快的感觉和情绪上的感受，是机体对有害刺激的一种保护性防御反应，包含痛感觉和痛反应。

痛感觉是指人类对疼痛的感觉，是人类所特有的，主要发生在大脑皮层。痛反应是指伤害性刺激所产生的一系列躯体和内脏反应，往往与自主神经活动、运动反射、心理和情绪反应交织在一起。痛反应可能发生在中枢神经系统的各级水平，主要表现为心率增快、血压升高、呼吸运动改变、瞳孔扩大、出汗、恐惧、痛苦表情等。

疼痛提示个体的防御功能或人的整体性受到侵害，如癌症出现疼痛时，提示病情严重，是个体身心受到侵害的危险警告，常伴有生理、行为和情绪的反应，如面色苍白、出汗、呻吟、蜷曲、紧张、恐惧等，是一种身心不舒适的感觉。

二、疼痛的机制

疼痛发生的机制尚不完全清楚。一般认为，神经末梢（伤害性感受器）受到各种伤害性刺激（物理的或化学的）并达到一定程度时，受损局部组织会释放某些致痛物质，如组织胺、缓激肽、5－羟色胺、乙酰胆碱、氢离子、钾离子、前列腺素等，这些物质作用于痛觉感受器，产生痛觉冲动，并迅速沿传入神经传导致脊髓，经过传导系统（脊髓）传至丘脑，投射到大脑皮质的特定部位而引起疼痛感觉。同时，中枢神经系统对疼痛的发生及发展具有调控作用。

人体的痛觉感受器对疼痛刺激的反应及敏感度，随其在身体各部位的分布密度不同而有所不同。痛觉感受器在角膜、牙髓的分布最为密集，皮肤次之，肌层内脏最为稀疏。

三、疼痛的原因与影响因素

（一）疼痛的原因

1. 温度刺激　过高或过低的温度，接触体表后均会损伤组织，使受伤的组织释放组胺等致痛物质，刺激神经末梢，导致疼痛，如烧伤、烫伤、冻伤等。

2. 化学刺激　强酸、强碱等化学性刺激，不仅直接刺激游离的神经末梢，造成疼痛，同时受损的组织释放组胺、5－羟色胺、缓激肽等致痛物质，再次作用于痛觉感受器，使疼痛加剧，如硫酸灼伤等。

3. 机械损伤　局部组织受损，刺激痛觉神经末梢引起疼痛。大部分物理性损伤引起的组织缺血、缺氧、淤血都可促使组织释放致痛物质，从而加剧疼痛并使疼痛的时间延长，如刀割、针刺、碰撞、挤压、手术、身体组织受牵拉、肌肉受压等。

4. 病理改变　组织病理改变造成管腔堵塞，平滑肌痉挛或局部炎性浸润等均可引发疼痛，如心肌梗死引起的心前区疼痛。

5. 心理因素　情绪过度紧张、焦虑、低落、愤怒等不良心理均可引起血管收缩或扩张而导致疼痛，如神经性头痛。

（二）疼痛的影响因素

人体所能感受到的引起疼痛的最小刺激称为疼痛阈限。个体所能忍受的疼痛强度和持续时间成为疼痛耐受力。疼痛阈限和疼痛耐受力有很大的个体差异，同样性质、同样强度的刺激可引起不同个体的不同疼痛反应。其与年龄、社会文化背景、个人经历、注意力、情绪、个人心理素质等有关。

1. 年龄　一般认为，随着年龄的增长，疼痛阈限会随之增加。老年人疼痛阈限提高，对疼痛不太敏感，表现为患病后虽主诉不多，但病情却比较严重，护理时应引起重视。有时老年人对疼痛的敏感性也会增强，需根据不同情况分别对待。儿童对疼痛的原因不能正确理解，疼痛体验会引起恐惧和愤怒情绪。婴幼儿常不能很好表达疼痛感受，护士对他们的疼痛反应需充分关注。

2. 社会文化背景　不同的社会文化背景使人对疼痛的感受和表达有所不同。在推崇勇敢和忍耐精神的文化氛围中，人更善于耐受疼痛。

3. 个人经历　曾反复经受疼痛折磨的人会对疼痛产生恐惧心理，对疼痛的敏感性会增强。他人的疼痛经历也会对人有一定作用，如手术患者的疼痛会对同病室将要做相同手术的患者带来恐惧心理，增加敏感性。

4. 注意力　个体对疼痛的注意程度会影响对疼痛的感觉。当注意力高度集中于某件事时，痛觉可以减轻甚至消失。松弛疗法等就是通过转移患者对疼痛的注意力，达到减轻疼痛的效果。

5. 情绪　情绪可以改变患者对疼痛的反应，积极的情绪可以减轻疼痛，消极的情绪可使疼痛加剧。如注射、输液时，护士轻柔、熟练的动作并安慰患者，对消除恐惧、焦虑等消极情绪、减轻患者疼痛感受具有积极的作用。

6. 个人心理素质　个人的气质、性格可影响对疼痛的感受和表达。性格外向和稳定的人，疼痛阈限较高，耐受性较强；内向和较神经质的人，对疼痛较敏感，易受其他疼痛者的暗示。

7. 其他　家人的支持、陪伴可减少患者的孤独感，从而减轻疼痛感；医护人员疼痛知识缺乏，使疼痛患者得不到及时护理，会加重患者的疼痛感。

四、疼痛患者的护理

（一）疼痛患者的评估

评估是疼痛处理关键的第一步，准确评估疼痛，不仅可以识别疼痛的存在，还有助于治疗效果的评价。

1. 内容　包括起源和发病史、部位、持续时间和规律、性质、程度、有无伴随症状、疼痛的表达方式、影响疼痛的因素和疼痛对个人生活的影响等。

2. 方法

（1）询问健康史　包括既往史和现病史。了解患者有无疼痛的经历，是否使用止痛剂及具体的使用情况；疼痛发生的时间、部位、程度、性质、伴随症状及对个体的影响程度。

（2）观察身体运动情况　通过身体动作可以观察到患者疼痛的程度、部位、感受等，常见的动作有静止不动、保护性动作、无目的动作、规律性动作。

（3）倾听声音　患者因为疼痛会发出呻吟声、叹息声、尖叫声、哭泣声等，可根据音调强弱、快慢、大小、节律性、持续时间等变化判断疼痛患者的痛觉行为。

（4）观察生理及行为反应　剧烈疼痛时常伴有面色苍白、眉头紧锁、出汗、咬唇等痛苦表情。

（5）观察患者控制疼痛的方法　患者发生疼痛时会采取习惯性的一些止痛方法，如局部按摩、局部热敷、口服止痛药等。

3. 疼痛程度的评估工具

（1）数字评分法　用 0～10 这 11 个点描述疼痛的强度，0 表示无疼痛，疼痛较强时增加点数，10 表示最剧烈的疼痛（图 5-1）。该方法的特点是准确简明，但不能用于没有数字概念的患儿。

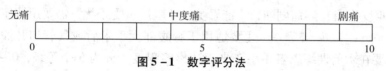

图 5-1　数字评分法

（2）文字描述评分法　将一条直线等分 5 份，每个点描述疼痛的不同程度，即无痛、微痛、中度疼痛、重度疼痛、剧痛、不能忍受的疼痛（图 5-2）。患者选择一个能代表自己疼痛感受的程度。该方法的特点是醒目，便于理解，对文化程度低或不识字的人难于应用。

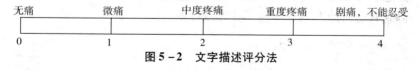

图 5-2　文字描述评分法

（3）视觉模拟评分法　在纸上面划一条 10cm 的横线，横线的一端为 0，表示无痛；另一端为 10，表示剧痛；中间部分表示不同程度的疼痛。让患者根据自我感觉在横线上划一记号，表示疼痛的程度。轻度疼痛平均值为（2.57±1.04）；中度疼痛平均值为（5.18±1.41）；重度疼痛平均值为（8.41±1.35）（图 5-3）。该方法的特点是简便易行，比较灵敏，有可比性，但精确度稍差。

（4）Wong-Baker 面部表情评估法　此表由 6 张从微笑或幸福直至流泪的不同表情的面部象形图组成（图 5-4），适用于交流困难如儿童（3～6 岁）、老年人、意识不清或不能用言语表达的患者。

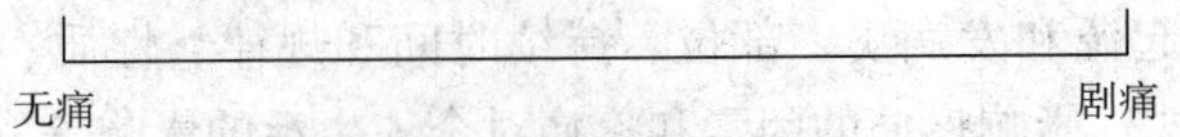

无痛 剧痛

图5-3 视觉模拟评分法

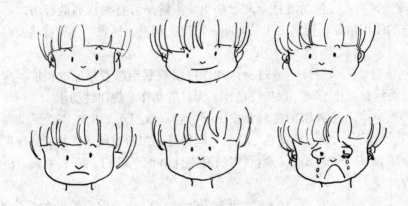

图5-4 面部表情评估法

（5）按 WHO 世界卫生组织的疼痛分级标准进行评估

0级 无疼痛。

1级（轻度疼痛） 有疼痛感但不严重，可忍受，睡眠不受影响。

2级（中度疼痛） 疼痛明显，不能忍受，睡眠受干扰，要求用镇痛药。

3级（重度疼痛）疼痛剧烈，不能忍受，睡眠严重受干扰，需要用镇痛药。

（6）Prince - Henry 评分法 主要适用于胸腹部大手术后或气管切开插管不能说话的患者，需要在术前训练患者用手势来表达疼痛程度。分为5个等级，0~4分的分值评估疼痛的程度。

0分 咳嗽时无疼痛。

1分 咳嗽时有疼痛发生。

2分 安静时无疼痛，但深呼吸时有疼痛发生。

3分 静息状态时即有疼痛，但较轻微，可忍受。

4分 静息状态时即有剧烈疼痛，并难以忍受。

（二）与疼痛有关的护理诊断

1. 疼痛 与疾病或组织损伤有关。

2. 活动无耐力 与疼痛无法活动身体有关。

3. 清理呼吸道无效 与疼痛导致无法咳嗽、深呼吸、翻身有关。

4. 焦虑 与疼痛无法解除或迁延不愈有关。

5. 睡眠形态紊乱 与疼痛干扰睡眠，使患者无法获得充足休息有关。

6. 有休克的危险 与不能忍受疼痛有关。

7. 社交隔离 与慢性疼痛患者无法参与所期望的社交活动有关。

（三）疼痛患者的护理措施

1. 减少或消除引起疼痛的原因 如外伤引起的疼痛，需根据情况采取止血、包扎、固定等措施；胸腹部术后因咳嗽、深呼吸引起伤口疼痛，协助患者按压伤口后，再鼓励患者咳痰和深呼吸。

2. 缓解或解除疼痛

（1）**药物止痛** 药物止痛是目前解除疼痛的重要措施之一。给药途径有口服、注射、外用和椎管内给药等。止痛药分为非麻醉性和麻醉性两大类。

非麻醉性止痛药如阿司匹林、布洛芬、止痛片等，具有解热止痛功效，用于中等程度的疼痛，如牙痛、关节痛、头痛、痛经等。此类药大多对胃黏膜有刺激，宜饭后服用。

麻醉性止痛药如吗啡、杜冷丁等，用于难以控制的疼痛，止痛效果好，但有成瘾性和呼吸抑制的副作用。药物止痛需注意：①在诊断未明确前不得随意使用镇痛药，以免掩盖症状，延误病情。②对慢性疼痛患者，应掌握疼痛发作的规律性，尽量在疼痛发作前给药，使之疼痛容易控制。③患者的护理活动安排在药物显效时限内，使患者容易接受。④疼痛缓解或停止及时停药，防止药物的副作用和产生耐药性。⑤对癌症患者疼痛的药物治疗，临床普遍推行 WHO 建议的三阶梯止痛疗法。原则是：根据药效的强弱按阶梯顺序使用。方法：第一阶段：主要用于轻度疼痛患者。选用非阿片类药物、解热镇痛药、抗炎药，如阿司匹林、布诺芬、对氨基酚等。第二阶段：主要用于中度疼痛痛患者，若用非阿片类药物止痛无效，可选用弱阿片类药物，如氨酚待因、可待因、曲马朵等。第三阶段：主要用于中度或剧烈疼痛患者，选用强阿片类药物，如吗啡、派替啶等。癌痛治疗常采取联合用药的方法，加用一些辅助药，以减少主药的用量及副作用。常用辅助药物有非甾体抗炎药，如阿司匹林类；弱安定类，如艾司唑仑和地西泮等。

知识拓展

患者自控止痛法

患者自控止痛法（Patient - Controlled - Analgesia，PCA）是指患者根据自己的疼痛程度，通过镇痛泵装置，自行给予一定剂量镇痛药的方式。目前，在我国已经广泛用于患者术后疼痛的治疗，临床上可有多种途径给药。如硬膜外自控镇痛（PCEA）、静脉自控镇痛（PCIA）、外周神经自控镇痛（PC-NA）和皮下自控镇痛（PC - CA）等，较常用的主要是前两种，镇痛效果最佳。其特点是用药及时，方便快捷，镇痛迅速，可减少患者反复注射带来的痛苦。

（2）**物理止痛** 应用物理的方法作用于患病机体，引起一系列生物学效应，达到止痛的目的，如应用冷疗和热疗以减轻局部疼痛。此外，理疗、按摩和推拿也是临床常用的物理止痛方法。

（3）针灸止痛　通过对穴位的刺激和温煦起到疏通经脉、行气活血的作用，从而改善病变部位的气血运行状态，达到止痛目的。一般认为，针刺信号进入中枢系统后，可激发从脊髓、脑干到大脑各个层次许多神经元的活动，激活机体自身的镇痛系统，有5-羟色胺、内源性阿片样物质等中枢神经递质的参与，从而产生明显的镇痛效应。

3. 心理护理

（1）尊重并接受患者对疼痛的反应，建立良好的护患关系。护士不能以自己的体验来评判患者的感受。

（2）解释疼痛的原因、机理，介绍减轻疼痛的措施，以助于减轻患者焦虑、恐惧等负性情绪，缓解疼痛压力。

（3）尽可能满足患者对舒适的需求，如帮助变换体位，减少压迫；做好各项清洁卫生护理；保持室内环境舒适等。

（4）分散注意力　①组织参加有兴趣的活动，以有效转移患者对疼痛的注意力。②用音乐分散患者对疼痛的注意力。③指导患者有节奏的用鼻深呼吸，反复进行。④有节律地按摩患者疼痛部位或在某部分皮肤上做环形按摩。⑤治疗性想象：将患者注意力诱导到对某种特定事物的想象，达到特定的正向效果，以达到松弛和减轻疼痛的目的。⑥松弛疗法：使患者全身肌肉放松，消除紧张情绪，以减轻疼痛强度，缓解焦虑，促进睡眠。

（5）做好患者家属的工作，争取家属的支持和配合。

4. 促进舒适　帮助患者选择正确的姿势，舒适、整洁的床单位，良好的采光和通风效果，适宜的室内温湿度，避免噪音、强光等都是促进舒适的必要条件。

5. 健康教育　一般包括疼痛的机制、疼痛的原因、如何面对疼痛、减轻或解除疼痛的技巧等。

（1）指导患者准确描述疼痛的性质、部位、持续时间、规律，并指导其选择适合自身的疼痛评估工具；当患者表述受限时，采用表情、手势、眼神或身体其他部位示意，以利于医护人员准确判断。

（2）教育患者客观地向医护人员讲述疼痛带来的痛苦，以防误导用药。

（3）指导患者正确使用止痛药物，避免成瘾。

（4）指导患者正确评价接受治疗与护理措施后的效果。

（四）对疼痛患者护理的评价

1. 重点评价患者对疼痛的行为反应。

2. 疼痛患者接受护理措施后，能够重新建立行为方式，较轻松地参与日常活动，并与他人交往，对疼痛的适应能力有所增强。

3. 对疼痛的感觉减轻，精神状态与机体功能改善，自我感觉舒适，食欲增加。

4. 焦虑程度得到缓解，提高了休息和睡眠质量。

5. 某些疼痛的征象减轻或消失。

【能力检测】

1. 疼痛患者的护理措施有哪些?

2. 试分析:日间一患者行择期手术,在夜班 4:00 时患者告知伤口疼痛无法入睡,你会如何处理?

第六章　医院感染的预防与控制

【学习要求】

1. 掌握清洁、消毒、灭菌、无菌技术、隔离技术等概念、物理和化学消毒灭菌的方法、无菌技术操作原则及隔离技术操作原则。

2. 熟悉医院感染的因素及预防控制措施、医院清洁消毒灭菌工作方法，隔离方法。

3. 了解消毒供应中心的设置和工作内容。

4. 能熟练完成各项无菌技术基本操作，能正确穿脱隔离衣，能应用消毒灭菌方法。

5. 具有严谨的工作态度与慎独精神。

医院内病原微生物种类繁多，患者因疾病影响，以及大量抗生素和免疫抑制剂的广泛应用，免疫功能有不同程度的下降或缺陷，加上新医疗技术的开展，病原体容易通过各种环境媒介侵入机体而引起感染，导致医院内感染的发生率增加。其既增加了患者的痛苦，又耗费了医院大量的人力、物力和财力，给家庭、国家造成重大经济损失。WHO 提出控制医院内感染的有效措施为清洁、消毒、灭菌、无菌技术、隔离技术、合理使用抗生素等。

第一节　医院感染

一、医院感染的概念与分类

（一）医院感染的概念

医院感染又称医院内获得性感染，狭义的概念仅指住院患者在住院期间遭受病原体侵袭而引起的任何诊断明确的感染或疾病。广义的概念包括所有发生于医院内的感染，是指任何人员（包括患者、陪护及探视者、工作人员）在医院活动期间，遭受病原体侵袭而引起的诊断明确的感染或疾病，包括住院期间发生的感染和在医院内获得出院后发生的感染；但不包括入院前已开始或入院时已处于潜伏期的感染。医院工作人员和探视者在医院内获得的感染也属医院感染。

（二）医院感染的分类

1. 外源性感染（交叉感染）　来自于患者体外的病原体，通过直接或间接传播途径使患者遭受感染，如患者与患者、患者与探视者、患者与医务人员之间的直接感染，或通过水、空气、医疗器械等的间接感染。

2. 内源性感染（自身感染） 由患者自身携带的病原体引起。寄居在患者体内的正常菌群或条件致病菌通常不致病，当人体皮肤、黏膜受损失去屏障功能，患者免疫功能低下、正常菌群易位及抗生素不合理应用等导致原有生态平衡失调，可引起感染。

二、感染链

医院感染的形成必须具备 3 个环节：即感染源、传播途径和易感宿主，当三者同时存在并相互联系就形成了感染链，导致发生感染。控制感染发生的主要手段是阻断感染链的形成。

（一）感染源

感染源即感染的来源，指病原微生物自然生存、繁殖及排出的宿主或场所。医院感染主要的感染源有四个方面。

1. 已感染的患者及病原携带者 已感染的患者是最重要的感染源，病原微生物从患者感染部位的分泌物中不断排出，容易在另一宿主体内生长和繁殖；病原携带者由于症状、体征不明显，不易被发现和隔离，而体内的病原微生物不断生长繁殖并经常排出体外，是另一主要感染源。

2. 患者自身正常菌群 患者的口腔黏膜、上呼吸道、胃肠道、泌尿生殖道及皮肤等寄居有人体的正常菌群或来自外部环境并定植在这些部位的条件致病菌，在人的免疫功能抑制、抵抗力低下时可引起自身感染。

3. 医院环境 医院的环境、设施、器械、物品、食物和垃圾等均可成为某些病原微生物存活并繁殖的场所而成为感染源。

4. 动物感染源 各种动物都可能感染病原微生物而成为动物感染源。在动物感染源中，以鼠类意义最大，鼠类不仅是沙门菌的宿主，而且是鼠疫、流行性出血热等传染病的感染源；禽类也可使人感染高致病性禽流感。

（二）传播途径

传播途径是指病原微生物从感染源传播到易感宿主的途径和方式。医院内主要的传播途径有接触传播、空气传播、生物媒介传播、血液传播和饮水、饮食传播。

1. 接触传播 接触传播是医院外源性感染主要且常见的传播途径，分为直接接触传播和间接接触传播。

（1）直接接触传播 感染源直接（不经媒介）将病原体传给易感宿主，如母婴间的沙眼衣原体、柯萨奇病毒、疱疹病毒等传播感染。

（2）间接接触传播 病原体通过媒介传递给易感宿主，常见的传播媒介有医护人员的手、医疗器械和设备、水、食物、病房室内用具、生物媒介等。

2. 空气传播 空气传播是以空气为媒介，带有病原微生物的微粒子（≤5μm）随气流流动而导致的疾病传播。空气传播也称为微生物气溶胶传播，有 3 种传播形式。

（1）飞沫传播　从感染源排出的病原微生物液滴较大，在空气中悬浮时间不长，易感者在约 0.3m 内的近距离接触可发生感染，其本质是一种特殊的接触传播。

（2）飞沫核传播　从感染源传出的飞沫，在降落前，其表层水分蒸发，形成含有病原体的飞沫核，能够长时间浮游，长距离传播。

（3）菌尘传播　物体表面上的传染性物质干燥后形成带菌的尘埃，通过吸入或菌尘降落于伤口而引起直接感染，或菌尘降落于室内物品表面而引起间接传播。易感者往往没有与患者的接触史，预防的关键措施是通风、除尘、过滤和空气隔离。

3. 生物媒介传播　生物媒介传播是指动物或昆虫携带病原微生物作为人与人之间传播的中间宿主而引起的传播，如蚊子传播乙型脑炎、疟疾等。

4. 血液传播　血液传播是指注射、输液、输血时，污染的药液、血制品引起的传播，如输液中的发热反应，输血引起的乙型或丙型肝炎、艾滋病的传播等。

5. 饮水、饮食传播　病原微生物通过污染饮水、饮食而引起的传播，常可导致医院感染爆发流行。

（三）易感宿主

易感宿主是指对感染性疾病缺乏免疫力而易感染的人，若将易感者作为一个总体，则称之为易感人群。医院是易感人群相对集中的场所，易发生感染和感染的流行。

三、医院感染的主要因素

1. 医务人员对医院感染的严重性认识不足，无菌技术和消毒隔离制度执行不严格。

2. 医院布局不够合理，隔离设施不健全，感染管理制度不够完善，缺乏对消毒灭菌效果的有效监控。

3. 感染链的存在。医院内病原体来源广泛，易感人群增多。住院患者中慢性病、恶性病、老年患者所占比例较大，加之化疗、放疗、使用激素或免疫抑制剂等容易降低患者对感染的防御能力。

4. 不合理使用抗生素。抗生素的滥用和应用不当，可导致人体正常菌群失调，耐药菌株增加，从而引发感染。

5. 各种侵入性诊治手段增多，如各种导管、内镜、穿刺针的使用，在一定程度上损伤了机体的防御屏障，如果操作时不严格执行无菌原则，则容易使病原体侵入机体而造成感染。

四、医院感染的预防与控制措施

（一）建立医院感染三级监控体系

在医院感染管理委员会领导下，医院需建立由专职医生、护士为主体的医院感染监控组和层次分明的三级医院管理监控体系，形成从医院到科室到病区的医院感染管理网络，负责医院感染管理，做到预防为主，及时发现，及时处理。

1. 医院感染管理委员会 医院感染管理委员会为医院感染管理的决策机构，全面负责医院感染管理工作。成员包括各科室的主要负责人，即医院感染管理部门、医务部门、护理部门、消毒供应中心、手术室、临床科室、微生物检验部门、设备管理部门、药事管理部门、后勤管理部门及其他相关部门，主任委员由院长或主管医疗的副院长担任。

2. 医院感染管理科 由医生、护士等专职人员组成。主要任务是拟定全院感染控制计划并组织实施；监督检查全院感染管理制度落实情况；按时完成医院感染检测；开展医院感染调查研究；对在职人员进行培训；监督抗生素的使用管理。

3. 科室感染管理小组 由科主任、护士长、本科室兼职监控医生和护士组成。主要任务是负责科室监控措施的实施与监督；监督科室消毒、灭菌及无菌技术操作的执行情况；落实抗生素使用规定等。

（二）健全落实各项规章制度

1. 管理制度 如清洁卫生制度、消毒隔离制度、消毒供应中心物品消毒制度、患者入院、住院和出院3个阶段的随时、终末和预防性消毒制度，以及感染管理报告制度等。

2. 监测制度 定期监测医院内空气及各种物体表面的细菌总数、种类及动态变化，包括对灭菌效果、消毒剂使用效果、一次性医疗器材及常用器械的监测，对感染高发科室（如手术室、分娩室、母婴室、换药室、监护室、输血科、检验科、血透室、消毒供应中心等）消毒卫生标准的监测。

3. 消毒质控标准 各种消毒应符合国家卫生计生委下发的《医院消毒卫生标准》，如医护人员手的消毒、空气消毒、物体和环境表面的消毒、各种管道装置的消毒、医院污水污物的处理与消毒等。

（三）有效实施医院感染管理措施

医院建筑布局合理，设施有利于消毒隔离；采取控制感染源、切断传播途径和消除患者易感因素等三方面措施阻断感染链；进行清洁、消毒、灭菌效果检测，严格执行无菌技术和隔离技术，消除或杀灭环境中的病原体；利用隔离技术预防病原体在患者、医务人员与访客之间的播散；鼓励患者进行适当活动，加强营养，保证充足的睡眠等，以增强自身抵抗力；合理使用抗生素，防止条件致病菌引起自身感染。

（四）加强医院感染知识的宣教

加强医院感染监控知识和技术的宣传教育，对全体医务人员加强医院感染预防与控制的知识培训，明确职责，增强医生、护士、患者和家属等全体人员的预防与控制医院感染的自觉性。

第二节 清洁、消毒、灭菌

一、清洁、消毒、灭菌的概念

1. 清洁 清洁是指用清水或去污剂清除物体表面的污垢、尘埃及有机物的过程，目的是去除和减少微生物，但不能杀灭微生物。适用于医院墙壁、地面、家具、医疗护理用品等物体表面的处理，以及物品消毒、灭菌之前的处理。

2. 消毒 消毒是指采用物理、化学或生物的方法清除或杀灭物体上除芽孢以外的所有病原微生物，使其数量减少到无害程度的过程。凡接触皮肤、黏膜的医疗用物必须达到消毒水平。

3. 灭菌 灭菌是指采用物理、化学的方法清除或杀灭物体上的一切微生物，包括致病的和非致病的微生物繁殖体及芽孢的过程。凡进入人体组织、无菌器官的医疗用物必须达到灭菌水平。

二、清洁技术

清洁是进行医疗物品处理过程中的一个必要环节，是消毒灭菌前必需的步骤。最常用的清洁方法有水洗、机械去污和去污剂去污。

将物品用清水冲洗，再用肥皂水或洗洁精等去污剂刷洗，除去物品上的有机物，最后用清水冲净。物品上有碘酊污渍，可用乙醇擦拭；甲紫污渍用乙醇或草酸擦拭；陈旧血渍用过氧化氢溶液擦拭后洗净；红汞污渍用醋洗除；高锰酸钾污渍用维生素 C 溶液洗涤或用 0.2% ~0.5% 过氧乙酸溶液浸泡后清洗；油渍可用松香水、香蕉水、汽油等擦洗，然后放入 3% 的盐水溶液中浸泡 5 分钟，再用清水漂洗；凡士林或液状石蜡污渍，将污渍折夹在吸水纸中，用熨斗熨烫吸去。

三、消毒灭菌技术

（一）物理消毒灭菌法

1. 热力消毒灭菌法 热力消毒灭菌法是利用热力破坏微生物的蛋白质、核酸、细胞壁和细胞膜，从而导致其死亡。热力消毒灭菌法分为干热法和湿热法两类，前者由空气导热，传热较慢；后者由空气和水蒸气导热，传导快，穿透力强。

（1）燃烧灭菌法 燃烧灭菌法是一种简单、迅速、彻底的灭菌法。

1）方法

①焚烧：直接在焚烧炉内焚毁。适用于污染的废弃物、病理标本、特殊感染（破伤风、气性坏疽、铜绿假单胞菌感染）的敷料的处理。

②烧灼：直接用火焰灭菌。常用于微生物实验室接种环、培养皿瓶口的消毒灭菌。器械或接种环、瓶口可在乙醇灯火焰上烧灼 20 秒。

③燃烧：急需使用的某些金属器械、搪瓷类物品可用燃烧法消毒灭菌。如搪瓷盆可倒入95%乙醇少许，点燃后慢慢转动盆边，使乙醇均匀燃烧，直至熄灭。

2）注意事项：注意安全，操作时远离氧气、汽油、乙醚等易燃易爆物品；在燃烧过程中不得添加乙醇，以免引起烧伤和火灾；锐利刀剪禁用燃烧法，以免锋刃变钝。

（2）干烤灭菌法　干烤灭菌法是利用特制的烤箱，让热力通过空气对流和介质传导进行灭菌的方法，灭菌效果可靠。

1）方法：将器械放入干热灭菌箱内进行灭菌。适用于高温下不损坏、不变质、不蒸发的物品，如油剂、粉剂、玻璃器皿、金属和陶瓷制品等的灭菌。消毒：120℃～140℃，时间10～20分钟。灭菌：160℃，2小时；170℃，1小时；180℃，30分钟。

2）注意事项：干热灭菌前物品需洗净，防止灭菌失败或污物炭化；玻璃器皿灭菌前应洗净、干燥；灭菌时勿与烤箱底部和四壁接触；灭菌后待温度降到40℃以下再开箱，以防炸裂；物品包装不能过大，不得超过10cm×10cm×20cm，高度不能超过烤箱的2/3，物品间需留有充分的空间（可放入一只手），以利热空气对流；油剂、粉剂不宜太厚，凡士林纱布厚度不得超过1.3cm，以利于热的穿透；灭菌时不可中途打开烤箱放入新的物品；不适用于棉织品、纤维织物、塑料制品、橡胶制品、导热性差的物品，以及其他高温下容易损坏的物品的灭菌。

（3）煮沸消毒法　该方法简单、经济、方便，是家庭和基层医疗单位常用的消毒法。适用于耐湿、耐高温的物品，如金属、搪瓷、玻璃、橡胶类物品的消毒，不能用于外科器械的灭菌。

1）方法：将物品刷洗干净，全部浸没在水中，水面至少高于物品3cm，加热煮沸，从水沸后开始计时（如中途加入物品，则在第2次水沸后重新计时），经5～10分钟即可杀灭繁殖体；对芽孢和真菌污染的物品，煮沸时间需延长至15分钟甚至数小时。将碳酸氢钠加入水中，配成1%～2%的浓度，沸点可达105℃，增强杀菌效果，还可去污和防锈。

2）注意事项：煮沸消毒前需将物品洗净，器械的轴节和容器盖要打开，形状、大小相同的容器不能重叠；玻璃类物品用纱布包裹，在冷水或温水时放入；橡胶类物品用纱布包裹，待水沸后放入，消毒后及时取出；空腔物品需将腔内灌满水；锐利刀剪禁用此法，以免锋刃变钝；高山地区需适当延长消毒时间，海拔每增高300m，时间延长2分钟。

（4）高压蒸汽灭菌法　高压蒸汽灭菌法是临床上最常用的一种经济、可靠的灭菌方法。其原理是利用高压下的高温饱和蒸汽杀灭微生物。适用于耐高温、耐高压、耐潮湿物品的灭菌，如搪瓷、玻璃、橡胶类、敷料、手术器械（手术刀、剪除外）、细菌培养基及溶液等。

1）方法：高压蒸汽灭菌器分为下排气式高压蒸汽灭菌器和预真空高压蒸汽灭菌器两类。

①下排气式高压蒸汽灭菌器：利用重力置换原理，使热蒸汽在灭菌器中从上到下，将冷空气由下排气孔排出，排出的冷空气由饱和蒸汽取代，利用蒸汽释放的潜热使物品

达到灭菌。压力达到 103～137kpa，温度达到 121℃～126℃，经 20～30 分钟可杀灭包括芽孢在内的一切微生物。

手提式压力蒸汽灭菌器（图 6 - 1）：便于携带，使用方便，效果可靠，适用于基层医疗单位。其结构为一金属圆筒，分内外两层，盖上有排气阀、安全阀和压力表。用法是隔层加适量水，在灭菌桶内放入需灭菌的物品，加盖旋紧，直接加热或通电，开启排气阀排尽锅内冷空气后（水沸后 10～15 分钟）关闭排气阀。当压力和温度达到标准后，维持 20～30 分钟，关闭热源，打开排气阀，待压力降至"0"时，慢慢打开盖子，取出物品。切忌突然打开盖子，以防冷空气大量进入使蒸汽凝成水滴，导致物品受潮、玻璃类物品因骤然降温而发生爆裂。

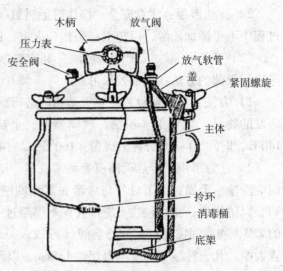

图 6 - 1 手提式压力蒸汽灭菌器

卧式压力蒸汽灭菌器（图 6 - 2）：其结构、原理同手提式压力蒸汽灭菌器，所不同的是外面输入蒸汽空间较大，可一次灭菌大量物品。操作人员要求经过专业培训，持证上岗。目前已逐步被预真空等新型压力灭菌器取代。

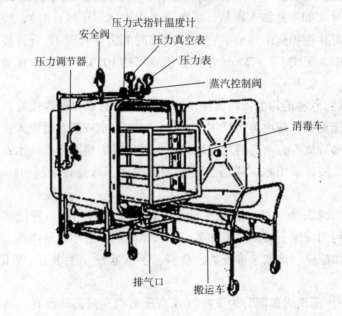

图 6 - 2 卧式压力蒸汽灭菌器

②预真空高压蒸汽灭菌器（图 6 - 3）：利用机械抽真空的方法，使灭菌柜室内形成

负压，蒸汽得以迅速穿透到物品内部进行灭菌。蒸汽压力达到 205.8kpa，温度达到 132℃，维持灭菌时间 5～10 分钟即达到灭菌目的。优点是灭菌效果好，灭菌时间短，灭菌后物品较干燥，已成为医院消毒供应中心主要灭菌设备。

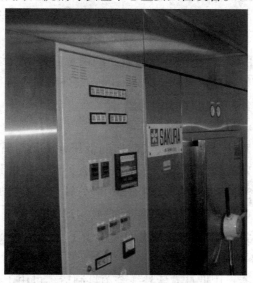

图 6－3 预真空压力蒸汽灭菌器

2）注意事项：灭菌包体积不宜过大（使用下排气式高压蒸汽灭菌器，灭菌包不大于 30cm×30cm×25cm；使用预真空高压蒸汽灭菌器，灭菌包不大于 30cm×30cm×50cm）；包扎不宜过紧，敷料重量不得超过 5kg，金属重量不得超过 7kg；布类物品需放在金属或搪瓷类物品之上；被灭菌物品干燥后方能取出。

3）灭菌效果监测

①物理监测法：将甩至 50℃ 以下的 150℃ 或 200℃ 的留点温度计放入灭菌包中央，灭菌后检测其读数是否达到灭菌温度。

②化学监测法：该方法简便实用，是目前使用非常广泛的常规检测方法。其是通过观察化学指示卡（管）或化学指示胶带的颜色或形状改变而判断灭菌效果。化学指示卡监测是将其放在待灭菌包中央，化学指示胶带监测是将其粘贴在所需灭菌包的外面，通常需经过 121℃、20 分钟或 135℃、4 分钟的灭菌。

③生物监测法：该法为最可靠的监测法。利用对热耐受力较强的非致病性嗜热脂肪杆菌芽孢制成标准生物测试包或生物 PCD（细胞程序性死亡）对灭菌质量进行检测。方法是将标准生物测试包放在灭菌器排气口上方或灭菌器内最难灭菌的部位，待灭菌周期结束后取出培养。若无细菌生长，表示灭菌合格。生物检测需每周进行。

2. 光照消毒法 光照消毒法又称辐射消毒，主要是利用紫外线的杀菌作用，使菌体蛋白光解变性而致细菌死亡。其对生长期细菌敏感，对芽孢敏感性差。光照消毒法又分为日光曝晒法和紫外线灯管消毒法。

（1）日光曝晒法 利用日光的热、干燥和紫外线的作用而杀菌。常用于床上用品、衣服、书籍等的消毒。紫外线穿透力差，消毒时需将物品放在阳光下直射，曝晒 6 小时，每 2 小时翻动 1 次，以使物品各面接受日光照射，从而达到消毒目的。

（2）紫外线灯管消毒法　紫外线主要作用于微生物的 DNA，使一条 DNA 链上的相邻胸腺嘧啶被结合形成二聚体，使微生物 DNA 失去转换能力而死亡。此外，紫外线通过空气，使空气中的氧电离产生具有极强杀菌作用的臭氧。紫外线杀菌作用最强的波长是 254nm。

1）适用范围：常用于室内空气、物品表面的消毒。用紫外线消毒纸张、织物等粗糙表面时需两面均受照射，并适当延长照射时间。紫外线对各种微生物，包括细菌、病毒、真菌等微生物及部分芽孢均有杀灭作用。

2）使用方法

①紫外线消毒灯：紫外线灯管是人工制造的低压汞石英灯管，汞装入石英灯管内，通电后汞气化放电而成紫外线。经 5~7 分钟，受紫外线照射的氧气电离产生臭氧，增强了杀菌作用。因此，消毒时间必须从灯亮 5~7 分钟后开始计时。常用紫外线灯管的功率为 40W、30W、20W、15W，可采用悬吊式或移动式照射灯。消毒物品时，将物品摊开或挂起，有效距离为 25~60cm，照射时间不少于 30 分钟；消毒空气时，有效距离不超过 2m，照射时间不少于 30 分钟。

②紫外线空气消毒器：用低臭氧紫外线杀菌灯制造，可用于有人条件下的室内空气消毒，能快速达到满意的消毒效果。

③紫外线消毒箱：用高臭氧高强度紫外线杀菌灯或直管高臭氧紫外线灯制造。一方面利用紫外线和臭氧的协同杀菌作用；另一方面利用臭氧对紫外线照射不到的部分进行消毒。

3）注意事项　紫外线穿透力弱，消毒时房间需保持清洁、干燥（湿度 40%~60%）、温度适宜（20℃~40℃），减少灰尘或水雾；定期测定紫外线灯的输出强度（一般 3~6 个月测定 1 次），强度不得低于 $70\mu W/cm^2$；灯管表面应经常用乙醇棉球轻轻擦拭，除去灰尘，以免降低灯管的照射强度；关灯后，待灯管冷却 3~4 分钟再开灯或移动灯管，防止损坏；紫外线对人的眼睛和皮肤有强烈的刺激，紫外线灯管照射时人尽量离开房间，必要时戴防护镜和穿防护衣或用纱布遮盖眼睛、用被单遮盖暴露的肢体，照射后开窗通风 3~4 分钟；紫外线强度计每年标定 1 次，定期监测灭菌效果。

（3）臭氧灭菌灯消毒法　灭菌灯内装有臭氧发生管，在电场作用下，将空气中的氧气转换成高能臭氧，臭氧在常温下为强氧化剂，主要依靠其强大的氧化作用而杀菌，常用于空气、物品表面、医院污水、诊疗用品的消毒。使用灭菌灯时，为确保消毒效果，需关闭门窗。采用 $30mg/m^3$ 浓度作用 15 分钟，或采用 5~10mg/m³ 浓度作用 30 分钟。臭氧对人体有害，空气消毒时，人员须离开现场，消毒结束后 30 分钟方可进入。

3. 电离辐射灭菌　利用放射性核素 ^{60}Co 发射的 γ 射线或电子加速器产生的高能电子束穿透物品来杀灭微生物。因其在常温下灭菌，又称为"冷灭菌"，适用于不耐热的物品灭菌。金属、橡胶、塑料、高分子聚合物（如一次性注射器、输血器、输液器、聚乙烯心瓣膜、血液透析膜等）、精密医疗器械、生物制品及节育用具等均可用此法灭菌。因放射线对人体有害，需要特别防护。不宜在医院环境内应用，适宜于大规模生产的工厂一次性物品消毒灭菌。

4. 等离子体灭菌法 等离子体灭菌是近几年发展起来的一种新型低温灭菌技术。医院多采用过氧化氢（H_2O_2）等离子体灭菌器。其作用原理是以 H_2O_2 作为灭菌介质，借助等离子体灭菌器中的机械装置，将 H_2O_2 气化定量注入灭菌室内，经特定的真空和射频电磁场等物理条件激发产生辉光放电，形成 H_2O_2 等离子体进行灭菌，适用于不耐高温、湿热（如电子仪器、光学仪器等）的诊疗器械的灭菌。其优点是低热，不损坏灭菌材料，无毒性残留，对人、环境无危害和污染。

（1）使用方法 等离子体灭菌法的灭菌参数：过氧化氢作用浓度 >6mg/L，灭菌腔壁温度 45℃ ~65℃，灭菌周期 28 ~75 分钟。

（2）注意事项

①物品灭菌前必须清洁、干燥，须用专用的纸塑灭菌袋或无纺布包装。

②物品装量不超过灭菌腔容积的 2/3，且物品之间和灭菌舱底需留有空隙，不能重叠放置。

③能吸收水分和气体的物品不可用该法灭菌，如亚麻制品、棉纤维制品、手术缝线、纸张等，因其可以吸收进入灭菌腔内的气体或药物影响等离子体质量。

5. 微波消毒 微波是一种波长短（0.001 ~1m）、频率高（300 ~3000000MHz）、穿透性强的电磁波。微波可以杀灭各种微生物，包括细菌繁殖体、真菌、病毒、细菌芽孢和真菌孢子等。其原理是在电磁波的高频交流电场作用下，物品中的极性分子发生极化，进行高速运动，相互摩擦、碰撞，使温度迅速上升而达到消毒灭菌的效果。

（1）适用范围 微波常用于食品及餐具的消毒，化验单及票据、医疗药品、耐热非金属材料及器械的消毒灭菌。不同物质对微波的吸收不同，所需的消毒时间与功率也不同（表6–1）。

表6–1 微波消毒与灭菌剂量参考值

处理物品	微波输出功率（W）	微波照射时间（min）
手术器械包（5kg）	2000	16 ~18
敷料包（5kg）	2000	18 ~20
液状石蜡、凡士林（50g）	650	20 ~25
医疗导管	650	12 ~20
玻璃器皿	650	10 ~15
口腔镜、牙托	650	5 ~10
细菌培养基	650	6 ~8
牛奶、果汁	650	3 ~5

（2）注意事项 微波不能穿透金属面，不能用于金属消毒或金属容器盛放消毒物品；微波对人体有一定伤害，避免长期照射；被消毒的物品应为小件或不太厚；因水是微波的强吸收介质，在微波炉内放 1 杯水或用湿布包裹物品可提高消毒效果。

6. 过滤除菌 采用生物洁净技术，通过三级空气过滤器，选用合理的气流方式，

除掉空气中 $0.5 \sim 5\mu m$ 的尘埃，达到洁净空气的目的。主要用于手术室、器官移植病房或烧伤病房。

（二）化学消毒灭菌法

化学消毒灭菌法是利用化学药物抑制微生物的生长繁殖或杀灭微生物的方法。其作用机理是利用化学药物渗透到菌体内，使菌体蛋白凝固变性；酶失去活性，引起微生物代谢障碍；或破坏细胞膜的结构，改变其通透性，破坏其生理功能，从而达到消毒、灭菌作用。凡不适用热力消毒灭菌的物品都可采用化学消毒灭菌法，如患者皮肤、黏膜、排泄物、周围环境、光学仪器、金属锐器和某些塑料制品的消毒。

1. 化学消毒灭菌剂的使用原则

（1）根据物品的性能和病原体的特性，选择合适的消毒剂。

（2）严格掌握消毒剂的有效浓度、消毒时间和使用方法。

（3）待消毒物品必须先洗净、擦干，浸泡时将物品完全浸没在消毒液内，打开轴节或套管，使管腔内注满消毒液。

（4）消毒液中一般不放棉花、纱布等，以免因吸附消毒剂而降低消毒效力。

（5）使用消毒物品前需用无菌生理盐水或无菌蒸馏水冲洗，以免消毒液刺激组织。

（6）消毒剂需定期更换，浸泡容器应加盖，并定期检测，调整浓度。

2. 化学消毒灭菌剂的使用方法 化学消毒灭菌剂常用的方法有浸泡法、擦拭法、熏蒸法和喷雾法。

（1）浸泡法 将被消毒物品洗净、擦干后浸没在消毒液中，在规定的浓度和时间内达到消毒灭菌目的。浸泡时间由被浸泡的物品及消毒剂的性质、浓度等决定。

（2）擦拭法 擦拭法是用消毒剂擦拭物品表面或进行皮肤消毒灭菌的方法，如地面、墙壁、桌面及被污染的物品表面、局部皮肤。一般选用易溶于水、穿透力强、无明显刺激性的消毒剂。

（3）熏蒸法 熏蒸法是指将消毒剂加热或加入氧化剂，利用消毒灭菌剂所产生的气体，在规定的浓度和时间内达到消毒灭菌目的，常用于空气和不耐湿、不耐高温物品的消毒。空气消毒常用 2% 过氧乙酸 $8mL/m^3$，时间 $30 \sim 120$ 分钟；纯乳酸 $0.12mL/m^3$，加等量水，时间 $30 \sim 120$ 分钟；食醋 $5 \sim 10mL/m^3$，加热水 $1 \sim 2$ 倍，时间 $30 \sim 120$ 分钟。物品消毒常用甲醛箱、环氧乙烷灭菌器进行。

（4）喷雾法 用喷雾器将消毒剂均匀地喷洒在空气中和物体表面，如地面、墙壁、周围环境等，达到消毒作用。

（三）常用化学消毒剂

化学消毒剂种类繁多，使用时需根据被消毒物品的性质、要达到的消毒水平及可能影响消毒效果的因素选择最适宜、最有效的消毒剂，以达到安全、可靠的消毒灭菌效果（表 6-2）。

表 6 – 2 　常用化学消毒剂

名称	消毒效力	使用范围和方法	注意事项
环氧乙烷	高效	1. 少量物品可放入丁基橡胶袋中消毒；大量物品可放入环氧乙烷灭菌柜内，其可自动调节温度、相对湿度和投药量进行消毒灭菌 2. 精密仪器、化纤、器械的消毒灭菌剂量为 800～1200mg/L，温度为（54℃±2℃），相对湿度为（60%±10%），时间 2.5～4 小时	1. 易燃易爆，且有一定毒性，必须严格执行安全操作程序 2. 放置阴凉、通风、无火源处，严禁放入冰箱内，贮存温度不得超过40℃，防止爆炸 3. 灭菌后的物品在清除环氧乙烷残留量后方可使用 4. 每次消毒灭菌后，需进行效果监测
戊二醛	高效	2% 溶液加入 0.3% 碳酸氢钠，成为 2% 碱性戊二醛，用于浸泡器械、医学仪器、内镜等。消毒一般需 20～45 分钟，灭菌需浸没 10 小时	1. 每周过滤 1 次，每两周更换 1 次消毒剂 2. 浸泡金属类物品时，加入 0.5% 亚硝酸钠防锈 3. 灭菌后的物品使用前用无菌蒸馏水冲洗 4. 戊二醛对皮肤、黏膜、眼睛有刺激性，注意防护 5. 内镜连续使用，需人次间隔消毒 10 分钟，每天使用前后各消毒 30 分钟
过氧乙酸	高效	1. 0.2% 溶液用于手的消毒，浸泡 1～2 分钟 2. 0.2%～0.5% 溶液用于物体表面的消毒，擦拭或浸泡 10 分钟 3. 0.5% 溶液用于餐具消毒，浸泡 30～60 分钟 4. 将 1%～2% 的过氧乙酸用于空气消毒，8mL/m³，加热熏蒸，密闭门窗 30～120 分钟	1. 存放于阴凉避光处，防止高温引起爆炸 2. 易氧化分解，需现用现配 3. 过氧乙酸对金属有腐蚀性，对织物有漂白作用 4. 浓溶液对皮肤有腐蚀性，配制时需戴口罩和橡胶手套，一旦溅上，立即用清水冲净
福尔马林（37%～40% 的甲醛溶液）	高效	1. 熏柜消毒加热法：取福尔马林 40～80mL/m³，柜内置电灯泡，通电加热，密封熏蒸 3～24 小时 2. 氧化法：取福尔马林 10mL/m³，加高锰酸钾 5g/m³，密封熏蒸 6 小时以上	1. 使用甲醛消毒、灭菌时，必须在甲醛消毒、灭菌箱内进行。箱内必须有良好的甲醛定量加入和气化装置，不可使用自然挥发法 2. 温、湿度对消毒效果有明显影响，要求室温不低于 20℃，湿度 80%～90% 为宜 3. 熏蒸穿透力弱，被消毒物品需摊开放置，中间有一定空隙，污染面要尽量暴露 4. 甲醛有致癌作用，不宜用于空气消毒
过氧化氢（双氧水）	高效	1. 3% 溶液浸泡消毒物品，浸泡 30 分钟 2. 1%～1.5% 溶液口腔含漱；3% 溶液冲洗伤口 3. 复方过氧化氢空气消毒剂喷雾进行空气消毒。一般用量按过氧化氢 50mg/m³ 计算，要求相对湿度 60%～80%，室温下作用 30 分钟	1. 过氧化氢性质不稳定，遇光、受热、振荡或贮存过久易分解。需用棕色瓶保存并盖严，用前应测定有效含量 2. 稀释液不稳定，临用前配制 3. 过氧化氢对金属有腐蚀性，对织物有漂白作用 4. 消毒被血液、脓液等污染的物品时，需适当延长作用时间 5. 溶液有刺激性，谨防溅入眼内或皮肤黏膜上。一旦溅上，即时用清水冲洗

名称	消毒效力	使用范围和方法	注意事项
含氯消毒剂（常用的有漂白粉、漂白粉精、氯胺T、二氯异氰脲酸钠）	中、高效	1. 0.03%～0.15%漂白粉溶液用于饮水消毒 2. 0.5%漂白粉溶液、0.5%～1%氯胺溶液用于浸泡餐具、便器等，时间30分钟 3. 1%～3%漂白粉溶液、0.5%～3%氯胺溶液用于喷洒或擦拭地面、墙壁及物品表面 4. 排泄物消毒：干粪5份加漂白粉1份，搅拌后放置2小时；尿液100mL加入漂白粉1g放置1小时	1. 有腐蚀及漂白作用，不宜用于金属、有色织物和油漆家具的消毒 2. 用于餐具消毒后，应即时用清水冲洗 3. 配制的溶液性质不稳定，需现用现配；漂白粉对皮肤黏膜有刺激，配制漂白粉等粉剂溶液时，需戴口罩、手套 4. 应保存在密闭容器内，置于阴凉、干燥、通风处，以减少有效氯的丧失
消毒灵	中、高效	1. 0.5%溶液用于针筒、针头的消毒，浸泡1小时 2. 1%溶液用于胃管、肛管、导尿管等消毒，浸泡1小时 3. 1%溶液用于体温计消毒，第1次浸泡5分钟，第2次浸泡30分钟	物品浸泡后，使用前需用无菌生理盐水冲洗
碘酊	中效	1. 2%溶液用于皮肤消毒，擦后待干，再用70%乙醇脱碘 2. 2.5%溶液用于脐带断端的消毒，擦后待干，再用70%乙醇脱碘	1. 对皮肤有较强刺激作用，不能用于黏膜消毒 2. 对碘过敏者禁用 3. 可挥发，密闭保存 4. 对金属有腐蚀性
安尔碘	中效	0.2%有效碘原液，用于注射前皮肤消毒、外科洗手消毒、手术部位皮肤黏膜消毒、外科换药消毒、口腔黏膜消毒	1. 使用后注意盖紧瓶盖 2. 手术部位皮肤消毒，如使用高频电刀，须待消毒剂干后方可使用
乙醇	中效	1. 擦拭法：70%～75%溶液用于消毒皮肤或物品表面 2. 浸泡法：70%～75%溶液浸泡消毒10分钟以上 3. 95%用于燃烧灭菌	1. 易挥发，需加盖保存，定期测定，保持有效浓度不低于70% 2. 有刺激性，不适宜黏膜和创面消毒 3. 易燃，忌明火 4. 对肝炎病毒和芽孢无效
碘伏	中效	1. 擦拭法：0.5%～1%有效碘溶液用于手术前涂擦手臂3分钟；手术部位和注射部位消毒，消毒液局部擦拭2遍 2. 冲洗法：0.05%～0.1%用于黏膜和伤口的冲洗消毒 3. 浸泡法：0.5%碘伏用于物品的浸泡消毒	1. 于阴凉处避光、防潮、密封保存 2. 稀释后稳定性差，需现用现配 3. 对铜、碳钢等二价金属有腐蚀性，不适用于这些物品的消毒 4. 消毒时若存在有机物，需提高药物浓度或延长作用时间
新洁尔灭	低效	1. 0.05%溶液用于黏膜消毒 2. 0.1%～0.2%溶液用于皮肤消毒和金属器械消毒	1. 为阳离子表面活性剂，对肥皂、碘、高锰酸钾等阴离子表面活性剂有拮抗作用 2. 有吸附作用，会降低药效，所以溶液内不可投入纱布、棉花等 3. 对铝制品有破坏作用

续表

名称	消毒效力	使用范围和方法	注意事项
氯己定（洗必泰）	低效	1. 0.02% 溶液用于手部消毒，浸泡 3 分钟 2. 0.05% 溶液用于创面消毒 3. 0.1% 溶液用于物体表面消毒	1. 同新洁尔灭 1、2 2. 冲洗消毒时，若创面脓液过多，需延长冲洗时间

注：高效：能杀灭一切微生物，包括芽孢。

中效：杀灭细菌繁殖体、结核杆菌、病毒，不能杀灭芽孢。

低效：杀灭细菌繁殖体、部分真菌和亲脂病毒，不能杀灭结核杆菌、亲水病毒和芽孢。

含氯消毒剂在高浓度时属高效消毒剂，低浓度时属中效消毒剂。

知识拓展

酸性氧化电位水

酸性氧化电位水是一种具有高氧化还原电位（ORP），低 pH、含低浓度有效氯的水，具有较强的氧化能力和快速杀灭微生物作用。作为卫生部 WS310.2-2009《医院消毒供应中心第 2 部分：清洗消毒机灭菌技术操作规范》中载明的高效消毒剂，其消毒的有效性和经济性已被广泛认可。目前已在医院用于内窥镜、牙钻、手术室、供应室的医疗器械消毒和医院环境的消毒。国内外大量实验表明，酸性电位水无毒，对人体的皮肤、黏膜组织等无任何刺激性，将酸性电位水直接作用到伤口创面时，还具有轻微的麻醉作用，可直接用于伤口创面、皮肤、黏膜的清洗、消毒。氧化电位水对于防止医院内感染、控制消毒剂对环境的污染起到了积极的作用。

四、医院清洁、消毒、灭菌工作

（一）医用物品危险性分类

医用物品危险性是指物品被污染后对人体造成危害的程度。根据危害程度可分为高度危险性物品、中度危险性物品和低度危险性物品三类。

1. 高度危险性物品 高度危险性物品是指穿过皮肤或黏膜进入无菌组织或器官内部的器材，或与破损的皮肤、组织、黏膜密切接触的器材和用品，如手术器械和用品、穿刺针、输液器材、输血器材、注射用的液体和药物、血液和血液制品、透析器、脏器移植物、腹腔镜、活体组织检查钳、膀胱镜和导尿管等。

2. 中度危险性物品 中度危险性物品是指仅与破损皮肤、黏膜接触，而不进入无菌组织内的物品，如呼吸机管道、气管镜、胃肠道内窥镜、麻醉机管道、避孕环、子宫帽、喉镜、压舌板、体温表等。

3. 低度危险性物品 此类物品虽有微生物污染，但在一般情况下无害，只有当受到一定量的病原微生物污染时才造成危害。此类物品是指经直接或间接与健康无损的皮肤进行接触的物品，包括医护人员、患者的生活卫生用品和环境中的物品，如餐具、茶具、毛巾、面盆，桌面、床面、被褥、痰盂（杯）、便器、地面、墙壁、一般诊断用品（听诊器、听筒、血压计袖带等）。

（二）选择消毒灭菌方法的原则

1. 严格遵守消毒程序。凡是接触过患者的器械和物品均需先消毒再清洗，然后再按物品危险性的种类选择合理的消毒灭菌方法进行处理。

2. 根据污染物品的危害程度选择消毒或灭菌法。

（1）高度危险性物品，必须选用灭菌方法处理。

（2）中度危险性物品，通常采用中效或高效消毒法。中度危险性物品的消毒要求并不相同，有些要求严格，如体温计、内窥镜等必须达到高效消毒，需采用高效消毒法消毒。

（3）低度危险性物品，一般采用低效消毒法或只做一般清洁处理，仅在特殊情况下才做特殊的消毒要求。

3. 根据污染物品的微生物种类、数量和危害性选择消毒、灭菌方法。

4. 根据物品的性质选择合适的消毒灭菌法

（1）选择表面消毒方法，应考虑表面性质，表面光滑的可选用紫外线消毒器近距离照射，或用液体消毒剂擦拭。

（2）耐高温、耐湿的物品首选压力蒸汽灭菌；耐高温的玻璃器材、油剂、粉剂可用干热灭菌法。

（3）不耐热、不耐湿和贵重物品，可用环氧乙烷或低温蒸汽甲醛气体消毒、灭菌。

（4）对器械进行浸泡消毒，需采用对金属基本无腐蚀性的消毒剂。

（三）医院日常清洁、消毒、灭菌

1. 医院环境的清洁消毒　患者、带菌者排出的病原微生物常可污染医院环境，医院的环境便构成感染的媒介。因此，医院环境的清洁与消毒是控制医院感染的基础。保持医院环境的清洁，不但要做好环境的清洁卫生，定时通风，用消毒液湿扫地面、门窗、家具，还要做好环境的空气消毒。

（1）Ⅰ类环境的空气消毒　Ⅰ类环境包括层流洁净病房和层流洁净手术室。环境要求空气中的细菌总数≤10cfu/cm^3，只有采用层流通风，才能达到所要求的标准。

（2）Ⅱ类环境的空气消毒　Ⅱ类环境包括消毒供应中心无菌区、普通手术室、产房、婴儿室、早产儿室、烧伤病房、普通保护性隔离室、重症监护室，可采用静电吸附式空气消毒器消毒或循环风紫外线空气消毒器。

①静电吸附式空气消毒器：采用静电吸附原理，配加过滤系统，除可过滤空气中的带菌尘埃，还可吸附微生物，并可在有人的房间进行空气消毒。

②循环风紫外线空气消毒器：采用低臭氧紫外线灯，其消毒环境中的臭氧浓度低于0.2mg/m^3，开机30分钟可达到消毒要求，对人安全，可在有人的房间进行空气消毒。

（3）Ⅲ类环境的空气消毒　Ⅲ类环境包括注射室、换药室、治疗室、儿科病房、妇产科检查室、急诊室、消毒供应中心清洁区、化验室、各类普通病房和诊室。这类环境要求空气中的细菌总数≤500cfu/cm^3。除可采用静电吸附式空气消毒器消毒或循环风紫外线空气消毒器外，还可采用臭氧消毒、紫外线消毒、过氧乙酸、含氯消毒剂熏蒸或消毒。

2. 被服类消毒　各科患者用过的被服需集中起来，送到被服室经环氧乙烷灭菌后，再送洗衣房清洗备用。如无环氧乙烷灭菌间，可采用不同的方法对不同的物品进行消毒：①工作人员的工作服和值班室被服需与患者的被服分开清洗与消毒。②传染病患者或感染患者的被服需与普通患者的被服分开清洗和消毒。③婴儿被服需单独洗涤，不可与其他被服混洗。④毯子、棉胎、枕芯、床垫可采取日光曝晒或紫外线消毒。⑤棉织品，如普通患者的床单、患者衣服经一般洗涤后高温消毒。

3. 清洁用具的使用与消毒

（1）扫床巾　采用湿扫法，一床一巾。用后放入0.025%二溴海因消毒液中浸泡消毒30分钟，然后清洗干净，晾干备用。

（2）抹布　用于办公室、换药室、治疗室等不同地方的抹布需分别使用，不可混用。用后放入0.025%二溴海因消毒液中浸泡消毒30分钟，然后清洗干净，备用。

（3）拖把　病区内拖把需有明显标识，并按治疗室、换药室、办公室、走廊、病室、卫生间等严格分区使用；一般病室、换药室、治疗室、办公室、走廊每次使用后需用清水冲洗，悬挂晾干备用；病房、换药室、治疗室等地面有血液、分泌物、呕吐泄物等时，先用适量0.1%有效氯或有效溴的消毒剂洒在污染地面上，作用30分钟后，用拖把拖干净，然后将拖把用0.05%有效氯或有效溴消毒液浸泡30分钟后，清洗干净，晾干备用。

4. 物体表面的消毒

（1）病房各类用品表面的消毒　病房内用品包括病床、床头柜、椅子等。一般情况下，只进行日常的清洁卫生，用清洁的抹布擦拭各种用品表面，每日2次即可除去大部分微生物。若用品表面有特殊污染，必须采取严格的消毒处理措施。

（2）墙面消毒　一般墙面污染不严重时无需常规消毒，若受到病原体污染，可采用化学消毒剂擦拭或喷雾消毒。

（3）地面消毒　医院的地面容易被患者的呕吐物、排泄物、分泌物污染，由于人流量大，如不及时处理，极易造成病原微生物的扩散。①地面无明显污染，采用湿式清扫，用清水或清洁剂每日1～2次拖地，即可清除地面污秽和部分病原微生物。②若地面受到病原微生物污染，通常采用0.5%有效氯或季铵盐消毒液喷洒地面或拖地。

5. 医疗废物的消毒与处理　医疗废物是指医疗卫生机构在诊断、治疗、卫生处理过程中产生的废弃物和患者在生活过程中产生的排泄物及垃圾。这些废弃物均有可能被病原微生物污染，也有可能对公众健康造成危害。因此，2012年卫生部颁布的《医疗机构消毒技术规范》规范了对污物消毒的方法和要求，污物的处理须符合国家有关法律法规的规定。

（1）医疗废物的分类　医疗废物分为六类。

①生活垃圾：是指患者在日常生活中和医院在运营、建筑物的维修中产生的垃圾。

②感染性废弃物：是指含有病原菌的具有引发感染性疾病传播危险的医疗废弃物，主要包括使用过的一次性注射器、输液器、输血器等废弃物，以及传染病房和传染患者的废弃物（排泄物、手术或感染伤口的敷料）。

③病理性废弃物：是指诊疗过程中产生的人体废物（器官、组织、死胎和血液、体液）和医学实验动物尸体。

④锋利物（锐器）：是指能割伤或刺伤皮肤的物体，包括手术刀片、手术锯、针头、皮下注射针、输液器、钉子及碎玻璃等。

⑤药物性废弃物：是指因被污染、过期或淘汰等而被废弃的药品。

⑥放射性废弃物：是指被放射性核素污染了的气体、液体和固体，以及放置放射性物容器内的诊断剂、残余物。

（2）医疗废物的收集处理

①污物分类收集：医院内需设置3种以上颜色的污物袋用于对污物进行分类收集处理。黄色袋装医用垃圾（感染性废弃物），黑色袋装生活垃圾，有特殊标记的污物袋装放射性废弃物进行分类收集。使用的污物袋应不漏水，坚韧耐用，并首选可降解塑料制成的污物袋。

②建立严格的污物分类收集制度：所有废弃物都须放入标有相应颜色的污物袋（桶）中，并有专人负责及时分类收集、封袋运送，做好无害化处理。

③锐器不应与其他废弃物混放：锐器用后必须安全、稳妥地放入锐器容器中。高危区的医院污物使用双层污物袋，要及时密封。放射性废弃物放在适当的容器中防止扩散。

④分散的污物定时收集：污物袋每日运出科室或病房，并运往指定的收集地点，同时防止污物袋（箱）的泄漏。

（3）一次性使用输液器、输血器、注射器等使用后的处理

①使用过的一次性使用输液器、输血器和注射器等物品必须就地进行消毒毁形，并由当地卫生行政部门指定单位定点回收，集中处理，严禁随意丢弃或出售给其他非指定单位。

②一次性使用输液器使用后先剪下针头部分，用0.1%的有效氯或有效溴的消毒液浸泡60分钟以上，然后放入专用的收集袋。

③采血后的一次性使用注射器、一次性使用输血器（袋）需放入专用收集袋直接焚烧；不能采用焚烧方法的，必须用含有效氯0.2%的消毒液浸泡60分钟（针筒要打开）后才可毁形处理。

④使用后的一次性注射器建议使用毁形器进行毁形，然后用含0.1%有效氯的消毒液浸泡60分钟以上后回收。没有接触人体的一次性使用注射器毁形后即可回收。

⑤明确没有污染的一次性使用医疗用品，如配置药物的针筒、输液袋（瓶）等，使用后不必浸泡消毒，只需毁形后即可回收。

⑥医院须建立定点回收制度，设专人负责定点回收工作。每个科室加强管理，严防人为流失。凡参与处理一次性医疗用品的人员必须经培训合格，并加强个人防护。

第三节 无菌技术

无菌技术是预防医院感染的一项重要的基本技术，医护人员必须熟练掌握并严格遵守，以保证患者的安全。

一、无菌技术的概念

1. 无菌技术 无菌技术是指在医疗、护理操作过程中，防止一切微生物侵入机体和保持无菌物品、无菌区域不被污染的操作技术和管理办法。

2. 无菌物品 无菌物品是指经物理或化学方法灭菌后未被污染的物品。

3. 无菌区域 无菌区域是指经灭菌处理后未被污染的区域。

4. 非无菌区域 非无菌区域是指未经灭菌处理或灭菌处理后被污染的区域，亦称有菌区。

二、无菌技术基本操作技术

（一）无菌技术基本操作原则

1. 操作前准备要求

（1）环境准备 环境宽敞，保持清洁，定期消毒；无菌操作前 30 分钟停止清扫地面、更换床单等工作，减少人员走动，以防尘埃飞扬导致污染；操作台面清洁、平坦、干燥、物品摆放合理。

（2）医护人员准备 着装整齐，戴好帽子、口罩，修剪指甲并洗手。必要时穿无菌衣，戴无菌手套。

2. 操作中保持无菌

（1）明确无菌区与非无菌区 无菌操作过程中医护人员需面向无菌区，操作者的身体与无菌区域保持一定距离。手臂须保持在腰部水平以上或操作台面以上，不可跨越无菌区；不得面对无菌区讲话、咳嗽、打喷嚏。

（2）正确取用无菌物品 取用无菌物品时使用无菌持物钳或无菌持物镊。未经消毒的手、物品不可触及无菌物品或跨越无菌区。一份无菌物品只能供一位患者使用，以防交叉感染。

（3）正确处理污染物品 无菌物品若已污染或怀疑污染需立即更换或重新灭菌。

3. 无菌物品管理要求

（1）无菌物品与非无菌物品分开放置，标识明显，按失效期先后顺序摆放。

（2）无菌物品必须放在无菌包或无菌容器内，不得暴露在空气中。

（3）无菌包外注明物品名称、灭菌日期，灭菌合格标识。无菌包放在清洁、干燥、固定的地方，在未被污染的情况下有效期为 7 天，过期或包布受潮重新灭菌。

（二）无菌持物钳的使用

无菌持物钳是专门用于夹取或传递无菌物品的器械，临床常用的无菌持物钳有卵圆钳、三叉钳、长镊子和短镊子（图 6-4）。卵圆钳下端有两个平行紧贴的卵圆形小环，可夹取刀、剪、镊子、多块纱布等，但不能夹取较重物品。三叉钳下端较粗，呈三叉形并以弧形向内弯曲，常用于夹取较大或较重物品，如盆、盒、罐、骨科器械等；镊子的尖端细小，轻巧方便，适用于夹取棉球、棉签、纱布、针头、注射器等较轻小的无菌物品。

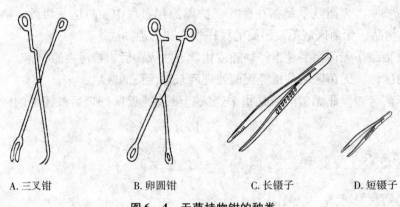

| A. 三叉钳 | B. 卵圆钳 | C. 长镊子 | D. 短镊子 |

图 6-4 无菌持物钳的种类

【目的】

夹取和传递无菌物品。

【操作流程】

1. 评估

（1）操作环境是否整洁、宽敞、安全，操作台是否清洁、干燥、平坦。

（2）是否根据夹取物品的种类、大小和用途选择持物钳。

（3）无菌物品和无菌持物钳放置是否合理。

2. 计划

（1）护士准备　衣帽整洁，剪指甲，洗手，戴口罩。

（2）用物准备　无菌持物钳，广口有盖的无菌存放容器。无菌持物钳存放方式有两种。

①浸泡存放法：经压力蒸汽灭菌后浸泡在盛有消毒液的容器内，容器选择玻璃、搪瓷、不锈钢制品。消毒液需浸过无菌持物钳轴节以上 2~3cm 或镊子的 1/2 处。每个容器只能放 1 把持物钳，以免使用时相互碰撞造成污染（图 6-5）。

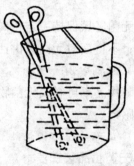

图 6-5　无菌持物钳浸泡于消毒液中

②干燥存放法：将无菌持物钳放在灭菌后的干燥容器内，适用于手术室、ICU 等使用无菌持物钳（镊）较多的病区，也可使用一次性单个包装的无菌持物钳。

（3）环境准备　操作区域整洁、宽敞、安全，操作台清洁、平坦、干燥。

3. 实施（表6－3）

6－3　无菌持物钳的使用

操作程序	操作步骤	要点说明
检查核对	检查无菌持物钳和容器的标识、灭菌日期	首次打开应注明开启日期和时间，再次使用时应检查有效时间
开容器盖	打开无菌持物钳的容器盖	不可在盖闭合时从盖孔中取放
取无菌钳	手固定在持物钳上端的两个圆环内或镊子上 1/3 部分，使钳前端闭合，移至容器中央，使钳端向下，垂直取出	钳端不可触及容器口边缘和消毒液液面以上的容器内壁
正确使用	始终保持钳端向下，不可倒转向上（图6－6）	可避免消毒液倒流污染钳端
	保持在胸腹部水平移动，不可过高或过低	避免超出视线范围造成污染
	取远处无菌物品时，连同容器一起搬移，就地使用	防止无菌持物钳在空气中暴露过久
及时放回	使用后应闭合钳端，立即垂直向下放回容器内，浸泡时将轴节打开，钳端分开	钳端、轴节充分与消毒液接触
保持无菌	无菌持物钳和容器定时更换	保持无菌持物钳的无菌状态
	采用浸泡保存法应同时更换器械消毒液	

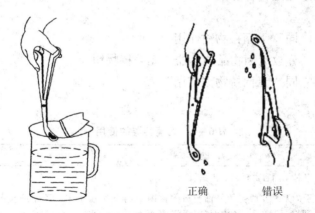

正确　　　错误

图6－6　无菌持物钳的使用

4. 评价

（1）操作者着装符合要求，洗手，戴口罩。

（2）符合无菌技术操作原则。

（3）无菌持物钳取放、使用正确。

【注意事项】

1. 无菌持物钳只能夹取和传递无菌物品，不可进行外科换药或消毒皮肤，也不能夹取油纱布。

2. 取放无菌持物钳时，手指不可触及浸泡部位。如被污染或可疑污染，不可放回容器内，需重新消毒灭菌。

3. 使用完毕立即放回容器内，尽量减少在空气中的暴露时间。

4. 无菌持物钳和容器定期消毒。采用持物钳浸泡存放法，一般每周灭菌1次，如被污染，立即更换。手术室、门诊换药室、注射室等使用较多的部门每日清洁、灭菌。采用干燥存放法，4~6小时更换1次。

（三）无菌容器的使用

无菌容器是指经灭菌处理后用于盛放无菌物品并保持无菌状态的容器，如无菌盒、罐、盘、碗和贮槽等。

【目的】

盛放无菌物品并在一定时间内保持无菌状态。

【操作流程】

1. 评估

（1）操作环境是否整洁、宽敞、安全，操作台是否清洁、干燥、平坦。

（2）盛放物品的种类选择无菌容器的种类和大小。

（3）无菌物品放置是否合理。

2. 计划

（1）护士准备 同"无菌持物钳使用"。

（2）用物准备 盛放无菌物品的容器、无菌持物钳。

（3）环境准备 同"无菌持物钳使用"。

3. 实施（表6-4）

表6-4 无菌容器的使用

操作程序	操作步骤	要点说明
检查核对	查对无菌容器标识、灭菌日期	
开容器盖	手持无菌容器盖的外面打开，盖内面向下拿在手中（图6-7）或将盖内面向上置于桌面上（图6-8）	手不可触及盖的内面 防止污染盖内面
夹取物品	用无菌持物钳从无菌容器内夹取无菌物品	无菌持物钳勿触及容器边缘，避免跨越无菌区
盖好容器	取出无菌物品后，手持无菌容器盖的外面，将盖内面向下，移至容器口上方，小心盖严	避免容器内无菌物品在空气中暴露过久，造成污染
持托容器	手持无菌治疗碗或无菌治疗盘时，托住容器底部（图6-9）	手不能触及容器边缘和内面

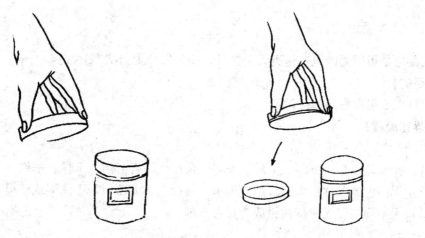

图6-7 打开无菌容器（盖拿在手中）　　　图6-8 打开无菌容器（盖置稳妥处）

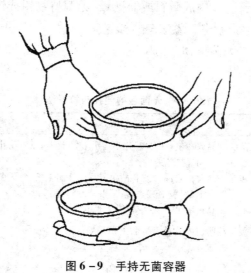

图6-9 手持无菌容器

4. 评价

（1）操作者衣帽穿戴整齐，洗手，戴口罩。

（2）符合无菌技术操作原则，无菌物品、无菌容器、无菌持物钳未被污染。

（3）无菌容器开盖、关闭和使用正确。

【注意事项】

1. 打开无菌容器盖时，不可在容器上方直接翻转盖子，以免跨越无菌区。

2. 使用无菌容器时，不可污染盖的内面、容器边缘和内面；夹取无菌容器内物品时，无菌持物钳和无菌物品不可触及容器的边缘。

3. 从无菌容器内取出的无菌物品，虽未使用，也不可再放回无菌容器内。

4. 无菌容器应定期灭菌，一般有效期为7天，如使用频繁应每日1次。

（四）无菌包使用法

无菌包是指用无菌包布包裹无菌物品，使其保持无菌状态。

【目的】

保持无菌包内物品不被污染。

【操作流程】

1. 评估

（1）操作环境是否整洁、宽敞、安全，操作台是否清洁、干燥、平坦。

（2）无菌包的名称、灭菌日期、灭菌合格标志、无菌包是否潮湿或破损。

（3）无菌物品和无菌持物钳放置是否合理。

2. 计划

（1）护士准备　同"无菌持物钳使用"。

（2）用物准备　无菌包（内放敷料或器械）、无菌持物钳或镊、盛放无菌物品的容器、化学指示胶带、化学指示卡、签字笔、标签。

（3）环境准备　同"无菌持物钳使用"。

3. 实施（表6-5）

表6-5　无菌包的包扎与打开法

操作程序	操作步骤	要点说明
◆包扎法 放置物品	将需灭菌的物品放在包布中央，化学指示卡置于其中，玻璃类物品需先用棉垫包裹	防止玻璃类物品被损坏
规范包扎	将近侧包布一角盖住物品，左右两角先后盖上并将角尖向外翻折，盖上最后一角后，系带以"十"字形包扎后打活结或直接用化学指示胶带粘贴封包	无菌包应紧实
明显标记	贴上标签，注明包内物品名称和灭菌日期，灭菌后备用（图6-10）	
◆开包法 检查核对	检查无菌包的名称、灭菌日期、有效期、化学指示胶带是否变黑、密闭性、包布有无潮湿和破损	无菌包符合灭菌要求，在有效期内，外观无潮湿及破损
开无菌包	将无菌包放在清洁、平坦、干燥的操作台上，解开系带，卷放在包布下	若超过有效期、密闭不严、潮湿或破损不可使用
	先捏住包布外角向远侧端打开，再打开左右两角，最后打开近侧内角	打开包布时手仅可触及包布四角外面，并不可跨越无菌区
取出物品	用无菌持物钳夹取所需物品，放入备好的无菌区域内	若是双层包裹的无菌包，内层包布需用无菌持物钳打开
	如需将包内物品全部取出，将包托在一只手上，另一只手逐层打开，抓住包布四角，稳妥地将包内物品放于无菌区内（图6-11）	投放时，手托包布使无菌面朝向无菌区
整理记录	若包内物品1次未用完，按原折痕包好，系带以"一"字形扎好，注明开包日期、时间并签名	表示此包已开过，包内物品有效期为24小时

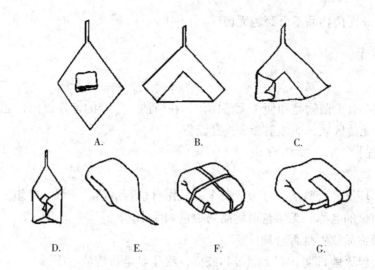

图 6 - 10 无菌包包扎法（按图序包扎）

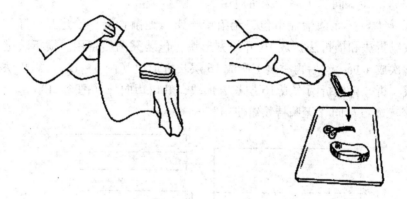

图 6 - 11 包内物品一次取出法

4. 评价

（1）操作者衣帽穿戴整齐，洗手，戴口罩。

（2）包扎无菌包方法正确，松紧适宜。

（3）符合无菌技术操作原则，包内物品和包布内面无污染，未跨越无菌区。

（4）查看无菌包名称和灭菌日期，查看化学指示胶带颜色改变情况，准确注明开包日期和时间。

【**注意事项**】

1. 无菌包需放在清洁干燥处，以免被污染；包内物品被污染或无菌包被浸湿，必须重新灭菌。

2. 打开的无菌包需尽快包好，防止无菌物品暴露过久被污染；无菌物品一经取出，即使未被污染也不可放回无菌包内。

3. 无菌包的有效期为 7 天，开包后的剩余无菌物品有效期为 24 小时。

4. 打开无菌包时，手及非无菌物品仅能接触包布四角外面，不可触及包布的内面；

操作时手臂及非无菌物品不可跨越无菌区。

（五）铺无菌盘法

【目的】

为了短期存放无菌物品和便于无菌操作，在清洁、干燥的治疗盘内，通过铺无菌治疗巾形成一个无菌区域，如注射盘、换药盘等。

【操作流程】

1. 评估

（1）操作环境是否整洁、宽敞、安全，操作台是否清洁、干燥、平坦。

（2）无菌盘的名称、无菌盘内物品的数量和大小。

（3）无菌物品放置是否合理。

（4）无菌包灭菌日期、有无潮湿和破损，治疗盘是否清洁、干燥。

2. 计划

（1）护士准备　同"无菌持物钳使用"。

（2）用物准备　无菌治疗巾包、无菌持物钳、无菌物品、治疗盘、标签、笔。无菌治疗巾按纵折法和横折法折成 16 开长方形块，包装灭菌后备用。横折法是横形对折后再纵折 1 次成 4 折，然后再重复 1 次成 16 层长方形块（图 6 - 12）。纵折法是纵折治疗巾两次成 4 折，再横折两次成 16 层长方形块，开口边向外（图 6 - 13）。

（3）环境准备　同"无菌持物钳使用"。

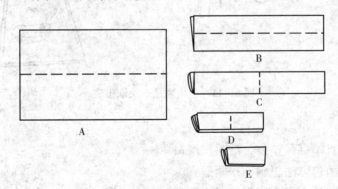

图 6 - 12　治疗巾纵折法

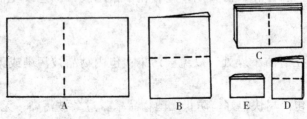

图 6 - 13　治疗巾横折法

3. 实施（表6-6）

表6-6　铺无菌盘法

操作程序	操作步骤	要点说明
检查核对	检查无菌包的名称、灭菌日期、有效期、化学指示胶带是否变黑、密闭性、有无潮湿或破损	若超过有效期、密闭不严、有潮湿或破损不可使用
取治疗巾	打开无菌包，用无菌特物钳取1块无菌治疗巾放于治疗盘内。若治疗巾1次未用完，按要求包好无菌包，注明开包时间	有效期为24小时
铺无菌盘 ◆单层底铺巾法	取纵折的无菌巾打开时，双手持治疗巾上层两角外面，轻轻抖开，将无菌治疗巾双折铺于治疗盘上。如为横折治疗巾，则按折痕次序打开，同样双折铺于治疗盘上。 双手抓住上层外角，将上层扇形折叠至对侧，开口边向外（图6-14）	手不可接触无菌巾内面
◆双层底铺巾法	双手捏住无菌巾一边的外面两角，从远到近，三折成双层底，上层呈扇形折叠，开口边向外（图6-15）	治疗巾内面构成一无菌区，手臂勿跨越无菌区
放置物品	将所需无菌物品放入无菌治疗巾内	保持盘内物品无菌
盖无菌盘	拉平扇形折叠层，盖于物品上，将治疗巾上下层边缘对齐 开口处边缘向上折叠两次，两侧边缘分别向下折叠1次	保持盘内无菌
准确记录	注明无菌盘名称和铺盘时间	有效期4小时

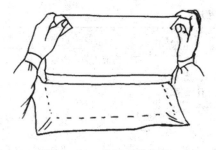

图6-14　单层底铺巾法

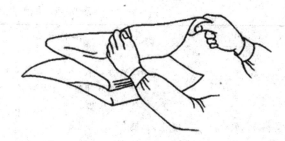

图6-15　双层底铺巾法

4. 评价

（1）操作者衣帽穿戴整齐，洗手，戴口罩。

（2）符合无菌技术操作原则，无菌巾内面未被污染，未潮湿，未跨越无菌区。

（3）无菌治疗巾放的位置恰当，无菌巾上物品摆放有序，放入无菌物品后上下两层的边缘对齐。

【注意事项】

1. 无菌盘必须保持干燥，防止治疗巾潮湿，造成治疗巾内物品污染。

2. 操作时，非无菌物品和身体与无菌盘保持适当距离。不可触及无菌面，不可跨越无菌区。

3. 覆盖无菌巾时注意边缘对齐。

4. 无菌盘不宜放置过久，有效期不超过 4 小时。

（六）取用无菌溶液

【目的】

保持无菌溶液不被污染。

【操作流程】

1. 评估

（1）操作环境是否整洁、宽敞、安全，操作台是否清洁、干燥、平坦。

（2）根据操作目的准备无菌溶液，核对药液名称、浓度、有效日期。

（3）检查容器是否密封完好，瓶盖有无松动，液体有无沉淀、浑浊、絮状物、变色等。

（4）无菌物品放置是否合理。

2. 计划

（1）护士准备　同"无菌持物钳使用"。

（2）用物准备　无菌溶液、无菌容器、消毒溶液、无菌棉签、弯盘、清洁纱布、笔、根据需要准备启瓶器。

（3）环境准备　同"无菌持物钳使用"。

3. 实施（表 6 – 7）

表 6 – 7　取无菌溶液法

操作程序	操作步骤	要点说明
除尘查对	纱布擦净瓶外灰尘 核对无菌溶液的名称、浓度、剂量和有效期，检查瓶盖有无松动，瓶底和瓶体有无裂痕，溶液有无沉淀、浑浊、絮状物、变色等	确定溶液正确，质量可靠
开无菌液	用启瓶器撬开无菌瓶铝盖	
	用双手拇指在标签侧将瓶塞边缘向上翻起，抽出一只手，用拇指和食指拉出瓶塞，置于手中	手不可触及瓶口及瓶塞的内面，防止瓶塞被污染
倒取溶液	将瓶签面朝向掌心，倒出少许溶液于弯盘内，冲洗瓶口，再由原处倒出所需液量至备好的无菌容器内（图 6 – 16）	以防瓶签浸湿；倒溶液时瓶口距容器不少于 5 ~ 6cm，以免不慎污染
盖好瓶塞	塞上瓶塞，消毒瓶塞边缘后盖紧	
准确记录	在瓶签上注明开瓶日期和时间，并签名	有效期为 24 小时

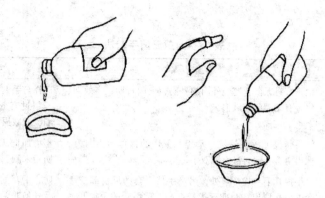

图 6-16　取用无菌溶液法

4. 评价

（1）操作者着装符合要求，洗手，戴口罩。

（2）符合无菌技术操作原则。

（3）启瓶塞方法正确，瓶口和瓶塞内面未污染，取出和剩余溶液未污染。

（4）标签未浸湿，倒溶液时未引起水珠回溅。

【注意事项】

1. 检查溶液质量时要倒转瓶体，并对光检查。

2. 不可将无菌物品或非无菌物品伸入无菌溶液内蘸取或直接接触瓶口倒液，以免污染瓶内溶液。

3. 已倒出的溶液不可再倒回瓶内。剩余溶液如未污染可继续使用，有效时间不超过 24 小时。

（七）戴无菌手套法

某些医疗护理操作（如手术、穿刺、导尿等）需戴无菌手套。

【目的】

进行治疗和护理操作时保持无菌物品的绝对无菌状态，确保无菌效果。

【操作流程】

1. 评估

（1）操作环境是否整洁、宽敞、安全，操作台是否清洁、干燥、平坦。

（2）无菌手套包上的手套号码、灭菌日期，包布有无潮湿和破损。

（3）无菌物品放置是否合理。

2. 计划

（1）护士准备　同"无菌持物钳使用"。

（2）用物准备　无菌手套包（内有无菌手套袋及滑石粉）、弯盘。

（3）环境准备　同"无菌持物钳使用"。

3. 实施（表 6 - 8）

表 6 - 8　戴无菌手套法

操作程序	操作步骤	要点说明
检查核对	检查核对无菌手套包外面的号码、灭菌日期、有效期、包装有无潮湿和破损	选择与手大小合适号码的手套，若超过有效期、密闭不严、有潮湿或破损不可使用
开手套包	将手套包平放在清洁、平坦、干燥的操作台上打开；取出滑石粉包转身涂擦双手	不可面向无菌区涂滑石粉，以防粉末溅于无菌面上
戴好手套 ◆分次提取手套法	一手揭开手套袋开口处，另一手持手套的反折部（手套内面）取出，对准五指戴上；未戴手套的手揭开另一袋口，用戴好手套的手指插入另一只手套的反折面（手套外面），取出手套，同法戴好（图 6 - 17）	防止手套的无菌面（外面）触及任何非无菌物品及区域
◆一次性提取法	双手同时揭开手套袋开口处，分别捏住两只手套的反折部取出手套 将双手套掌心相对，对准五指，先戴一只手，再用戴好手套的手指插入另一手套的反折部分同法戴好（图 6 - 18）	
◆戴一次性手套法	检查手套袋口处的号码、生产日期及有效期 从"撕开处"将手套袋撕开，取出手套内包放操作台上 选择上述一次性提取法或分次提取手套法戴手套	
调整手套	调整手套位置，将手套的翻边套在工作服衣袖外面；必要时用无菌生理盐水冲净手套外面的滑石粉	双手对合，交叉推擦手指，使手指与手套贴合
脱去手套	脱手套前冲净其上脓血，一手捏住另一手套腕部外面翻转脱下，用脱下手套的手插入另一手套内，将其向下翻转脱下 将手套放入医用垃圾袋内 洗手	勿使手套外面接触到皮肤，不能由手指处往下脱拽，以防手套破损

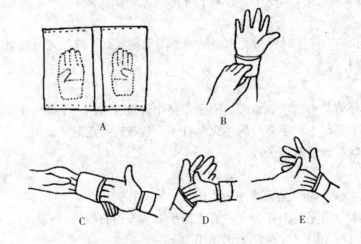

A　　　　B

C　　　　D　　　　E

图 6 - 17　分次提取、戴无菌手套法

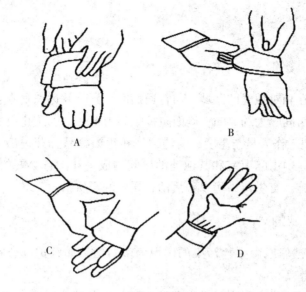

图6-18　一次提取戴无菌手套法

4. 评价

（1）操作者衣帽穿戴整齐，修剪指甲并洗手，戴口罩。

（2）符合无菌技术操作原则，手套外面未被污染。

（3）戴手套时未强行拉扯手套边缘，没有污染；脱手套时未强行拉扯手指部分。

（4）操作始终在腰或操作台面以上水平进行。

【注意事项】

1. 戴手套前，应修剪指甲，以防刺破手套。

2. 戴手套时，保持手套外面的无菌，注意未戴手套的手不可触及手套外面，已戴手套的手不可触及未戴手套的手或另一手套的内面。

3. 发现手套破损或不慎被污染，立即更换。

4. 戴手套后，手臂保持在腰以上、肩以下的范围内活动。

5. 脱手套时，用一手捏住另一只手套腕部外面翻转脱下，已脱下手套的手指插入另一手套内将其翻转脱下，手套外面已污染部分不接触皮肤。

第四节　隔离技术

一、隔离的概念

隔离是指将患传染病和疑似传染病患者、病原体携带者、高度易感人群安置在指定的地方或特殊环境中，暂时避免与周围人群接触。通过隔离，达到控制传染源、切断传播途径、保护易感人群的目的。对传染病患者和病原体携带者的隔离称传染源隔离，对易感人群的隔离称保护性隔离。

二、隔离区域的设置与划分

(一) 隔离区域的设置

传染病区需设在相对独立的区域，与普通病区分开，并远离食堂、水源和其他公共场所。相邻病区楼房间隔大约30m，侧面防护距离为10m，以防止空气对流传播。病区设"双通道"，以便工作人员与患者、清洁物品和污染物品分开进出，避免人流、物流交叉导致感染。病区内由隔离室和其他辅助房间构成，并配置必要的卫生、消毒设备，良好的通风换气设施。有供传染病患者活动、娱乐的场所。

(二) 隔离区域的划分

1. 清洁区 未被病原微生物污染的区域为清洁区，如医护办公室、值班室、治疗室、配膳室、更衣室等。

2. 半污染区 有可能被病原微生物污染的区域，如病房走廊、化验室、消毒室等。

3. 污染区 患者直接或间接接触的区域为污染区，如病区的病室、厕所、污物处理间、浴室等。

(三) 隔离单位的划分

1. 以患者为隔离单位 每个患者有独立的环境与用具，与其他患者和不同病种患者间进行隔离。

2. 以病种为隔离单位 同一病种患者安排在同一病室，每室不超过4人，床间距不少于1.1m。病原体不同者，需分室收治。

3. 单间隔离 凡未确诊，发生混合感染或有强烈传染性感染及危重症患者，住单间隔离室。

三、隔离消毒原则

(一) 一般消毒隔离

1. 隔离环境要求 根据隔离种类，在病室或病床前挂明确的隔离标志，黄色为空气传播隔离，粉色为飞沫传播隔离，蓝色为接触传播隔离，并采取相应的隔离措施。病室入口设缓冲间，配备消毒脚垫、刷手池、手消毒用具和隔离衣悬挂架等。

2. 入隔离单位要求 按照疾病的隔离要求穿戴，如戴口罩、帽子，穿隔离衣、鞋套等，且只能在规定范围内活动；接触患者或污染物品后必须消毒双手；工作人员进入隔离室进行治疗、护理前，须周密计划，备齐所需用物，集中执行护理操作，以减少穿脱隔离衣和消毒手的次数。不易消毒的物品用避污纸包裹或放入塑料袋内。

3. 病室管理要求

(1) 病房每天进行空气消毒，采用紫外线照射或用消毒液喷雾。

（2）每日晨间，用消毒液擦拭病床和床旁桌椅等。

（3）严格执行陪住、探视制度，尽量减少陪伴或探视，必须陪伴或探视时，事先对患者及陪伴、探视者进行相关隔离防护知识教育。陪住者穿隔离衣和鞋套；探视者穿一次性鞋套，用一次性坐垫。

（4）教育患者食品、物品不混用，不互串病房。

4. 污染物品处理要求　污染物品不得放入清洁区内，需送出病区处理的物品放入专用污物袋，并有明显标识。污染的医疗器械必须按规定消毒处理，先消毒，后清洗，然后根据要求再消毒或灭菌；患者用过的用物、信件、票证、衣物等必须严格消毒后方可交家属带回；患者的排泄物、分泌物及病房污水必须经消毒处理后方可排放；固体污物进行处理或焚烧。

5. 满足患者的心理需要　尽力解除患者的恐惧感和因被隔离而产生的孤独、焦虑、悲观等不良心理反应。

6. 解除隔离要求　传染性分泌物 3 次培养结果均为阴性或已渡过隔离期，经医生下达医嘱后方可解除隔离。

（二）终末消毒处理

终末消毒处理是对转科、出院或死亡患者及其所住病房、用物和医疗器械等进行的消毒处理。

1. 患者的终末处理

（1）患者转科或出院前须沐浴、更换清洁衣服方能迁出或出院。个人用物须消毒后方能带离隔离病区。

（2）患者死亡后用消毒液擦拭尸体，并用0.5%过氧乙酸棉球填塞口、鼻、耳、肛门、阴道，有伤口处更换敷料，并用一次性尸单包裹，尸体送传染科太平间。

2. 病室的终末处理　患者用过的物品需分类消毒处理。

（1）病室空气采用紫外线灯消毒或消毒液熏蒸消毒，需关闭门窗，打开柜门、抽屉，摊开床上用品。消毒后开窗通风换气。

（2）病床、床旁桌、椅、地面用消毒液擦拭。

（3）被服类放入标明"隔离"字样的污衣袋，消毒后再清洗。

（4）其他用物和医疗器械按规定消毒处理（表6-9）。

表6-9　传染病污染物品消毒法

类别	消毒方法
病室空气	0.5%过氧乙酸熏蒸、紫外线照射、臭氧消毒
病室表面及家具	0.5%新洁尔灭擦拭、0.5%过氧乙酸熏蒸、0.2%～0.5%过氧乙酸喷洒、0.1%过氧乙酸拖地等
医疗用金属、橡胶、搪瓷、玻璃类	消毒液浸泡、煮沸消毒
血压计、听诊器、手电筒	甲醛熏蒸、环氧乙烷气体消毒、消毒液擦拭
体温计	1%过氧乙酸浸泡30分钟，连续两次

续表

类别	消毒方法
餐、饮具、药杯	消毒液浸泡、煮沸、含氯消毒液浸泡
信件、书报、票证	甲醛熏蒸、环氧乙烷气体消毒
布类、被褥、电器、服装	环氧乙烷熏蒸、0.2%~0.5%过氧乙酸擦拭、煮沸
排泄物、分泌物	漂白粉干粉搅匀后放置2~6小时
运输工具	2%过氧乙酸气溶胶喷雾
剩余食物	煮沸30分钟
垃圾	焚烧

四、隔离技术

(一) 口罩、帽子的使用

【目的】

1. 保护患者和工作人员，避免交叉感染。

2. 防止飞沫污染无菌物品或清洁食物等。

3. 戴帽子防止工作人员头上的灰尘、头屑和微生物落下造成污染，保护工作人员。

【操作流程】

1. 评估

(1) 患者患病种类、患者及家属对隔离要求的理解程度。

(2) 口罩的大小、厚度、是否清洁、干燥。

(3) 操作环境清洁、干燥、宽敞。

2. 计划

(1) 护士准备　衣帽整洁，剪指甲，洗手。

(2) 用物准备　帽子、口罩（用6~8层纱布缝制，宽14cm，长16~18cm，带长30cm，两侧打褶3cm）；也可使用一次性帽子、口罩。

3. 实施（表6-10）

表6-10　帽子、口罩使用法

操作程序	操作步骤	要点说明
戴好帽子	帽子大小适宜，头发全部塞入帽内，不得外露。每周更换两次，接触严密隔离患者需每次更换	帽子应遮住全部头发
戴好口罩	洗手后戴口罩；口罩要罩住口、鼻，系带方法视情况而定（图6-19）	戴好口罩后，不可用污染的手触摸
取下口罩	口罩用后立即取下，不能挂在胸前。先洗手，取下后双手握住口罩两侧带子，将污染面向内折叠，放入清洁小塑料袋中，再放入胸前口袋内	污染面向内折，手不可接触污染面
污物处理	离开污染区前将帽子、口罩放入特定的污物袋内，以便于集中处理	

4. 评价

（1）口罩、帽子使用方法正确，符合隔离技术要求。

（2）保持口罩和帽子清洁、干燥，并及时更换。

【注意事项】

1. 口罩需保持清洁，不可用污染的手接触。一旦潮湿或污染，立即更换。

2. 口罩用后立即取下，不可挂在胸前；取下时，手不可接触口罩污染面。

3. 一般情况下，口罩使用 4~8 小时后更换。每次接触严密隔离的传染患者后，立即更换。使用一次性口罩不得超过 4 小时。

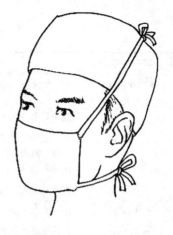

图 6-19 戴口罩法

（二）手的清洁和消毒法

护士接触传染源后或为患者进行护理操作前，均需洗手或消毒手。即使操作时戴着手套，脱去手套后也需及时洗手。

【目的】

1. 清除手上的污物和致病微生物，避免感染和交叉感染，保护工作人员及患者。

2. 避免污染清洁物品。

【操作流程】

1. 评估

（1）手污染程度、病原菌种类和隔离种类。

（2）需要进行卫生洗手情况　进入或离开病房前；从污染区进入清洁区前；处理清洁或无菌物品前；无菌操作前后；手接触污物后；接触患者伤口前后；手接触任何患者后；对同一患者，从污染部位转向清洁部位操作前；戴手套前，脱手套后；戴、取口罩前后，穿隔离衣前后；上厕所前后。

（3）需要进行手消毒的情况　实施侵入性操作前；诊查、护理、治疗免疫功能低下的患者前；接触每例传染病患者和多重耐药菌株定植或感染者后；接触感染伤口和体液、血液后；接触致病微生物污染物品后。

2. 计划

（1）护士准备　衣帽整洁，剪指甲，取下手表和手上饰物。

（2）用物准备　流动水洗手设备、抗菌皂液或含杀菌成分的洗手液、消毒液、消毒手刷、消毒小毛巾或纸巾、干手机、盛用过小手巾或纸巾的容器。

（3）环境准备　操作环境清洁、宽敞。

3. 实施（表6-11）

表6-11 手的清洁

操作程序	操作步骤	要点说明
◆卫生洗手 开水龙头	打开水龙头（最好是感应式或用肘、膝、脚踏控制开关），调节合适水流，调节水温 湿润双手，取洗手液涂抹，关闭水龙头	取下手表
正确洗手	按"七步洗手法"充分搓洗掌心、手背、指缝、手指关节、拇指、指尖、手腕上10cm，每个部位至少揉搓10次（图6-20）	注意指尖、指缝、指关节、拇指等处清洗干净，持续时间不少于15秒
	打开水龙头，用流水冲净双手，关闭水龙头	防止水溅到身上或地上
擦干双手	用干手器或消毒纸巾将手擦干	若为小毛巾则1次1换
◆刷手法 湿润双手	卷袖至腕关节上10cm以上，打开水龙头，调节合适水流和水温，流水浸湿双手，关闭水龙头	适用于有洗手池设备
正确刷洗	用手刷蘸洗手液或肥皂液，按前臂、腕部、手背、手掌、手指、指缝、指甲顺序刷洗，范围超过被污染部位，每只手刷30秒，用流动水冲净，换刷后同法刷另一只手。按上述顺序再刷1遍，共刷2分钟	用流动水冲洗时，让流水自前臂向指尖冲洗
关水龙头	用避污纸或手刷关闭水龙头，如为脚踏或感应开关，则冲洗后立即关闭	避免双手再接触水龙头
擦干双手	用干手器或消毒纸巾将手擦干，若为小毛巾则1次1换	
◆消毒液泡手法 浸泡双手	将双手完全浸泡在消毒液面以下，用手刷或小毛巾反复擦洗2分钟	消毒液要完全浸没肘部以下
清水冲洗	根据需要用清水或无菌水冲洗干净	
双手待干	自然晾干、用纸巾或用无菌毛巾擦干	
◆消毒液擦手法 消毒双手	用快速手消毒液涂擦双手，顺序：手掌对手掌、手背对手掌、指尖对手掌、两手指缝相互对搓、手指掌面及手掌擦手腕，每一步骤来回3次，涂擦2分钟	消毒剂要求无刺激性，不引起过敏反应 注意将指尖、指缝、指关节、拇指等处清洗干净
自然晾干	双手自然晾干	

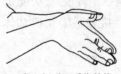
A. 掌心相对，手指并拢相互揉搓

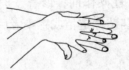
B. 掌心对手背沿指缝相互揉搓，交替进行

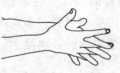
C. 掌心相对，双手交叉指缝相互揉搓

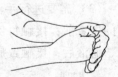
D. 弯曲手指使关节在另一掌心旋揉搓，交替进行

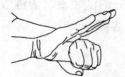
E. 一手握另一手大拇指旋转揉搓，交替进行

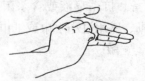
F. 五个手指尖并拢在另一掌心中旋转揉搓，交替进行

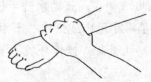
G. 握住手腕回旋摩擦，交替进行

图6-20　七步洗手法

4. 评价

（1）洗手方法正确，手的各部位都洗到、冲净。

（2）手消毒时将双手浸泡于消毒液中，以小毛巾反复擦洗 2 分钟。

【注意事项】

1. 洗手时，身体勿靠近水池，以免溅湿工作服。

2. 流水冲洗时，腕部要低于肘部。

3. 实施手消毒时，先洗净手并保持干燥；擦手毛巾和肥皂保持清洁、干燥，每日消毒。

（三）避污纸的使用

避污纸即为清洁纸片。病室门口备避污纸，病室内备污物桶。

1. 目的　用避污纸垫着拿取物品或作简单操作，保持双手或物品不被污染，以省略消毒程序。如用清洁的手拿取污染物品或用污染的手拿取清洁物品，均可用避污纸。

2. 取避污纸方法　从页面抓取，不可掀页撕取（图 6-21），以保持清洁。避污纸用后弃在污物桶内，定时焚烧。

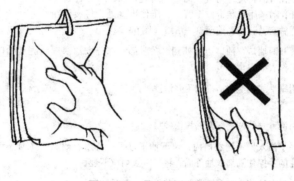

图 6-21　取避污纸法

（四）穿、脱隔离衣

【目的】

保护工作人员和患者，防止交叉感染。

【操作流程】

1. 评估

（1）隔离衣的长短、有无破洞、是否干燥。

（2）患者病情、采取的隔离种类和隔离措施。

（3）患者及家属对隔离要求的理解情况及合作程度。

（4）操作环境符合隔离要求。

2. 计划

（1）护士准备　衣帽整洁，剪指甲洗手，戴好口罩，取下手表，卷袖过肘。

（2）用物准备　隔离衣、挂衣架、消毒手的设备、污衣袋。

（3）环境准备　环境清洁、宽敞、安全。物品放置合理，符合隔离要求。

3. 实施（表6-12）

表6-12　穿、脱隔离衣

操作程序	操作步骤	要点说明
◆穿隔离衣 准备工作	备齐用物，戴好帽子、口罩，取下手表，卷袖过肘 手持隔离衣领，将其从衣架上取下	隔离衣领、内面为清洁面，隔离衣外面为污染面
取隔离衣	将隔离衣污染面向外，衣领两端向外折齐；露出衣内口	
穿好衣袖	一手持衣领，另一手伸入袖内，举起手臂，将衣袖穿上；同法穿好另一只衣袖	手不能接触隔离衣的污染面
系好领口	双手持衣领，由领子中央顺着边缘至领后系好领口	系领口时衣袖勿触及面部、衣领和工作帽
系好袖口	系好两袖扣或袖带	手已被污染，不可触及衣领、口罩、面部和帽子
系好腰带	从腰部自一侧衣缝将隔离衣的一边（约在腰下5cm处）向前拉，见到衣边就捏住，同法捏住另一侧，双手在背后将边缘对齐，向一侧折叠，以一手按住折叠处，另一手将腰带拉至背后，压住折叠处，将腰带在背后交叉，回到前面打一活结（图6-22）	后侧缘要对齐，折叠处不可松散
◆脱隔离衣 解开袖口	解开两袖口，袖口边缘外翻，在肘部将部分衣袖塞入工作服袖内	避免袖口污染隔离衣的清洁面
消毒双手	用刷手或浸泡法消毒双手并清洗，擦干	洗手时不可沾湿隔离衣，隔离衣也不可污染洗手设备
解开领口	用消毒过的两手解开并拉松领口	
脱去衣袖	一手伸入另一侧衣袖内，拉下袖子过手；再用衣袖遮住的手捏住隔离衣袖外面，将另一衣袖拉下过手	衣袖不可污染手及手臂
解开腰带	双手在袖筒内解开腰带，在前面打一个活结	
对齐肩缝	双手轮换拉下衣袖，渐从袖筒退至衣肩，在袖内对齐肩缝，纵折隔离衣	
挂放衣钩	一手持衣领，另一手对齐隔离衣，将隔离衣挂在衣架上（图6-23）	若挂在污染区则污染面向外，若挂在半污染区则清洁面向外
妥善处理	不再穿的隔离衣，脱下后清洁面向外，卷好后放入污染袋内	每日更换隔离衣，若有潮湿或污染，立即更换

4. 评价

（1）穿脱隔离衣方法正确，符合要求。

（2）隔离衣清洁面和清洁物品未被污染。

（3）刷手时，隔离衣未被溅湿，也未污染水池。

【注意事项】

1. 穿隔离衣前，准备好操作中所需物品，以减少穿脱隔离衣的次数。

2. 操作前，检查隔离衣，以保证无潮湿、无破损，且长短合适，能完全遮盖内面

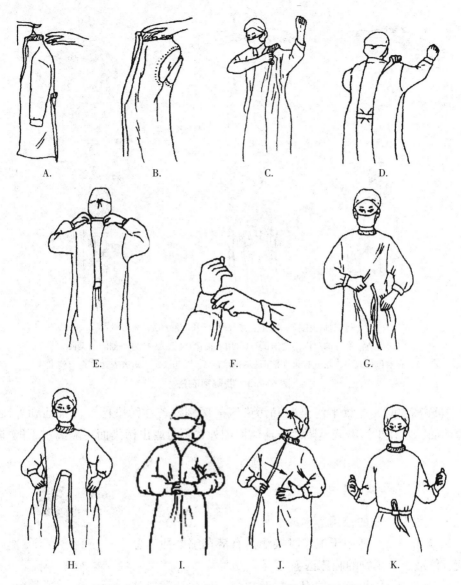

A. 取隔离衣 B. 清洁面朝向自己 C. 穿上一袖 D. 穿上另一袖
E. 系领扣 F. 扣袖扣 G. 将一侧衣边捏至前面 H. 同法捏另一面
I. 将两侧衣边对齐 J. 向一侧折叠 K. 扎起腰带

图 6-22 穿隔离衣法

工作服。

3. 分清隔离衣的清洁面和污染面，穿脱时保持衣领和清洁面不被污染，清洁的手不可触及污染面，污染的手不可触及清洁面。

4. 穿隔离衣后，只能在规定区域内活动，不得进入清洁区。

5. 隔离衣每日更换，如潮湿或被污染，立即更换。

6. 洗手时隔离衣不得污染洗手设备。

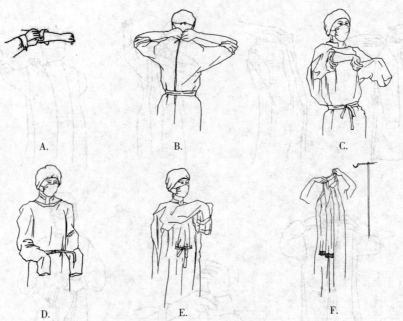

A. 将衣袖向上拉，塞在上臂衣袖下　B. 洗手后，解开领扣

C. 用清洁手拉袖口内的清洁面　D. 用衣袖遮住的手，拉另一袖的污染面

E. 衣袖包住双手，松开腰带在前面打一活结　F. 提起衣领，对齐衣边挂在衣钩上

图6-23　脱隔离衣法

7. 挂隔离衣时，注意半污染区和污染区的区别。若在污染区，污染面朝外，不得露出清洁面；若在半污染区，隔离衣清洁面朝外，不得露出污染面；隔离衣不能挂在清洁区。

（五）严密隔离防护用品的使用

1. 一次性防护服的使用

（1）适用范围　适用于工作时接触具有潜在感染性的患者血液、体液、分泌物的临床医务人员。

（2）使用方法　展开防护服，拉开拉链，从拉链开口处依次伸入双腿，再穿上衣部分，手从衣袖中伸出，戴好头套，从胸前正面拉好拉链并反向扣压住，穿上鞋套（图6-24）。

（3）注意事项　①每次值班使用1套。②按穿防护用品的操作流程操作。③不能浸湿。

2. N95口罩使用法　N95口罩是符合美国国家职业安全与健康研究所（NIOSH）制定标准的呼吸防护具。N代表not resistant to oil，用以防护非油性悬浮微粒，95指的是能将95%或以上的0.3μm以下的悬浮微粒予以隔离。

（1）适用范围　N95口罩密合性好，可以预防由患者体

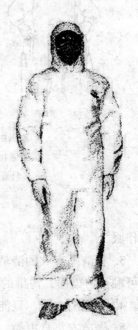

图6-24　一次性防护服

液或血液飞溅引起的飞沫传染。

（2）戴口罩方法　（图6-25）①将口罩系带每隔2～4cm处拉松，手穿过头带将口罩置于手心中，有鼻夹的一面向外。②将防护口罩罩住口、鼻及下颌，鼻夹置于鼻梁位置。③将下方系带拉过头顶，放于颈后及双耳下。④将上方系带拉至头顶中部，调整头带至舒适位置。⑤将双手指尖放在金属鼻夹上，由中间至两边向内按压，直至紧贴鼻梁。

（3）检测面部密合性　戴后需进行正压和负压测试，确保口罩的防护作用。

①正压测试：双手尽量遮盖口罩，大力呼气。如空气从口罩边缘溢出，则佩戴不当，须再次调整头带和鼻梁夹。

②负压测试：双手尽量遮盖口罩，大力吸气。此时口罩中央会下陷，如有空气从口罩边缘进入，则佩戴不当，须再次调整头带和鼻梁夹。

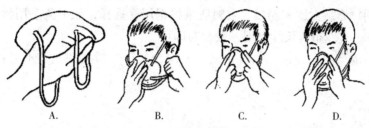

A.　　　　　　B.　　　　　　C.　　　　　　D.

图6-25　N95口罩佩戴方法

（4）注意事项　①戴时注意观察有无头晕、呼吸困难和皮肤过敏等情况发生。②孕妇和呼吸困难者不宜戴N95口罩。③戴后感到呼吸阻力变大、口罩污染和有损毁时立即更换。

3. 护目镜　眼的防护选用护目镜，防止血液、体液溅入眼内，导致感染疾病。护目镜需完全覆盖整个眼区。进入病区前戴，离开病区后摘下消毒。

第五节　消毒供应中心

消毒供应中心负责临床一线的各种器械、敷料等卫生材料的消毒供应工作，主要任务是对医疗用品进行回收、清洗、包装、消毒、保管和发放。

一、供应中心的设置与布局

消毒供应中心一般要求靠近住院部和门诊部，也可根据医院的条件而定，基本要求为：周围环境清洁、无污染源，成为一个相对独立的区域。消毒供应中心内有足够的通风、照明、净化和污水排放设施，地面、墙面光滑，便于冲洗。消毒供应中心一般分为三个区：去污区、检查包装灭菌区、无菌物品存放区。

二、供应中心的工作流程

供应中心清洁、消毒物品的路线不可逆行，其工作流程包括以下方面。

1. 回收：负责回收各种用过的污染物品并进行分类。

2. 洗涤消毒：负责清洗各种回收物品，如输液器、针头、注射器、导管及各种治疗物品。

3. 干燥、检查、保养。

4. 包装：将已清洗的物品进行包装，标注名称，送灭菌处理。

5. 装载、灭菌、卸载。

6. 储存、发放：已灭菌物品分类、分架存放。发放遵循先进先出原则。

三、敷料加工

（一）敷料制备原则

1. 敷料用纱布或脱脂棉制成 敷料质量根据用途选择，如引流条用纱带或稀纱布，纱条用稀纱布，方纱布、长纱布用一般纱布即可。

2. 灭菌后的敷料做好标记，放于通风干燥处储存 敷料的包装不可过多，以免长期不用而污染。

（二）敷料加工法

1. 棉花类

（1）棉垫 双层纱布中间夹棉花。

（2）棉签 取小片棉花，紧卷在细签上，顶端略大。长短根据临床需要而定。

（3）棉球 机器或人工制成棉块或棉球。

2. 纱布类

（1）纱球 取 32cm×16cm 纱布，折成条状，卷成 4cm×5cm 的纱球，用于各种擦洗等。

（2）方纱布 ①大方纱：取 21cm×32cm 纱布，折成 8cm×8cm。②小方纱：取 16cm×22cm 纱布，折成 6cm×6cm。均可用于覆盖伤口等。

（3）凡士林纱布、纱条 剪去纱布或纱条边缘的碎纱，毛边向内折叠敷料，放于盒内。倒入已溶化的凡士林，高压蒸汽灭菌后备用。常用于保护皮肤和伤口引流。

（4）引流条 根据伤口大小、深浅，取 0.5cm、1cm、2cm 宽的纱条（折之前剪去引流条边缘的碎纱），扇形折叠，用纸包装，注明标签。用于各种伤口的引流。

3. 布类

（1）包布 取 45cm、75cm 或 108cm 见方的 3 种规格棉布，缝制成双层，一角有双带。

（2）洞巾 取棉布，制成 80cm×85cm 布块，中央剪一直径 12cm 的圆洞。折叠时，圆洞露在外面。

（3）治疗巾 取棉布，制成 45cm×75cm 的长方形布。

4. 其他

（1）一次性成品纱布、棉垫和棉签等。

（2）有带纱球　取12cm×12cm纱布，内包一团棉花，制成4cm圆球，开口处用线扎紧，线尾长40cm。

（3）有关各专科专用的敷料，可由各科自制，送消毒供应中心消毒灭菌后使用。

四、常用物品的保养方法

1. 金属器械类　热力容易使锐器锋口变钝，除必要时勿用加热消毒；锐利器械分别放置，刀面用棉花包裹，以防碰撞，损伤锋刃；高压蒸汽灭菌时待蒸汽完全放出，所蒸物品完全干燥后再打开灭菌器，防止金属器械生锈；收藏器械前涂油保护，以防锈蚀。

2. 玻璃类　稳拿轻取，防止磕碰，宜放在盒中或用纸包裹保存；避免突然浸入冷水或沸水中，以防收缩膨胀而炸裂。

3. 搪瓷类　勿与粗糙的物品摩擦，以免损伤瓷面；稳拿轻放，防止碰撞；勿与强酸强碱相接触。

4. 橡胶类　防止与锐利物品相碰，以免刺破；防冷变硬，防热变形、变软；避免与挥发性液体和酸碱物质接触，以免腐蚀变质；应晾干存放；防止过度扭曲、折叠和受压；有空腔的应吹入少量空气后旋紧塞子，以防粘连。

5. 毛织品及布类　毛织品需防虫蛀，勤晒，放樟脑丸保存；布类防火、防霉、防钩破。

6. 一次性使用物品　一次性使用无菌医疗器材存放于干燥、清洁、通风良好处，保证使用时无菌、无破损、无热源，且在有效期内。消毒供应中心需根据各科室的需求，分类、分型号、定基数发放。各科室用后先进行初步消毒处理，再由消毒供应中心按定数回收，进行毁形和无害化处理，最后由当地疾控中心认可的部门将其再利用或集中焚烧处理。

【能力检测】

1. 王某，男，乙肝表面抗原阳性，现需抽取血液标本检测肝功。

（1）为该患者抽血应做何准备？

（2）进行穿刺部位皮肤消毒最好选择什么消毒剂？

2. 感染科收治了一位H1N1型禽流感患者，护士为患者办理了入院手续。

（1）患者入院时换下的衣服如何处理？

（2）患者床旁固定使用的体温计消毒选用何种消毒剂？

第七章 生命体征的评估与护理

 学习目标

1. 掌握体温、脉搏、呼吸、血压的正常值和生理变化。
2. 熟悉异常体温、脉搏、呼吸、血压的评估与护理。
3. 了解血压计的种类和构造。
4. 能准确测量和记录体温、脉搏、呼吸、血压；绘制体温单。
5. 态度认真，操作规范，数值准确，爱护患者。

生命体征是体温、脉搏、呼吸和血压的总称，是机体内在活动的客观反映，是评价机体身心状况的可靠指标。正常情况下，生命体征在一定范围内相对稳定，变化很小，但病理情况下可发生不同程度的改变。通过评估生命体征，可了解疾病的发生、发展及转归，为预防、诊断、治疗、护理提供依据。因此，护士需掌握生命体征的评估和护理技术。

第一节 体温的评估与护理

体温又称体核温度，是指身体内部胸腔、腹腔、中枢神经的温度。特点是相对稳定且较皮肤温度高。皮肤温度也称体表温度，受环境温度和衣着情况的影响，低于体核温度。

一、正常体温及其生理变化

（一）体温的产生与生理调节

1. 体温的产生 体温是物质代谢的产物，是人体新陈代谢和骨骼肌运动过程中不断产生热能的结果。保持相对恒定的体温，是保证机体新陈代谢和正常生命活动的重要条件。

2. 体温的生理调节 正常人的体温是相对恒定的，它通过大脑与下丘脑的体温调节中枢的调节和神经体液的作用，使产热和散热保持动态平衡。

3. 散热方式 散热方式有辐射、传导、对流和蒸发。

（1）辐射　辐射是指热量由一个物体表面通过电磁波的形式传至另一个与它不接触物体表面的一种散热方式。

（2）传导　传导是指机体的热量直接传给同它接触的温度较低物体的一种散热方式。

（3）对流　对流是指通过气体或液体的流动来交换热量的一种散热方式。

（4）蒸发　蒸发是指由液态变为气态，同时带走大量热量的一种散热方式。

（二）体温的生理变化

1. 正常体温　正常体温是指一定的温度范围，不是一个具体的温度点（表7-1）。临床常以口腔、直肠、腋窝温度来代表体温，其中直肠温度最接近于人体深部温度，但口腔、腋下温度的测量更为常见、方便。

表7-1　成人体温平均值与正常范围

部位	平均温度（℃）	正常范围（℃）
腋温	36.5	36.0 ~ 37.0
口温	37.0	36.3 ~ 37.2
肛温	37.5	36.5 ~ 37.7

2. 生理变化　体温可随年龄、性别、昼夜、情绪等因素变化而在一定范围内出现生理性波动，但其波动范围很小，一般不超过 0.5℃ ~1℃。

（1）年龄　新生儿尤其早产儿，因体温调节中枢尚未发育完善，体温易受环境温度的影响而随之波动；儿童由于新陈代谢旺盛，体温略高于成年人；老年人由于代谢率降低，体温略低于成年人。

（2）性别　相同年龄段、同体型的女性体温平均比男性高 0.3℃。女性基础体温随月经周期出现规律性变化，即排卵前体温较低，排卵日体温最低，排卵后升高，这与体内孕激素水平周期性变化有关。

（3）昼夜　正常人体温在 24 小时内呈周期性波动。一般清晨 2~6 时体温最低；午后 2~8 时较高。这与机体昼夜活动的生物节律有关。

（4）活动　人体活动时体温升高与肌肉剧烈活动（劳动或运动），使骨骼肌紧张并强烈收缩，代谢增强，产热增加有关。临床测量体温需在患者安静状态下进行。

（5）药物　麻醉药物抑制体温调节中枢并能扩张血管，增加散热，降低机体对寒冷环境的适应能力，故对术中、术后患者应注意保暖。

此外，进食、情绪激动、紧张、环境温度等都会对体温有影响，在测量体温时需加以考虑。

二、异常体温的评估与护理

（一）体温过高

体温过高又称发热，是致热原作用于机体致体温调节中枢或体温调节中枢功能障碍，产热增加而散热减少，体温超过正常范围。体温上升超过正常值的 0.5℃或一昼夜体温波动在 1℃以上称为发热。

1. 发热程度（以口腔温度为例）

（1）低热　37.3℃~38.0℃。

（2）中等热　38.1℃~39.0℃。

（3）高热　39.1℃~41.0℃。

（4）超高热　41℃以上。

2. 发热过程与表现（表 7 – 2）

表 7 – 2　发热过程与表现

发热过程	特点	临床表现
体温上升期	产热大于散热	畏寒、无汗、皮肤苍白、疲乏不适，有时伴寒战。体温上升的方式有骤升和渐升。骤升是体温突然升高，在数小时内升至高峰，如肺炎球菌肺炎；渐升是体温逐渐升高，数日内达高峰，一般不伴有寒战，如伤寒
高热持续期	产热和散热在较高水平上趋于平衡，体温维持在较高状态	皮肤潮红、口唇干燥、皮肤灼热、呼吸深而快、心率加快、头痛、头晕、食欲不振、全身不适、软弱无力、尿少，严重者可出现谵妄、昏迷
退热期	散热增加而产热趋于正常。体温恢复至正常调节水平	大量出汗、皮肤潮湿且温度下降。退热方式有骤退和渐退。骤退是指体温在数小时内降至正常，如大叶性肺炎、疟疾等，骤退者由于大量出汗，体液大量丧失，易出现血压下降、脉搏细速、四肢厥冷等虚脱或休克现象；渐退是指体温在数天内降至正常，如伤寒、风湿热等

此外，发热还常有一些伴随症状，如淋巴结、肝、脾肿大，关节肿痛，单纯疱疹，皮疹等。

3. 热型　热型是根据绘制在体温单上的体温曲线波动的特点所分的类型。观察热型有助于对疾病的诊断，常见热型有稽留热、弛张热、间歇热和不规则热（图 7 – 1）。

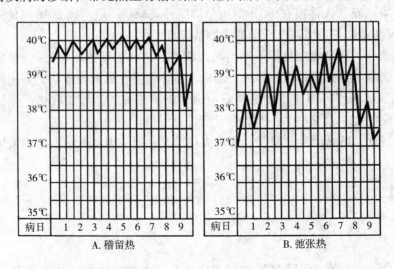

A. 稽留热　　　　　　　　B. 弛张热

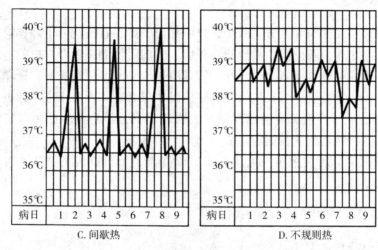

C. 间歇热　　　　　　　　　　D. 不规则热

图 7－1　常见热型

（1）稽留热　体温持续在 39℃ ~ 40℃，达数天或数周，24 小时波动范围不超过 1℃。常见于肺炎球菌性肺炎、伤寒等。

（2）弛张热　体温在 39℃ 以上，波动幅度大，24 小时波动范围在 1℃ 以上，最低体温仍高于正常水平。常见于败血症、风湿热、严重化脓性疾病等。

（3）间歇热　体温骤然升高至 39℃ 以上，持续数小时或更长，然后下降至正常或正常以下，经过一个间歇（数小时或数天），再次升高并反复发作，即高热与正常体温交替出现。常见于疟疾。

（4）不规则热　体温在 24 小时中变化不规则，持续时间不定。常见于流行性感冒、癌性发热等。

4. 发热患者的护理

（1）定时测量体温　一般每日测体温 4 次，高热时应每 4 小时测量 1 次，待体温恢复正常 3 天后，改为每日 1 ~ 2 次，同时观察其热型及临床过程、治疗效果、伴随症状及面色、呼吸、脉搏的变化、出汗情况等。

（2）降温　遵医嘱选用物理降温或药物降温。物理降温有局部和全身冷疗两种方法。体温高于 39℃，采用局部用冷，在患者头部、腘窝、腹股沟放置冰袋、冷毛巾，通过传导方式散热；体温高于 39.5℃，采用全身用冷，为患者做温水或乙醇拭浴以降温（见第十二章冷热疗法）。药物降温是指应用退热药，通过体温调节中枢，减少产热，加速散热，而达到降温的目的。行降温措施 30 分钟后需测量体温并记录和交班。

（3）充分休息　高热患者绝对卧床休息，低热患者酌情减少活动，适当休息。同时提供患者合适的环境，如室温适宜、环境安静、空气流通等。

（4）补充营养和水分　鼓励患者进食高热量、高蛋白、高维生素、易消化的流质或半流质食物，少量多餐，以补充高热的消耗，提高机体的抵抗力。鼓励患者多饮水，每日 2500 ~ 3000mL，以补充高热消耗的大量水分，并促进毒素和代谢产物的排出。

（5）促进舒适和预防并发症

①口腔护理：发热时唾液分泌减少，口腔黏膜干燥，且抵抗力下降，有利于病原体生长、繁殖，易出现口腔感染，故晨起、餐后、睡前需协助患者做好口腔护理。

②皮肤护理：退热期患者大量出汗，需随时擦干汗液，更换衣服和床单，并保持皮肤的清洁、干燥，防止受凉。长期持续高热的卧床患者，需预防压疮、肺炎等并发症。

（6）安全护理　高热患者会出现谵妄、躁动不安，需防止坠床、舌咬伤等安全隐患，必要时加床档或用约束带固定患者。

（7）健康教育　教会患者及家属正确监测体温及物理降温的方法；告知休息、饮食和饮水的重要性。

（二）体温过低

体温过低是指机体深部温度低于正常。体温过低（体温低于35℃）是一种危险的信号，常提示疾病严重且预后不良，常见于早产儿及全身衰竭的危重患者。

1. 原因

（1）散热过多　长时间暴露在低温环境中，使机体散热过多、过快；在寒冷环境中大量饮酒，使血管过度扩张，热量散失。

（2）产热减少　极度衰竭、重度营养不良等，使机体产热减少。

（3）体温调节中枢受损　中枢神经系统功能不良，如颅脑外伤、脊髓受损；药物中毒等致体温过低。

（4）体温调节中枢发育不完善　新生儿尤其是早产儿体温调节中枢发育不完善，对外界的温度变化不能自行调节，再加上体表面积相对较大，散热较多，而致体温不升。

2. 症状　患者可出现躁动，皮肤苍白、冰冷，口唇、耳垂呈紫色，心跳、呼吸减慢，血压降低，感觉和反应迟钝，嗜睡，甚至昏迷。

3. 护理

（1）病情观察　密切监测体温的变化，至少1小时1次，直至体温恢复到正常且稳定，同时注意脉搏、呼吸、血压的变化并记录。

（2）提高室温　维持室温在22℃~24℃左右，避免室内空气对流。

（3）注意保暖　给予棉被、毛毯、电热毯、热水袋，添加衣服，防止体热散失，饮热饮料，以提高患者机体温度。

（4）去除病因　去除引起体温过低的原因，使体温恢复正常。

（5）健康教育　向患者及家属讲解引起体温过低的原因，以及如何避免体温过低的发生。

三、体温的测量

（一）体温计的种类与构造

1. 水银体温计　水银体温计又称玻璃体温计，是临床最常用的一种体温计。

（1）构造 水银体温计由真空毛细管和外有刻度的玻璃管构成。玻璃管末端的球部装有水银，毛细管的下端和球部之间有一凹槽部分，使水银遇热膨胀后不能自动回缩，从而保证体温测试值的正确性。

（2）分类 根据测量部位分为口表、肛表和腋表3种（图7-2）。

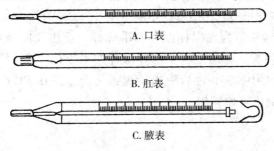

A. 口表

B. 肛表

C. 腋表

图7-2 水银体温计

口表和肛表的玻璃管似三棱镜状，腋表的玻璃管呈扁平状。口表和腋表的球部较细长，有助于测温时扩大接触面；肛表的球部较粗短，可防止插入肛门时折断或损伤黏膜。

体温计的刻度范围是35℃~42℃，每1℃之间分成10小格，每小格为0.1℃，在0.5℃和1℃的刻度处用较粗的线标记。在37℃刻度处则以红色表示，以示醒目。

2. 电子体温计 采用电子感温探头来测量体温，测得的温度直接由数字显示，测温准确且灵敏度高。有集体用电子体温计和个人用电子体温计两种（图7-3）。

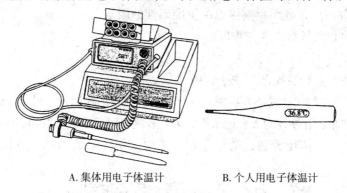

A. 集体用电子体温计　　　　B. 个人用电子体温计

图7-3 电子体温计

3. 可弃式体温计 为一次性使用的体温计。其构造为一含有对热敏感的化学指示点薄片，测温时点状薄片随机体的温度而变色，最后的变色点位置即为所测温度。

4. 红外线测温仪 红外线测温仪具有快速、安全、减少传染的优点。目前临床应用种类较多，可测量额头、耳、手心、脸等部位的温度。因耳道深部温度接近人体深部温度且受影响因素少，故耳道红外线测温仪较体表测温仪准确率高。

（二）体温计的消毒和检查

1. 体温计的消毒 为防止交叉感染，用过的体温计需进行消毒处理。消毒液可选用70%乙醇溶液、1%过氧乙酸溶液、0.5%碘伏溶液等。测温后将体温计全部浸泡于消毒液中，5 分钟后取出清水冲洗，擦干，用离心机或腕部力量甩体温计，使体温计的水银柱在 35℃以下，再放入另一消毒容器中浸泡 30 分钟取出，用冷开水冲洗干净，擦干后放入清洁容器中备用。消毒液每日更换 1 次；容器、离心机等每周消毒 1 次，门、急诊等测温频繁的科室除每日更换消毒液外，容器、离心机等每周至少消毒 2 次。口表、腋表、肛表需分别消毒、存放。肛表使用后先用消毒纱布擦净，再按上述方法消毒。

2. 水银体温计的检查 为确保体温计的准确性，使用新体温计前或定期消毒体温计后需对体温计进行检查。方法：将全部体温计的水银柱甩至 35℃以下，于同一时间放入已测好的 40℃的水中，3 分钟后取出检视，凡误差在 0.2℃以上、玻璃管有裂缝、水银柱自动下降者，取出不能使用。

（三）测量体温的方法

【目的】

1. 判断体温有无异常。

2. 动态监测体温变化，分析热型。

3. 协助诊断，为预防、治疗、护理和康复提供依据。

【操作流程】

1. 评估

（1）患者的年龄、病情、意识、治疗等情况。

（2）30 分钟内患者有无影响体温测量准确性的因素。

（3）患者的心理状态、合作程度。

2. 计划

（1）护士准备 着装规范，洗手，戴口罩。

（2）用物准备 治疗盘内备容器两个（一个盛已消毒的体温计，另一个盛放测温后的体温计）、消毒液纱布、有秒针的表、记录本、笔。若测肛温，另备润滑油、棉签、卫生纸。

（3）患者准备 体位舒适，情绪稳定；了解测量体温的目的、方法、注意事项及配合要点。

（4）环境准备 整洁、安静、安全。必要时床帘遮挡患者。

3. 实施（表 7-3）

表 7-3 体温测量方法

操作程序	操作步骤	要点说明
核对解释	备齐用物携至床旁，核对患者的床号、姓名，做好解释	确认患者，取得合作
安置卧位	让患者卧于舒适体位	
	直肠测温采用侧卧、俯卧、屈膝仰卧位	暴露肛门

续表

操作程序	操作步骤	要点说明
测量体温 ◆口温测量法	将口表水银端斜放于舌下热窝处（图7-4） 嘱患者紧闭口唇，用鼻呼吸 测量时间：3分钟	根据患者病情选择合适的测量方法 舌下热窝是口腔中温度最高的部位 勿讲话，勿咬体温计
◆腋温测量法	擦干腋窝的汗液，体温计水银端放腋窝处 （图7-5） 体温计紧贴皮肤，屈臂过胸，夹紧 测量时间：10分钟	有汗液可影响所测体温的准确性 形成人工体腔，保证测量准确性。不能 合作者，应协助完成
◆肛温测量法	润滑肛表水银端，插入肛门3~4cm并固定 （图7-6） 测量时间：3分钟	便于插入，避免擦伤或损伤肛门和直肠 黏膜 准确但不方便
准确记录	取出体温计，用消毒纱布擦拭 读数，记录	从手端擦向水银端。肛表取出后用卫生 纸擦净患者肛门处
安置患者	协助患者取舒适体位，整理床单位	
消毒处理	消毒体温计	防止交叉感染
绘制曲线	洗手 将测得数据绘制于体温单上	

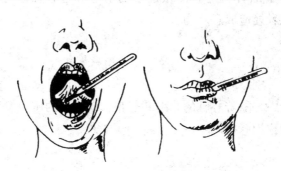

图7-4　口腔测量法

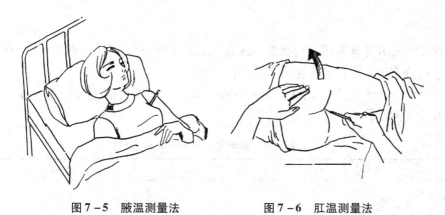

图7-5　腋温测量法　　　　　图7-6　肛温测量法

4. 评价

（1）患者安全，无不适和损伤。理解测量体温的目的，愿意配合。

（2）测量结果准确。

【注意事项】

1. 根据病情选择合适的测温方法。婴幼儿、昏迷、精神异常、口腔疾患、口鼻手术、张口呼吸患者不宜测口温；直肠或肛门疾患及手术、腹泻、心肌梗死患者不宜测肛温；腋下有创伤、手术或炎症、腋下出汗较多、肩关节受伤、消瘦者不宜测腋温。

2. 若患者有进食、饮水或面颊部冷热敷、吸烟、坐浴或灌肠、腋窝局部冷热敷等情况时，需间隔 30 分钟后再测量相应部位的体温。

3. 测口温时，若患者不慎咬破体温计，需立即清除玻璃碎屑，以免损伤唇、舌、口腔、食管、胃肠道黏膜；口服蛋清或牛奶，以延缓汞的吸收。若病情允许，可服粗纤维食物，以加速汞的排出。

4. 发现体温与病情不相符时，需在床旁监测，重新测量，必要时做肛温和口温对照复查。

5. 为婴幼儿、危重患者、躁动者测温时，需有专人守护，以防发生意外。

6. 甩体温计用腕部力量，不能触及他物，以防撞碎；切忌将体温计放在热水中清洗，以防爆裂。用离心机甩体温计时需消毒后，再放入离心机内。

7. 集中测量多个患者体温时，测量前后需清点和检查体温计的数量及有无损坏，以免体温计遗留在患者处造成意外伤害。

第二节 脉搏的评估与护理

在每个心动周期中，随着心脏的收缩和舒张，动脉内的压力发生周期性的波动所引起的动脉管壁的搏动称为脉搏。

一、正常脉搏及其生理变化

（一）脉率

脉率是指每分钟脉搏搏动的次数。正常成人在安静状态下，脉率为 60～100 次/分钟。脉率受许多因素的影响，在一定范围内波动。

1. 年龄 一般新生儿、幼儿的脉率较快，随年龄的增长而逐渐减慢，到老年时轻度增加（表 7-4）。

表 7-4 各年龄组的平均脉率

年龄组	平均脉率（次/分钟）
1～11 月	120
1～2 岁	116
4～6 岁	100
8～10 岁	90

续表

年龄组	平均脉率（次/分钟）
14 岁	80
20~40 岁	70
80 岁以上	75

2. 性别 相同年龄女性比男性稍快，平均快 7~8 次/分钟。

3. 体型 体表面积越大，脉搏越慢，身材细高者常比矮胖者的脉率慢。

4. 活动、情绪 运动、兴奋、恐惧、愤怒、焦虑使脉率增快；休息、睡眠则脉率减慢。

5. 其他 进食、饮浓茶和咖啡、应用兴奋剂等可使脉率增快；禁食、应用镇静剂及洋地黄类药物等可使脉率减慢。

（二）脉律

脉律是指脉搏的节律性，是左心室收缩情况的反映。正常脉律搏动均匀规则，间隔时间相等。正常小儿、青年和部分成年人脉律可出现吸气时增快，呼气时减慢，称为窦性心律不齐，一般无临床意义。

（三）脉搏的强弱

脉搏的强弱是指触诊时血液流经血管所产生的力量强度的主观感觉。正常情况下脉搏强弱相同。脉搏的强弱取决于周围血管的阻力、心搏量和脉压，也与动脉壁的弹性有关。

（四）动脉壁的情况

动脉壁的情况是指触诊时感觉到的动脉壁的性质。正常动脉管壁光滑、柔软且有弹性。

二、异常脉搏的评估与护理

（一）异常脉搏的评估

1. 脉率异常

（1）**速脉** 成人在安静状态下脉率超过 100 次/分钟，称为速脉或心动过速。常见于发热、甲状腺功能亢进、休克、大出血前期、疼痛、心力衰竭等患者。一般体温每升高 1℃，成人脉率增加约 10 次/分钟，儿童增加约 15 次/分钟。

（2）**缓脉** 成人安静状态下脉率低于 60 次/分钟，称为缓脉或心动过缓。常见于颅内压增高、房室传导阻滞、甲状腺功能减退等患者。

2. 节律异常

（1）间歇脉　在一系列正常规则均匀的脉搏中，出现 1 次提前而较弱的脉搏，其后有一较正常延长的间歇（代偿间歇），亦称为过早搏动或期前收缩。如每隔一个正常搏动后出现 1 次期前收缩，称为二联律；每隔两个正常搏动后出现 1 次期前收缩，则称为三联律。发生机制是心脏异位起搏点过早地发出冲动而引起心脏搏动提早出现，常见于各种器质性心脏病患者。正常人在过度疲劳、精神兴奋、体位改变时也偶尔出现间歇脉。

（2）脉搏短绌　在单位时间内脉率少于心率，称为脉搏短绌，简称绌脉。表现为听诊时心律完全不规则，心率快慢不一，心音强弱不等；触诊时脉搏细数，极不规则。发生机制是由于心肌收缩力强弱不等，有些心输出量少的搏动只产生心音，不能引起周围血管的搏动，而致脉率低于心率。常见于心房纤颤的患者。

3. 强弱异常

（1）洪脉　当心排出量增加，动脉充盈度和脉压较大时，脉搏强大有力，称洪脉。常见于高热、甲状腺功能亢进、主动脉瓣关闭不全等患者。

（2）细脉　细脉又称丝脉。心输出量减少、动脉充盈度降低时，脉搏细弱无力，触之如丝，称细脉。常见于大出血、休克、心功能不全、主动脉瓣狭窄等患者。

（3）交替脉　交替脉是指节律正常，而强弱交替出现的脉搏。主要由于心室收缩强弱交替出现所致，是心肌损害的一种表现，常见于高血压性心脏病、冠心病等患者。

（4）水冲脉　脉搏骤起骤落，犹如潮水涨落，急促而有力。主要由于收缩压偏高、舒张压偏低使脉压增大所致。常见于主动脉瓣关闭不全、甲状腺功能亢进、先天性动脉导管未闭等患者。触诊时，将患者手臂抬高过头并紧握其手腕掌面，可感到急促有力的冲击。

（5）奇脉　平静吸气时脉搏明显减弱或消失，称为奇脉。其发生主要是吸气时由于病理原因使心脏受束缚，引起左心室搏出量减少有关。常见于心包积液、缩窄性心包炎等患者，是心包填塞的重要体征之一。

4. 动脉壁异常　早期动脉硬化时可触及动脉管壁的弹性消失，呈条索状；晚期时动脉迂曲呈结节状。其机理是动脉壁的弹力纤维减少，胶原纤维增加，使血管壁变硬。常见于动脉硬化患者。

（二）异常脉搏的护理

1. 病情观察　观察患者脉搏的脉率、节律、强弱、动脉壁情况及其他相关症状。

2. 休息与活动　嘱患者增加卧床休息时间，减少耗氧。

3. 给氧　根据病情给氧。

4. 急救　根据病情准备好急救物品和药物。

5. 健康教育　指导患者保持情绪稳定，戒烟限酒，饮食清淡易消化。向患者及家属讲解监测异常脉搏的相关知识和简单的急救技巧。

三、脉搏的测量

（一）测量脉搏的部位

凡身体浅表且靠近骨骼的动脉均可用于诊脉。常用测量部位见图7-7。临床最常选择的诊脉部位是桡动脉。

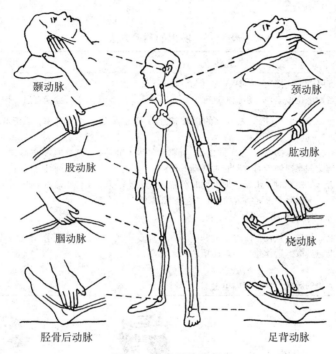

颞动脉　　　颈动脉

股动脉　　　肱动脉

腘动脉　　　桡动脉

胫骨后动脉　　　足背动脉

图7-7　常用诊脉部位

（二）测量脉搏的方法

【目的】

1. 判断脉搏有无异常。

2. 监测脉搏变化，间接了解心脏状况。

3. 协助诊断，为预防、治疗和护理提供依据。

【操作流程】

1. 评估

（1）患者年龄、病情、治疗等情况，有无偏瘫及功能障碍。

（2）测量前30分钟内，患者有无剧烈运动、紧张、恐惧、哭闹等影响脉搏测量的因素。

（3）患者的心理状况、合作程度。

2. 计划

（1）护士准备　着装规范，洗手，戴口罩。

（2）用物准备　有秒针的表、记录本、笔，必要时备听诊器。

（3）患者准备　体位舒适，情绪稳定；了解脉搏测量的目的、方法、注意事项及配合要点。

（4）环境准备　整洁，安静，安全。

3. 实施（表7-5）

表7-5　脉搏的测量方法

操作程序	操作步骤	要点说明
核对解释 选择部位	备齐用物携至床旁，核对患者的床号、姓名，做好解释 患者取卧位或坐位，手腕伸展	确认患者，取得合作 手臂放置舒适，护士便于操作
测量脉搏 （以桡动脉为例）	护士以食指、中指、无名指的指端按压在桡动脉处（图7-8） 计数：正常脉搏测30秒，乘以2；异常脉搏测1分钟。脉搏细弱难以触诊时，测心尖搏动1分钟 患者脉搏短绌时，由2名护士同时测量，一人听心率，另一人测脉率，听心率者发出"起"和"停"口令，计时1分钟（图7-9）	力量适中，以清楚触及脉搏为度 测量时注意脉律、脉搏强弱、动脉管壁弹性等情况 将听诊器放于心尖部听心率
准确记录 安置患者 绘制曲线	将测得的值记录在记录本上 协助患者取舒适体位，整理床单位 洗手 将测得的脉搏绘制在体温单上	绌脉记录方式为：心率/脉率

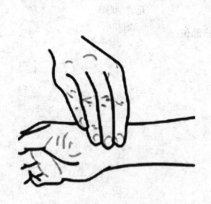

图7-8　桡动脉测量法图

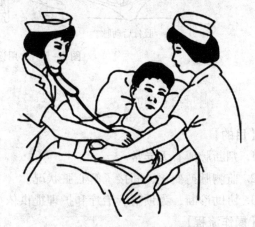

图7-9　脉搏短绌测量法

4. 评价

（1）患者理解测量脉搏的目的和测量过程中的注意事项，愿意配合。

（2）患者了解脉率的正常值。

（3）测量结果准确。

【注意事项】

1. 为偏瘫患者测脉搏时，选择健侧肢体。

2. 不可用拇指诊脉，因拇指动脉搏动较强，易于与患者的脉搏相混淆。

3. 测脉搏前如患者有剧烈运动、紧张、恐惧、哭闹等情况，安静休息 30 分钟再测。

4. 测脉率时，同时注意脉搏节律、强弱等情况。

第三节　呼吸的评估与护理

机体在新陈代谢过程中，需不断地从外界摄取氧气，并排出体内的二氧化碳，这种机体与环境之间进行的气体交换称为呼吸。

一、正常呼吸及其生理变化

（一）正常呼吸

在安静状态下，正常成人呼吸频率为 16~20 次/分钟，正常呼吸表现为节律规则，均匀无声且不费力。呼吸与脉搏的比例为 1:4~1:5，一般情况下，男性和儿童以腹式呼吸为主，女性以胸式呼吸为主。

（二）生理变化

1. 年龄　年龄越小，呼吸频率越快，如新生儿呼吸可达 44 次/分钟。

2. 性别　同年龄的男性比女性呼吸频率稍慢。

3. 活动　休息和睡眠时呼吸减慢；剧烈运动后呼吸加深加快。

4. 情绪　强烈的情绪变化，如恐惧、愤怒、紧张、悲伤、害怕等刺激呼吸中枢，引起呼吸加快或屏气。

5. 其他　海拔增加或环境温度升高均会使呼吸加深加快。

二、异常呼吸的评估与护理

（一）异常呼吸的评估

1. 频率异常

（1）呼吸增快　呼吸频率大于 24 次/分钟，称为呼吸增快，也称气促。常见于发热、甲状腺功能亢进、疼痛等。一般体温每升高 1℃，呼吸频率增加 3~4 次/分钟。

（2）呼吸减缓　呼吸频率小于 12 次/分钟，称为呼吸减缓。常见于颅内压增高、巴比妥类药物中毒等。

2. 深度异常

（1）深度呼吸　深度呼吸又称库斯莫（Kussmaul）呼吸，是一种深长而规则的呼吸。常见于尿毒症酸中毒和糖尿病酮症酸中毒等，以排出较多的二氧化碳调节酸碱平衡。

（2）浅快呼吸　浅快呼吸是一种浅表而不规则的呼吸，有时呈叹息样。可见于呼吸肌麻痹和某些肺与胸膜疾病，也可见于濒死患者。

3. 节律异常

（1）潮式呼吸　潮式呼吸又称陈-施呼吸，是一种呼吸由浅慢逐渐变为深快，然后再由深快转为浅慢，再经一段时间的呼吸暂停（5~30秒），又重复开始以上的周期性变化。潮式呼吸是呼吸中枢的兴奋性降低或缺氧严重的表现，多见于中枢神经系统疾病，如脑炎、脑膜炎、颅内压增高及巴比妥类药物中毒等。

（2）间断呼吸　间断呼吸又称毕奥呼吸，表现为有规律地呼吸几次后突然停止，间隔一段短时间后又开始呼吸，如此反复交替，即呼吸和呼吸暂停现象交替出现。间断呼吸是呼吸中枢的兴奋性显著降低的表现，多见于颅内病变或呼吸中枢衰竭的患者，比潮式呼吸更为严重，预后更为不良，常在临终前发生。

4. 声音异常

（1）蝉鸣样呼吸　吸气时产生一种高调似蝉鸣样的音响，是由于声带附近阻塞，空气吸入发生困难所致。常见于喉头水肿、异物等。

（2）鼾声呼吸　呼吸时发出一种粗大的鼾声，是由于气管或支气管内有较多的分泌物积聚所致。多见于昏迷患者。

5. 呼吸困难　呼吸困难是患者主观上感到空气不足、胸闷，客观上表现为呼吸费力，可出现发绀、鼻翼扇动、端坐呼吸，辅助呼吸肌参与呼吸活动，造成呼吸频率、深度、节律的异常。呼吸困难是临床常见的症状及体征之一，可分为吸气性呼吸困难、呼气性呼吸困难和混合性呼吸困难。

（1）吸气性呼吸困难　临床表现为吸气显著困难，吸气时间延长，伴有明显的三凹征（胸骨上窝、锁骨上窝、肋间隙凹陷）。由于上呼吸道部分梗阻，气流进入肺部不畅，呼吸肌收缩，肺内负压增高所致。多见于喉头水肿、气管异物等。

（2）呼气性呼吸困难　临床表现为呼气费力，呼气时间延长。原因是下呼吸道部分梗阻，气流呼出不畅所致。多见于阻塞性肺气肿、支气管哮喘等。

（3）混合性呼吸困难　临床表现为吸气、呼气均感费力，呼吸频率增加。多见于重症肺炎、大面积肺不张、广泛性肺纤维化、大量胸腔积液等。

（二）异常呼吸的护理

1. 保持呼吸道通畅　指导患者有效咳嗽，对痰液黏稠者给予稀释痰液，及时清除呼吸道分泌物，进行体位引流，必要时吸痰。

2. 吸氧　根据病情决定吸氧浓度。

3. 观察病情　观察患者呼吸的频率、节律、深度、声音等有无异常；有无咳嗽、咳痰、咯血、发绀、呼吸困难等症状与体征。

4. 环境　调节室内温度和湿度，保持空气清新、湿润，以减少呼吸道不适。保持环境安静，以利患者休息，减少耗氧。

5. 健康教育　向患者及家属讲解保持呼吸道通畅的重要性和方法，认识呼吸监测的意义，教会患者有效咳嗽。

三、呼吸的测量

【目的】

1. 判断呼吸有无异常。

2. 动态监测呼吸变化，了解患者呼吸功能情况。

3. 协助诊断，为预防、治疗、康复、护理提供依据。

【操作流程】

1. 评估

（1）患者年龄、病情、意识、治疗等情况。

（2）测量前30分钟内有无影响呼吸测量的因素。

（3）患者的心理状态、合作程度。

2. 计划

（1）护士准备　着装规范，洗手，戴口罩。

（2）用物准备　有秒针的表、记录本、笔，必要时备棉花。

（3）患者准备　体位舒适，情绪稳定，保持自然呼吸状态。

（4）环境准备　整洁，安静，安全。

3. 实施（表7-6）

表7-6　呼吸的测量方法

操作程序	操作步骤	要点说明
核对患者	备物至床旁，核对患者，做好解释	确认患者，取得合作
选择体位	舒适体位	避免引起患者紧张
测量呼吸	护士保持诊脉手势，观察患者胸部或腹部的起伏，一起一伏为1次呼吸（图7-10） 正常情况下测30秒，乘以2，同时观察呼吸深度、节律、声音、形态及有无呼吸困难；呼吸不规则患者或婴儿测1分钟 呼吸微弱或危重患者，用少许棉花置于鼻孔前，观察棉花被吹动的次数，计数1分钟，以获得准确结果（图7-11）	女性以胸式呼吸为主，男性和儿童以腹式呼吸为主
准确记录	将测量值记录在记录本上	
安置患者	安置患者于舒适体位，整理床单位	
绘制曲线	洗手 将测得数值绘制在体温单上	

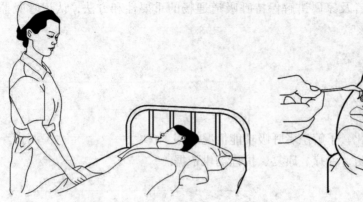

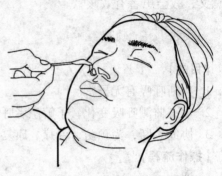

图7-10 测量呼吸　　　　　　　图7-11 危重患者呼吸测量

4. 评价

（1）患者及家属了解监测呼吸的重要性并能主动配合。

（2）护士测量方法正确，测量结果准确。

【注意事项】

1. 测量呼吸时不使患者察觉，使其处于自然呼吸状态，以保持测量的准确性。

2. 测量呼吸前如有剧烈运动、情绪激动等情况，休息30分钟后再测量。

3. 幼儿先测量呼吸、脉搏后再测量体温。

第四节　血压的评估与护理

血压是血液在血管内流动对血管壁的侧压力，一般血压是指动脉血压。动脉血压随着心室的收缩和舒张而发生规律性的变化。心室收缩时，动脉血压上升达到的最高值称为收缩压。心室舒张末期，动脉血压下降达到的最低值称为舒张压。收缩压与舒张压之差称为脉压。

一、正常血压及其生理变化

（一）正常血压

血压一般以肱动脉为标准。安静状态下，正常成人的血压范围为收缩压90～139mmHg，舒张压60～89mmHg，脉压30～40mmHg。

mmHg与kPa换算公式：$1kPa = 7.5mmHg$　$1mmHg = 0.133kPa$

（二）生理变化

1. 年龄　动脉血压随年龄的增长而逐渐增高，一般收缩压的升高比舒张压的升高更为显著（表7-7）。

表7-7 各年龄组的平均血压

年龄	血压（mmHg）
1 个月	84/54
1 岁	95/65
6 岁	105/65
10～13 岁	110/65
14～17 岁	120/70
成年人	120/80
老年人	140～160/80～90

2. **性别** 同龄女性血压低于男性，更年期后，女性血压逐渐升高，与男性差别较小，青春期前的男女血压差别不明显。

3. **昼夜和睡眠** 血压呈明显的昼夜波动。一般清晨血压最低，傍晚血压最高。夜间睡眠血压降低，如睡眠不佳、过度劳累时血压可稍升高。

4. **环境** 寒冷环境，末梢血管收缩，血压略升高；高温环境，皮肤血管扩张，血压可略下降。冬天血压值略高于夏天，长时间泡热水澡易使血压下降。

5. **体位** 坐位血压高于卧位血压、立位血压高于坐位血压，这与重力引起的代偿机制有关。长期卧床或使用某些降压药物者，若由卧位改为立位，可出现头晕、眩晕、血压下降等直立性低血压的表现。

6. **体型** 通常高大、肥胖者血压偏高。

7. **部位** 一般情况下，两上肢血压并不完全相等，右上肢高于左上肢10～20mmHg，与左右肱动脉的解剖位置有关。下肢血压高于上肢20～40mmHg，与股动脉的管径较肱动脉粗、血流量大有关。

8. **其他** 情绪激动、恐惧、紧张、兴奋、吸烟、剧烈运动可使血压升高，摄盐过多、饮酒、药物等对血压也有影响。

二、异常血压的评估与护理

（一）异常血压的评估

1. **高血压** 高血压是指在未使用降压药物的情况下，成人收缩压≥140mmHg 和（或）舒张压≥90mmHg。我国高血压分类标准（2010 版）见表7-8。

表7-8 中国高血压分类标准（2010 版）

分级	收缩压（mmHg）		舒张压（mmHg）
正常血压	<120	和	<80
正常高值	120～139	和（或）	80～89
高血压	≥140	和（或）	≥90
1 级高血压（轻度）	140～159	和（或）	90～99

续表

分级	收缩压（mmHg）		舒张压（mmHg）
2级高血压（中度）	160～179	和（或）	100～109
3级高血压（重度）	≥180	和（或）	≥110
单纯收缩期高血压	≥140	和	<90

注：若收缩压和舒张压属于不同分级时，按两者中较高的级别分类。

2. 低血压 低血压是指血压低于90/60mmHg。当血压低于正常范围时，会有明显的血容量不足的表现，如脉搏细速、头晕、心悸等。常见于休克、大量失血、急性心力衰竭等患者。

3. 脉压异常

（1）**脉压增大** 脉压＞40mmHg，常见于主动脉硬化、主动脉瓣关闭不全、甲状腺功能亢进等患者。

（2）**脉压减小** 脉压＜30mmHg，常见于心包积液、缩窄性心包炎、末梢循环衰竭等患者。

（二）异常血压的护理

1. 观察病情 监测血压的变化，要做到"四定"：定血压计、定体位、定部位、定时间；指导患者用药和观察不良反应；注意有无潜在并发症的发生。

2. 休息与活动 保证充足的睡眠时间，保持适当的活动，以改善血液循环，增强心血管功能。

3. 合理饮食 高血压患者需进食低盐、低脂肪、低胆固醇、高维生素、富含纤维素的食物，避免辛辣等刺激性食物。根据血压的高低适当限制盐的摄入，逐步降至WHO推荐的每人每日6g食盐的要求。

4. 控制情绪 高血压患者需保持心情舒畅。精神紧张、烦躁、情绪激动、焦虑、忧愁等都是诱发高血压的因素。

5. 健康教育 帮助患者养成健康的生活方式，如保持情绪稳定，生活规律；戒烟限酒；保持大便通畅，必要时给予通便剂；指导患者和家属学会监测高血压并发症的先兆症状。

三、血压的测量

血压测量可分为直接测量和间接测量两种方法。

直接测量血压法是指在主动脉内插管，导管末端接监护测压系统，可以显示血压数值，直接监测主动脉的压力。此法精确、可靠，但属于创伤性检查，仅用于急危重患者、特大手术或严重休克患者。临床广泛应用血压计间接测量血压。血压计是根据血液通过狭窄的血管形成涡流时发出响声而设计的。

（一）血压计的种类与构造

1. 血压计的种类 常用的血压计有水银血压计、无液血压计和电子血压计 3 种。水银血压计又称汞柱血压计，分台式和立式两种。立式血压计可随意调节高度。

2. 血压计的构造

（1）加压气球和压力阀门 加压气球可向袖带气囊充气，压力阀门可调节压力大小。

（2）袖带 由内层长方形扁平的橡胶袋和外层布套组成。一般上肢袖带长 24cm，宽 12cm。下肢袖带长约 135cm，比上肢袖带宽 2cm。小儿袖带宽度要求：新生儿长 5 ~ 10cm，宽 2.5 ~ 4cm；婴儿袖带长 12 ~ 13.5cm，宽 6 ~ 8cm；儿童袖带长 17 ~ 22.5cm，宽 9 ~ 10cm。袖带的长度和宽度需符合标准。袖带太窄，须加大力量方能阻断动脉血流，测得数值偏高；袖带太宽，大段血管受阻，测得数值偏低。橡胶袋上有两根橡胶管，一根与加压气球相连，另一根与压力表相通。

（3）测压计

①水银血压计：由玻璃管、标尺和水银槽三部分组成。血压计盒盖内面固定有一根玻璃管，管面上有双刻度（标尺）0 ~ 300mmHg 和 0 ~ 40kPa，每一小格相当于 2mmHg 和 0.5kPa，玻璃管上端盖以金属帽与大气相通，下端与水银槽相通。水银血压计的优点是测得的数值准确可靠，但较笨重，且玻璃管部分易破碎，使水银溢出，造成污染，且携带不便（图 7 - 12A）。

②无液血压计：又称弹簧式血压计、压力表式血压计。外形呈圆盘状，正面盘上有刻度，盘中央有一指针提示血压数值。优点是携带方便，但欠准确（图 7 - 12B）。

③电子血压计：袖带中的传感器收集血压声音，将信号经数字化处理，在显示屏上直接显示收缩压、舒张压、脉搏数值。此种血压计类型较多，优点是操作方便，清晰直观，不用听诊器，省略放气系统，排除听觉不灵敏，噪音干扰等造成的误差，缺点是欠准确（图 7 - 12C）。

（二）测量血压的方法

【目的】

1. 判断血压有无异常。

2. 监测血压变化，间接了解循环系统的功能状况。

3. 协助诊断，为预防、治疗、护理提供依据。

【操作流程】

1. 评估

（1）患者的年龄、病情、治疗，有无偏瘫和功能障碍等情况。

（2）患者 30 分钟内有无影响血压变化的因素。

（3）患者心理状态、合作程度。

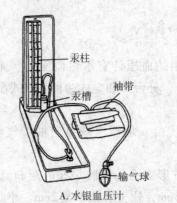

A. 水银血压计

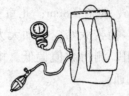

B. 无液血压计

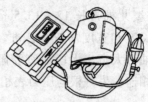

C. 电子血压计

图7-12 血压计种类

2. 计划

（1）护士准备 着装规范，洗手，戴口罩。

（2）用物准备 血压计、听诊器、记录本、笔。

（3）患者准备 体位舒适，情绪稳定，愿意合作；了解测量血压的目的、注意事项及配合方法。

（4）环境准备 整洁，安静，光线充足。

3. 实施（表7-9）

表7-9 血压的测量方法

操作程序	操作步骤	要点说明
核对解释	备物至床旁，核对患者床号及姓名，做好解释	确认患者，取得合作；测量前患者安静休息
选择部位 ◆上肢血压测量法（肱动脉）	体位：坐位或仰卧位。坐位时手臂平第四肋软骨，仰卧位时平腋中线	被测肢体的肱动脉与心脏处于同一水平；手臂位置不正确，会影响测得的血压数值
	手臂：一般用右上臂。卷袖，露臂，掌心向上，肘部伸直	袖口不宜过紧，以免阻断血流，影响测得的血压值
	缠好袖带：放平血压计于上臂旁，开启水银槽开关；驱尽袖带内的空气，平整地缠于上臂中部，松紧以能容一指为宜，袖带下缘距肘窝2~3cm	血压计"0"点需与肱动脉、心脏处于同一水平，袖带缠得过松或过紧，会影响测得的血压值
	戴好听诊器，听诊器胸件置于肱动脉搏动最明显处，一手固定	听诊器胸件勿塞入袖带内

操作程序	操作步骤	要点说明
◆下肢血压测量法（腘动脉）	体位：仰卧位、俯卧位或侧卧位 下肢：脱去一侧裤腿，露出大腿部	
	缠好袖带：将袖带平整地缠于大腿下部，松紧以能容一指为宜，袖带下缘距腘窝3～5cm 戴好听诊器，听诊器胸件置于腘动脉搏动最明显处，一手固定	袖带松紧适宜，以免影响血压测量值的准确性
加压充气	手握加压气球，关闭压力阀门，均匀充气至动脉搏动音消失，再升高20～30mmHg	充气不可过快、过猛
准确读数	缓慢放气，速度以每秒下降4mmHg左右为宜，同时听动脉搏动，并注意水银柱刻度	视线与水银柱的弯月面保持同一水平
	听诊器中听到第一声搏动声，此时水银柱所指刻度即为收缩压；当搏动声突然变弱或消失，此时水银柱所指刻度为舒张压	WHO规定，舒张压以动脉搏动音的消失作为判断标准
整理用物	测量结束，驱尽袖带内空气，整理袖带放入盒内，将血压计右倾45°，关闭水银槽开关，盖上盒盖，放置稳妥	防止玻璃管碎裂 让水银全部流入槽内
安置患者	协助患者穿衣，取舒适体位，整理床单位	
准确记录	将血压值记录在记录本上 记录方式：收缩压/舒张压 mmHg	当变音与消失音有差异时两读数都应记录，记录方式：收缩压/变音/消失音 mmHg
洗手转记	洗手 将血压值转记在体温单上	下肢血压记录时应注明

4. 评价

（1）患者理解测量血压的目的，愿意配合。

（2）患者了解血压的正常值和测量过程中的注意事项。

（3）护士操作方法正确，测量结果准确。

（4）测量过程中患者有安全感。

【注意事项】

1. 测量血压前如有运动、情绪激动、吸烟、进食等情况，安静休息20～30分钟再测。

2. 做到准确测量血压

（1）需密切观察血压的患者做到"四定"：定时间、定部位、定体位、定血压计。

（2）测量前检查血压计和听诊器是否符合要求；袖带宽窄是否合适；水银是否充足；玻璃管有无裂缝，上端是否与大气相通；橡胶管和加压气球有无老化、漏气；听诊器是否完好等。

（3）防止误差产生

①设备方面：袖带过窄，会使测得的血压值偏高；袖带过宽、橡胶管过长、水银量不足等会使测得的血压值偏低。

②患者方面：手臂位置低于心脏，吸烟、进食、运动、膀胱充盈等，会使测得的血压值偏高；手臂位置高于心脏，会使测得的血压值偏低。

③操作过程：袖带缠得过松，测量者的视线低于水银柱弯月面，会使测得的血压值偏高；反之，测得的血压值偏低。放气速度太慢，会使测得的舒张压偏高；放气速度太快，听不清声音的变化。

（4）发现血压听不清或有异常时需重测，注意使水银柱降至"0"点，休息片刻后再测，必要时双侧对照。

（5）正确选择测量肢体，偏瘫者选健侧肢体，一侧肢体正在输液或施行过手术选择对侧肢体测量。

（6）妥善使用和保管血压计。打气不可过猛、过高；水银柱出现气泡，需调节或检修，不可带气泡测量；用毕及时关闭水银槽开关。

知识拓展

高血压日

据全国统计资料显示，我国现有高血压患者已达1亿人，每年新增300万以上。为提高广大群众对高血压危害健康严重性的认识，引起各级政府、各个部门和社会各界对高血压工作的重视，动员全社会都来参与高血压预防和控制工作，普及高血压防治知识，增强全民的自我保健意识，卫生部决定自1998年起，将每年的10月8日定为全国高血压日。

【能力检测】

1. 体温、脉搏、呼吸及血压的正常值分别是多少？

2. 简述体温过高患者的护理措施。

3. 高血压如何进行分类？

4. 张某，女，60岁，因心房纤颤入院。查体：心率146次/分钟，脉搏68次/分钟，且心律不齐，心率快慢不一，心音强弱不等。

（1）该患者属于哪种脉搏异常？

（2）护士如何测量其脉搏？

（3）测量后如何记录？

第八章　休息与活动护理

　　1. 掌握促进患者休息与睡眠的护理措施；满足患者活动需要的护理措施。

　　2. 熟悉患者活动和运动能力的评估；活动受限的原因及对机体的影响；睡眠障碍的分类。

　　3. 了解休息的意义和条件；睡眠的生理；活动的意义。

　　4. 能为模拟患者正确实施关节活动范围练习。

　　5. 态度认真，方法正确，动作轻柔，操作规范，患者舒适。

　　休息与活动是人类生存和发展的最基本需要之一。适当的休息与活动，可以消除疲劳，促进身心健康；对于患者，是减轻病痛、促进康复的基本条件。护士需掌握协助患者休息与活动的意义、条件和方法，并根据患者的具体情况，发现并解决患者休息与活动方面存在的问题，科学帮助患者，促进疾病康复。

第一节　休息与睡眠

一、休息的意义与条件

　　休息是指在一定时间内相对地减少活动，使人从生理和心理上得到松弛，消除疲劳，恢复精力和体力的过程。休息包括身体和心理两方面的放松，通过休息，以减轻疲劳和缓解精神紧张。

　　休息的方式因人而异，因个体的年龄、健康状况、工作性质和生活方式的不同，只要达到缓解疲劳、减轻压力、促进身心舒适和精力恢复的目的，就是有效的休息。休息不足会导致人体出现躯体和精神反应，如疲劳、注意力分散，甚至出现紧张、焦虑、易怒等情绪，严重时会造成机体免疫力下降，导致身心疾患。对患者而言，有效的休息具有更重要的意义。

（一）休息的意义

　　1. 休息可以减轻或消除疲劳，缓解精神压力。

2. 休息可以维持机体正常生理功能。

3. 休息利于机体正常的生长发育。

4. 休息可以减少机体能量损耗。

5. 休息可以促进蛋白质的合成及组织修复。

(二)休息的条件

1. 身体方面 身体舒适是保证有效休息的基本条件,包括各组织器官功能正常;皮肤完整;肢体功能位;无感觉异常;机体清洁舒适。任何一方面出现异常或不适,都会直接影响休息的方式和质量。

2. 心理方面 疾病通常会导致患者出现情绪、行为及生活方式的改变。患者通常会出现恐惧、焦虑、烦躁不安、抑郁、沮丧、依赖性增强,难以适应疾病造成的各种问题,从而导致患者睡眠形态的改变。

3. 环境方面 医院的物理环境是影响患者休息的重要因素之一。环境中的空间、温度、湿度、光线、色彩、空气、声音等对患者的休息、疾病康复均有不同程度的影响。医疗卫生服务机构在设计病房时需全面考虑这些因素,为患者创造一个安全、舒适的环境。

在休息的各种形式中,睡眠是最为常见也是最重要的一种。睡眠的时间和质量是影响休息的重要因素,无论患者属于原发性睡眠障碍还是住院后的继发性睡眠障碍,都可引起睡眠不足或质量下降,从而影响患者的休息和疾病的康复。因此,护士需了解睡眠的生理情况,采取多种措施,帮助患者解决睡眠不良问题。

二、睡眠的需要与评估

(一)睡眠的概念

睡眠是最自然的休息方式,约占人生的 1/3 时间。睡眠是基本的生理需要,是觉醒交替循环的周期性生理过程,是身心处在一种完全无意识的状态或在有意识的情况下,全身肌肉放松但器官功能仍正常运转的状况。睡眠可定义为周期发生的知觉的特殊状态,由不同时相组成,对周围环境可相对地不做出反应。

(二)睡眠的发生机制

睡眠是由睡眠中枢控制的。目前认为,睡眠中枢位于脑干尾端,这一中枢向上传导冲动作用于大脑皮层(或称为上行抑制系统),与控制觉醒状态的脑干网状结构上行激动系统的作用相拮抗,从而调节睡眠与觉醒的相互转换。

(三)睡眠的生理特点

睡眠是一种周期现象,是循环发生的,一般每天一个周期。睡眠时视、触、嗅、听等感觉减退,骨骼肌反射和肌紧张减弱,自主神经功能可出现一系列改变,如血压下降、心率减慢、呼吸变慢、瞳孔缩小、尿量减少、代谢率降低、胃液分泌增多、唾液分泌减少、发汗增强等。

（四）睡眠的分期

根据睡眠发展过程中脑电波变化和机体活动功能的表现，睡眠可分为慢波睡眠（SWS）和快波睡眠（FWS）两个时相（表8-1）。慢波睡眠又称正相睡眠（OS）或非快速眼球运动睡眠（NREM sleep）；快波睡眠又称异相睡眠（PS）或快速眼球运动睡眠（REM sleep）。睡眠过程中两个时相互相交替进行。成人进入睡眠后，首先是慢波睡眠开始，后转入快波睡眠，又转入慢波睡眠。整个睡眠过程中有多次交替，越近睡眠的后期，快波睡眠持续时间越长。两种睡眠时相状态均可直接转为觉醒状态，但在觉醒状态下，一般只能进入慢波睡眠，而不能进入快波睡眠。

1. 慢波睡眠　慢波睡眠分为4个时期。

（1）入睡期（Ⅰ期）　此期为清醒与睡眠之间的过渡时期，只维持几分钟，是所有睡眠期中睡得最浅的一期，很容易被唤醒。在这一期，生理活动速度开始降低，生命体征与新陈代谢逐渐减慢。此期的时间较短，持续1~7分钟就转入其他期。

（2）浅睡期（Ⅱ期）　此期仍可听到声音，仍然容易被唤醒，身体功能继续变慢，肌肉逐渐放松。此期持续10~20分钟。

（3）中度睡眠期（Ⅲ期）　此期肌肉完全放松，生命体征较前下降，但仍然规则，身体很少移动，很难被唤醒。此期持续15~30分钟。

（4）深度睡眠期（Ⅳ期）　此期身体完全松弛且无法移动，极难被唤醒，腺垂体分泌生长激素，人体组织愈合加快。夜尿和梦游大都发生于此期。此期持续15~30分钟。慢波睡眠为正常人所必需，在慢波睡眠中，机体的耗氧量下降，但脑的耗氧量不变；同时腺垂体分泌生长激素增多，利于促进生长和体力恢复。

2. 快波睡眠　快波睡眠的睡眠特点是眼球转动快，脑电波活跃，与觉醒较难区分。与慢波睡眠表现相比，机体感觉进一步减退，更难唤醒，骨骼肌反射和肌紧张更加减弱，肌肉几乎完全松弛，可有间断的阵发性表现，如眼球快速运动、部分躯体抽动、血压升高、心率加快、呼吸加快且不规则等。做梦是快波睡眠的特征之一。快波睡眠也为正常人所必需，在快波睡眠中，脑的耗氧量增加，脑血流量增多且脑内蛋白质合成加快，但生长激素分泌减少。快波睡眠与幼儿神经系统的成熟有密切的关系，有利于建立新的突触联系，能够促进学习记忆力恢复。快波睡眠对精神和情绪上的平衡最为重要，因为充满感情色彩的梦境可以舒缓精神压力，让人们面对内心深处的事情和感受，消除意识中令人忧虑的事情。但某些疾病容易在夜间发作，如心绞痛、哮喘、阻塞性肺气肿缺氧发作等，可能与快波睡眠期出现间断的阵发性表现有关。

表 8-1　睡眠各阶段的变化

睡眠分期		特点	生理表现	脑电图特点
NREM 期	第 I 期	可被外界的声响或说话声惊醒	全身肌肉松弛,呼吸均匀,脉搏减慢	低电压 α 节律,频率为 8~12 次/秒
	第 II 期	进入睡眠状态,但仍易被惊醒	全身肌肉松弛,呼吸均匀,脉搏减慢,血压、体温下降	出现快速、宽大的梭状波,频率为 14~16 次/秒
	第 III 期	睡眠逐渐加深,需要巨大的声响才能使之觉醒	肌肉十分松弛,呼吸均匀,心跳缓慢,血压、体温继续下降	梭状波与 δ 波交替出现
	第 IV 期	为沉睡期,很难唤醒,可出现梦游和遗尿	全身松弛,无任何活动,脉搏、体温继续下降,呼吸缓慢均匀,体内分泌大量生长激素	缓慢而高的 δ 波,频率为 1~2 次/秒
REM 期		眼肌活跃,眼球迅速转动,梦境往往在此时期出现	心率、血压、呼吸大幅度波动,肾上腺素大量分泌。除眼肌外,全身肌肉松弛,很难唤醒	呈不规则的低电压波形,与第 I 期相似

(五) 睡眠周期

睡眠是一种周期性的现象。对大多数成人而言,睡眠是每 24 小时循环 1 次的周期性程序。在每次 6~8 小时的睡眠中,平均包含 4~6 个睡眠周期。每一个睡眠周期都含有 60~120 分钟不等的有顺序的睡眠时相,平均是 90 分钟。每个睡眠周期由不同睡眠时相构成。这些时相按一定顺序重复出现 (图 8-1)。

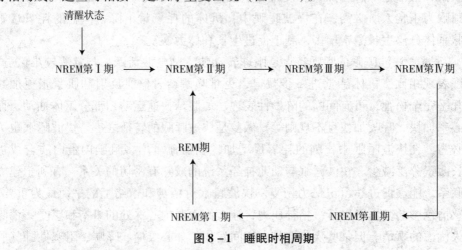

图 8-1　睡眠时相周期

正常睡眠时,在入睡后最初的 20~30 分钟,从慢波睡眠的入睡期进入浅睡期和中度睡眠期,再经深度睡眠期返回到中度睡眠期和浅睡期,再从浅睡期进入快波睡眠,大约持续 10 分钟后又进入浅睡期。每一时相所用的时间也会有所变化,刚入睡时,慢波睡眠的中度和深度睡眠占 90 分钟,快波睡眠持续不超过 30 分钟;进入深夜,快波睡眠会延长到 60 分钟，慢波睡眠的中度和深度睡眠时间会相应缩短。越接近睡眠后期，快波睡眠持续时间越长。睡眠周期在白天小睡时也会出现，但各期睡眠时间长短依小睡的时间而定。上午小睡，是后半夜睡眠的延续，快波睡眠所占的比例较大；下午小睡，慢波睡眠所占的比例增大，会影响晚上睡眠时慢波睡眠时间的长短。

在睡眠周期的交替进行中，如果在任何一期将个体唤醒，再继续睡眠时，不会回到将其唤醒的那个睡眠时相中，而是从睡眠最初状态开始。在夜间，若患者的睡眠经常被中断，患者将整夜无法获得深度睡眠和快波睡眠。患者正常的睡眠形态受到干扰，睡眠质量大大下降，因此就不得不通过增加睡眠总时数来补充缺乏的深度睡眠和快波睡眠，以至于造成睡眠形态发生紊乱。为了帮助患者获得最佳睡眠，护士需在了解睡眠的规律和特点的基础上，全面评估患者睡眠的需要和影响睡眠的因素，以保证患者睡眠的质量和连续。

三、促进患者休息与睡眠的护理措施

（一）睡眠的评估

1. 影响睡眠的因素

（1）生理性因素

①年龄因素：通常睡眠时间与年龄呈反比，即随着年龄的增长，个体的睡眠时间逐渐减少。

②昼夜性节律：睡眠是一种周期性现象，一般发生在昼夜性节律的最低期，与人的生物钟保持一致。昼夜性节律是指人体根据内在的生物性规律，在 24 小时内规律地运行它的活动，相当于一个人的生物时钟，每天 24 小时周期规律运转，形成一个人的日常生活节奏，反映出人体在生理与心理方面的起伏变化，如激素分泌的变化、体温的变化、代谢的变化等，并随个体疾病和情绪的不同而改变。如果人的睡眠不能与昼夜节律协同一致，长时间频繁地夜间工作或航空时差，会造成生物节律失调，产生疲劳与不适。适度的疲劳有助于入睡，但是过度疲劳反而会使入睡困难，通常需要 3～5 天才能恢复。

③内分泌：内分泌的变化会影响睡眠，女性在月经期会通过增加睡眠时间来缓解疲劳，补充体力。绝经期女性由于内分泌的变化会引起睡眠紊乱，补充激素可以改善睡眠质量。

④个人习惯：睡前的一些习惯，如洗热水澡、喝牛奶、阅读报纸、听音乐等均有助于睡眠。任何影响睡眠的不健康的睡前习惯，如处于饥饿、进食过度、饮水过多等状态都会影响睡眠的质量。另外，睡前任何种类的身心强烈刺激，如看恐怖电影或听恐怖故事、严厉的责备、剧烈的活动、过度的兴奋、悲伤、恐惧等也会影响睡眠。

（2）病理性因素

①疾病：几乎所有的疾病都会影响原有的睡眠形态。患病的人需要更多的睡眠时间，然而因躯体疾病造成的不适、疼痛、心悸、呼吸困难、瘙痒、恶心、发热、尿频等

症状均会影响正常的睡眠。

②伴随症状：伴有失眠的疾病有高血压、心脏病、哮喘、睡眠呼吸暂停综合征、消化性溃疡、甲状腺功能亢进、关节炎、癌症和过度肥胖等。此外，80%的失眠与精神障碍、精神疾病有关，如神经衰弱、精神分裂症、焦虑症、抑郁症等，同时可伴有中枢交感和胆碱能活动平衡紊乱，影响大脑对睡眠的调节功能。

（3）心理性因素　任何强烈的情绪变化及不良的心理反应，如焦虑、紧张、喜悦、愤怒、悲哀、恐惧、抑郁等均可能影响正常睡眠。患者由于生病及住院产生的情绪及心理变化，如对疾病的担忧、经济压力、角色转变等都可能造成睡眠障碍。

（4）环境因素　环境的改变直接影响人的睡眠状况，大多数人在陌生的环境下难以入睡。医院是为特定人群进行防病治病的场所，其工作性质的昼夜连续性、环境的复杂性和特殊性是影响患者睡眠的重要因素之一。研究发现，在新环境中慢波睡眠和快波睡眠的比例会发生变化，入睡时间延长，快波睡眠减少，觉醒次数增加等。

（5）其他

①药物因素：药物影响睡眠过程的作用机制非常复杂，某些神经系统用药、抗高血压药、抗组胺药、平喘药、镇痛药、镇静药、激素等均对睡眠有一定的影响。如应用β受体阻滞剂可以出现失眠、睡眠中断及噩梦等不良反应；利尿药的应用会导致夜尿增多而影响睡眠；安眠药能够加速睡眠，但只能在短时间内（1周）增加睡眠量，长期使用会产生白天嗜睡、疲乏、精神错乱等不良反应。长期不适当使用安眠药，可产生药物依赖或出现戒断反应，加重原有的睡眠障碍。

②食物因素：一些食物和饮料的摄入也会影响睡眠状况。含有较多 L - 色氨酸的食物，如肉类、乳制品和豆类能促进入睡，缩短入睡时间，是天然的催眠剂。酒精可加速入睡时间，少量饮酒能促进放松和睡眠，但大量饮酒会抑制脑干维持睡眠的功能，干扰睡眠结构，使睡眠变浅。浓茶、咖啡和可乐中含有咖啡因，饮用后使人兴奋难以入睡，即使入睡也容易中途醒来，且总睡眠时间缩短，睡眠不好的人应限制摄入，尤其避免睡前 4 ~ 5 小时饮用。

2. 睡眠形态的评估　评估协助患者获得最佳的休息与睡眠，以达到康复的目的是护士的重要职责之一。护士需全面运用休息和睡眠的知识，对患者的睡眠情况进行综合评估，制定适合患者需要的护理计划，指导和帮助患者达到休息与睡眠的目的。护士掌握收集睡眠资料的内容和方法，获得准确的睡眠资料是完成护理计划的基础和关键。评估的主要内容如下。

（1）每天需要的睡眠时间。

（2）就寝的时间。

（3）是否需要午睡和午睡的时间。

（4）睡眠习惯，包括对食物、饮料、个人卫生、放松形式（阅读、听音乐等）、药物、陪伴、卧具、光线、声音及温度等的需要。

（5）入睡持续的时间。

（6）睡眠深度。

（7）是否打鼾。

（8）夜间醒来的时间、次数和原因。

（9）睡眠中是否有异常情况（失眠、呼吸暂停、梦游等），其严重程度、原因及对机体的影响。

（10）睡眠效果。

（11）睡前是否需要服用睡眠药物，药物的种类和剂量。

（二）睡眠失调

1. 失眠　失眠通常指患者对睡眠时间和（或）质量不满足并影响白天社会功能的一种主观体验。失眠是临床上最常见的睡眠障碍，主要表现为入睡或睡眠维持困难、早醒而不能再次入睡、睡眠不能恢复脑力和体力、日间社会功能或生活质量明显受影响。

2. 睡眠过度　睡眠过度一般指绝对睡眠时间病理性的增加 25% 及以上。睡眠过度可发生于多种脑部疾病，如脑血管疾病、脑外伤、脑炎、第三脑室底部和蝶鞍附近的脑瘤等，也可见于糖尿病、镇静药过量等，还可见于严重的忧郁、焦虑等心理疾病，患者通过睡眠逃避日常生活的紧张和压力。

3. 发作性睡病　发作性睡病是指白天出现不可克制的发作性短暂性睡眠，临床常伴有猝倒发作、睡眠麻痹和入睡前幻觉。如果以上 4 种症状均存在，称为发作性睡病四联症。发作性睡病亦称异常动眼睡眠。猝倒症是发作性睡眠最危险的并发症，有 65% ～ 70% 的发作性睡眠患者会出现猝倒现象。发作时意识清醒，躯干及肢体肌张力突然低下而猝倒，导致严重的跌伤。有 12% ～ 50% 的发作性睡眠症患者会出现入睡前和醒后幻觉，患者可出现生动的、常常是不愉快的感觉体验，包括视觉、触觉、运动或听觉现象。发作性睡眠属于快波睡眠障碍，医护人员需正确认识和处理发作性睡眠，不可将患者视为懒惰、不负责任或情绪不稳定。

4. 睡眠性呼吸暂停低通气综合征（SAHS）　这是多种原因导致睡眠状态下反复出现低通气和（或）呼吸中断，引起间歇性低氧血症伴高碳酸血症及睡眠结构紊乱，进而使机体发生一系列病理生理改变的临床综合征。主要临床表现为睡眠打鼾伴呼吸暂停、日间嗜睡、疲乏等。随病情发展可导致高血压、冠心病、心律失常、脑血管意外、糖与脂类代谢紊乱及肺动脉高压等一系列并发症。睡眠呼吸暂停是指睡眠过程中口鼻呼吸气流停止 10 秒或以上。其类型可分为中枢型睡眠呼吸暂停、阻塞型睡眠呼吸暂停和混合型睡眠呼吸暂停。低通气是指睡眠过程中口鼻气流较基础水平降低 ≥30% 伴动脉血氧饱和度减低 ≥4%；或口鼻气流较基础水平降低 ≥50% 伴动脉血氧饱和度降低 ≥3% 或微觉醒。

5. 其他

（1）**梦游症**　梦游症又称夜游症、梦行症或睡行症。主要见于儿童，以男性多见。随着年龄的增长，症状逐渐消失，该症系中枢神经延缓成熟所致。发作时患者于睡眠中在床上爬动或下地走动，甚至到室外活动，面无表情，动作笨拙，走路不稳，喃喃自语，偶可见较复杂的动作如穿衣，每次发作持续数分钟，又复上床睡觉，在活动过程中可含糊回答他人的提问，也可被强烈的刺激惊醒，醒后对所进行的活动不能回忆。

（2）遗尿　遗尿指5岁以上的儿童仍不能控制排尿，在日间或夜间反复出现不自主的排尿。遗尿可分为原发性遗尿和继发性遗尿，前者指从婴儿期以来未建立排尿控制，家族中常有遗尿者；后者指一度能自行控制排尿，形成正常排尿习惯后，又出现遗尿。引起遗尿的因素主要有：①遗传因素：遗尿者常在同一家族中发病，发生率为20% ~ 50%。②睡眠机制障碍：异常的熟睡抑制了间脑排尿中枢的功能。③泌尿系统疾病或功能障碍：泌尿通路狭窄梗阻、膀胱发育异常、尿道感染、膀胱容量及内压改变等均可引起遗尿。④控制排尿的中枢神经系统功能发育迟缓。

（三）护理措施

1. 满足患者身体舒适的需要　人只有在舒适和放松的前提下才能保持正常的睡眠，因此，护士需积极采取措施从根本上消除影响患者身体舒适和睡眠的因素。睡前帮助患者完成个人卫生护理，避免衣服对患者身体的刺激和束缚，避免床褥对患者舒适的影响，选择合适的卧位，放松关节和肌肉，保证呼吸的通畅，控制疼痛，减轻各种躯体症状。

2. 减轻或解除患者的心理压力　根据对患者的评估，找出影响患者休息与睡眠的心理因素，通过有效沟通、正确指导，帮助患者消除恐惧和焦虑，恢复平静、稳定的情绪，建立对治疗的信心，以提高患者休息与睡眠的质量。

3. 创造良好的睡眠环境　控制病房的温度、湿度、空气、光线及声音，减少外界环境对患者感官的不良刺激。病房保持适宜的温度，一般冬季18℃ ~ 22℃，夏季25℃左右。湿度保持在50% ~ 60%。

护理时将影响睡眠的噪音降低到最低，包括治疗和处置的声音、器械碰撞声、卫生间流水声、开关门声等，并降低电话铃声、监护仪器报警声的音量，尽量关闭其他容易产生噪音的仪器设备，避免夜间搬动病床或其他物品，工作人员避免穿硬底鞋，降低说话及走路的声音，保证病房门的紧密性并在患者睡眠时关闭。危重、夜间需进行治疗处置、严密观察、严重打鼾的患者与其他患者分开，每个床单位备有床头灯，避免对其他患者的睡眠造成影响。夜间拉上病房窗帘，尽量熄灯或使用地灯，避免光线直射患者眼部而影响睡眠。保证空气清新和流动，及时清理病房中的血、尿、便、呕吐物、排泄物等，避免异味对患者睡眠的影响。

床铺安全、舒适，有足够的宽度和长度，被褥和枕头的厚度、硬度合适。老人、儿童和意识障碍的患者加床档，以保证睡眠安全。睡前整理病房空间环境，保持地面清洁干燥，避免因物品摆放不当或地面湿滑造成患者起夜时发生危险。

合理安排护理时间，尽量减少对患者睡眠的影响。常规护理安排在白天，避免在患者午睡时进行。夜间执行护理措施时，尽量间隔90分钟，避免患者在一个睡眠周期中发生睡眠中断现象。

4. 合理使用药物　对使用安眠药的患者，必须掌握安眠药的种类、性能、应用方法、对睡眠的影响及副作用，注意观察患者服药期间的睡眠情况及身心反应，如有不适，及时报告医生予以处理。

5. 帮助患者建立良好的睡眠习惯 护士与患者共同讨论分析影响睡眠的生理、心理、环境、生活方式等因素，鼓励患者建立良好的生活方式和睡眠习惯，帮助患者消除影响睡眠的自身因素。良好的睡眠习惯包括：①根据人体生物节律性调整作息时间，合理安排日间活动，白天适当锻炼，避免非睡眠时间卧床，晚间固定就寝时间和卧室，保证人体需要的睡眠时间，不熬夜。②睡前进食少量易消化的食物或热饮，防止饥饿影响睡眠，避免饮用咖啡、浓茶、可乐及含酒精的刺激性饮料，或摄入大量不易消化的食物。③睡前根据个人爱好选择短时间的阅读、听音乐或做放松操等方式以促进睡眠，视听内容要轻松、柔和，避免因对身心的强烈刺激而影响睡眠。

6. 做好晚间护理 为促进患者舒适入睡，就寝前做好晚间护理，包括协助患者洗漱、排便、更衣、整理床单位等；帮助患者采取舒适卧位，注意检查身体各部位引流管、伤口、牵引、敷料等引起患者不舒适的情况，如有不适，及时处理。对主诉疼痛的患者，根据医嘱给予止痛药物。住院患者尽可能保持其平常的睡前习惯，减少病房环境与治疗活动对患者睡眠的干扰。

7. 睡眠失调患者的特殊护理措施 对睡眠过多的患者指导其控制饮食，减轻体重，并限制睡眠时间，增加有益和有趣的活动。对发作性睡病患者选用药物治疗，如安非他明和苯哌啶醋酸甲酯抑制 REM 期睡眠；对发作性睡病和梦游症患者，注意防护，防止发生意外及损伤；对睡眠呼吸暂停低通气综合征患者，指导其采取正确卧位，避免压迫，保持呼吸道通畅，并在夜间加强观察，随时消除呼吸道梗阻；对遗尿患者，限制其晚间饮水，督促其睡前排尿。

第二节 活 动

活动是人的基本需要之一，对维持健康非常重要。人们通过穿衣、行走、进食、排泄等活动满足其基本生理需要；通过身体活动维持呼吸、循环、消化及骨骼肌肉的正常功能；通过思维活动维持意识和智力的发展；通过学习和工作满足自我实现的需要。

一、活动的意义

1. 适当的活动可以提高肌张力，增强运动系统的强度和耐力；保持关节的弹性和灵活性，增强机体协调性，控制体重，避免肥胖。

2. 适当的运动可以增加血液循环，提高机体氧和能力，增强心肺功能，还可促进消化，预防便秘。

3. 活动有助于缓解心理压力，促进身心放松，助于睡眠，减慢衰老过程和慢性疾病的发生。

二、活动受限的原因与对机体的影响

(一) 活动受限的原因

1. 生理因素 生理因素是造成活动受限的最主要因素。身体各个可动部位的移动和控制能力都依赖于机体的完整性，当身体发生损伤、疾病或因先天性的问题而影响骨骼、肌肉、关节或相关的神经或血管时，均会限制正常的活动功能。

(1) 疼痛 许多疾病引起的疼痛都会限制患者的活动，最常见的是手术后，患者因刀口疼痛而主动或被动地限制活动以减轻疼痛。类风湿性关节炎患者，为避免关节活动时疼痛，会被动减少活动，特别是形成某种特定的姿势。

(2) 损伤 肌肉、骨骼、关节的器质性损伤，如扭伤、挫伤、骨折等都伴有身体活动能力的下降。

(3) 运动系统结构改变 肢体的先天畸形或残障等直接或间接地限制了正常活动。因疾病造成的关节肿胀、增生、变形等也会影响机体的活动。

(4) 运动、神经系统功能受损 其可造成暂时的或永久的运动功能障碍，如脑血管意外、脊髓损伤造成的中枢性神经功能损伤，导致受损神经支配部分的身体出现运动障碍。重症肌无力、肌肉萎缩患者也会出现明显的活动受限，甚至不能活动。

(5) 营养状态改变 因疾病导致严重营养不良、乏氧、虚弱无力等患者，由于不能提供身体活动所需的能量而限制了活动。过度肥胖的患者也会出现身体活动受限。

(6) 某些医护措施的执行 一些为治疗某些疾病而采取的医护措施也会限制患者的活动。为防止处于昏迷状态的患者因躁动出现意外，须对其加以约束；某些骨科患者在牵引和使用石膏绷带过程中会限制其活动范围，甚至需要制动。某些疾病的急性期，如心肌梗死的患者要求绝对卧床休息，以减少心脏负荷，需大大减少其活动量。

2. 精神心理因素

(1) 情绪 当个人承受的情绪压力超过其适应范围时，就会发生情绪性活动能力下降。例如，遭受了突然丧子打击的母亲，在一段时间内会变得痴痴呆呆，无法活动，直到适应后才会恢复。

(2) 心理障碍 癔症性瘫痪患者，躯体本身并无器质性病变，神经功能也正常，只是因为心理障碍或意想某部分躯体不能活动而造成该处肢体失去活动能力。

(二) 活动受限对机体的影响

1. 对皮肤的影响 活动受限或长期卧床患者，皮肤抵抗力下降易形成压疮。

2. 对运动系统的影响 某些患者限制其活动范围和强度是必要的，但如果骨骼、关节和肌肉组织长期处于活动受限状态，会导致一些不良情况出现：①肌肉无力或萎缩。②关节僵硬、挛缩、变形。③手足废用，导致垂足、垂腕、髋关节外旋等情况。④腰背痛。⑤骨质疏松，还可出现肾结石、病理性骨折、骨骼变形等并发症。

3. 对心血管系统的影响

（1）体位性低血压 体位性低血压是患者从卧位到坐位或直立位时，或长时间站立出现血压突然下降超过 20mmHg，并伴有头昏、头晕、视力模糊、乏力、恶心等表现。长期卧床的患者，第 1 次起床时常常会感到眩晕、心悸、虚弱无力。发生这种现象的原因，一是由于长期卧床造成的肌肉无力；二是长期卧床，血液循环量下降，头部供血不足，由卧位突然直立时，小动脉尚未收缩，造成血压的突然下降，导致出现眩晕等低血压症状。

（2）深静脉血栓形成 血流缓慢、静脉壁（尤其是内膜）损伤、血液凝固性增高是引起静脉血栓形成的 3 个主要因素。长期卧床的患者易形成静脉血栓。病变主要累及四肢浅静脉或下肢深静脉。患者卧床的时间越长，发生深静脉血栓的危险性越高，特别是肥胖、脱水、贫血及休克的卧床患者发生的概率更高。长期卧床的患者，由于机体活动量减少，血容量相对不足，其中血浆的减少比血细胞减少得多，因此易出现血液黏稠度增高，血液流速减慢，形成血栓的危险性增加。因为缺少肢体活动，导致下肢深静脉血流缓慢，影响了深静脉的血液循环。如果血液循环不良时间超过机体组织受损的代偿时间，就会发生血管内膜受损，进一步促进血栓的形成。发生血栓后，肢体会出现疼痛、肢端冰冷苍白、水肿等缺血表现，严重时可形成坏疽。静脉血栓形成的更大危险是脱落的栓子回流至肺部造成肺栓塞，若栓塞发生在肺动脉主干或大分支，阻断了大部分血流，可致猝死。

4. 对呼吸系统的影响 长期卧床对呼吸系统的影响主要表现为限制有效通气和影响呼吸道分泌物的排除，最终导致坠积性肺炎的发生。原因是患者长期卧床，肺底部长期处于充血、淤血状态，肺部扩张受限，有效通气减少，影响氧气的正常交换，导致二氧化碳潴留，严重时会出现呼吸性酸中毒。长期卧床患者大多处于衰竭状态，全身肌肉无力，呼吸肌运动能力减弱，胸廓与横膈运动受限，无力进行有效的深呼吸。加之无力咳嗽，不能将痰液咳出，致使呼吸道内分泌物排除困难，痰液大量堆积，并因重力作用流向肺底。如果不及时处理，会造成肺部感染，导致坠积性肺炎。因此，对长期卧床的患者要定时翻身、拍背，保持呼吸道通畅和肺正常的通气功能，避免坠积性肺炎的发生。

5. 对消化系统的影响 由于活动量的减少和疾病的消耗，患者常出现食欲减退、厌食，摄入的营养物质减少，不能满足机体需要量，导致负氮平衡，甚至会出现严重的营养不良。长期卧床还会减慢胃肠道的蠕动，加之摄入的水分和纤维素减少，患者经常会出现便秘，并因腹肌和提肛肌无力而进一步加重，出现头痛、头晕、腹胀、腹痛等症状，严重时出现粪便嵌塞，使排便更加困难。

6. 对泌尿系统的影响 正常情况下，人体处于站姿或坐姿时，能使会阴部肌肉放松，同时肌肉下压刺激排尿。长期卧床患者，由于排尿姿势的改变，影响了正常的排尿活动。平躺时上述情况改变，出现排尿困难。若长期存在，膀胱膨胀造成逼尿肌过度伸展，机体对膀胱胀满的感受性变差，形成尿潴留。由于机体活动量减少，尿液中的钙磷浓度增加，因同时伴有尿潴留，进而可形成泌尿道结石。由于尿潴留，正常排尿对泌尿道的冲洗作用减少，大量细菌繁殖，致病菌由尿道口进入，上行至膀胱、输尿管和肾，造成泌尿系统感染。

7. 对心理社会方面的影响　长期卧床，往往会给患者带来一些社会心理方面的问题。当患者活动都依赖他人帮助时，常会出现焦虑、恐惧、失眠、自尊的改变、愤怒、挫折感等。有些制动患者容易出现情绪波动，甚至在行为上处于敌对好斗状态；一些患者会变得胆怯畏缩，或出现定向力障碍，不能辨别时间和地点。由于疾病的影响，与外界联系减少，因而变得无法适应环境，甚至自我封闭，某些患者还存在沟通上的问题。

三、患者活动的评估

患者活动量的减少对疾病的恢复有一定益处，但同时也会给机体带来不利的影响，特别是长期卧床的患者，会引起诸多系统的并发症，不仅影响正常的生理活动，还可加重原有疾病。指导患者适当活动，对促进疾病康复、减少长期卧床出现的并发症非常重要。在指导活动前，护士需对患者的身体状况和影响活动的因素进行正确评估，根据患者的实际情况制定相应的活动计划。评估的主要内容包括以下几方面。

1. 一般资料　一般资料包括患者的年龄、性别、文化程度、职业等。对患者活动状况的评估，需先考虑患者的年龄，年龄是决定机体对活动的需要及耐受程度的重要原因之一；性别使运动方式和运动强度产生区别；文化程度和职业可帮助护士分析和预测患者对活动的态度和兴趣。护士在制定活动计划时需全面考虑这些因素，选择适合患者的活动方式，提高护理措施的针对性。

2. 心肺功能情况　活动会增加机体对氧的需要量，机体出现代偿性心率及呼吸加快、血压升高，会给呼吸和循环系统带来压力和负担。患循环系统或呼吸系统疾病者，不恰当的活动会加重原有疾病，甚至发生心跳骤停。因此，活动前需评估其血压、脉搏、呼吸等指标，并根据心肺功能确定活动负荷量的安全范围，根据患者的反应及时调整活动量。

3. 骨骼肌肉情况　机体进行活动需具有健康的骨骼组织和良好的肌力。肌力是指肌肉的收缩力量，通过机体收缩特定肌肉群的能力可以判断肌力。肌力一般分为6级。

0 级　完全瘫痪、肌力完全丧失。

1 级　可见肌肉轻微收缩但无肢体活动。

2 级　肢体可移动位置但不能抬起。

3 级　肢体能抬离但不能对抗阻力。

4 级　能做对抗阻力的运动，但肌力减弱。

5 级　肌力正常。

4. 关节功能情况　评估关节的功能状况时，需根据疾病和卧床对关节的具体影响进行评估，通过患者自己移动关节的主动运动和护士协助患者移动关节的被动运动，观察关节的活动范围有无受限，是否僵硬、变形，活动时关节有无响声或疼痛不适。

5. 机体活动能力　通过对患者日常活动情况的评估判断其活动能力，通过观察患者的行走、穿衣、修饰、如厕等活动的完成情况进行综合评价。机体活动功能可分为

5 级。

  0 级　完全能独立，可自由活动。

  1 级　需要使用设备或器械。

  2 级　需要他人的帮助、监护和教育。

  3 级　既需要帮助，也需要设备和器械。

  4 级　完全不能独立，不能参加活动。

  6. 患者目前的病情　疾病的性质和严重程度决定机体活动受限的程度。评估疾病的程度有助于合理安排患者的活动量和活动方式，也是治疗的需要。如截瘫、昏迷、骨折等患者的活动完全受限，需采取由护士协助为主的被动运动方式，并及早预防因长期卧床对机体造成的并发症。如果为慢性病或疾病恢复期，病情对活动的影响较小，护士需鼓励患者坚持主动运动，以促进疾病康复。在评估患者疾病的同时，护士还要考虑疾病治疗方案对运动的特殊要求，正确处理肢体活动与制动的关系，制定合理的护理计划。

  7. 社会心理状态　心理状况对活动的完成具有重要影响。如果患者情绪低落、焦虑，对活动缺乏热情，甚至产生厌倦或恐惧心理，会严重影响活动的进行及预期效果。评估患者的心理状态，帮助患者保持愉快的心情，以及对活动的兴趣，是完成高质量活动的必要条件。患者家属的态度和行为也会影响患者的心理状态，作为护士还应教育家属充分理解和支持患者，帮助患者建立广泛的社会支持系统，共同完成护理计划。

四、对患者活动的指导与护理

  根据患者的不同年龄、身心发育特点和疾病情况选择适宜的活动方式是促进康复的重要环节。尽管活动对大多数人来说有益于健康，但如果缺乏科学依据和正确的方法则对健康不利，甚至会对身体造成伤害。

（一）选择适当的卧位

  患者卧床时，体位需舒适、稳定，全身尽可能放松，以减少肌肉和关节紧张。

（二）保持脊柱肢体的正常弯曲和各关节的功能位置

  长期卧床患者，因缺乏活动，或长时间采取不适当的被动体位或强迫体位，会引起脊柱及周围肌肉组织变形，使其失去正常的生理弯曲和功能，出现局部疼痛、肌肉僵硬等症状。因此，卧床患者需注意保护颈部和腰部，如病情允许，需经常变换体位，并给予背部护理，按摩受压肌肉，促进局部血液循环，帮助放松，减轻疼痛，同时指导患者增强腰背肌锻炼，保持脊柱的正常生理功能和活动范围。

（三）预防压疮

  长期卧床和缺乏活动是发生压疮的重要危险因素，如果不能采取积极、有效的预防措施，受压部位会出现血液循环障碍，引起局部组织缺血、缺氧，发生皮肤破损和坏死。护士需定时为患者变换卧位，活动和按摩受压部位，以避免压疮的发生。

（四）维持关节的活动性

关节活动范围（ROM）是指关节运动时可达到的最大弧度，也称关节活动度。关节活动度练习简称 ROM 练习，是指根据每一特定关节可活动的范围，通过应用主动或被动的练习方法，维持关节正常的活动度，恢复和改善关节功能的锻炼方法。由个体独立完成的称主动性 ROM 练习。依靠护士完成的称被动性 ROM 练习。关节受限的患者需根据病情尽快进行 ROM 练习，开始可由医务人员完全协助或部分协助完成，逐渐过渡到患者自己完成。护士为患者进行清洁护理、翻身和更换卧位时均可进行被动性 ROM 练习，既可节省时间，又可观察患者的病情变化。被动性 ROM 练习的具体方法。

1. 目的　关节活动的目的是维持关节活动度；预防关节僵硬、粘连和挛缩；促进血液循环，利于关节的营养供给；恢复关节功能；维持肌张力。

2. 操作方法

（1）护士运用人体力学原理，协助患者采取自然放松姿势，面向操作者，并尽可能靠近操作者。

（2）根据各关节的活动形式和范围，依次对患者的颈部、肩、肘、腕、手指、髋、踝、趾关节做屈曲、伸展、内收、外展、内旋、外旋等关节活动练习。

①屈曲：关节弯曲或头向前弯。

②伸展：关节伸直或头向后仰。

③伸展过度：超过一般的范围。

④外展：远离身体中心。

⑤内收：移向身体中心。

⑥内旋：旋向中心。

⑦外旋：自中心向外旋转。注意观察患者的身心反应。

各关节的活动形式和范围见表 8-2、图 8-2、图 8-3。

表 8-2　各关节的活动形式和范围

部位	屈曲	伸展	过伸	外展	内收	内旋	外旋
脊柱	颈段前屈 35°	后伸 35°			左右侧屈 30°		
	腰段前曲 45°						
肩部	前屈 135°	后伸 45°		90°	左右侧屈 30°	135°	45°
肘关节	150°	0°	5°~10°		45°		
前臂						旋前 80°	旋后 100°
腕关节	掌屈 80°	背伸 70°		桡侧偏屈 50°		尺侧偏屈 35°	

续表

部位	屈曲	伸展	过伸	外展	内收	内旋	外旋
手	掌指关节90° 近侧指间关节120° 远侧之间关节60°~80°			拇指屈曲50°		过伸45° 屈曲80° 外展70°	
髋	150°	0°	15°	45°		40°	60°
膝	135°	0°	10°		30°		
踝关节	背屈25°	跖屈45°					

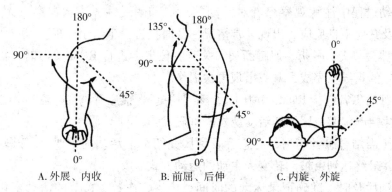

A. 外展、内收　　B. 前屈、后伸　　C. 内旋、外旋

图 8-2　肩关节的活动范围

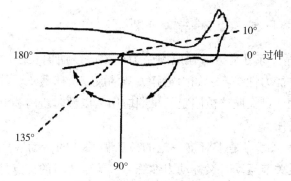

图 8-3　膝关节的活动范围

（3）活动关节时操作者的手做环状或支架，支持关节远端的身体（图 8-4）。

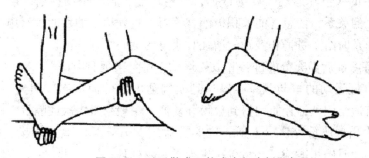

图 8-4　以手做成环状或支架支托腿部

（4）每个关节每次做 5～10 次完整的 ROM 练习，若患者出现疼痛、疲劳、痉挛或抵抗反应时，停止操作。

（5）运动结束后，测量生命体征，协助患者采取舒适卧位，整理床单位。

（6）记录每日运动的项目、次数、时间及关节活动度的变化。

3. 注意事项

（1）运动前全面评估患者的疾病情况、机体活动能力、心肺功能状态、关节的现存功能，根据康复目标和患者的具体情况制定运动计划。

（2）运动前保持病室安静，空气清新，温、湿度适宜，帮助患者更换宽松、舒适的衣服，以便于活动，注意保护患者隐私。

（3）运动过程中注意观察患者对活动的反应和耐受性，注意观察有无关节僵硬、疼痛、痉挛及其他不良反应，出现异常情况，及时报告医生给予处理。

（4）急性关节炎、骨折、肌腱断裂、关节脱位患者进行 ROM 练习时，需在临床医生和康复医生的指导下完成，避免出现再次损伤。

（5）心脏病患者进行 ROM 练习时，需特别注意观察患者胸痛、心律、心率、血压等方面的变化情况，避免因剧烈活动诱发心脏病发作。

（6）护士需结合患者病情，向患者及家属介绍关节活动的重要性，鼓励患者积极配合锻炼，并最终达到由被动转变为主动的运动方式。

（7）运动后及时、准确记录运动的时间、内容、次数、关节的活动变化及患者的反应，为制定下一步护理计划提供依据。

（五）肌肉的等长练习和等张练习

1. 等长练习　等长练习是指增强肌肉张力而不改变肌肉长度的练习，因不伴有明显的关节运动，又称静力性练习，如固定膝关节的股四头肌锻炼。等长练习的优点是不引起明显的关节运动，可在肢体被固定的早期应用，以预防肌肉萎缩；也可在关节内损伤、积液、炎症时应用。

2. 等张练习　等张练习是指对抗一定的负荷做关节的活动锻炼，同时也锻炼肌肉收缩。因伴有大幅度关节运动，又称动力性练习。等张练习的优点是肌肉运动符合大多数日常活动的肌肉运动方式，有利于改善肌肉的神经控制。

3. 注意事项

（1）以患者的病情和运动需要为依据，制定适合患者的运动计划，帮助患者认识活动与疾病康复的关系，使患者能够积极配合练习，达到运动的目的。对患者练习中取得的进步和成绩及时给予赞扬和鼓励，增强其康复的信心。

（2）肌肉练习前后做充分的准备和放松运动，避免出现肌肉损伤。

（3）严格掌握运动的量与频率，以达到肌肉适度疲劳而不出现明显疼痛为原则。每次练习中间有适当间歇，让肌肉得到放松和复原，一般每日 1 次或隔日 1 次。

（4）锻炼中出现严重疼痛、不适，或伴有血压、脉搏、心律、呼吸、意识、情绪等方面的变化，及时停止锻炼，并报告医生给予必要处理。

（5）注意肌肉等长收缩引起的升压反应和增加心血管负荷的作用，高血压、冠心病及其他心血管疾病的患者慎用肌力练习，严重者禁止肌力练习。

知识拓展

有氧运动与无氧运动

1. 有氧运动　有氧运动是指人体在氧气充分供应的情况下进行的体育锻炼。优点是可以提升氧气的摄取量，更好地消耗体内多余的热量，即运动过程中，人体吸入的氧气与需求相等，达到生理上的平衡状态。有氧运动的特点是强度低，有节奏，持续时间较长。要求每次锻炼时间不少于1小时，每周坚持3~5次。通过有氧运动，氧气能充分酵解体内糖分，消耗体内脂肪，增强和改善心肺功能，预防骨质疏松，调节心理和精神状态，是健身的主要运动方式。常见的有氧运动有步行、慢跑、滑冰、游泳、骑自行车、打太极拳、跳健身舞、做韵律操等。

2. 无氧运动　无氧运动是指肌肉在"缺氧"状态下高速剧烈的运动。大部分是负荷强度高、瞬间性强的运动，很难持续较长时间，且疲劳消除的时间较慢。最大特征是运动时氧气的摄取量非常低。由于速度过快及爆发力过猛，人体内的糖分来不及经过氧气分解，而不得不依靠"无氧供能"。无氧运动会在体内产生过多的乳酸，导致肌肉疲劳不能持久，运动后感到肌肉酸痛，呼吸急促。要想使身体更加强壮，可到健身房参加无氧运动。锻炼时需听从教练指导，选择适合自己的训练计划。常见的无氧运动有如赛跑、举重、投掷、跳高、跳远、拔河、肌力训练等。

【能力检测】

1. 如何促进患者的休息和睡眠。

2. 阐述活动首先对机体的影响。

3. 王某，女，50岁，自述入睡困难，睡眠质量差已半年，并伴有头晕目眩、心悸气短、体倦乏力、急躁易怒、注意力不集中等症状。

（1）患者目前的健康问题主要是什么？

（2）主要原因是什么？

（3）护士需采取哪些护理措施帮助患者解决该健康问题？

第九章　清洁护理

■ 学习目标

1. 掌握口腔护理常用溶液和作用；压疮的概念、发生原因、好发部位、预防、临床分期和护理要点。

2. 熟悉压疮发生的高危人群；晨晚间护理的目的、内容。

3. 了解牙线剔牙法；床上梳头；沐浴法。

4. 能正确实施特殊口腔护理、床上洗头、床上擦浴等操作。

5. 具有严谨求实的工作态度，沟通有效，确保患者安全。

　　清洁是人类的基本生理需要之一，是保证患者舒适的基础，对预防疾病、促进患者康复具有重要意义。健康人具有保持身体清洁的能力，患病时自我照护能力下降，往往无法满足自身清洁的需要，从而对身心产生不良影响。做好患者的清洁卫生工作是护士的重要职责。护士需根据患者的病情进行适当的清洁护理，使其身心处于最佳状态，从而促进舒适和康复。清洁护理包括口腔护理、头发护理、皮肤护理和晨晚间护理等。

第一节　口腔护理

　　口腔具有咀嚼、消化、味觉、语言、辅助呼吸等重要功能。良好的口腔卫生有利于患者维护自尊、保持正常沟通、预防疾病和促进康复。口腔由颊、硬腭、软腭和舌组成，口腔内覆盖着黏膜，含有牙齿与唾液腺等组织。口腔的特殊生理结构、温湿度、食物残渣及酸碱度等均适宜微生物的生长繁殖，是病原微生物侵入机体的主要途径之一。正常情况下，口腔中存有大量的致病性和非致病性微生物。健康人因机体抵抗力强，以及进食、饮水、漱口、刷牙等，对减少或清除微生物起到了一定作用，通常不会发生口腔健康问题。当患病时，机体抵抗力下降，上述活动减少，细菌在口腔内迅速繁殖，则易引起口腔炎症、溃疡、口腔异味等，不仅影响食欲和消化功能，导致并发症的发生，还会影响患者自我形象，导致一定的社交障碍。护士需认真评估患者的口腔卫生状况，指导患者每日进行常规口腔清洁，对机体衰弱和存在功能障碍的患者，协助其完成口腔护理。

一、口腔卫生指导

保持良好的口腔卫生、建立良好的生活习惯和卫生方式对健康人和患者均是非常重要的护理指导。护士需应用口腔护理评估表（表9-1）对患者的口腔状况进行评估。分值1表示好，2表示较差，3表示很差。所有项目得分相加，为12~36分，分值越高，越需加强口腔的卫生护理。通过评估口腔卫生状况，护士与患者共同讨论口腔卫生的重要性，指导患者定期检查牙齿，养成早、晚和餐后刷牙的习惯，睡前不吃对牙齿有刺激或腐蚀性的食物，减少含精制糖类或糖类较高食物的摄入，每天多饮水。

表9-1　口腔护理评估表

部位/分值	1	2	3
唇	滑润，质软，无裂口	干燥，有少量痂皮，有裂口，有出血倾向	干燥，有大量痂皮，有裂口，有分泌物，易出血
黏膜	湿润，完整	干燥，完整	干燥，黏膜破损或有溃疡面
牙龈	无出血和萎缩	轻微萎缩，出血	有萎缩，容易出血、肿胀
牙/义齿	无龋齿，义齿合适	无龋齿，义齿不合适	有许多空洞，有裂缝，义齿不合适，齿间流脓液
牙垢/牙石	无牙垢或有少许牙石	有少量至中量牙垢或中量牙石	大量牙垢或牙石
舌	湿润，少量舌苔	干燥，有中量舌苔	干燥，有大量舌苔或覆盖黄色舌苔
腭	湿润，无或有少量碎屑	干燥，有少量或中量碎屑	干燥，有大量碎屑
唾液	中量，透明	少量或过多量	半透明或黏稠
气味	无味或有味	有难闻气味	有刺鼻气味
损伤	无	唇有损伤	口腔内有损伤
自理能力	全部自理	需部分帮助	需全部帮助
健康知识	大部分知识来自于实践，刷牙有效，使用牙线清洁牙齿	有些错误观念，刷牙有效，未使用牙线清洁牙齿	有许多错误观念，很少清洁口腔，刷牙无效，未使用牙线清洁牙齿

（一）清洁用具的使用

1. 牙刷的选择　尽量选用外形较小、表面平滑、刷毛柔软的牙刷。牙刷每次用完后保持清洁、干燥。牙刷每隔3个月更换1次。

2. 牙膏的选择　根据患者需要选择不同的牙膏。含氟牙膏具有抗菌和保护牙齿的作用；药物牙膏可抑制细菌生长，预防龋齿，治疗牙龈过敏；水果香型的牙膏，可使口气清新，口爽舒适。牙膏不宜固定品牌，需轮换使用。

（二）刷牙方法

刷牙通常在晨起、就寝前和每次餐后进行。刷牙时将牙刷的毛面与牙齿呈45°角，轻放于牙沟部位，快速环形来回颤动刷洗。每次刷2~3颗牙齿，刷完一个部位再刷邻近部位。前排牙齿的内面，可用牙刷毛面的顶部环形震颤刷洗；刷洗咬合面时，刷毛与牙齿平行进行刷洗；刷完牙齿后，再由里向外刷舌面（图9-1）。每次刷牙时间不少于3分钟。

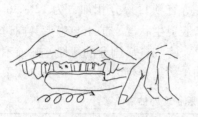
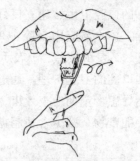

A. 刷牙齿外表面的方法　　　　　　　　B. 刷牙齿内表面的方法

图9-1　刷牙方法

（三）牙线剔牙法

刷牙不能彻底清除牙齿周围的牙菌斑和碎屑，可使用牙线剔牙，每次餐后剔牙最为理想。可选择牙签线器具，直接将牙线嵌入两齿之间，用力弹出；也可将尼龙线、丝线、涤纶线缠与两手中指或食指上，以拉锯式轻轻将牙线嵌入两牙齿间，前后移动牙线，清洁牙齿间的侧面，然后用力弹出，每个反复数次（图9-2）。操作中需对牙齿侧面稍微用力，切忌损伤牙龈部位。使用牙线后，彻底漱口，以清除口腔内碎屑。

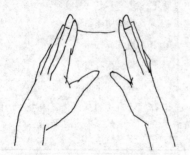
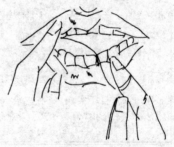

A. 牙线两端绕于两手中指　　　　　　　B. 两手拇指、食指配合动作控制牙线，
　　　　　　　　　　　　　　　　　　　　　用拉锯式将牙线越过相邻牙接触点

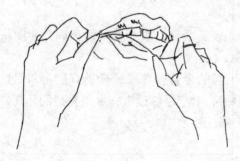
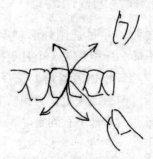

C. 将牙线压入牙缝　　　　　　　　　　D. 用力弹出，每个牙缝重复数次

图9-2　牙线剔牙法

二、特殊口腔护理

特殊口腔护理适用于高热、昏迷、禁食、鼻饲、口腔有疾患、大手术后及其他生活不能自理的患者，一般每日 2 ~ 3 次，如病情需要，可酌情增加次数。

【目的】

1. 保持口腔清洁、湿润，使患者舒适，预防口腔感染等并发症。

2. 防止口臭、牙垢，增进食欲，保持口腔正常功能。

3. 观察口腔黏膜、舌苔的变化，以及有无特殊口腔气味，以提供病情观察的动态信息。

【操作流程】

1. 评估

（1）患者病情及口腔卫生状况。

（2）患者自理能力、心理接受程度和合作程度。

2. 计划

（1）护士准备　洗手，戴口罩，衣帽整洁。

（2）用物准备　治疗盘铺无菌治疗巾，内备治疗碗 2 个（1 个盛漱口溶液浸湿的无菌棉球、1 个盛漱口水）、弯血管钳 1 把、镊子 1 把、压舌板、纱布 2 块、吸管、棉签、治疗巾、弯盘，必要时备开口器。治疗巾外放小茶壶（内盛漱口水）、口腔外用药（如液状石蜡或唇膏、冰硼散、西瓜霜、口腔溃疡膏等）、手电筒、手消毒液、根据病情准备的漱口溶液（表 9 - 2）。

表 9 - 2　口腔护理常用漱口溶液

口腔 pH 值	溶液名称	作用
中性	生理盐水	清洁口腔，预防感染
中性	朵贝尔溶液（复方硼砂溶液）	轻微抑菌，消除口臭
中性	0.02% 呋喃西林溶液	清洁口腔，广谱抗菌
偏酸性	1% ~3% 过氧化氢溶液	抗菌防臭，用于口腔有溃烂、坏死组织者
偏酸性	1% ~4% 碳酸氢钠溶液	用于真菌感染
偏碱性	2% ~3% 硼酸溶液	抑菌，清洁口腔
偏碱性	0.1% 醋酸溶液	用于铜绿假单胞菌感染

（3）患者准备　了解口腔护理的目的、方法、注意事项和配合要点。

（4）环境准备　室内整洁，空气清新，光线充足。

3. 实施（表 9-3）

表 9-3　特殊口腔护理

操作程序	操作步骤	要点说明
核对解释	认真核对、评估患者，做好解释	患者或家属愿意接受口腔护理
备好用物	备齐用物	根据病情准备合适的漱口液
再次核对	将用物携至床旁，认真核对患者，并做好解释	确认患者，取得合作
安置体位	协助患者取侧卧、仰卧位或半坐位，头偏向护士	便于分泌物及多余口水从口腔内流出，防止反流造成误吸
铺治疗巾	铺治疗巾于患者颌下，弯盘置于口角旁	防止浸湿床单、枕头及患者衣服
湿润口唇	用棉签蘸温水湿润患者口唇	防止张口时干裂处出血、疼痛
观察口腔	嘱患者张口（不能张口者可用开口器），护士一手持手电筒，一手持压舌板观察口腔情况	有活动义齿者取下
协助漱口	协助患者用吸管吸温水漱口，用纱布擦净口唇	昏迷患者禁忌漱口
擦洗口腔	牙外侧：嘱患者咬合上下齿，一手用压舌板轻轻撑开左侧颊部，另一手用弯血管钳夹紧含有漱口液的棉球，沿牙缝纵向由上至下，由臼齿至门齿，擦洗左外侧面。同法擦洗右外侧面（图 9-3） 牙内侧：嘱患者张口，依次擦洗左侧牙齿的上内侧面、上咬合面、下内侧面、下咬合面，弧形擦洗左侧颊部。同法擦洗右侧	棉球应包裹血管钳尖端 棉球不可过湿，以防患者将溶液吸入呼吸道 一个棉球擦洗一个部位 擦洗时夹紧棉球，防止遗留口腔内 擦洗动作宜轻，避免损伤黏膜及牙龈
	上颚及舌面舌下：由内向外横向擦洗上腭、舌面及舌下	勿触及咽部，以免引起恶心
协助漱口	协助患者漱口，用纱布擦净口唇	昏迷患者除外
观察涂药	再次观察口腔是否清洗干净，酌情使用外用药	口腔黏膜如有溃疡，可酌情涂药，口唇干裂者涂液状石蜡或唇膏
整理记录	撤去弯盘及治疗巾，协助患者取舒适卧位；分类整理用物；洗手，记录	必要时协助佩戴义齿，记录执行时间和患者反应

4. 评价

（1）患者口唇润泽，感觉口腔清洁、舒适，能主动配合。

（2）护士操作规范，动作轻巧，无口腔黏膜及牙龈损伤。

【注意事项】

1. 擦洗时动作要轻，以免损伤口腔黏膜及牙龈，特别是对凝血功能较差的患者。

2. 昏迷患者禁忌漱口，需用开口器，从臼齿处放入，对牙关紧闭者不可用暴力使其开口。擦洗时棉球不宜过湿，以防溶液误吸入呼吸道。棉球用血管钳夹紧，每次 1 个，防止遗留在口腔，必要时清点棉球数量。

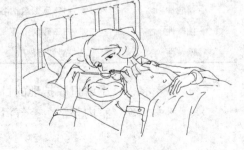

图 9-3　特殊口腔护理

3. 长期应用抗生素者，注意观察口腔黏膜有无真菌感染。

4. 传染病患者用物必须按消毒隔离原则处理。

三、义齿的清洁与护理

因各种原因造成牙齿缺失时，需合理戴义齿，以保持良好的口腔外观，维持正常的口腔功能，并防止牙龈萎缩变形。与真牙一样，义齿也会积聚一些食物残渣，会有牙菌斑和牙石等，同样需要每天清洁与护理。

1. 活动义齿需白天戴，晚上取下，以使牙龈得到充分休息。不能自理者，护士需协助清洁义齿。取下的义齿按刷牙方法刷洗，然后用清水冲洗干净。患者漱口后，用质软的小牙刷或纱布擦洗口腔各部及舌面，再戴上义齿。

2. 暂时不戴的义齿需浸泡在冷水中，每日换水 1 次。义齿不可放在热水中，也不可用乙醇等消毒液浸泡和擦拭，以免变色、变形和老化。

3. 义齿是患者住院期间的贵重物品，需妥善保管。如遇义齿松动、脱落、破裂、折断，但未变形，应将损坏部件保存好，请专业人员修复。

第二节　头发护理

头皮是人体皮脂腺分布最多的部位，皮脂、汗液和灰尘常黏附于毛发、头皮中形成污垢。不干净的头发可散发难闻的气味，还可诱发脱发、皮肤感染或寄生虫的滋生。头发护理是患者每日清洁护理的一项重要内容。头发经过护理，可清除头屑、灰尘和脱落的头发，还可促进头部血液循环并预防感染。良好的头发外观对维护个人形象、保持良好心态及增强自信也十分重要。对于病情较重、自我完成头发护理受限的患者，护士需协助其进行头发护理。

一、床上梳头

对长期卧床、关节活动受限、肌肉张力降低、共济失调等生活不能自理的患者，给予每天床上梳头 1~2 次。

【目的】

1. 使头发整齐、清洁，去除头屑，减少感染机会。

2. 按摩头皮，促进头部血液循环，促进头发的生长和代谢。

3. 维护患者自尊、自信，建立良好的护患关系。

【操作流程】

1. 评估

（1）患者病情、梳发习惯及自理能力。

（2）患者头发分布、光泽、清洁等状况，头皮有无损伤、瘙痒、感染等。

（3）患者心理接受程度及合作程度。

2. 计划

（1）护士准备　洗手，衣帽整洁，需要时戴口罩。

（2）用物准备　治疗盘内备治疗巾、梳子、30% 乙醇、纸袋、手消毒液，必要时备橡皮圈或发夹、吹风机。

（3）患者准备　了解梳头的目的及过程，能配合采取适当卧位。

（4）环境准备　室内整洁，安静舒适，光线充足。

3. 实施（表 9 - 4）

表 9 - 4　床上梳头

操作程序	操作步骤	要点说明
核对解释	认真核对、评估患者，做好解释	患者或家属愿意接受梳发
备好用物	备齐用物	
再次核对	将用物携至床旁，认真核对患者，并做好解释	确认患者，取得合作
安置体位	协助患者取坐位或半坐位	
铺治疗巾	铺治疗巾于枕头上或围于患者颈肩部	避免碎发和头屑掉落在枕头或床单上
正确梳发	协助患者把头偏向一侧，将头发从中间分成两股，一手握住一股头发，一手用梳子由发梢向发根梳理，同法梳理好另一侧	尽量使用圆钝齿梳子，长发者将长发绕在手指上慢慢梳理，避免强行牵拉
	长发可根据患者爱好编成辫或扎成束	遇到打结成团的头发，先用 30% 乙醇湿润后再小心梳理
整理记录	将脱落的头发放于纸袋中，撤去治疗巾，协助患者取舒适卧位；分类整理用物；洗手，记录	传染病患者按隔离消毒原则进行；记录执行时间和护理效果

4. 评价

（1）患者感觉清洁、舒适，自尊得到维护。

（2）护士操作方法正确，动作轻柔，无意外情况发生。

【注意事项】

1. 勿用铁齿梳子，采用圆钝齿的梳子，卷发者或头发较多者选用齿间较宽的梳子，以防损伤头发。

2. 梳发时每次梳一小束，先梳散发梢，再逐渐由发梢梳向发根。对将头发编成辫的患者，每天至少将发辫松开 1 次，梳理后再编好。

3. 梳发过程中用指腹按摩头皮，以促进头部血液循环。

4. 如发现头皮感染、头屑过多、有寄生虫，报告医生，并给予处理。

二、床上洗头

对生活不能自理的患者给予每周床上洗头 1~2 次。

【目的】

1. 除去污秽和脱落的头屑，保持头发清洁，使患者舒适。

2. 按摩头皮，促进头部血液循环，促进头发的生长与代谢。

3. 维护患者自尊、自信，建立良好的护患关系。

4. 预防和灭除虱、蚤，防止疾病传播。

【操作流程】

1. 评估

（1）患者病情、洗发习惯及自理能力。

（2）患者头发分布、光泽、清洁等状况，头皮有无损伤、瘙痒、感染等。

（3）患者心理接受程度和合作程度。

2. 计划

（1）护士准备　洗手，衣帽整洁，需要时戴口罩。

（2）用物准备　橡胶单、大毛巾、毛巾、梳子、纱布或眼罩、不吸水的棉球 2 个、洗发液、别针、弯盘、水壶（内盛40℃~45℃热水）、量杯、污水桶、吹风机、手消毒液、马蹄形垫或洗头车或脸盆、搪瓷杯、橡胶管。根据需要备屏风、便盆及便盆巾。

（3）患者准备　了解洗头的目的及过程，能配合采取适当卧位。

（4）环境准备　酌情关闭门窗，调节室温。

3. 实施（表 9 – 5）

表 9 – 5　床上洗头

操作程序	操作步骤	要点说明
核对解释	认真核对、评估患者，做好解释	患者或家属愿意接受洗发
备好用物	备齐用物	
再次核对	将用物携至床旁，认真核对患者，并做好解释	确认患者，取得合作
环境准备	冬季关闭门窗，调节室温为 22℃~26℃ 必要时使用屏风，按需给予便盆 放平床头，移开床旁桌椅	防止受凉
铺橡胶单	铺橡胶单和大毛巾于枕上 松开患者衣领并向内反折，将毛巾围于颈部，用别针固定	防止浸湿床单、枕头及患者衣服
安置体位	协助患者仰卧，移枕于肩下，双腿屈膝，膝下垫膝枕	
◆扣杯式洗头	取脸盆 1 个，盆底放毛巾 1 块，其上倒扣搪瓷杯，杯上垫折叠的毛巾，外裹隔水薄膜。让患者头部枕于毛巾上，脸盆内置橡胶管，下接污水桶（图9-4）	利用虹吸原理，将污水引入污物桶内
◆马蹄形垫洗头	将马蹄形垫置于患者头下，颈部枕于凸起处，头部在槽中，开口处下方接污水桶（图9-5）	可自制马蹄形垫替代，上覆橡胶单
◆洗头车洗头	推洗头车至床旁，协助患者斜角仰卧或侧卧，头部枕于洗头车头托上，或将接水盘置于患者头下（图9-6）	
保护耳、眼	用棉球塞双耳，用纱布（或眼罩）遮盖患者双眼或嘱患者闭上双眼	防止水流入眼睛或耳朵
洗净头发	先用少许热水试温，患者确定水温合适后，充分湿润头发	
	倒适量洗发液于手掌，均匀涂抹于患者头发上，用指腹从发际到头顶揉搓头发，按摩头皮。用热水冲洗头发，直至洗净为止	揉搓力度适中，不可用指甲抓挠，以防损伤头皮

续表

操作程序	操作步骤	要点说明
擦干头发	洗发完毕,解下颈部毛巾包住头发,取下眼罩和耳道内的棉球,用患者自备的毛巾擦干面部 撤去脸盆和接水管、马蹄形垫或洗头车,协助患者平卧,将枕头从患者肩下移至头部	酌情使用护肤霜
	解下包头毛巾,再用大毛巾擦干,必要时用吹风机吹干,梳理成患者喜好的发型	及时擦干,防止患者受凉
整理记录	撤去用物,协助患者取舒适卧位;整理床单位;分类整理用物;洗手,记录	记录执行时间及护理效果

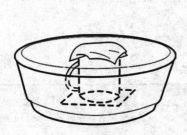

图 9-4 扣杯式洗头法

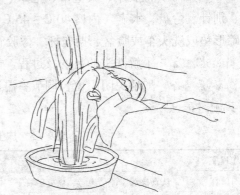

图 9-5 马蹄形垫洗头法

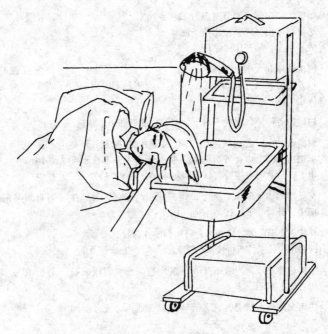

图 9-6 洗头车洗头法

4. 评价

（1）患者感觉头发清洁、舒适，自尊得到维护。

（2）护士操作方法正确，动作轻柔，无意外情况发生。

【注意事项】

1. 洗发过程中，保持与患者沟通，及时了解其感受，并随时注意观察病情变化，如发现面色、脉搏、呼吸异常，立即停止操作。

2. 洗发时间不宜过长，以免引起头部充血、疲劳，引起患者不适。

3. 身体极度虚弱的患者不宜床上洗发。

4. 洗发过程中注意防止污水溅入眼、耳内，并避免溅湿衣服及床单。

5. 调节好室温与水温，注意保暖，及时擦干头发，以免着凉。

第三节 皮肤护理

皮肤是身体最大的器官。皮肤的结构分为表皮和真皮，通过皮下组织与深部组织相连。皮肤的附属物还包括毛发、汗腺、皮脂腺等。完整的皮肤是人体的天然屏障，可防止微生物入侵，具有保护机体、调节体温、感觉、分泌、吸收和排泄等功能。

皮肤的新陈代谢迅速，其代谢产物如皮脂、汗液及脱落的表皮碎屑等，与外界的微生物及尘埃结合形成污垢，黏附于皮肤表面，如不及时清除，可刺激皮肤，降低皮肤的抵抗力，以致破坏其屏障作用，造成各种感染，给人体带来不适。定期进行皮肤的清洁与护理，可促进皮肤的血液循环，满足个体清洁、舒适的需要，预防感染、压疮及其他并发症的发生，还可维护患者的自身形象，促进康复。

一、淋浴和盆浴

淋浴和盆浴适用于病情较轻、生活能够自理、全身情况良好的患者。护士需根据患者的需要和病情选择合适的洗浴方式、时间与次数，并给予适当帮助。

【目的】

1. 去除污垢，保持皮肤清洁、干燥，使患者舒适。

2. 促进皮肤血液循环，增强其排泄功能，预防皮肤感染及压疮等并发症发生。

3. 观察全身皮肤有无异常，为临床诊治提供依据。

4. 使肌肉放松，维持良好的精神状态。

【操作流程】

1. 评估

（1）患者病情、清洁习惯及自行完成沐浴的能力。

（2）皮肤状况，如颜色、温度、感觉、柔软性、厚度、弹性、有无损伤等。

（3）患者及家属对皮肤清洁卫生知识的了解程度。

2. 计划

（1）护士准备 洗手，衣帽整洁，需要时戴口罩。

（2）用物准备　浴液或浴皂、洗发液、毛巾两条、浴巾、清洁衣裤、防滑拖鞋。

（3）患者准备　了解沐浴的作用、过程及配合要点。

（4）环境准备　调节室温，浴室内要有信号铃、扶手；地面、浴盆需防滑。

3. 实施（表9-6）

表9-6　淋浴或盆浴

操作程序	操作步骤	要点说明
核对解释	认真核对、评估患者，做好解释	患者或家属愿意接受淋浴或盆浴
备好用物	协助患者准备好沐浴用品	代为存放贵重物品
	调节好温湿度，室温在24℃左右，水温调节至40℃~45℃	防止患者烫伤或着凉
再次核对	再次核对，送患者入浴室，告知患者信号铃使用方法，水温调解法，不要用湿手触摸电源开关，进出浴室扶好安全把手等	告知患者如出现眩晕等异常症状，立即呼叫 若患者不能自行完成沐浴，护士协助其完成
	浴室不宜闩门，将"正在使用"的标识挂于浴室门上	确保安全的情况下保护患者隐私
安全沐浴	患者沐浴时，护士需在可呼唤到的地方，并注意沐浴时间，时间过久需询问	若患者发生晕厥，立即抬出，平卧保暖，通知医生救治
	盆浴时水位不可超过心脏水平，以免引起胸闷	盆浴患者浸泡时间不宜超过20分钟，浸泡过久易导致疲劳
沐浴完毕	沐浴后，尤其是盆浴患者，协助其出浴盆	防止滑倒
	根据情况协助患者擦干皮肤，穿好清洁衣裤、拖鞋，协助其回病房，取舒适卧位	注意保暖，促进身体放松
整理记录	清洁浴盆或浴室，整理用物；将"未用"标识挂于浴室门上；洗手，记录	防止致病菌传播，记录执行时间及患者反应

4. 评价

（1）淋浴或盆浴后，患者感觉清洁、舒适。

（2）护士能协助患者沐浴，安全无意外发生。

【注意事项】

1. 饭后1小时方可沐浴，以免影响消化。

2. 妊娠7个月以上的孕妇禁用盆浴，衰弱、创伤、患心脏病需卧床的患者，不宜淋浴和盆浴。

3. 防止患者滑倒、晕厥、受凉、烫伤等意外情况发生。

4. 传染病患者沐浴时，根据病种、病情按隔离原则进行。

二、床上擦浴

床上擦浴适用于病情较重、长期卧床、活动受限、生活不能自理的患者，如使用石膏、牵引或必须卧床而不能自行沐浴者。

【目的】

1. 去除污垢，保持皮肤清洁、干燥，使患者舒适，满足患者身心需要。
2. 促进皮肤血液循环，增强其排泄功能，预防皮肤感染及压疮等并发症发生。
3. 观察全身皮肤有无异常，为临床诊治提供依据。
4. 活动肢体，使肌肉放松，防止肌肉挛缩和关节僵硬等并发症。

【操作流程】

1. 评估

（1）患者病情、沐浴习惯和自理能力。

（2）患者的心理反应、合作程度、是否需要使用便器。

（3）患者皮肤状况　①完整性：有无破损、出血、皮疹、水泡、硬结等。②颜色：有无苍白、发绀、发红、黄疸、色素沉着等。③温度：有无发热或冰冷。④感觉：对冷、热、触、痛的感觉是否正常，有无皮肤瘙痒等。⑤弹性：有无水肿、干燥、皱纹等。⑥清洁度：出汗及皮脂分泌情况、体表散发的气味等。

2. 计划

（1）护士准备　衣帽整洁，修剪指甲，洗手，需要时戴口罩。

（2）用物准备　脸盆两个、水壶（内盛50℃~52℃热水）、污水桶、浴液或浴皂、毛巾两条、浴巾、指甲刀、梳子、50%的乙醇或爽身粉、润肤剂（患者自备）、清洁衣裤。根据需要备屏风、便盆及便盆巾。

（3）患者准备　了解床上擦浴的作用、过程及配合要点。

（4）环境准备　关闭门窗，调节室温24℃以上，拉好窗帘或用屏风遮挡。

3. 实施（表9-7）

表9-7　床上擦浴

操作程序	操作步骤	要点说明
核对解释	认真核对、评估患者，做好解释	患者或家属愿意接受床上擦浴
备好用物	按需要准备好擦浴用品	
再次核对	备齐用物至床旁，再次核对	确认患者，取得配合
浴前准备	关闭门窗，用屏风遮挡患者，按需给予便盆	防止患者着凉
	根据病情放平床头及床尾支架，放下床档，松开床尾盖被	方便操作
	将脸盆放于床旁桌或椅上，倒入热水2/3满	水温以患者感觉舒适为宜
擦洗面颈	将微湿的小毛巾包在手上叠成手套状（图9-7），用毛巾的不同部位依次擦洗眼、额、面颊部、鼻翼、人中、耳后、下颌直至颈部	眼部由内眦向外眦擦拭，注意擦净耳郭、耳后及颈部皮肤皱襞处。除眼部外，其他部分一般采用清水1遍、浴皂1遍、清水擦净、浴巾擦干的顺序擦洗
擦洗上身	协助患者脱下上衣，在擦洗部位下面铺上浴巾，用小毛巾由远心端向近心端擦洗患者近侧上肢至腋窝。然后移至对侧，同法擦洗对侧上肢	先脱近侧，后脱远侧；如有外伤则先脱健肢，后脱患肢天冷时可在被内操作
	协助患者侧卧，温水泡手，洗净并擦干	注意洗净腋窝、指缝

续表

操作程序	操作步骤	要点说明
擦洗胸腹	根据需要换水，将浴巾盖于胸腹部。护士一手掀起浴巾一角，用另一包有毛巾的手依次擦洗患者胸部和腹部	注意女性乳房下部和脐部的清洁，腹部以脐为中心，顺结肠走向擦洗，尽量减少身体暴露，防止受凉及保护患者隐私
擦洗背部	协助患者侧卧，背向护士，依次擦洗后颈部、背部、臀部，必要时用50%的乙醇按摩受压部位或涂抹爽身粉	注意擦净患者臀部和肛门部的皮肤皱襞处
	协助患者穿好清洁上衣，平卧	先穿远侧，再穿近侧；先穿患肢，再穿健肢
擦洗下肢	换水，协助患者脱下裤子，露出近侧下肢，将浴巾铺于擦洗部位下，从踝部擦至膝关节处，再擦至大腿，同法擦洗另一侧	从远端擦向近端可促进静脉回流，注意擦净腹股沟
浸泡双足	将盆移于患者足下，盆下垫浴巾，患者屈膝，将双脚移入盆内，清洗足部及脚趾并擦干	也可将盆放于床旁椅上泡足，足部过于干燥者可使用润肤用品
清洗会阴	换水、盆及毛巾，协助患者清洗会阴部	不能自行清洗者由护士完成
穿裤修整	协助患者穿上清洁裤子，根据情况修剪指（趾）甲，为患者梳好发型	
整理记录	整理床单位，安置患者于舒适卧位，开窗通风。分类清理用物；洗手，记录	必要时更换床单，记录执行时间及患者反应

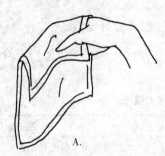
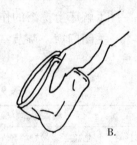

图 9 - 7　包小毛巾法

4. 评价

（1）患者感觉清洁、舒适，身心愉快。

（2）护士动作轻巧，安全无意外发生。

【注意事项】

1. 操作过程中，护士需遵循节力原则，两脚稍分开，以降低身体重心，端水盆时，水盆尽量靠近身体，以减少体力消耗。

2. 根据水温和擦洗部位，及时更换或添加热水，更换脸盆和毛巾。

3. 掌握擦洗的步骤，腋窝、腹股沟等皮肤皱襞处需擦洗干净。

4. 注意观察病情变化及全身皮肤情况，如患者出现寒战、面色苍白等情况，立即停止擦洗，并给予适当处理。

5. 动作轻柔、敏捷，防止患者受凉，并注意遮挡，以维护其自尊。随时注意保暖，天冷时可在被内操作，擦浴一般 15～30 分钟内完成。

三、背部护理

背部护理通常在患者沐浴或擦浴后进行。进行背部护理前先了解患者的疾病诊断，对有背部护理禁忌证，如背部手术或肋骨骨折者禁止进行。

【目的】

1. 促进皮肤血液循环，预防压疮等并发症发生。

2. 观察患者的一般情况，皮肤有无破损，满足其身心需要。

【操作流程】

1. 评估

（1）患者病情、背部皮肤状况及自理能力。

（2）患者皮肤的清洁度，对预防压疮知识的了解程度。

2. 计划

（1）护士准备 衣帽整洁，修剪指甲，洗手，需要时戴口罩。

（2）用物准备 脸盆 1 个（内盛 50℃～52℃热水）、毛巾 1 条、浴巾 1 条、50% 的乙醇或润滑剂、清洁衣裤。根据需要备屏风、便盆及便盆巾。

（3）患者准备 病情稳定，了解背部护理的目的、方法、过程及配合要点。

（4）环境准备 关闭门窗，调节室温 24℃以上，拉好窗帘或用屏风遮挡。

3. 实施（表 9 - 8）

表 9 - 8 背部护理

操作程序	操作步骤	要点说明
核对解释	认真核对、评估患者，做好解释	患者或家属愿意接受背部护理
备好用物	按需要准备好背部护理用品	
再次核对	备齐用物至床旁，再次核对	确认患者，取得配合
操作准备	关闭门窗，用屏风遮挡患者，按需给予便盆	防止患者着凉
	将脸盆放于床旁桌或椅上，倒入热水 2/3 满	水温以患者感觉舒适为宜
	协助患者俯卧或侧卧，背部靠近并朝向护士	方便操作
	暴露患者颈部、肩部、背部和臀部，将身体其他部位用盖被盖好，将浴巾纵向铺于患者背部下面	避免浸湿床单和患者着凉
擦洗背部	将微湿的小毛巾包在手上叠成手套状，依次擦洗患者颈部、肩部、背部及臀部	
按摩背部	将少许 50% 乙醇或润滑剂倒入手掌，从患者骶尾部开始，沿脊柱两旁向上按摩，至肩部后环形向下至腰部，如此反复，有节奏地按摩数次。再用拇指指腹蘸 50% 乙醇由骶尾部开始沿脊柱按摩至第 7 颈椎处（图 9 - 8）也可用电动按摩器，根据不同部位，选择合适的按摩头，紧贴皮肤进行按摩	力量要足够刺激肌肉组织，但也要避免过大，防止造成皮肤损伤

续表

操作程序	操作步骤	要点说明
整理记录	按摩完毕,用大毛巾擦去皮肤上的乙醇或润滑剂,协助患者穿衣并取舒适卧位 整理床单位,开窗通风。分类清理用物;洗手,记录	记录执行时间和患者反应

4. 评价

(1) 患者背部皮肤清洁,感觉舒适,身心愉快。

(2) 护士动作轻巧,未发生受凉、皮肤损伤等情况。

(3) 患者及家属获得背部按摩的知识和技能,知道对预防压疮的重要性。

【注意事项】

1. 操作过程中注意观察患者病情变化及全身皮肤情况,如有异常,立即停止操作并给予适当处理。

2. 操作时遵循人体力学原则,做到节时省力。

3. 若患者局部皮肤出现压疮早期症状,可用拇指指腹以环形动作在压疮边缘正常皮肤处向外按摩,不可在局部加压,防止皮肤破损感染。

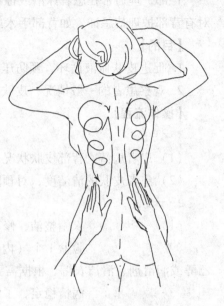

图 9-8 背部按摩

四、压疮的预防和护理

(一) 压疮的概念

压疮也称压力性溃疡,是指局部组织长期受压、血液循环障碍,持续缺血、缺氧、营养不良而致的软组织溃烂和坏死。压疮是临床常见的并发症之一。压疮不是原发疾病,大多因原发疾病未得到良好护理而造成。压疮一旦发生,不仅给患者增加痛苦,加重病情,延长病程,严重的还可继发感染,引起败血症而危及生命。

(二) 压疮发生的原因

1. 局部组织持续受压 卧床或坐位的患者长时间不改变体位,导致局部组织受压过久而出现血液循环障碍。导致压疮发生的主要力学因素是压力、摩擦力和剪切力,通常是两种或 3 种力共同作用所致(图 9-9)。

(1) 压力 对局部组织的持续性垂直压力是造成压疮的最重要因素。压疮的形成与压力大小和持续时间有密切关系。压力越大,持续时间越长,发生压疮的概率越大。正常皮肤和皮下组织可在短时间内耐受一定的压力。若外界垂直压力超过毛细血管压(正常为 16~32mmHg)的两倍,且持续 1~2 小时,即可阻断毛细血管对组织的灌流,造成组织缺氧;若持续受压 2 小时以上,就会引起组织不可逆的损害,导致压疮发生。

多见于长时间不改变体位者，如长期卧床、长时间坐轮椅的患者。

（2）**摩擦力**　摩擦力是指相互接触的两物体，在接触表面发生相对移动而产生的力。患者在床上活动或坐轮椅时，皮肤受到床单和衣服表面的逆行阻力摩擦，易损伤皮肤的角质层。皮肤擦伤后，再受到汗液、尿液、粪便等的浸渍，更易发生压疮。

（3）**剪切力**　剪切力是两层组织相邻表面间的滑行，产生进行性的相对移动所引起，是摩擦力和压力共同作用的结果。两层组织间发生剪切力时，血管被拉长、扭曲、断裂而发生深部组织坏死。剪切力与体位密切相关，如平卧时抬高床头可使患者身体下滑，皮肤和床铺之间出现摩擦力，加上身体垂直方向的压力，从而产生剪切力，导致皮肤血液循环障碍，发生压疮。

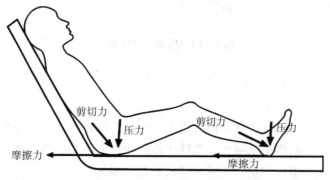

图 9 - 9　压疮发生的力学因素

2. 局部组织受理化刺激　皮肤经常受汗液、大小便及各种引流渗出液的刺激，使皮肤变得潮湿，出现酸碱度改变，致使表皮角质层的保护能力下降，加上床单皱褶、床上碎屑等因素，皮肤组织极易受损，从而发生压疮和继发感染。

3. 机体营养不良或水肿　营养不良是导致压疮的内因。全身营养不良或水肿的患者皮肤组织较薄，抵抗力弱，一旦受压，局部缺血、缺氧更为严重，易导致皮肤破损。

4. 医疗措施使用不当　患者使用石膏、绷带、夹板、约束带及牵引时，松紧不适或衬垫不当均可导致局部组织血液循环障碍，组织缺血、缺氧而坏死。

（三）压疮的好发部位

压疮多发生于经常受压和无肌肉包裹或肌肉层较薄、缺乏脂肪组织保护的骨隆突处。压疮的发生与卧位密切相关，患者卧位不同，好发部位也不同（图 9 - 10）。

1. 仰卧位　好发于枕骨粗隆、肩胛骨、肘部、脊椎体隆突处、骶尾部、足跟等。

2. 侧卧位　好发于耳郭、肩峰、肋骨、髋部、膝关节内外侧、内外踝等处。

3. 俯卧位　好发于面颊、耳郭、肩峰、髂前上棘、女性乳房、肋缘突出部、男性生殖器、膝部、足尖等处。

4. 坐位　好发于坐骨结节等处。

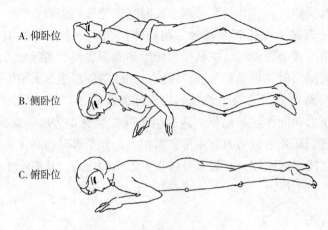

A. 仰卧位

B. 侧卧位

C. 俯卧位

图 9-10 压疮的好发部位

（四）压疮的高危人群与危险因素评估

1. 易发生压疮的高危人群

（1）昏迷、瘫痪者 自主活动能力丧失，长期卧床，身体局部组织长期受压。

（2）老年患者 机体活动减少，皮肤干燥松弛，皮下脂肪萎缩变薄，皮肤易损伤。

（3）肥胖患者 机体过重，使承重部位的压力增加。

（4）身体瘦弱及营养不良患者 受压处缺乏肌肉和脂肪组织保护。

（5）水肿患者 水肿时皮肤抵抗力降低，同时也增加了对承重部位的压力。

（6）疼痛患者 为避免疼痛而处于强迫体位，机体活动减少，局部组织受压过久。

（7）高热多汗、大小便失禁者 皮肤经常受汗液、大小便等潮湿的刺激。

（8）石膏固定者 翻身、活动受限，如固定不恰当，使受压部位血液循环不良。

（9）使用镇静剂者 机体自主活动减少，局部组织受压过久。

2. 压疮危险因素评估 护士通过评分的方式对患者发生压疮的危险性进行评估，目前常用的危险因素评估表有 Braden 危险因素评估表和 Norton 压疮风险因素评估量表。

（1）Braden 危险因素评估表 Braden 危险因素评估表是目前国内外用来预防压疮发生的常用方法之一（表 9-9）。评估内容包括感觉、潮湿、活动力、移动力、营养、摩擦力和剪切力 6 个方面。总分值范围为 6~23 分，分值越低，提示发生压疮的危险性越高。评分≤18 分，提示患者有发生压疮的危险，建议采取预防措施。

表 9-9 Braden 危险因素评估表

项目/分值	1	2	3	4
感觉	完全受限	非常受限	轻度受限	未受损害
潮湿	持续潮湿	潮湿	有时潮湿	很少潮湿
活动力	限制卧床	可坐椅子	偶尔行走	经常行走
移动力	完全无法移动	严重受限	轻度受限	未受限
营养	非常差	可能缺乏	足够	丰富
摩擦力和剪切力	有问题	有潜在问题	无明显问题	-

（2）Norton 压疮风险因素评估量表　Norton 压疮风险因素评估量表也是公认的预测压疮发生的有效评分方法（表 9 - 10），特别适用于评估老年患者。评估内容包括一般状况、精神状况、活动能力、运动能力、失禁情况 5 个方面。总分值范围为 5 ~ 20 分，分值越低，提示发生压疮的危险性越高。评分 ≤14 分，提示患者有发生压疮的危险，建议采取预防措施。

表 9 - 10　Norton 压疮风险因素评估量表

项目/分值	4	3	2	1
一般状况	良好	一般	差	很差
精神状况	思维敏捷	冷淡	不合逻辑	昏迷
活动能力	自由走动	需协助	依赖轮椅	卧床
运动能力	不受限	轻微受限	非常受限	不能运动
失禁情况	无	偶尔	尿失禁	二便失禁

（五）压疮的预防

控制压疮发生的关键是预防，预防压疮的关键是去除病因，对危重和长期卧床等易发生压疮的患者，需经常检查受压皮肤情况，严格交接班，以有效的护理措施预防和杜绝压疮的发生。工作中护士要做到"七勤"，即勤观察、勤翻身、勤擦洗、勤按摩、勤整理、勤更换、勤交班。

1. 避免局部组织长期受压

（1）经常变换体位　鼓励和协助长期卧床的患者经常变换体位，一般每 2 小时翻身 1 次，翻身间隔时间根据病情和局部皮肤情况及时调整，必要时每小时翻身 1 次，并建立床头翻身记录卡（表 9 - 11）。有条件的医院，使用电动翻转床帮助患者变换卧位。翻身时尽量将患者身体抬起，避免拖、拉、推等动作，以防擦伤皮肤。

表 9 - 11　翻身记录卡

姓名：	床号：		
日期/时间	卧位	皮肤情况及备注	执行者

（2）保护骨隆突处和支持身体空隙处　患者体位安置妥当后，在身体空隙处垫软枕或海绵垫，有条件的可使用交替充气式床垫、水褥、羊皮垫等，使支撑体重的面积增大且受力均匀，从而降低隆突部位皮肤所受的压力。羊皮垫具有减小剪切力和高度吸收水蒸气的性能，适用于长期卧床患者。对易受压部位如足部，必要时可用支被架抬高被毯，以避免局部受压。

（3）正确使用医疗用具　使用石膏、夹板、绷带等固定的患者，衬垫需平整、柔软、松紧适度、位置合适，尤其要注意骨隆突部位的衬垫，仔细观察局部皮肤和肢端皮肤颜色的变化情况，认真听取患者主诉。若发现石膏绷带凹凸不平或过紧，立即通知医生，及时给予调整。

（4）避免力学因素的综合作用　患者取半卧位时，床头抬高不应超过45°，为防止身体下滑，可支起膝下支架，以减轻摩擦力和剪切力。

2. 避免局部理化因素的刺激

（1）保持皮肤干燥，对大小便失禁、出汗、呕吐及分泌物多的患者，及时擦洗干净，以保护皮肤免受刺激，被服污染应及时更换。

（2）床单、被褥要保持清洁、平整、干燥、无碎屑，不可让患者直接卧于橡胶单或塑料布上。

（3）便器应无破损，使用时抬起患者腰骶部，避免强塞硬拉。必要时可在便器边缘垫上柔软的布垫，以免擦伤皮肤。

3. 促进局部血液循环　对易发生压疮的患者，经常进行温水擦浴，定时用50%乙醇进行局部或全背按摩或协助患者做全范围关节运动练习，以维持关节的活动性和肌肉张力，达到促进血液循环、改善局部营养、增强皮肤抵抗力的目的。

4. 改善机体营养状况　根据病情给予高蛋白、高维生素饮食，适当补充矿物质，如口服硫酸锌，以增强机体抵抗力及组织修复能力。脱水患者及时补充水和电解质，水肿患者限制水和盐的摄入。对不能进食的患者，采用鼻饲或静脉供给营养。

5. 健康教育　加强对患者及家属进行有关压疮知识的健康教育，使其了解压疮发生、发展、预防和护理的知识，积极参与预防压疮的护理活动。如经常给患者变换体位，定时为其翻身，加强身体活动锻炼，经常检查易发生压疮部位的皮肤状况，保持皮肤和床褥的清洁卫生。

（六）压疮的分期与临床表现

压疮的发生是一个渐进过程，根据发展过程和轻重程度不同，压疮可分为淤血红润期、炎性浸润期、浅度溃疡期和坏死溃疡期四期。

1. 淤血红润期（Ⅰ期）　淤血红润期为压疮初期，受压的局部皮肤出现暂时性血液循环障碍，表现为红、肿、热、痛或麻木。解除压力30分钟后，皮肤颜色仍不能恢复正常。但皮肤完整性未破坏，为可逆性改变，如及时去除病因，则可阻止压疮的进一步发展。

2. 炎性浸润期（Ⅱ期）　红肿部位继续受压，血液循环仍旧得不到改善，静脉回流受阻，皮肤的表皮和真皮之间发生损伤或坏死。受压部位皮肤呈紫红色，皮下产生硬结，表皮出现水疱。水疱极易破溃，显露出潮湿红润的创面，患者感觉疼痛。此期若及时解除受压，改善血液循环，清洁创面，可以防止压疮继续发展。

3. 浅度溃疡期（Ⅲ期）　全层皮肤破坏，可深及皮下组织，但肌肉、肌腱和骨骼尚未暴露。表现为表皮水泡逐渐扩大、破溃，真皮层创面有黄色渗出液，若感染后表面有脓液流出，浅层组织坏死，形成溃疡。患者感觉疼痛加重。

4. 坏死溃疡期（Ⅳ期）　坏死溃疡期为压疮严重期，坏死组织侵及真皮下层和肌肉层，感染向周边和深部扩展，可深达骨骼。脓性分泌物增多，坏死组织发黑、有臭味，严重者细菌和毒素侵入血液循环，造成败血症，危及生命。

（七）压疮的治疗与护理

压疮采用局部治疗为主、全身治疗为辅的综合性治疗措施。

1. 全身治疗 积极治疗原发病，增加营养和全身抗感染治疗等。良好的营养是创面愈合的重要条件。需平衡膳食，增加蛋白质、维生素和微量元素的摄入。遵医嘱抗感染治疗，预防败血症的发生，并加强心理护理。

2. 各期压疮的治疗与护理

（1）淤血红润期 此期护理的关键是及时去除病因，防止局部继续受压。主要措施为增加翻身次数，避免摩擦、潮湿等刺激，保持局部清洁、干燥，促进局部血液循环，改善全身营养状况。

（2）炎性浸润期 此期护理重点是保护皮肤，避免感染。除继续加强上述措施外，对未破的小水疱可用无菌纱布包扎，并减少摩擦，预防感染，促进其自行吸收；大水疱可在无菌操作下用注射器抽出水疱内液体，不可剪去表皮，表面消毒后再用无菌敷料包扎。如水疱破溃，需消毒创面及其周围皮肤，然后用无菌敷料包扎。

（3）浅度溃疡期 此期护理重点是清洁创面，消除坏死组织，处理伤口渗液，促进肉芽组织的生长，预防并控制感染。保湿敷料可为创面愈合创造一个适宜的环境，便于新生的上皮细胞覆盖在伤口上，逐渐使创面愈合。根据渗出液的情况，选择合适的湿性敷料，如透明膜、水凝胶、水胶体等。局部创面还可采用药物治疗，如碘伏、胰岛素、碱性成纤维细胞生长因子等，或采用清热解毒、活血化瘀、去腐生肌的中草药治疗。

（4）坏死溃疡期 此期护理重点是祛腐生新，促其愈合。除继续加强浅度溃疡期的治疗和护理外，还需采取清创术清除腐肉和焦痂，处理伤口和瘘道，并保护暴露的骨骼、肌腱和肌肉。创面无感染时，可用无菌生理盐水冲洗；创面有感染时，根据创面细菌培养和药物敏感试验结果选择合适的冲洗液，如 0.02% 呋喃西林溶液、3% 过氧化氢溶液等。然后用无菌凡士林纱布和敷料包扎，1～2 天更换敷料 1 次。对大面积、深达骨质的压疮，如上述治疗不理想，可采用外科治疗，清除坏死组织，植皮修补缺损组织，以加速压疮愈合，减轻患者痛苦，提高治愈率。

第四节 晨晚间护理

晨晚间护理是根据人们的生活习惯，满足患者日常清洁需要的护理措施。昏迷、瘫痪、高热、大手术后或年老体弱等不能自理的危重患者，需要护士对其进行晨、晚间的生活护理，以满足其身心需要，促进舒适与睡眠，有利于早日康复。

一、晨间护理

晨间护理一般在清晨诊疗工作前完成。

（一）目的

1. 使患者清洁舒适，预防压疮及肺炎等并发症。

2. 观察和了解病情，为诊断、治疗和调整护理计划提供依据。

3. 保持病房和病床的整洁、舒适、美观。

4. 进行心理护理及卫生宣传，满足患者的身心需要，促进护患沟通。

（二）护理内容

1. 协助患者排便、刷牙、漱口（病情严重者给予口腔护理）、洗脸、洗手、梳头、翻身，检查皮肤受压情况，进行背部护理等，并安置舒适卧位。

2. 整理床单位，按需要更换床单、被罩、枕套及衣裤。

3. 注意观察病情，了解患者夜间睡眠情况，进行心理护理，开展健康指导。

4. 整理病室，酌情开窗通风，保持病室空气清新。

二、晚间护理

晚间护理一般于每晚患者睡觉前完成。

（一）目的

1. 保持病室安静，病床整洁，使患者清洁、舒适，易于入睡。

2. 注意观察病情，了解患者心理需求，作好身心护理。

3. 预防压疮等并发症发生。

（二）护理内容

1. 协助患者排便、刷牙、漱口（病情严重者给予口腔护理）、洗脸、洗手、擦洗背部、热水泡脚，为女患者清洁会阴部。

2. 协助患者翻身，检查患者皮肤受压情况，按摩背部及骨隆突处，安置舒适卧位。

3. 整理床单位，需要时更换床单、被罩、枕套及衣裤，根据气温增减毛毯及盖被。

4. 营造良好的睡眠环境，酌情开关门窗，保持病房安静，消除噪声；调节光线，关大灯，开地灯。

5. 经常巡视病房，了解患者睡眠情况，注意观察病情，如患者因精神紧张、疼痛等原因影响睡眠，遵医嘱给予处理。

附：正确使用便盆法

便盆应清洁、无破损，用便盆巾覆盖，天冷时可先温热便盆。对不习惯躺卧排便的患者，在病情允许的情况下适当抬高床头。使用时嘱患者双脚蹬床面抬高臀部，护士一手托起腰骶部，另一手将便盆放于臀下，便盆阔边朝向患者头部。不能自行抬高臀部的患者，护士先帮助其侧卧，放置便盆后，一手扶住便盆，一手协助患者恢复平卧位，或两人协力抬起患者臀部放置便盆（图 9 - 11）。不可硬塞或硬拉便盆，以免损伤患者皮肤。

【能力检测】

1. 刘某，男，75 岁。因脑外伤入院，昏迷，大小便失禁，口腔有活动义齿，有异味。

（1）为该患者进行口腔护理，可选择哪种漱口溶液？操作中需注意什么？

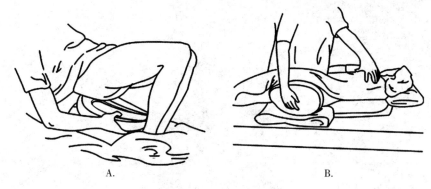

A.

B.

图9-11 便盆使用法

（2）如何为该患者进行皮肤的清洁护理？

2. 王某，女，35岁。因长期卧床，头发较长，且打结成缕，为保持良好形象，如何协助其处理？

3. 赵某，男，80岁，下肢瘫痪，长期卧床，家属发现其骶尾部皮肤呈紫红色，触之有硬结，表面有大小不等的水泡。

（1）该患者出现了哪种并发症？属于哪一期？

（2）针对目前病情，如何处理？

（3）怎样预防并发症发生？

第十章　饮食护理

1. 掌握医院饮食的分类及各类饮食的适用范围、饮食原则和用法；鼻饲法的适应证、禁忌证和注意事项。
2. 熟悉各种营养素的来源、生理功能及供给量；营养状况的评估内容；患者一般饮食的护理措施。
3. 了解要素饮食的目的、用法、并发症和注意事项。
4. 能按要求规范完成鼻饲法操作。
5. 仪表端庄，态度认真，尊重、爱护患者，沟通有效。

营养是指人体摄取、消化、吸收和利用食物中的营养素，以满足机体生理需要的生物学过程。食物是营养的来源，营养是健康的保证。合理的饮食和均衡的营养可以维持机体各种生理功能，保证机体正常生长发育，提高机体免疫力，促进疾病痊愈和创伤组织修复，达到治疗或辅助治疗的目的。护士需掌握饮食和营养的相关知识，正确评估患者的饮食与营养状况，根据患者的需要，制定科学、合理的饮食治疗计划，并能采取有效措施实施饮食治疗计划，以满足患者对营养的需要。

第一节　营养与健康

食物是人类赖以生存的物质基础。人每天必须通过饮食摄取热量和各种营养物质，合理的饮食与充足的营养是维持生命与健康的重要条件。护士需掌握人体对营养的需要，了解饮食与健康的关系，并通过对患者营养状况的评估，了解患者的营养状态，采取有针对性的饮食护理，维持与促进患者健康。

一、人体对营养的需求

（一）热能

热能是一切生物维持生命和生长发育，以及从事各种活动所需要的能量，来源于每日所摄取的食物。人体的主要热能来源于碳水化合物，其次是脂肪和蛋白质，这三类物质又被称为"热能营养素"。它们在体内氧化产生的热能分别是碳水化合物16.7kJ/g（4kcal/g），脂肪37.6kJ/g（9kcal/g），蛋白质16.7kJ/g（4kcal/g）。人体每日对热能的需要量受年龄、性别、生理特点及劳动强度等因素的影响。根据中国营养学会的推荐标准，我国成年男子热能供给量为9.41～12.55MJ/d，成年女子为7.53～10.04MJ/d。

（二）营养素

营养素是能够在体内被利用，具有供给能量、构成机体、调节和维持生理功能作用的物质。人体所需的六大营养素分别是蛋白质、脂肪、碳水化合物、矿物质、维生素和水（表10－1）。

表 10 - 1　各种营养素的功能、来源及供给量

类别	生理功能	主要来源	每日供给量
蛋白质	构成、更新及修复人体细胞、组织；构成人体内的酶、激素、抗体、血红蛋白等；维持血浆渗透压；提供热能	肉、蛋、乳类及豆类	男性65g，女性55g
脂肪	提供及储存热能；构成机体组织；促进脂溶性维生素的吸收；提供必需脂肪酸；维持体温，保护脏器；增加饱腹感	动物性食品、食用油、坚果类等	占总热能的20%～30%
碳水化合物	提供热能；参与构成机体组织；保肝解毒；抗生酮作用	谷类和根茎类食品，各种食糖	占总热能的50%～65%
矿物质 钙	构成骨骼与牙齿的主要成分；调节心脏和神经的正常活动；维持肌肉紧张度；参与凝血过程；激活多种酶；降低毛细血管和细胞膜的通透性	乳类、海带、虾皮、骨粉、豆类、芝麻酱、绿色蔬菜等	800mg
铁	构成血红蛋白与肌红蛋白，参与氧的运输；构成某些呼吸酶，促进生物氧化还原反应	动物肝脏、动物全血、肉蛋类、豆类、绿色蔬菜	男性12mg，女性20mg
锌	促进机体发育和组织再生；参与构成多种酶；促进食欲；促进性器官和性功能的正常发育；促进VitA的代谢；参与免疫过程	动物食品、海产品、乳类、蛋、坚果类等	男性12.5mg，女性7.5mg
碘	参与甲状腺素的合成	海产品、海盐	120μg

类别	生理功能	主要来源	每日供给量
维生素 脂溶性维生素 VitA	维持正常夜视功能；保持皮肤与黏膜的健康；增强机体免疫力；促进生长发育	动物肝脏、鱼肝油、乳类制品、禽蛋类、有色蔬菜及水果等	男性 800μgRAE，女性 700μgRAE（RAE 为视黄醇活性当量）
VitD VitE	调节钙磷代谢，促进钙磷吸收	海鱼及动物肝脏、蛋黄、奶油及日光照射	10μg
VitK	抗氧化作用，保持红细胞完整性；参与 DNA、辅酶 Q 的合成 合成凝血因子，促进血液凝固	植物油、谷类、坚果类、绿叶蔬菜等 绿色蔬菜、动物肝脏、乳类及肠道细菌合成	14mgα‐TE（α‐TE 为 α‐生育酚当量） 80μg
水溶性维生素 VitB₁ VitB₂	构成辅酶 TPP；参与糖代谢过程；影响某些氨基酸与脂肪的代谢；调节神经系统功能	动物内脏、肉类、豆类、花生、未精细加工的谷类	男性 1.4mg，女性 1.2mg
VitB₆ VitB₁₂ 叶酸 VitC	构成体内多种辅酶，参加人体内多种生物氧化过程；保持皮肤和黏膜完整性	动物内脏、禽蛋类、乳类、豆类、花生、新鲜绿叶蔬菜等	男性 1.4mg，女性 1.2mg
	构成多种辅酶，参加物质代谢 形成辅酶，提高叶酸的利用率，促进红细胞发育与成熟	畜禽肉及其内脏、鱼类等 肉类、鱼类、禽蛋类、发酵豆制品等	1.4mg 2.4μg
	参与各种代谢；促进红细胞生成；参与 DNA、RNA、蛋白质合成	动物内脏、新鲜绿叶蔬菜	400μgDFE（DFE 为膳食叶酸当量）
	保护细胞膜，防治坏血病；促进铁吸收和利用；促进胶原、抗体合成；参与胆固醇代谢	新鲜蔬菜和水果	100mg
水	构成人体组织；调节体温；运送营养素和代谢产物；维持消化、吸收功能；参与体内氧化还原反应；润滑作用	饮用水、食物中水、体内代谢水	2~3L

注：表中营养素供给量采用中国营养学会发布的《中国居民膳食营养素参考摄入量（DRIs）（2013 版）》中国 18~49 岁成年居民膳食营养素参考摄入量。

二、营养的评估

（一）饮食状况的评估

评估饮食是否规律，每日进餐次数、用餐时间、摄入食物种类、数量、有无偏食，食欲有无改变，是否服用药物、补品等。以此评估热能和各种营养素能否满足机体需要。

（二）身体状况的评估

1. 体格检查 通过对患者的外貌、皮肤、毛发、指甲、骨骼和肌肉等方面的评估可初步了解患者的营养状况。临床上通常用良好、中等、不良三个级别对机体营养状况进行描述。营养良好：发育良好、精神状态佳、有活力，皮肤有光泽、弹性良好，毛发浓密、有光泽，指甲粉色、坚实，口唇柔润、无裂口，肌肉结实、皮下脂肪丰满、有弹性、骨骼无畸形；营养不良：消瘦、发育不良、倦怠、易疲劳，皮肤干燥、无光泽、弹性差、肤色过淡或过深，毛发干燥稀疏、缺乏自然光泽，指甲粗糙、无光泽、易断裂，口唇肿胀、口角有裂隙或口角炎症，肌肉松弛无力、皮下脂肪菲薄、肋间隙及锁骨上窝凹陷、肩胛骨和髂骨突出；介于营养良好与营养不良中间者为营养中等。

2. 身高和体重 身高和体重是综合反映生长发育及营养状况的最重要指标。评价营养状况时，需测量出患者的身高、体重，并用测得的数值与人体正常值进行比较，通常有两种方法。

（1）实测体重占标准体重的百分数 按公式计算出标准体重，并计算实测体重占标准体重的百分数评估营养状况。

我国常用的标准体重计算公式为 Broca 公式的改良公式：

男性标准体重（kg）= 身高（cm）- 105

女性标准体重（kg）= 身高（cm）- 105 - 2.5

实测体重占标准体重的百分数计算公式：

$$\frac{实测体重 - 标准体重}{标准体重} \times 100\%$$

评价标准：百分数在 ±10% 以内为正常范围，高于 10%~20% 为超重，高于 20% 为肥胖；低于 10%~20% 为消瘦，低于 20% 为明显消瘦。

（2）体重指数（body mass index，BMI） 近年来还采用衡量体重与身高的比例是否正常作为评估营养状况的指标。

$$BMI = 体重（kg）/ [身高（m）]2$$

评价标准：根据 WHO 的标准，体重指数 ≥25 为超重，≥30 为肥胖，<18.5 为消瘦。亚洲标准，体重指数 ≥23 为超重，≥25 为肥胖。中国标准，体重指数 ≥24 为超重，≥28 为肥胖。

3. 皮褶厚度 又称皮下脂肪厚度，反映身体的脂肪含量，对于判断消瘦或肥胖有重要意义。WHO 推荐的常用测量部位有：肱三头肌部，即左上臂背侧中点上 2cm 处；肩胛下部，即左肩胛下角下方 2cm 处；腹部，即距脐左侧 1cm 处。最常测量部位为肱三头肌部。测量时选用准确的皮褶计，测量 3 次，取平均值。其正常参考值为：男性 12.5mm，女性 16.5mm。所测实际值较同年龄的正常值少 35%~40% 为重度消耗，少 25%~34% 为中度消耗，少 24% 以下为轻度消耗。

4. 上臂围 可反映肌蛋白贮存和消耗程度，是快速而简便的营养状况评价指标之一，也可反映热能代谢的情况。上臂围的测量位置是上臂中点位置的周长。上臂围理想值一般男性为 22.8~27.8cm，女性为 20.9~25.5cm。测量值大于标准值 90% 为营养正常，90%~80% 为轻度营养不良，80%~60% 为中度营养不良，小于 60% 为重度营养不良。

（三）辅助检查的评估

实验室生化检验可以测定人体内各种营养素的水平，是评价人体营养状况较客观的指标，常用于评估营养状况的检查包括血清蛋白质水平、氮平衡试验、免疫功能测定等。

第二节 医院饮食

医院饮食可以分为基本饮食、治疗饮食及试验饮食。

一、基本饮食

基本饮食适用于一般患者的饮食需要，是其他饮食的基础。基本饮食包括普通饮食、软质饮食、半流质饮食和流质饮食（表10-2）。

表10-2 基本饮食

类别	适用范围	饮食原则及用法
普通饮食	病情较轻或疾病恢复期、体温正常、消化功能正常、无饮食限制者	营养均衡，易消化、无刺激性的食物，如一般食物。每日总热能为9.20~10.88MJ（2200~2600kcal），蛋白质供应量70~90g，脂肪60~70g，碳水化合物450g。每日三餐，各餐按比例分配
软质饮食	术后恢复期、低热、消化吸收功能差、老人及幼儿、咀嚼不便者	营养均衡，食物软烂、易消化、易咀嚼、无刺激性，少油腻、少粗纤维，如面条、软饭、切碎煮熟的菜和肉等。每日总热能为9.20~10.04MJ（2200~2400kcal），蛋白质供应量60~80g。每日3~4餐
半流质饮食	口腔及消化道疾患、手术后、中等发热及体弱者	食物呈半流质状，营养丰富，无刺激性、易咀嚼、吞咽和消化，如面条、米粥、馄饨、肉末、菜泥、豆腐等。每日总热能为6.28~8.37MJ（1500~2000kcal），蛋白质供应量50~70g。每日5~6餐
流质饮食	口腔疾患、急性消化道疾患、大手术后、高热、病情危重、全身衰竭者	食物呈液体状，易吞咽、易消化、无刺激性。所含热量与营养素不足，只能短期使用，如乳类、豆浆、米汤、菜汁、果汁等。每日总热能为3.5~5.0MJ（836~1195kcal），蛋白质供应量40~50g。每日6~7餐，每2~3小时1次，每次200~300mL

二、治疗饮食

治疗饮食是指在基本饮食基础上，根据患者病情需要，适当调整热能和营养素，从而达到治疗或辅助治疗目的的饮食（表10-3）。

表10－3 治疗饮食

类别	适用范围	饮食原则及用法
高热量饮食	用于热能消耗较高的患者，如大面积烧伤、甲状腺功能亢进、结核、肝炎、胆道疾病、体重不足的患者及产妇等	在基本饮食的基础上加餐2次，如进食鸡蛋、牛奶、豆浆、藕粉、蛋糕、甜食等，每日总热量约为12.55MJ（3000kcal）
高蛋白饮食	用于高代谢性疾病及长期消耗性疾病，如结核病、大面积烧伤、恶性肿瘤、贫血、大手术后、甲状腺功能亢进患者；低蛋白血症患者；肾病综合征患者；孕妇、哺乳期妇女等	在基本饮食的基础上，增加富含蛋白质的食物，如鱼类、肉类、蛋类、乳类、豆类等，供给量为每日1.5～2g/kg，成人摄入蛋白质总量每日不超过120g。每日总热量10.46～12.55MJ（2500～3000kcal）
低蛋白饮食	用于限制蛋白质摄入的患者，如急性肾炎、尿毒症、肝昏迷等患者	限制蛋白质摄入，宜多补充蔬菜和含糖高的食物。肝昏迷者应以植物性蛋白为主；肾功能不全者应摄入动物性蛋白，忌食豆制品。成人摄入蛋白质总量每日不超过40g，视病情可减至每日20～30g
低脂肪饮食	用于肝胆胰疾患、冠心病、高脂血症、动脉硬化、肥胖症及腹泻等患者	饮食宜清淡、少油，宜食水果、蔬菜、豆制品等，禁食肥肉、蛋黄、动物脑等；高脂血症及动脉硬化患者不必限制植物油摄入（椰子油除外），脂肪含量每日不超过50g，肝、胆、胰病患者每日不超过40g，尤其应限制动物脂肪的摄入
低胆固醇饮食	用于高胆固醇血症、高脂血症、动脉硬化、高血压、冠心病等患者	禁用或少用含胆固醇高的食物，如动物内脏和脑、蛋黄、鱼子、动物油等，胆固醇摄入量应少于每日300mg
低盐饮食	用于急慢性肾炎、肝硬化腹水、心脏病、重度高血压但水肿较轻的患者	禁食腌制食物，如咸肉、香肠、火腿、咸菜、皮蛋等，每日摄入食盐量不超过2g，不包括食物内自然存在的氯化钠
无盐低钠饮食	适用范围同低盐饮食，但水肿较重患者	无盐饮食除食物内自然含钠外，烹调时不放食盐；低钠饮食除无盐外还要控制食物中自然存在的含钠量。二者均禁用腌制食品、含钠食物和药物，如油条、挂面、汽水和碳酸氢钠等，无盐饮食中食物含钠量每日少于0.7g；低钠饮食每日控制食物中含钠量少于0.5g
高纤维素饮食	用于便秘、肥胖症、高脂血症、糖尿病、冠心病等患者	选择膳食纤维含量多的食物，如竹笋、芹菜、韭菜、豆类及粗粮等
少渣饮食	用于伤寒、痢疾、腹泻、肠炎、食管胃底静脉曲张、咽喉部及消化道手术的患者	选择膳食纤维含量少的食物，如蛋类、嫩豆腐等，不用刺激性强的调味品和坚硬的食物。肠道疾患的患者饮食宜清淡、少油

三、试验饮食

试验饮食指在特定时间内，通过对饮食内容的调整来协助诊断疾病和确保实验室检查结果正确性的一种饮食（表10－4）。

表 10 – 4 试验饮食

类别	适用范围	饮食原则与用法
隐血试验饮食	用于大便隐血试验的准备，以协助诊断有无消化道出血	试验前 3 天起禁止食用容易造成隐血试验假阳性结果的食物，如肉类、肝类、动物血、绿色蔬菜及含铁丰富的药物或食物等。可进食牛奶、豆制品、白菜、土豆、冬瓜、粉丝、面条、馒头、米饭等；第 4 天留取患者粪便作隐血试验
胆囊造影检查饮食	用于需行胆囊造影检查以协助诊断有无胆囊、胆管、肝胆疾病的患者	检查前 1 日中午进食高脂肪餐，以刺激胆囊收缩和排空；晚餐进食无脂肪、低蛋白、高碳水化合物饮食；晚餐后口服造影剂，服药后禁食、禁水至检查日上午；检查当日早晨禁食，第 1 次摄 X 线片后，如胆囊显影良好，进食高脂肪餐，如油煎荷包蛋 2 个或含 40% 脂肪的奶油巧克力 40g，脂肪含量 25 ~ 50g，30 分钟后第 2 次摄 X 线片，观察胆囊收缩情况
甲状腺^{131}I 试验饮食	用于协助测定甲状腺的功能	试验期为两周，两周内禁食含碘食物，如海带、海蜇、海参、虾、紫菜、含碘食盐等，禁止用碘消毒局部皮肤。两周后作^{131}I 功能测定
肌酐试验饮食	用于协助检查、测定肾小球的滤过功能	试验期为 3 天，试验期间禁食肉类、禽类、鱼类，且禁饮咖啡与茶。全日主食控制在 300g 以内，限制蛋白质的摄入（每日少于 40g），以排除外源性肌酐的影响。蔬菜、水果、植物油不限，热量不足可添加甜点和藕粉等。第 3 天测尿肌酐清除率及血肌酐含量
尿浓缩功能试验饮食（干饮食）	用于检查肾小管的浓缩功能	试验期 1 天，全天饮食中的水分总量控制在 500 ~ 600mL。可进食含水分少的食物，如米饭、馒头、面包、炒鸡蛋、土豆、豆腐干等，烹调时尽量不加或少加水；避免食用过甜、过咸或含水量高的食物。蛋白质供给量为每日 1g/kg。第 2 天留晨尿检查

第三节 饮食护理

护士在对患者进行饮食护理时，通过对患者营养状况的正确评估，及时发现患者现存或潜在的营养问题，为患者制定有针对性的饮食计划，并根据计划实施相应的饮食护理，给予患者均衡的饮食和充足的营养，以促进患者早日康复。

一、影响机体营养的因素

（一）生理因素

1. 年龄 人在生长发育的不同阶段对热能和营养素的需求会有所不同。如处在生长发育期的婴幼儿、青少年对热能和蛋白质、各种维生素、矿物质等营养素需要量较多；老年人因新陈代谢减慢，每日所需的热能也逐渐减少，但是对钙的需要量较一般成年人有所增加。此外，年龄也可影响个人对食物的喜好和对食物质地的选择。如婴幼儿咀嚼和消化功能发育尚未完善，老年人咀嚼和消化功能减退，应选择质软、易消化的食物。

2. 活动量　各种活动是能量代谢的主要因素。个体的活动强度、工作性质、工作条件可影响能量消耗。如平时活动量大的个体所需的热能及营养素高于活动量小的人。

3. 特殊生理时期　处于妊娠期与哺乳期妇女对营养需求量明显增加，并常伴有饮食习惯的改变。妊娠期妇女应均衡营养，同时增加蛋白质、铁、碘、叶酸的摄入量，在怀孕后期尤其要适当增加钙的摄入量。哺乳期妇女每日消耗的热能和营养素较多，应在每日饮食的基础上再增加 500kcal 热量，同时应增加各种营养素的摄入，尤其是蛋白质、钙、铁、B 族维生素等。

（二）心理因素

个体的情绪对食欲有一定的影响。一般情况下，愉悦、轻松的心理状态可促进胃肠蠕动和消化液的分泌，增进食欲。不良的情绪如焦虑、紧张、恐惧、悲哀等可抑制胃肠道蠕动及消化液的分泌，使人食欲减退，引起进食过少、偏食甚至厌食。

（三）社会因素

1. 经济状况　经济状况的好坏直接影响个体对食物的选择，从而影响个体的营养状况。经济状况较差者，需注意有无营养缺乏等问题发生，经济状况良好者需注意有无营养过剩。

2. 饮食习惯和文化背景　饮食习惯是指个体或群体在一定生活环境中形成的、自己特定的选择食物和餐具、进餐时间和方式等的习惯。饮食习惯受民族、宗教信仰、文化习俗、社会背景、地域环境等因素影响。如佛教徒很少摄入动物性食物，可能会导致特定营养素的缺乏。饮食习惯不佳，可造成某些营养素摄入的不均衡，甚至导致疾病的发生。

3. 饮食与营养的相关知识　正确掌握饮食与营养的相关知识，有助于人们通过合理的摄入营养物质维持和促进机体健康，避免因营养素摄入的过量或不足，而导致机体出现不同程度的营养失调，甚至影响某些疾病的发生和发展。

4. 饮食环境　进食时的周围环境、食物的色、香、味、餐具的洁净程度等均可影响人们对食物的选择和摄入。

（四）病理因素

1. 疾病影响　许多疾病使机体对饮食和营养的摄取、消化、吸收及代谢有所改变。当患有高代谢性疾患，如甲状腺功能亢进、发热等或慢性消耗性疾病时，机体对热量的需求量较正常增加。口腔、胃肠道疾患可直接影响食物的摄取、消化和吸收。伤口愈合与感染期间，患者对蛋白质的需求较大。

2. 药物影响　治疗用药对患者的饮食与营养会产生一定的影响。有些药物，如胰岛素、类固醇类药物可增进食欲；有些药物，如非肠溶性红霉素、氯贝丁酯可降低食欲；有些药物可影响营养素的吸收，如长期服用苯妥英钠可影响 VitC 和叶酸的吸收。

3. 食物过敏 由于个体差异性，有些人对特定的食物如牛奶、海产品等过敏，进食后易发生腹泻、哮喘、荨麻疹等过敏反应，影响了营养的摄入和吸收。

二、患者一般饮食的护理

(一) 患者进餐前的护理

1. 饮食教育 护士需根据患者所需的饮食种类对其进行解释和指导，说明此类饮食的意义，明确适宜选用和不宜选用的食物及进餐次数等，以取得患者的理解和配合。适当的饮食教育有助于患者遵循饮食计划。

2. 环境的准备 舒适整洁的进餐环境可使患者心情愉悦，食欲增加。患者进餐的环境应以整洁、空气新鲜、气氛轻松为原则。进餐前暂停非紧急的治疗及护理工作；去除一切不良气味及不良视觉印象，如饭前半小时开窗通风、移去便器等；如有病情危重或呻吟的患者，可用床帘遮挡等。

3. 患者的准备 协助患者洗手和清洁口腔。减少或去除引起患者不舒适的因素，如疼痛患者给予适当的镇痛措施；消除患者焦虑、抑郁、烦躁等不良的情绪，条件许可时，可允许家属陪伴患者进餐；协助患者采取舒适的进餐姿势，如病情允许，可安排坐位或半坐卧位，放置床上桌和餐具，卧床患者安排侧卧位或仰卧位（头偏向一侧），并给予适当支托，必要时备餐巾，以保持衣服和被单的清洁。

4. 护士准备 衣帽整洁，修剪指甲，洗手，戴口罩，根据患者的饮食类别和要求，做好核对。

(二) 患者进餐时的护理

1. 及时分发食物 护士核对患者及饮食单，协助配餐员及时将热饭、热菜准确无误地分发给每位患者。

2. 鼓励并协助患者进餐 鼓励患者自行进食，并协助将餐具、食物放到易取处。不能自行进餐者给予喂食。喂食的量、速度适中，温度适宜，防止呛咳或烫伤。饭和菜、固体和液体食物应轮流喂食。进流质饮食者，采用吸管吸吮，注意温度适宜，防止烫伤。

3. 护理失明患者进餐 失明患者或双眼被遮盖患者，除遵循上述喂食要求外，还需告知食物的种类，以增加患者进食的兴趣。对要求自己进餐的患者，按时钟平面图放置食物，并告知方向和食物种类，方便患者取用食物。如 12 点钟放汤，6 点钟放饭，3 点钟和 9 点钟放菜等（图 10 - 1）。

4. 护理进食和饮水有特殊要求的患者 对禁食或限量饮食者，告知患者原因，取得配合，同时在床尾挂上标记，做好交接班；对需要增加饮水量的患者，向患者解释大量饮水的目的和重要性，督促患者白天完成 24 小时总饮水量的 3/4，以免夜间饮水多，增加排尿而影响睡眠；对需限制饮水的患者，讲清限水的目的，取得患者合作，并制定饮水计划。若发现患者口干，可用湿棉球湿润口唇。

5. 观察患者的进食情况 患者进餐期间，护士需加强巡视，检查治疗饮食、试验饮食的实施情况，并适时给予督促。有针对性地解答患者在饮食方面的问题，纠正其不良饮食习惯。征求患者对饮食制作的意见，并及时反馈给营养室。

6. 及时处理特殊问题 患者进食过程中如出现恶心、呕吐、呛咳等情况，护士需及时给予处理，并做好进食指导。

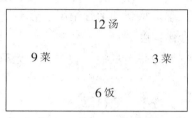

图10-1 失明患者食物放置平面图

（三）患者进餐后的护理

1. 及时收回餐具，整理床单位，督促和协助患者洗手、漱口，必要时做口腔护理，取舒适体位。

2. 根据患者的病情需要做好相应记录，如进餐的种类、进餐量、进餐过程中及进餐后的反应等，评价患者进食是否达到营养需求。

3. 对暂时需禁食或延迟进食的患者做好交接班。

第四节 管饲饮食护理

一、管饲饮食

管饲饮食是将导管插入胃肠道，为不能自行进食的患者提供必需的食物、水、营养液及药物的方法，是临床上提供或补充营养的极为重要的方法之一。根据导管插入的途径，可分为口胃管、鼻胃管、鼻肠管、胃造瘘管和空肠造瘘管。

1. 口胃管 导管经口插入胃内。

2. 鼻胃管 导管经鼻腔插入胃内。

3. 鼻肠管 导管经鼻腔插入小肠。

4. 胃造瘘管 导管经胃造瘘口插入胃内。

5. 空肠造瘘管 导管经空肠造瘘口插至空肠内。

其中，鼻胃管最为常用，本节主要介绍鼻饲法。

鼻饲法是将导管经鼻腔插入胃内，从管内灌注流质食物、水和药物的方法。对不能自行经口进食的患者通过鼻胃管供给食物和药物等，以维持其营养和治疗的需要。

【目的】

1. 不能经口进食者，如昏迷、口腔疾患、口腔手术后的患者或不能张口者，如破伤风患者。

2. 拒绝进食者。

3. 其他患者，如早产儿、病情危重者等。

【操作流程】

1. 评估

（1）患者的病情、年龄、意识状态和治疗情况。

（2）患者的心理状况与合作程度。

（3）患者的鼻腔状况，有无肿胀、炎症、破损，有无鼻中隔偏曲、鼻腔息肉等。

2. 计划

（1）护士准备　衣帽整洁，洗手，戴口罩。

（2）用物准备　①无菌鼻饲包内备：治疗碗、镊子、血管钳、压舌板、纱布、胃管、50mL注射器、治疗巾。②治疗盘内备：弯盘、液状石蜡、棉签、橡皮圈、胶布、听诊器、手电筒、鼻饲液（温度38℃~40℃）、温开水适量、水温计。按需准备漱口或口腔护理用物及松节油、手消毒液。

（3）患者准备　了解管饲饮食的目的、操作过程和注意事项，愿意配合，鼻孔通畅。取下患者的眼镜或活动义齿。

（4）环境准备　环境清洁，温度适宜。

3. 实施（表10-5）

表10-5　鼻饲法

操作程序	操作步骤	要点说明
◆插管法 核对解释	核对患者床号、姓名，向患者解释操作目的、过程及配合方法	认真执行查对制度，避免差错发生
安置患者	协助患者取坐位或半坐卧位，无法坐起者取右侧卧位	使胃管易于插入
	昏迷患者取去枕仰卧位，头向后仰（图10-2A）	便于胃管沿咽后壁下行，以免误入气管
铺治疗巾	将治疗巾铺于患者颔下，弯盘放于便于取用处	防止污染患者的衣被
鼻腔准备	观察鼻腔是否通畅，选择通畅一侧，用湿棉签清洁鼻腔	鼻腔如有疾患，应选择健侧
标记胃管	测量胃管插入的长度，并作标记	插入长度一般为前额发际至胸骨剑突处或自鼻尖经耳垂至胸骨剑突处的距离 一般成人胃管插入长度为45~55cm
润滑胃管	将少许液状石蜡倒于纱布上，润滑胃管前端	减少插管时的摩擦阻力

操作程序	操作步骤	要点说明
插入胃管	一手持纱布托住胃管，一手持镊子夹住胃管前端，沿选定侧鼻孔缓缓插入，当插入 10 ~ 15cm（咽喉部）时，根据患者具体情况进行插管	插管时动作要轻柔，镊子尖端不要触碰患者鼻黏膜，以免造成损伤
	清醒患者：嘱其做吞咽动作，顺势将胃管向前推进，插至标记的长度	有助于胃管迅速进入食管，减轻患者的不适。必要时，可让患者饮少量温开水
	昏迷患者：将患者头部托起，使下颌靠近胸骨柄（图 10 - 2B），缓慢将胃管插至标记的长度	增大咽喉部通道的弧度，便于胃管顺利通过会厌部 若插管过程中，患者出现恶心、呕吐，可暂停插管，嘱患者做深呼吸，以分散患者注意力，缓解紧张情绪 插入不畅时，检查患者口腔，观察胃管是否盘在口咽部，或将胃管抽出少许，再轻轻插入
检查确认	确认胃管是否在胃内	确认胃管插入胃内的方法：①用注射器抽吸胃液。②听诊器置于患者胃部，用注射器经胃管向胃内快速注入 10 ~ 20mL 空气，可听到气过水声。③将胃管末端置于盛水的治疗碗中，无气泡逸出
固定胃管	确认胃管在胃内后，将胃管用胶布固定于鼻翼及面颊部	防止胃管移动或滑出
灌注食物	连接注射器于胃管末端，抽吸见有胃液抽出	每次灌注食物前应抽吸胃液，以确定胃管在胃内及胃管是否通畅
	注入少量温开水	温开水可湿润管腔，防止鼻饲液黏附于管壁
	缓慢匀速灌注鼻饲液或药液	每次灌注前先用水温计测量鼻饲液温度，以 38℃ ~ 40℃ 为宜；每次鼻饲量不超过 200mL，间隔时间不少于 2 小时 每次抽吸鼻饲液时，应反折胃管末端，避免灌入空气，引起腹胀
	鼻饲完毕后，再次注入少量温开水	冲净胃管，防止食物残渣滞留于胃管内
反折固定	将胃管末端反折，用纱布包好，再用橡皮圈系紧，置于患者枕旁或衣袋内	防止灌入食物或药物反流
整理记录	协助患者清洁口腔、鼻孔，整理床单位，嘱患者维持原卧位 20 ~ 30 分钟	有助于防止呕吐
	整理用物，按规定分类处理用物	鼻饲用物应每日更换消毒
	洗手，记录	记录鼻饲时间、鼻饲液种类及灌注量、患者反应等
◆拔管法		用于停止鼻饲或长期鼻饲需要更换胃管时，应遵医嘱在患者末次喂食后拔除胃管，下次喂食前再从另一侧鼻孔插入
核对解释	携带用物至患者床前，核对床号、姓名，做好解释	取得患者理解与合作

续表

操作程序	操作步骤	要点说明
铺治疗巾	颌下铺治疗巾，弯盘置于患者颌下，夹紧胃管末端，轻轻揭去固定的胶布	拔管时夹紧胃管，以免管内液体反流
拔出胃管	用纱布裹住近鼻孔处的胃管，嘱患者深呼吸，待患者呼气时拔管，边拔管边用纱布擦拭胃管，到咽喉处快速拔出	至咽喉处时快速拔出胃管，以免胃管内残留液体滴入气管
整理记录	将胃管放入弯盘，移出患者视线	避免污染床单位，减少患者的视觉刺激
	清洁患者口鼻及面部，擦去胶布痕迹，协助患者漱口，采取舒适卧位，整理床单位 清理用物，按规定分类处理用物	松节油可擦去胶布痕迹
	洗手，记录	记录拔管时间和患者反应

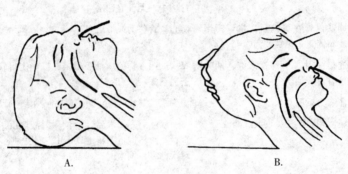

A.   B.

图 10 - 2　为昏迷患者插胃管示意图

4. 评价

（1）关爱患者，护患沟通有效，患者理解鼻饲的意义并能主动配合。

（2）操作方法正确，动作轻柔，无黏膜损伤，未发生胃管脱出或移位。

（3）鼻饲饮食清洁，灌注方法、温度、量、间隔时间符合要求。

【注意事项】

1. 食管胃底静脉曲张、食管癌、食管梗阻的患者禁忌使用鼻饲法。

2. 插管时动作应轻柔，以免损伤食管黏膜，特别是通过食管的 3 个狭窄处（环状软骨水平处、平气管分叉处、食管通过膈肌处）。

3. 插入胃管过程中，若患者出现呛咳、呼吸困难、发绀等症状，表明胃管误入气管，应立即拔出胃管。

4. 每次鼻饲前，先确认胃管在胃内且通畅，再用少量温开水冲洗后灌注饮食，鼻饲完毕后再次注入少量温开水，防止鼻饲液积存于管腔内。

5. 药物需研碎溶解后注入，注意药物性质及配伍禁忌；奶液与新鲜果汁需分别注入，防止产生凝块。

6. 长期鼻饲者每日进行 2 次口腔护理，并定期更换胃管。普通胃管每周更换 1 次，硅胶胃管每月更换 1 次。

二、要素饮食

要素饮食是由人工配制的含有人体所需的各种营养成分（包括游离氨基酸、单糖、脂肪酸、维生素、无机盐类、微量元素等）的化学精制食物。其主要特点是成分明确，无渣，不含纤维素，无需消化，可直接被肠道吸收和利用，为人体提供营养及热能。干粉制剂还具有携带方便、易于保存等优点。

（一）目的

在临床营养治疗中，要素饮食可保证危重患者的能量及氨基酸等营养素的摄入，促进伤口愈合，改善患者的营养状况，达到辅助治疗的目的。

（二）适应证

1. 超高代谢状态患者，如严重烧伤、创伤、化脓性感染、多发性骨折等。
2. 消化和吸收不良的患者，如消化道瘘患者、慢性胰腺功能不全和短肠综合征等。
3. 手术前后需营养支持者。
4. 肿瘤或其他消耗性疾病引起的慢性营养不良患者。
5. 其他，如脑外伤、免疫功能低下患者。

（三）使用方法

根据患者的病情需要，将粉状要素饮食按比例添加水，配制成适宜浓度和剂量的要素饮食。可通过口服、鼻饲、经胃或空肠造瘘口滴注的方式供给患者。

1. 口服法　适用于病情较轻且能经口进食的患者。初始剂量为每次 50mL，渐增至每次 100mL，每日 6～10 次。因要素饮食口味欠佳，口服患者不易耐受，临床较少应用。若应用可在其中添加果汁、菜汤等调味。

2. 鼻饲、经胃或空肠造瘘口滴入法

（1）分次注入　主要用于非危重、经鼻胃管或造瘘管行胃内喂养的患者。将配制好的要素饮食或现成制品用注射器通过鼻胃管注入胃内，每日 4～6 次，每次 250～400mL。此法操作方便，费用低廉，但易引起恶心、呕吐、腹胀、腹泻等胃肠道不适症状。

（2）间歇滴注　将配制好的要素饮食或现成制品放入输液瓶内，经输注管缓慢注入，每日 4～6 次，每次 400～500mL，每次输注持续时间 30～60 分钟，此法多数患者可耐受。

（3）连续滴注　多用于经空肠造瘘喂食的危重患者。装置与间歇滴注相同，在 12～24 小时内持续滴注，或用肠内营养泵保持恒定滴速。

（四）并发症

1. 机械性并发症 主要有鼻咽部和食管黏膜损伤、管道阻塞等，与营养管的硬度、插入位置等有关。

2. 感染性并发症 营养液误吸可导致吸入性肺炎；肠道造瘘患者的营养管滑入腹腔可导致急性腹膜炎。

3. 胃肠道并发症 患者可出现恶心、呕吐、腹痛、腹胀、便秘、腹泻等症状。

4. 代谢性并发症 有些患者可出现高血糖或水电解质代谢紊乱、微量元素异常。

（五）注意事项

1. 根据患者的具体病情配制营养素成分、浓度、用量合适的要素饮食。应用原则一般是由低、少、慢开始，逐步增加，待患者耐受后，再稳定配餐标准、用量和速度。

2. 配制过程中严格无菌操作，所用器具、导管等均需灭菌后使用。

3. 已配制好的溶液存放于4℃以下的冰箱内，并在24小时内用完，防止放置时间过长而变质。

4. 要素饮食的口服温度一般为37℃，鼻饲和经造瘘口注入的温度为41℃~42℃，滴注时可置一热水袋于输注管远端，保持温度，防止发生腹泻、腹痛、腹胀。

5. 要素饮食滴注前后均需用温开水或生理盐水冲净管腔，以防食物积滞管腔而发生腐败变质。

6. 滴注过程中加强巡视，如发现恶心、呕吐、腹胀、腹泻等症状，及时查明原因，按需要调整速度、温度。反应严重者暂停滴入。

7. 定期测量患者体重，观察尿量、大便次数及性状，检查血糖、尿糖、血尿素氮、电解质、肝功能等指标，做好营养评估。

8. 要素饮食拟停用时需逐渐减量，防止因骤停引起低血糖反应。

9. 糖尿病患者慎用要素饮食；3个月以内婴幼儿、消化道出血者不宜使用。

知识拓展

肠内营养泵的应用

　　肠内营养泵是采用微电脑自控系统精确控制营养液输注的速度、剂量、温度、输注总量等的一套完整、封闭、方便、安全的系统，适用于严重创伤、大手术后等危重患者或需准确控制营养输入的管饲饮食患者。使用时将营养液放入营养泵专用的容器内，将输注管嵌于营养泵内，输注端连接胃管。

　　肠内营养泵的主要功能：①自动输注功能：根据要求设定输入营养液的总量、速度、温度等参数，并可随时调整。②自动检测和报警功能：根据指令，自动检测、控制营养液的速度、温度，出现异常时，可自动报警。③动态显示功能：动态显示已输入营养液的数量、温度、速度，便于随时查看。

知识拓展

胃肠外营养

　　胃肠外营养是指通过胃肠道外途径提供机体代谢过程所需的能量及各种营养素，包括氨基酸、脂肪、各种维生素、电解质和微量元素的一种营养支持方法。目前采用的主要途径是经周围静脉或中心静脉置管方式输入营养液。胃肠外营养可分为完全胃肠外营养和部分胃肠外营养。完全胃肠外营养是指患者所需的全部营养素均通过静脉途径提供；部分胃肠外营养是指部分输入，其余部分营养素可经胃肠途径补充。

第五节　出入液量记录

　　正常人每天的液体摄入量和排出量是保持动态平衡。当患者休克、大面积烧伤、大手术后或患有心脏病、肾脏疾病、肝硬化腹水等疾病时，机体的体液调节功能常会发生紊乱，因此护士必须及时、准确地记录出入液量，为协助诊断和治疗提供客观依据。

一、记录内容与要求

（一）每日摄入量

　　每日摄入量包括患者每日的饮水量、食物中的含水量、输液量、输血量等。记录要准确，患者饮水或进食时，需使用已测量过容量的容器。固体食物应记录单位数量和食物含水量。

（二）每日排出量

　　每日排出量主要是尿量，其次包括粪便量、呕吐量、咳出物量、出血量、引流量、伤口渗出液量等。为准确记录尿量，昏迷患者、尿失禁患者或需密切观察尿量的患者，最好给予留置导尿。对于难以收集的排出量，可根据定量液体浸润棉织物的情况进行估算。

二、记录方法

1. 眉栏各项和页码用蓝钢笔记录。

2. 日间 7：00 ~ 19：00 出入液量用蓝钢笔记录，夜间 19：00 ~ 次晨 7：00 用红钢笔记录。

3. 每 12 小时和 24 小时分别作出入液量小结和总结，并将 24 小时的出入液量记录在体温单相应的栏内。

【能力检测】

1. 试述医院饮食的分类和各类饮食的适用范围、饮食原则和用法。

2. 叙述鼻饲法的适应证、禁忌证和注意事项。

3. 李某，女，35 岁，因突然昏迷 3 小时入院，目前患者意识不清，处于昏迷状态。

（1）遵医嘱需行鼻饲法，在为患者插管时，怎样做才能顺利插入胃管？

（2）如何确定胃管在胃内？

（3）灌注饮食时需注意什么？

第十一章　排泄护理

　　1. 掌握维持正常排尿、排便功能的护理措施；便秘、肠胀气、尿潴留、尿失禁等的定义和护理；灌肠、导尿术的目的及注意事项；留置导尿患者的护理；导尿术及留置导尿术的操作。

　　2. 熟悉尿液、粪便的评估；膀胱冲洗的操作和注意事项。

　　3. 了解肛管排气的方法及注意事项；简易通便的方法。

　　4. 能按照要求规范完成导尿术、留置导尿术、大量不保留灌肠和保留灌肠的操作技术。

　　5. 仪表端庄整洁、态度和蔼、沟通有效。

　　排泄是机体将新陈代谢所产生的终产物排出体外的生理过程，是人体的基本生理需要之一，也是维持生命的必要条件之一。人体排泄体内终产物的途径有皮肤、呼吸道、消化道及泌尿道，其中消化道和泌尿道是主要的排泄途径。许多因素可以直接或间接地影响人体的排泄活动和形态，每个个体的排泄形态和影响因素也不尽相同。护士需掌握与排泄有关的护理知识和技术，帮助或指导患者维持正常的排泄功能，满足其排泄需要，使之获得最佳的健康和舒适状态。

第一节　排尿护理

　　排尿是人的基本需要之一。排尿功能发生障碍，可导致全身心的疾病。排尿功能异常者可能会由于身体形象的改变而发生心理问题。护士需理解并敏锐地发现患者所有的需求，理解患者所出问题的原因，并且找到可以接受的解决方法。

一、排尿活动的评估

（一）尿液的评估

1. 正常尿液的评估　　正常成人每昼夜尿量为 1000~2000mL，尿量与个体的液体摄入量、饮食成分、气候、年龄等多种因素有关。正常尿液外观呈淡黄色至深褐色，澄清透明，放置后可转为混浊并出现氨味，食物和药物可改变尿液颜色，如服用大量胡萝卜素时，尿液呈鲜黄色。正常的尿比重为1.010~1.025，pH值约为6.5。

2. 异常尿液的评估

（1）尿量 多尿指24小时尿量超过2500mL者，正常情况下饮用大量液体或妊娠；病理情况下多由内分泌代谢障碍或肾小管浓缩功能不全引起，见于糖尿病、尿崩症、急性肾功能不全（多尿期）等患者。少尿指24小时尿量少于400mL或每小时尿量少于17mL者。发热、液体摄入过少、休克等原因会使患者体内血液循环不足，如心脏、肾脏、肝脏功能衰竭患者。无尿或尿闭指24小时尿量少于100mL或12小时内无尿液产生者，如严重休克、急性肾衰竭、药物中毒等患者。

（2）颜色 病理情况下，尿液的颜色可发生一些变化。

①血红蛋白尿：主要是由于各种原因导致大量红细胞在血管内被破坏，血红蛋白经肾脏排出形成血红蛋白尿，一般尿液呈浓茶色、酱油样色，常见于血型不合所致的溶血、恶性疟疾和阵发性睡眠性血红蛋白尿。

②血尿：血尿的颜色深浅与尿液中所含红细胞量的多少有关，尿液中含红细胞量多时呈洗肉水色，常见于急性肾小球肾炎、输尿管结石、泌尿系统肿瘤、结核及感染等。

③胆红素尿：一般尿液呈深黄色或黄褐色，振荡尿液后泡沫也呈黄色，见于阻塞性黄疸和肝细胞性黄疸。

④乳糜尿：尿液中含有淋巴液，排出的尿液呈乳白色，见于丝虫病。

（3）气味 当泌尿道有感染时新鲜尿液有氨臭味。糖尿病酮症酸中毒时，尿液呈烂苹果味。

（4）酸碱反应和比重 尿液的酸碱改变受疾病、某些药物和食物的影响。酸中毒患者的尿液呈强酸性，严重呕吐患者的尿液呈强碱性。尿液的比重与所含溶质的浓度呈正比，受饮水量和出汗量的影响。若尿比重经常固定于1.010左右，提示肾功能严重障碍。

（二）影响正常排尿因素的评估

正常情况下，排尿受意识控制，无痛苦，无障碍，但诸多因素可以影响排尿的进行。

1. 心理因素 心理因素对正常排尿有很大的影响，压力会影响会阴部肌肉和膀胱括约肌的放松或收缩，如个体处于过度焦虑和紧张的情况下，有时会出现尿频、尿急，有时也会抑制排尿出现尿潴留。排尿也可因听觉、视觉或其他身体感觉的刺激而诱发，如有些人听到流水声就想排尿。

2. 个人习惯 大多数人对排尿时间养成习惯，而且与日常作息时间相关。儿童期排尿训练会影响成年后的排尿习惯。如成人发生夜尿有时是因儿时训练所造成的心理问题所致。排尿的姿势、时间是否充裕和环境是否合适也会影响排尿的完成。

3. 社会文化因素 在隐蔽场所排尿是多种文化共同的规范，当缺乏隐蔽场所时就会影响排尿的进行。

4. 气候变化　夏天炎热，身体大量出汗，体内水分减少，血浆晶体渗透压升高，可引起抗利尿激素分泌增多，促进肾脏的重吸收，导致尿液浓缩和尿量减少；冬季寒冷，身体外周血管收缩，循环血量增加，体内水分增加，反射性地抑制抗利尿激素的分泌，使尿量增加。

5. 饮食与液体摄入　一般而言，如果其他所有影响液体平衡的因素不变，尿量与液体摄入量有关，即摄入量大则尿量大，尿量又直接影响排尿的频率。食物的种类也会影响排尿，如咖啡、茶、酒精性饮料有利尿作用。含盐分较高的食物和饮料则会造成体液潴留。

6. 个体差异性　排尿频率和次数具有个体差异性，这与每个人的膀胱容量、液体摄入量、有无排尿场所等因素有关，一般日间 4～6 次，夜间 0～2 次。

7. 药物　有些药物会直接影响排尿。

8. 肌肉张力　膀胱、骨盆和腹部肌肉参与排尿活动，这些肌肉的张力发生改变会直接影响排尿。

9. 手术及外伤　大多数人术前存在水分不足的问题，术中会丢失一部分体液，因此，尿液的生成会减少，以维持体液平衡。泌尿系手术或外伤会直接影响尿液的生成或排出。

10. 运动、感觉障碍　任何干扰运动或感觉能力的疾患都会影响排尿，如意识障碍、瘫痪等。

11. 其他因素　孕妇因体内激素的改变和解剖位置的变化而影响其排尿形态，出现尿频；老年男性因前列腺肥大压迫尿道，出现滴尿、不易排尿现象；某些诊断性检查，如膀胱镜检查后造成尿道不适和水肿而影响排尿。

（三）排尿异常的评估

1. 尿失禁　尿失禁是指排尿失去意识控制或不受意识控制，尿液不自主地流出。尿失禁可分为真性尿失禁、假性尿失禁和压力性尿失禁。

（1）真性尿失禁　膀胱稍有一些存尿便会不自主地流出，膀胱处于空虚状态。由于脊髓初级排尿中枢与大脑皮层之间联系受损，如昏迷、瘫痪，因排尿反射活动失去大脑皮质的控制，膀胱逼尿肌出现无抑制性收缩；还可见因手术、分娩所致的膀胱括约肌损伤或支配括约肌的神经损伤，病变所致膀胱括约肌功能不良；膀胱与阴道之间有瘘管等。

（2）假性尿失禁（充溢性尿失禁）　膀胱内贮存部分尿液，当膀胱充盈到一定压力时，即可不自主溢出少量尿液。当膀胱内压力降低时，排尿立即停止，但膀胱仍呈胀满状态而不能排空。由于脊髓初级排尿中枢活动受抑制，当膀胱充满尿液导致内压增高时，迫使少量尿液流出。

（3）压力性尿失禁　咳嗽、打喷嚏或运动时腹肌收缩，腹内压升高，以致不自主地排出少量尿液。膀胱括约肌张力降低、骨盆底部肌肉和韧带松弛、肥胖等也可导致不自主排尿，多见于中老年女性。

2. 尿潴留　尿潴留指尿液大量存留在膀胱内而不能自主排出。尿潴留时，膀胱容积可增至3000~4000mL，膀胱高度膨胀，可至脐部。患者主诉下腹胀痛，排尿困难。体检可见耻上膨隆，扪及囊样包块，叩诊呈实音，有压痛。产生尿潴留的原因有：①机械性梗阻：膀胱颈部或尿道有梗阻性病变，如前列腺肥大或肿瘤压迫尿道，造成排尿受阻。②动力性梗阻：由排尿功能障碍引起，而膀胱、尿道并无器质性梗阻病变，如外伤、疾病或使用麻醉剂所致脊髓初级排尿中枢活动障碍或抑制，不能形成排尿反射。③其他各种原因引起的不能用力排尿或不习惯卧床排尿，包括某些心理因素，如焦虑、窘迫等使得排尿不能及时进行。由于尿液存留过多，膀胱过度充盈，致使膀胱收缩无力，造成尿潴留。

二、排尿异常患者的护理

（一）尿失禁患者的护理

1. 提供心理支持　尿失禁患者的心理压力较大，渴望理解和帮助，护士应尊重患者，帮助其树立对重新恢复排尿控制的信心，积极配合治疗和护理。

2. 减轻造成尿失禁的诱因　若为药物引起的尿失禁，需指导患者正确用药；若为尿道感染引起，坚持抗生素的正确使用。

3. 外部引流　必要时使用接尿装置引流尿液。女性患者用女式尿壶紧贴外阴部接取尿液；男性患者用尿壶接尿，也可用阴茎套连接集尿袋，接取尿液，但此方法不宜长时间使用。每天需定时取下阴茎套和尿壶，清洗会阴部和阴茎，并将局部暴露于空气中。

4. 皮肤护理　为减少尿液对局部皮肤的刺激，防止皮肤完整性受损，需保持皮肤的清洁干燥，用温水清洗会阴部，勤换衣裤、床单、尿垫。根据皮肤情况，定时按摩受压部位，防止压疮的发生。

5. 重建正常的排尿功能　①如病情允许，指导患者每日白天摄入液体2000~3000mL。多饮水可促进排尿习惯，还可预防泌尿系统感染。入睡前限制饮水，减少夜间尿量，以免影响患者休息。②观察排尿反应，定时使用便器，建立规则的排尿习惯，刚开始时每1~2小时使用便器1次，以后间隔时间逐渐延长，以促进排尿功能的恢复。使用便器时，用手按压膀胱，协助排尿，注意用力适度。③指导患者进行骨盆底肌肉的锻炼，以增强控制排尿的能力。具体方法：患者取立、坐或卧位，试做排尿（排便）动作，先慢慢收紧盆底肌肉，再缓缓放松，每次10秒左右，连续10次，每日进行数次，以不觉疲乏为宜。

6. 以上措施均无效时，采用留置导尿法。

（二）尿潴留患者的护理

1. 提供隐蔽的排尿环境，使患者心理上放松。

2. 调整体位和姿势，让患者采取正常的站姿或坐姿，并鼓励患者身体前倾，用手加压腹部，以增加腹内压。

3. 采用适当的暗示方法，如听流水声、温水冲洗会阴部、热水坐浴等，以促进排尿。

4. 针刺三阴交、曲骨、中极等。

5. 遵医嘱，给予药物治疗。

6. 必要时，给予导尿。

三、排尿护理技术

（一）导尿术

导尿术是在严格无菌操作下，用导尿管经尿道插入膀胱，引出尿液的方法。导尿术容易引起医源性感染，如导尿过程中因操作不当造成膀胱、尿道黏膜损伤；使用的导尿物品被污染；操作过程中违反无菌原则等导致泌尿系统感染。为患者导尿时必须严格执行无菌操作原则和操作规程。

【目的】

1. 为尿潴留患者引出尿液，以减轻痛苦。

2. 协助临床诊断，如留取未受污染的尿标本做细菌培养；测量膀胱容量、压力及检查残余尿液；进行尿道或膀胱造影等。

3. 为膀胱肿瘤患者进行膀胱化疗。

【操作流程】

1. 评估

（1）患者病情、年龄、意识、治疗情况和生活习惯。

（2）患者活动能力、对导尿的心理反应和合作程度。

（3）膀胱充盈度、会阴部皮肤黏膜情况和清洁度。

2. 计划

（1）护士准备　洗手，戴口罩，着装整洁。

（2）用物准备　一次性导尿包（包括初步消毒、再次消毒和导尿用物。初步消毒用物有小方盘，内盛数个消毒液棉球袋、镊子、纱布、手套。再次消毒和导尿用物有弯盘、气囊导尿管、内盛 4 个消毒液棉球袋、镊子 2 把、自带无菌液体的 10mL 注射器、润滑油棉球袋、标本瓶、纱布、集尿袋、方盘、孔巾、手套、外包治疗巾）、手消毒液、弯盘、一次性垫巾、治疗巾 1 套、浴巾、便盆及便盆巾、屏风。

（3）患者准备　患者和家属了解导尿的目的、意义、过程、注意事项及配合操作要点，能自理者嘱其自行清洁外阴，不能自理者护士给予帮助。

（4）环境准备　酌情关闭门窗，用围帘或屏风遮挡患者。保持合适的室温，光线充足或有足够的照明。

3. 实施（表 11 – 1）

表 11 –1　导尿术

操作程序	操作步骤	要点说明
核对解释	携用物至患者床旁，核对患者床号、姓名，向患者解释操作目的及有关事项，评估患者情况	患者或家属愿意接受使用
准备用物	关闭门窗，遮挡患者，必要时使用屏风 移床旁椅至操作同侧的床，将便盆放于床旁椅上，打开便盆巾	保护患者隐私，减少其心理的紧张和不安 方便操作，节省时间、体力
安置卧位	操作者站于患者右侧，松开被尾，女患者采取仰卧位，双腿屈曲外展，护士协助患者脱去其对侧裤腿盖于近侧腿上，对侧下肢用盖被，露出外阴；男患者采取仰卧位，两腿平放，略微分开，脱下裤子至腿部，露出阴部，上身和腿部分别用盖被盖好	方便护士操作，防止受凉
垫巾放盘	将小橡胶单和治疗巾垫于患者臀下，弯盘置于近外阴处，消毒双手，核对检查并打开导尿包，取出初步消毒用物，操作者一只手戴上手套，将消毒液棉倒入小方盘内	保护床单不被污染
◆女性患者 初步消毒	操作者一手持镊子夹取消毒液棉初步消毒阴阜、大阴唇，另一戴手套的手分开大阴唇，消毒小阴唇和尿道口，污染棉置弯盘内；消毒完毕脱下手套置弯盘内，将弯盘及小方盘移至床尾处	每个棉球限用 1 次，镊子不可接触肛门区域，消毒顺序是由外向内、自上而下
打导尿包	将导尿包放在患者两腿之间，按无菌技术操作原则打开治疗巾	保持体位勿移动，避免污染无菌区域
润滑连接	戴无菌手套，铺孔巾，按操作顺序整理好用物，取出导尿管，用润滑液棉球润滑导尿管前端，根据要求将导尿管与集尿袋的引流管连接，取消毒棉球放于弯盘内	使孔巾和导尿包内层包布形成一无菌区，方便操作
再次消毒	弯盘置于外阴处，一手分开并固定小阴唇，一手持镊子夹取消毒液棉，分别消毒尿道口、两侧小阴唇、尿道口。污棉球、弯盘、镊子放床尾弯盘内	再次消毒顺序是内→外→内，自上而下，每个棉球限用 1 次，避免已消毒的部位再污染
插导尿管 引流尿液	将方盘置于孔巾口旁，嘱患者张口呼吸，用另一镊子夹持导尿管对准尿道口轻轻插入尿道 4～6cm（图 11－1），见尿液流出再插入 1cm，松开固定小阴唇的手下移固定导尿管，将尿液引入集尿袋或方盘内	插管时动作轻柔，避免损伤尿道黏膜
◆男性患者 初步消毒	操作者一手持镊子夹取消毒棉进行初步消毒，依次为阴阜、阴茎、阴囊。另一戴手套的手取无菌纱布裹住阴茎将包皮向后推暴露尿道口，自尿道口向外向后旋转擦拭尿道口、龟头和冠状沟。污棉球、纱布置弯盘内；消毒完毕将小方盘、弯盘移至床尾，脱下手套	自阴茎根部向尿道口消毒 包皮和冠状沟易藏污垢，注意仔细擦拭，预防感染
打导尿包	将导尿包放在患者两腿之间，按无菌技术操作原则打开治疗巾	
润滑连接	取出无菌手套，按无菌操作技术原则戴好无菌手套，取出孔巾，在患者的外阴处并暴露阴茎 按操作顺序整理好用物，取出导尿管，用润滑液棉球润滑导尿管前端，根据要求将导尿管与集尿袋的引流管连接，放于方盘内，取消毒棉球放于弯盘内	嘱患者勿动肢体，保持安置的体位，避免无菌区域污染 让孔巾和治疗巾内层形成一连续无菌区，扩大无菌区域，利于无菌操作，避免污染
再次消毒	弯盘移至近外阴处，一手用纱布包住阴茎，将包皮向后推，暴露尿道口。另一只手持镊子夹消毒棉球再次消毒尿道口、龟头和冠状沟。污棉球、镊子放床弯盘内	由内向外，每个棉球限用 1 次，避免已消毒的部位再污染

续表

操作程序	操作步骤	要点说明
插导尿管引流尿液	一手继续持无菌纱布固定阴茎并提起，使之与腹壁呈60°角（图11-2），将方盘置于孔巾口旁，嘱患者张口呼吸，用另一镊子夹持导尿管，对准尿道口轻轻插入尿道20～22cm，见尿液流出再插入1～2cm，将尿液引入集尿袋内或方盘内	使耻骨前弯消失，利于插管。插管时动作轻柔，男性尿道有3个狭窄，切忌用力过猛而损伤尿道黏膜
夹闭尿管	当方盘内2/3满尿液，夹闭导尿管端，将尿液倒入便盆内，再打开导尿管继续放尿；或将尿液引流入集尿袋内至合适量	
留取标本	若做尿培养，用无菌标本瓶接取中尿液5mL，盖好瓶盖，放置合适处	避免碰洒或污染
整理用物	导尿完毕，轻轻拔出导尿管，撤下孔巾，擦净外阴，收拾导尿用物弃于医用垃圾桶内，撤出患者臀下的小橡胶单和治疗巾，放于治疗车下层。脱去手套，用手消毒液消毒双手，协助患者穿好裤子整理床单位，清理用物，测量尿量，尿标本贴标签后送检	使患者舒适，保护患者隐私标本及时送检，避免污染
洗手记录	洗手，记录导尿时间、导尿量、患者的情况及反应	

4. 评价

（1）患者了解导尿相关知识，能主动配合。

（2）导尿正确，操作规范，达到治疗目的，无不良反应发生。

（3）无菌观念强，操作过程无污染。

【注意事项】

1. 严格执行无菌操作原则，预防泌尿系感染。

2. 操作中做好解释和沟通，注意保护患者隐私，采取适当的保暖措施防止患者着凉。

3. 对膀胱高度膨胀极度虚弱的患者，第一次放尿不得超过1000mL。大量放尿可使腹腔内压急剧下降，血液大量留在腹腔内，导致血压下降而虚脱。膀胱内压突然降低，还可导致膀胱黏膜急剧充血，发生血尿。

4. 老年女性尿道口回缩，插管时需仔细观察、辨认，避免误入阴道。如导尿管误入阴道，需更换无菌导尿管，重新插管。

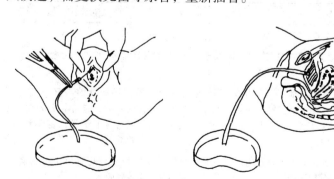

图11-1　女性患者导尿术

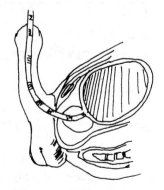

图11-2　男性患者导尿术

（二）留置导尿术

留置导尿是将导尿管留置在膀胱内，以引流尿液的方法，避免因反复多次插管而引起感染。

【目的】

1. 抢救危重、休克患者时正确记录每小时尿量、测量尿比重，密切观察患者的病情变化。

2. 为盆腔手术排空膀胱，使膀胱持续保持空虚状态，避免术中误伤。

3. 某些泌尿系统疾病术后留置导尿管，便于引流和冲洗，并减轻手术切口的张力，促进伤口愈合。

4. 为尿失禁或会阴部有伤口的患者引流尿液，保持会阴部的清洁、干燥。

5. 为尿失禁患者行膀胱功能训练。

【操作流程】

1. 评估

（1）患者病情、年龄、意识、治疗情况、生活习惯。

（2）患者活动能力、对留置导尿术的心理反应及合作程度。

（3）膀胱充盈度、会阴部皮肤黏膜情况及清洁度。

2. 计划

（1）护士准备　洗手，戴口罩，着装整洁。

（2）用物准备　同导尿术。

（3）患者准备　患者和家属了解留置导尿术的目的、意义、过程、注意事项及配合操作要点，能自理者嘱其自行清洁外阴，不能自理者护士给予帮助。

（4）环境准备　酌情关闭门窗，用围帘或屏风遮挡患者。保持合适的室温，光线充足或有足够的照明。

3. 实施（表 11 - 2）

表 11 - 2　留置导尿术

操作程序	操作步骤	要点说明
核对解释	携用物至患者床旁，核对患者床号、姓名，解释	确认患者
消毒导尿	同导尿术初步消毒、再次消毒会阴部和尿道口，插入导尿管	严格无菌操作，防止泌尿系统感染
固定注液	见尿液后再插入 7～10cm。夹住导尿管端或连接集尿袋，连接注射器，根据导尿管上注明的气囊容积向气囊注入等量的无菌溶液，轻拉导尿管有阻力感，即证实导尿管固定于膀胱内（图 11 - 3）	气囊导尿管因导尿管前端有一气囊，当向气囊注入一定量的气体或液体后，气囊膨大可将导尿管头端固定于膀胱内，防止尿管滑脱
固定尿袋	导尿成功后，夹闭引流管，撤下孔巾，擦净外阴，使引流管从患者腿下穿过，用安全别针固定于床旁	别针固定要稳妥，既避免伤害患者，又不能使引流管脱落 引流管要留出足够长度，防止因翻身牵拉，使尿管脱出 防止尿液逆流造成泌尿系统感染

续表

操作程序	操作步骤	要点说明
整理用物	整理导尿用物弃于医用垃圾桶内，撤出患者臀下的小橡胶单和治疗巾，放于治疗车下层，脱去手套 协助患者穿好裤子，取舒适位，整理床单位	使患者舒适 保护患者隐私
洗手记录	洗手，记录留置导尿管的时间、患者的反应等	

4. 评价

（1）患者了解导尿相关知识、能主动配合。

（2）导尿正确，操作规范，达到治疗目的、无不良反应发生。

（3）无菌观念强，操作过程无污染。

【注意事项】

1. 向患者及家属解释留置导尿的目的和护理方法，并鼓励其主动参与护理。

2. 向患者及家属说明摄取足够的水分和进行适当的活动对预防泌尿系统感染的重要性，每天尿量需维持在 2000mL 以上，达到自然冲洗尿道的作用，以减少尿道感染的机会。

3. 注意保持引流通畅，避免因导尿管受压、扭曲、堵塞等导致泌尿系统感染。

4. 患者离床活动时，将导尿管远端固定在大腿上，以防导尿管脱出。集尿袋不得超过膀胱高度并避免挤压，防止尿液反流，导致感染的发生。

5. 保持尿道口清洁。女性患者用消毒棉球擦拭外阴和尿道口，男性患者用消毒棉球擦拭尿道口、龟头和包皮，每天 1～2 次。排便后及时清洗肛门和会阴部皮肤。

6. 每日定时更换集尿袋，及时排空集尿袋并记录尿量，每周更换导尿管 1 次。

7. 训练膀胱反射功能，可采用间歇性夹管方式。拔管前，每 3～4 小时开放 1 次，使膀胱定时充盈或排空，以促进膀胱功能的恢复。

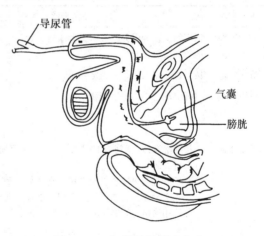

图 11 – 3 气囊导尿管固定法

（三）膀胱冲洗术

膀胱冲洗术是将无菌冲洗液经留置导尿管注入膀胱进行冲洗，以清洁膀胱，清除沉淀物，保持尿液引流通畅的一种方法。

【目的】

1. 对留置导尿管的患者，保持其尿液引流通畅。

2. 清洁膀胱。清除膀胱内的凝块、黏液、细菌等异物，预防感染。

3. 治疗某些膀胱疾病,如膀胱炎、膀胱肿瘤。

【操作流程】

1. 评估

(1) 患者病情、年龄、意识、治疗情况、生活习惯。

(2) 患者活动能力、对膀胱冲洗术的心理反应和合作程度。

2. 计划

(1) 护士准备　洗手,戴口罩,着装整洁。

(2) 用物准备　按导尿术准备的导尿用物、遵医嘱准备的冲洗液(常用冲洗溶液有生理盐水、0.02%呋喃西林溶液、3%硼酸溶液和0.1%新霉素溶液。灌入溶液温度为38℃～40℃。前列腺肥大摘除术后,用4℃左右的0.9%氯化钠溶液灌洗)、无菌膀胱冲洗器1套、消毒液、无菌棉签、手消毒液、便盆及便盆巾。

(3) 患者准备　患者和家属了解膀胱冲洗术的目的、意义、过程、注意事项及配合操作要点。

(4) 环境准备　酌情关闭门窗,用围帘或屏风遮挡患者。保持合适的室温,光线充足或有足够的照明。

3. 实施(表11-3)

表11-3　膀胱冲洗术

操作程序	操作步骤	要点说明
核对解释	携用物至患者床旁,核对患者床号、姓名,解释操作的目的等	确认患者
导尿固定	按留置导尿术插好并固定导尿管	
排空膀胱	打开引流管夹,排空膀胱	降低膀胱内压,便于冲洗液顺利滴入膀胱,使药液与膀胱壁充分接触,并保持有效浓度,达到冲洗的目的
准备连接	连接冲洗液体与膀胱冲洗器,将冲洗液倒挂于输液架上,排气后关闭导管 分开导尿管与集尿袋引流管接头连接处,消毒导尿管尾端开口和引流管接头,将导尿管和引流管分别与Y形管的两个分管相连接,Y形管的主管连接冲洗导管	膀胱冲洗装置类似静脉输液导管,其末端与Y形管的主管连接,Y形管的一个分管连接引流管,另一个分管连接导尿管。应用三腔管导尿时,可免用Y形管
冲洗膀胱	关闭引流管,开放冲洗管,使溶液滴入膀胱,调节滴速。待患者有尿意或滴入溶液200～300mL后,关闭冲洗管,放开引流管,将冲洗液全部引流出来后,再关闭引流管(图11-4) 按需要反复冲洗	瓶内液面距床面约60cm,以便产生一定的压力,使液体能够顺利滴入膀胱。滴速一般为60～80滴/分钟,滴速不宜过快,以免引起患者强烈尿意,迫使冲洗液从导尿管侧溢出尿道外。若患者出现不适或有出血,立即停止冲洗,并与医生联系
冲洗后处理	冲洗完毕,取下冲洗管,消毒导尿管口和引流接头并连接 清洁外阴部,固定好导尿管 协助患者取舒适位,整理床单位,清理物品	减少外阴部细菌的数量
洗手记录	洗手,记录冲洗液名称、冲洗量、引流量、引流液性质、冲洗过程中患者反应等	

4. 评价

（1）患者了解膀胱冲洗术相关知识、能主动配合。

（2）动作正确，操作规范，达到治疗目的、无不良反应发生。

（3）无菌观念强，操作过程无污染。

【注意事项】

1. 严格执行无菌技术操作。

2. 避免用力回抽造成黏膜损伤。若引流的液体少于灌入的液体量，应考虑是否有血块或脓液阻塞，可增加冲洗次数或更换导尿管。

3. 冲洗时嘱患者深呼吸，尽量放松，以减少疼痛。若患者出现腹痛、腹胀、膀胱剧烈收缩等情况，暂停冲洗。

4. 冲洗后如出血较多或血压下降，立即报告医生给予处理，并注意准确记录冲洗液量及性状。

5. 向患者说明摄取足够水分的重要性，每天饮水量维持在 2000mL 左右，以产生足够的尿量冲洗尿路，达到预防感染发生的目的。

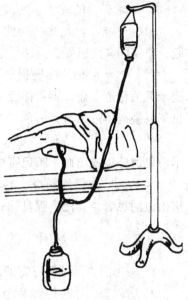

图 11 - 4 膀胱冲洗术

第二节　排便护理

有规律地排除肠道废物是维持人体正常功能十分重要的自然过程，是人的基本需要之一。排便的改变通常是胃肠道或身体其他系统出现问题的早期症状和体征。排便功能取决于各种因素平衡，每个人的排便方式和习惯不同。

护士需理解正常排便，以及促进因素、阻碍因素、导致排便改变的原因等，以更好地处理患者的排便问题。支持性护理需尊重患者隐私，满足其情感需要，促进正常排便的措施需将患者不适降到最低。

一、排便活动的评估

（一）排便状态的评估

评估内容包括排便频率、量、颜色、形状、气味等。

1. 正常粪便的评估　成人正常的排便频率是每日 1~3 次至每周 1~3 次，婴儿的排便次数较多，每日 3~5 次。平均排便量为 100~300g，排便量的多少与食物摄入量、种类、液体摄入量、排便频率、消化器官的功能状态有关，进食粗粮、大量蔬菜者，粪便量大；进食肉食、细粮者，粪便量少。正常成人的粪便呈黄褐色、成形、质软。因粪便内含胆红素，粪便的颜色与摄入食物的种类有关，摄入含叶绿素丰富的食物，粪便呈暗绿色。粪便的气味由蛋白质经细菌分解发酵而产生，与食物的种类、肠道疾病有关。摄入蛋白质、肉类较多者，粪便臭味重；素食者，臭味轻。

2. 异常粪便的评估

（1）形状与软硬度 粪便呈扁条形或带状，可能因肠道部分梗阻或直肠狭窄等引起；便秘的粪便坚硬、呈栗子状；腹泻的粪便呈水样。

（2）颜色 柏油样便提示上消化道出血；白色陶土样便提示胆道梗阻；暗红色便提示下消化道出血；果酱样便见于肠套叠、阿米巴痢疾；粪便表面有鲜血或便后滴血，见于肛裂或痔疮出血；白色"米泔水"样便见于霍乱、副霍乱。

（3）内容物 粪便中混入或粪便表面附有血液、脓液或肉眼可见的黏液，往往提示消化道感染或出血。肠道寄生虫感染的患者，粪便中可查见蛔虫、绦虫节片等。

（4）气味 慢性肠炎、胰腺疾病、肠道恶性肿瘤的患者，粪便呈腐臭味；上消化道出血的患者，粪便呈腥臭味；消化功能不良者，粪便呈酸臭味。

（二）影响排便因素的评估

1. 心理因素 排便形态的改变与情绪有关。

2. 环境因素 排便涉及个人隐私，住院患者多与其他患者共用盥洗室，有的卧床患者需在病房内使用排便器，因环境缺乏隐蔽性，患者通过避免排便或减少排便次数降低窘迫感。

3. 个人排便习惯 个人排便习惯的养成对于有规律排便很重要。一般经过训练可在特定时间排便。若一个人总是忽略便意，影响个体日常生活的规律性，则无法建立排便规律。

4. 饮食 饮食对排便的影响很大。富含纤维的食物可保证必要的粪便容积，刺激肠蠕动，加速食糜通过肠道，减少水分在大肠的再吸收，使粪便柔软而易排出。因此，高纤维素饮食有助于形成正常的肠道排泄。有些人因存在与遗传有关的乳糖不耐受问题，难以消化牛奶或乳制品等，乳糖类食物可使其产生腹泻、肠胀气或痉挛。

5. 液体摄入 粪便中所含的水分会影响粪便的软硬度。若水分摄入不足，肠道因吸收较多水分，以保证机体正常代谢，而造成便秘。

6. 肌肉张力 肌肉张力不仅影响肠道肌肉本身的活动力，还会影响骨骼肌协助排便的能力。

7. 药物 药物可以预防或治疗便秘，但是剂量过大，会导致相反的效果。如预防便秘的药物可引起腹泻，过度使用会造成患者生理和心理上的依赖。一些具有其他治疗目的的药物，会出现改变肠道正常功能的副作用，如止痛剂可导致便秘；滥用抗生素可破坏肠道内的正常菌群而引起腹泻。

8. 刺激物 肠道内的刺激物如辛辣的食物、细菌毒素等会刺激局部引起反射，促进肠蠕动，从而影响肠道功能。

9. 手术 一般而言，手术造成便秘的倾向也较大。会阴部的任何手术，如直肠或妇科手术，患者会因疼痛或手术部位水肿而影响排便。

10. 年龄 儿童一般只要有大便刺激直肠就会排便，通过排便训练可以逐渐控制排便，养成定时排便的习惯。老年人由于代谢下降，而且发生运动、神经障碍的概率增加，排便习惯会有所改变。

11. 运动和感觉障碍　脊髓损伤、中风、头部外伤、神经系统疾病等任何造成长期不能活动的情况，都会使排便刺激减弱。

12. 肠道及肛周病变　肠道本身的病理改变会直接影响正常的排便。

（三）排便异常的评估

1. 便秘　便秘是指正常的排便形态改变，排便次数减少，排出过干过硬的粪便，且排便不畅、困难。

（1）临床表现　头痛、头晕、食欲不振、口苦、烦躁、乏力、腹痛、腹胀、舌苔变厚，排便时会有下坠感、排便不尽感，甚至肛门疼痛，并发生肛裂。

（2）原因　某些器质性病变；排便习惯不良；中枢神经系统功能障碍；排便时间或活动受限制；强烈的情绪反应；各类直肠肛门手术；某些药物的不合理使用；饮食结构不合理，饮水量不足；滥用缓泻剂、栓剂、灌肠；长期卧床或活动减少等。这些均可抑制肠道功能而导致便秘的发生。

2. 粪便嵌塞　粪便嵌塞指粪便持久滞留堆积在直肠内，坚硬不能排出。常发生于慢性便秘患者。

（1）临床表现　患者有排便冲动，腹部胀痛，直肠肛门疼痛，肛门处有少量液化的粪便渗出，但不能排出粪便。

（2）原因　便秘未能及时解除，粪便滞留在直肠内，水分被持续吸收而乙状结肠排下的粪便又不断加入，最终使粪块变得又大又硬不能排出，发生粪便嵌塞。

3. 腹泻　腹泻指正常的排便形态改变，排便次数增加，排出松散稀薄的粪便甚至水样便。

（1）临床表现　正常排便形态改变，次数增加，频繁排出松散稀薄的粪便甚至水样便，伴有肠蠕动增加、水电解质紊乱等症状。

（2）原因　饮食不当或使用泻剂不当；情绪紧张焦虑；消化系统发育不成熟；胃肠道疾患；某些内分泌疾病如甲亢等均可导致肠蠕动增加，发生腹泻。

4. 排便失禁　排便失禁指肛门括约肌不受意识的控制而不自主地排便。

（1）临床表现　患者不自主地排出粪便。肛周组织受粪便刺激后发红，严重时会出现糜烂。

（2）原因　神经肌肉系统的病变或损伤如瘫痪；胃肠道疾患；精神障碍、情绪失调等。

5. 肠胀气　肠胀气指胃肠道内有过量气体积聚，不能排出。一般情况下，胃肠道内的气体只有150mL左右，胃内的气体可通过口腔打嗝儿排出。肠道内的气体部分在小肠被吸收，其余的可通过肛门排出，不会导致不适。

（1）临床表现　腹胀、痉挛性疼痛、呃逆、肛门排气过多，腹部膨隆、叩诊呈鼓音。当肠胀气压迫膈肌和胸腔时，可出现气急和呼吸困难。

（2）原因　肠蠕动减少；肠道梗阻及肠道手术后；食入过多产气性食物；吞入大量空气。

二、排便异常患者的护理

（一）便秘患者的护理

1. 心理护理　便秘患者痛苦难受，情绪焦躁不安。需耐心解释产生便秘的原因，消除患者紧张焦虑情绪。调动患者的积极性帮助排便，不轻易使用缓泻剂和灌肠等方法帮助排便。

2. 建立正常的排便习惯　指导患者养成每天固定时间排便，理想的时间是饭后（早餐后），因进食可引起较强的胃－结肠反射和十二指肠－结肠发射，使结肠出现集团蠕动而引起排便反射。

3. 选取适宜的排便姿势　床上使用便盆时，除非有特别禁忌，最好采取坐姿或抬高床头，利用重力作用增加腹内压促进排便。病情允许时让患者下床如厕排便。对手术患者，术前需有计划训练其在床上使用便器。

4. 合理安排膳食　多摄取可促进排便的食物和饮料，如蔬菜、水果、粗粮等高纤维食物；餐前提供开水、柠檬汁等热饮，促进肠蠕动，刺激排便反射；适当提供轻泻食物，如梅子汁等促进排便；多饮水，病情许可的情况下，每日液体摄入量不少于2000mL；适当食用油脂类食物，以促进排便。

5. 鼓励适当运动　根据病情和个人需要拟订规律的活动计划，协助患者进行运动，如散步、做操、打太极拳等。卧床患者可进行床上活动。此外，还应指导患者进行增强腹肌和盆底部肌肉的运动，以增加肠蠕动和肌张力，促进排便。

6. 腹部按摩　指导患者排便时用手自右沿结肠解剖位置向左环形按摩，以促使降结肠的内容物向下移动，并增加腹内压，促进排便。

7. 使用缓泻药物　遵医嘱口服缓泻剂，以使粪便中的水分含量增加，刺激肠蠕动，加速肠内容物的运行，发挥导泻作用。使用时需根据患者的特点和病情选用。老人、小孩需选择作用缓和的泻剂，慢性便秘者可选用蓖麻油、番泻叶、酚酞（果导）、大黄等接触性泻剂。使用缓泻剂可暂时解除便秘，长期使用或滥用可使个体养成对缓泻剂的依赖，导致慢性便秘的发生。

8. 使用简易通便剂　常用的简易通便剂有开塞露、甘油栓等。其作用机制是软化粪便，润滑肠壁，刺激肠蠕动，促进排便。

9. 灌肠　上述方法均无效时，遵医嘱给予灌肠。

（二）粪便嵌塞患者的护理

1. 早期可使用栓剂、口服缓泻剂来润肠通便。

2. 必要时先行油类保留灌肠，2～3小时后再做清洁灌肠。

3. 进行人工取便。灌肠无效后按医嘱进行人工取便。术者戴上手套，将涂润滑剂的食指轻轻插入患者直肠内，触到硬物时注意大小、硬度，然后机械地破碎粪块，慢慢取出，操作时注意动作轻柔，避免损伤直肠黏膜。人工取便易刺激迷走神经，心脏病、脊椎受损者慎用。如患者出现心悸、头昏等症状，须立即停止操作。

4. 健康教育。向患者及家属讲解有关排便的知识，建立合理的膳食结构；协助患者建立并维持正常的排便习惯，防止便秘的发生。

（三）肠胀气患者的护理

1. 健康教育。指导患者养成细嚼慢咽的良好饮食习惯。
2. 去除引起肠胀气的原因，少食或不吃产气食物和饮料，积极治疗肠道疾患。
3. 适当活动。协助患者下床活动，卧床患者经常变换体位或做床上活动，以促进肠蠕动，减轻肠胀气。
4. 轻微胀气时，可行腹部热敷或按摩、针刺疗法。严重胀气时，遵医嘱给予药物治疗或行肛管排气。

（四）腹泻患者的护理

1. **去除病因**　消除导致腹泻的原因，如停止进食可能被污染的食物、饮料，如肠道感染者遵医嘱给予抗生素治疗。
2. **卧床休息**　卧床休息可减少肠蠕动，注意腹部保暖。对不能自理的患者及时给予便盆，使之达到充分休息的目的。
3. **饮食调理**　鼓励患者多饮水，根据病情给予清淡的流质或半流质饮食，避免油腻、辛辣、高纤维食物。腹泻严重的患者暂禁食。
4. **补液治疗**　鼓励患者多饮水，按医嘱给予止泻剂、口服补盐液或静脉输液，以补充体内的水和电解质。
5. **皮肤护理**　注意肛周皮肤清洁，减少刺激。特别是婴幼儿、老人、身体衰弱者，每次便后用软纸轻擦肛门、温水清洗，并在肛周涂油膏保护皮肤。
6. **病情观察**　观察、记录粪便的性质和排便的次数等，必要时留取样本送检，病情危重者，注意生命体征变化。如疑为传染病按肠道隔离原则护理。
7. **心理支持**　腹泻患者常感到焦虑不安。应主动关心帮助患者，给予心理支持和安慰，消除焦虑不安的情绪。
8. **健康教育**　向患者讲解有关腹泻的知识，指导患者注意饮食卫生，养成良好的卫生习惯，不吃生食。

（五）排便失禁患者的护理

1. **心理护理**　大便失禁的患者心情紧张、窘迫，常常感到自卑和忧郁，希望得到理解和帮助。护士应尊重理解患者，主动给予心理安慰和疏导，帮助患者树立信心，配合治疗和护理。
2. **皮肤护理**　床上铺橡胶单和中单或一次性尿布，如污染需及时更换。每次便后用温水洗净肛周和臀部，保持皮肤清洁干燥；必要时肛周涂软膏保护皮肤，避免破损感染。注意观察骶尾部皮肤变化，发现异常，及时处理，预防压疮的发生。

3. 帮助患者重建控制排便能力

（1）了解患者排便时间，掌握规律，定时给予便器。指导患者使用便盆尝试自行排便。

（2）遵医嘱定时应用导泄栓或灌肠，以刺激定时排便。

（3）教会患者进行肛门括约肌和盆底部肌肉收缩锻炼。指导患者取坐或卧位，试做排便动作，先慢慢收缩肌肉，然后再慢慢放松，每次 10 秒左右，连续 10 次，每次锻炼 20～30 分钟，每日数次，以患者感觉不疲乏为宜。

4. 合理饮食，适当运动　如无禁忌，保证患者每天摄入足够的液体，适当增加食物纤维的含量，适当运动。

5. 保持清洁、无异味　及时更换污湿的衣裤被单，保持床褥、衣裤清洁。定时开窗通风，除去不良气味。

三、排便护理技术

（一）灌肠法

灌肠法是将一定量的液体由肛门经直肠灌入结肠，以帮助患者清洁肠道、排便、排气或由肠道供给药物或营养，达到确定诊断和治疗目的的方法。根据灌肠的目的可分为保留灌肠和不保留灌肠。不保留灌肠根据灌入液体量分为大量不保留灌肠和小量不保留灌肠。如为了达到清洁肠道的目的，反复使用大量不保留灌肠，则为清洁灌肠。

1. 大量不保留灌肠

【目的】

（1）解除便秘、肠胀气。

（2）清洁肠道，为肠道手术、检查或分娩做准备。

（3）稀释并清除肠道内的有害物质，减轻中毒。

（4）灌入低温液体，为高热患者降温。

【操作流程】

（1）评估

①患者病情、年龄、意识、治疗情况、生活习惯。

②患者活动能力、对大量不保留灌肠的心理反应及合作程度。

③肛门皮肤黏膜情况及清洁度。

（2）计划

①护士准备：洗手，戴口罩，着装整洁。

②用物准备：一次性灌肠包（包内有灌肠筒、引流管、肛管 1 套，孔巾、垫巾、医用软皂 1 包、卫生纸数张、手套）、医嘱执行本、弯盘、棉签、橡胶或塑料单、治疗巾、水温计、手消毒液，根据医嘱准备的灌肠液（常用灌肠液：0.1%～0.2% 的肥皂液、生

理盐水。成人每次用量 500~1000mL，小儿 200~500mL。溶液温度一般为 39℃~41℃，降温时 28℃~32℃，中暑时 4℃)、便盆和便盆巾。

③患者准备：患者和家属了解大量不保留灌肠的目的、意义、过程、注意事项及配合操作的要点。

④环境准备：酌情关闭门窗，用围帘或屏风遮挡患者。保持合适的室温，光线充足或有足够的照明。

(3) 实施 (表 11-4)

表 11-4　大量不保留灌肠法

操作程序	操作步骤	要点说明
核对解释	备齐用物至患者床旁，核对患者床号、姓名及灌肠溶液，解释操作的目的	患者或家属愿意接受使用
安置体位	患者取左侧卧位，双膝屈曲，退裤至膝部，臀部移至床沿	该姿势使降结肠、乙状结肠处于下方，能利用重力作用使灌肠液顺利流入降结肠和乙状结肠 不能自我控制排便的患者可取仰卧位，臀下垫便盆
准备工作	盖好被子，暴露臀部，消毒双手	保暖，维护患者隐私，使其放松
垫巾暴露	检查灌肠器包并打开，取出垫巾铺在患者臀下，孔巾铺在患者臀部，暴露肛门，弯盘放在患者臀部旁边，纱布（纸巾）放在治疗巾上	
备灌肠筒	取出灌肠筒，关闭引流管上的开关，将灌肠液倒入灌肠筒内，灌肠筒挂于输液架上，筒内液面高于肛门 40~60cm	保持一定灌注压力和速度，灌肠筒过高，压力过大，液体流入速度过快，不易保留，而且易造成肠道损伤
润滑排气	戴手套，润滑肛管前端 排尽管内气体，关闭开关	防止气体进入直肠
插入肛管	一手垫卫生纸分开臀部，暴露肛门口，嘱患者深呼吸，一手将肛管轻轻插入直肠 7~10cm。固定肛管	使患者放松，便于插入肛管；顺应肠道解剖，勿用力，以防损伤肠黏膜。如插入受阻，可退出少许，旋转后缓缓插入。小儿插入深度为 4~7cm
灌入溶液	打开开关，使液体缓缓流入（图 11-5）	
密切观察	灌入液体过程中，密切观察筒内液面下降速度和患者情况	如液面下降过慢或停止，多由于肛管前端孔道被堵，可移动肛管或挤捏肛管，使堵塞管孔的粪便脱落
拔管处理	待灌肠液将流尽时夹管，用卫生纸包裹肛管轻轻拔出，弃于医用垃圾桶内。擦净肛门，脱下手套，消毒双手	灌肠过程中随时观察患者的病情变化，避免拔管时空气进入肠道及灌肠液和粪便随管流出
保留溶液	协助患者取舒适体位，嘱其尽量保留 5~10 分钟后再排便	使灌肠液在肠中有足够的作用时间，以利粪便充分软化容易排出 降温灌肠时液体要保留 30 分钟，排便后 30 分钟，测量体温并记录
协助排便	对不能下床的患者给予便盆，将卫生纸、呼叫器放于易取处。扶能下床的患者上厕所排便	

续表

操作程序	操作步骤	要点说明
整理用物	整理用物；排便后及时取出便盆，擦净肛门，协助患者穿裤，整理床单位，开窗通风 采集标本，观察大便性状，必要时留取标本送检 按相关要求处理用物	保持病房整齐，去除异味 防止病原微生物传播
洗手记录	洗手，在体温单大便栏目处记录灌肠结果	如灌肠后解便 1 次为 1/E。灌肠后无大便记为 0/E

（4）评价

①患者了解大量不保留灌肠相关知识，能主动配合。

②动作正确，操作规范，达到治疗目的、无不良反应发生。

【注意事项】

（1）妊娠，患有急腹症、消化道出血、严重心血管疾病者等禁忌灌肠。

（2）肝昏迷患者灌肠禁用肥皂水，以减少氨的产生和吸收；充血性心力衰竭和水钠潴留患者禁用0.9%氯化钠溶液灌肠。

（3）伤寒患者灌肠时压力要低，灌肠筒内液面不得高于肛门30cm，液体量不得超过500mL。

（4）准确掌握灌肠溶液的温度、浓度、流速、压力和溶液的量。

（5）灌肠时如患者感觉腹胀或有便意，嘱其张口深呼吸，放松腹部肌肉，并降低灌肠筒的高度以减慢流速或暂停片刻，以便转移患者的注意力，减轻腹压，同时减少灌入溶液的压力。

（6）灌肠过程中注意观察患者的变化，如出现脉速、面色苍白、大汗、剧烈腹痛、心慌气促，提示可能发生肠道剧烈痉挛或出血，立即停止灌肠，与医生联系，给予及时处理。

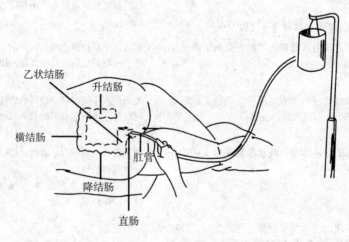

图 11-5　大量不保留灌肠

2. 小量不保留灌肠　适用于腹部或盆腔手术后的患者、危重患者、年老体弱患者、小儿及孕妇等。

【目的】

（1）软化粪便，解除便秘。

（2）排除肠道内的气体，减轻腹胀。

【操作流程】

（1）评估

①患者病情、年龄、意识、治疗情况和生活习惯。

②患者活动能力、对小量不保留观察的心理反应和合作程度。

③肛门皮肤黏膜情况和清洁度。

（2）计划

①护士准备：洗手、戴口罩、着装整洁。

②用物准备：一次性灌肠包（或注洗器、量杯、肛管、温开水 5～10mL、止血钳、润滑剂、卫生纸、手套），遵医嘱准备灌肠液，弯盘、棉签、橡胶或塑料单、治疗巾、小垫枕、手消毒液。常用灌肠液：1、2、3 溶液（50% 硫酸镁 30mL、甘油 60mL、温开水 90mL）；甘油 50mL 加等量温开水；各种植物油 120～180mL；溶液温度为 38℃；便盆和便盆巾。

③患者准备：患者和家属了解小量不保留灌肠的目的、意义、过程、注意事项及配合操作的要点。

④环境准备：酌情关闭门窗，围帘或屏风遮挡患者。保持合适的室温。光线充足或有足够的照明。

（3）实施（表 11-5）

表 11-5　小量不保留灌肠法

操作程序	操作步骤	要点说明
核对解释	携用物至患者床旁，核对患者床号、姓名及灌肠溶液，再次解释	确认患者
安置体位	协助患者取左侧卧位，双腿屈曲，退裤至膝部，臀部移至床沿。臀下垫橡胶单与治疗巾	利用重力作用使灌肠溶液顺利流入乙状结肠
连接润滑	戴手套，将弯盘置于臀边，用注洗器抽吸灌肠液，连接肛管，润滑肛管前端，排气，夹管	减少插管时的力和对黏膜的刺激
插入肛管	左手垫卫生纸分开臀部，暴露肛门，嘱患者深呼吸，右手将肛管从肛门轻轻插入 7～10cm	使患者放松，便于插入肛管
灌入溶液	固定肛管，松开血管钳，缓缓注入溶液，注毕夹管，取下注洗器再吸取溶液，松夹后再行灌注。如此反复直至灌肠溶液全部注入完毕（图 11-6）	注入速度不得过快过猛，以免刺激肠黏膜，引起排便反射；如用小容量灌肠筒，液面距肛门不能超过 30cm；注意观察患者反应
拔管处理	血管钳夹闭肛管尾端或反折肛管端，用卫生纸包住肛管轻轻拔出，放入弯盘内	
保留溶液	擦净肛门，取下手套，协助患者取舒适位。嘱其尽量保留溶液 10～20 分钟再排便	充分软化粪便，利于排便

续表

操作程序	操作步骤	要点说明
协助排便	对不能下床的患者给予便盆，将卫生纸、呼叫器放于易取处。扶能下床的患者如厕排便	
整理用物	整理床单位，清理用物	
洗手记录	洗手，记录灌肠时间，灌肠液的种类、量，患者的反应	

（4）评价

①患者了解小量不保留灌肠相关知识、能主动配合。

②动作正确，操作规范，达到治疗目的、无不良反应发生。

【注意事项】

（1）灌肠时插管深度为 7～10cm，压力宜低，灌肠液注入的速度不得过快。

（2）每次抽吸灌肠液时需反折肛管尾段，防止空气进入肠道，引起腹胀。

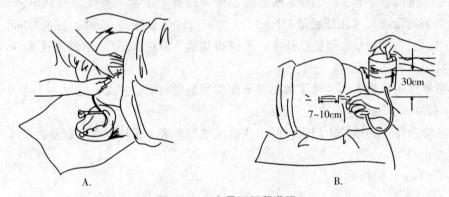

图 11 - 6　小量不保留灌肠

3. 保留灌肠　将药液灌入直肠或结肠内，通过肠黏膜吸收达到治疗疾病的目的。

【目的】

（1）镇静、催眠。

（2）治疗肠道感染。

【操作流程】

（1）评估

①患者病情、年龄、意识、治疗情况和生活习惯。

②患者活动能力、对保留灌肠的心理反应和合作程度。

③肛门皮肤黏膜情况和清洁度。

（2）计划

①护士准备：洗手，戴口罩，着装整洁。

②用物准备：注洗器、治疗碗（内盛遵医嘱备的灌肠液）、肛管（20 号以下）、温开水 5～10mL、止血钳、润滑剂、棉签、手套、弯盘、卫生纸、橡胶或塑料单、治疗巾、小垫枕、手消毒液。常用灌肠液：10% 水合氯醛用于镇静、催眠；0.5%～1% 新霉素及其他

抗生素用于治疗肠道疾病，药量不超过200mL，温度为39℃～41℃；便盆和便盆巾。

③患者准备：患者和家属了解保留灌肠的目的、意义、过程、注意事项及配合操作的要点。

④环境准备：酌情关闭门窗，用围帘或屏风遮挡患者。保持合适的室温，光线充足或有足够的照明。

（3）实施（表11-6）

表11-6 保留灌肠法

操作程序	操作步骤	要点说明
核对解释	携用物至患者床旁，核对患者床号、姓名及灌肠溶液，再次解释	确认患者 保留灌肠以晚上睡眠前灌肠为宜，因为此时活动减少，药液易于保留吸收
安置体位	根据病情选择不同的卧位	慢性细菌性痢疾，病变部位多在直肠或乙状结肠，取左侧卧位。阿痢疾病变多在回盲部，取右侧卧位
抬高臀部	将小垫枕、橡胶单和治疗巾垫于臀下，使臀部抬高约10cm	抬高臀部，防止药液溢出；使药液充分被吸收，达到治疗的目的
插入肛管	戴手套，润肛管前端，排气后轻轻插入肛门15～20cm，缓慢注入药液	
拔管处理	药液注入完毕，再注入温开水5～10mL，抬高肛管尾端，使管内溶液全部注完，拔出肛管，擦净肛门，取下手套，消毒双手，嘱患者尽量保留药液在1小时以上	使药液充分被吸收，达到治疗的目的
整理用物	整理床单位，清理用物	
洗手记录	洗手，记录灌肠时间，灌肠液的种类、量、患者的反应	

（4）评价

①患者了解保留灌肠相关知识，能主动配合。

②动作正确，操作规范，达到治疗目的、无不良反应发生。

【注意事项】

（1）保留灌肠前嘱患者排便，肠道排空有利于药液吸收。了解灌肠目的和病变部位，以确定患者的卧位和插入肛管的深度。

（2）保留灌肠时，选择稍细的肛管并插入要深，液量不宜过多，压力要低，灌入速度宜慢，以减少刺激，使灌入的药液能保留较长时间，利于肠黏膜吸收。

（3）肛门、直肠、结肠手术的患者和大便失禁患者，不做保留灌肠。

4. 清洁灌肠法

【目的】

彻底清除肠道内粪便，为直肠、结肠X线摄片检查和手术前做肠道准备。

【操作流程】

（1）评估

①患者病情、年龄、意识、治疗情况和生活习惯。

②患者活动能力、对清洁灌肠的心理反应和合作程度。

③肛门皮肤黏膜情况和清洁度。

（2）计划

①护士准备：洗手，戴口罩，着装整洁。

②用物准备：一次性灌肠包（包内有灌肠筒、引流管、肛管 1 套，孔巾、垫巾、肥皂冻 1 包、卫生纸数张、手套）、医嘱执行本、弯盘、棉签、橡胶或塑料单、治疗巾、水温计、手消毒液、根据医嘱准备的灌肠液（常用灌肠液：0.1% ~0.2% 的肥皂液、生理盐水，溶液温度一般为 39℃ ~41℃）、便盆和便盆巾。

③患者准备：患者和家属了解清洁灌肠的目的、意义、过程、注意事项及配合操作要点。

④环境准备：酌情关闭门窗，用围帘或屏风遮挡患者。保持合适的室温，光线充足或有足够的照明。

（3）实施　同大量不保留灌肠法，即反复多次进行大量不保留灌肠。首次用 0.1% ~0.2% 的肥皂液灌肠，进行排便。然后用生理盐水灌肠多次，直至排除液无粪质为止。

（4）评价

①患者了解清洁灌肠相关知识，能主动配合。

②动作正确，操作规范，达到治疗目的、无不良反应发生。

【注意事项】

灌肠时压力要低，液面距肛门高度不超过 40cm，每次灌肠后嘱患者休息片刻，观察患者反应，防止虚脱。禁用清水反复灌洗，以防水、电解质紊乱。

（二）简易通便法

通过简便、经济而有效的措施，帮助患者解除便秘。适用于体弱、老年人和久病卧床便秘者。常用方法有开塞露法、甘油栓法。

1. 开塞露法　开塞露用甘油或山梨醇制成，装在塑料容器内。使用时将封口端剪去，先挤出少许液体润滑开口处。患者取左侧卧位，放松肛门外括约肌。护士将开塞露前端轻轻插入肛门处，将药液全部挤入直肠内（图 11 – 7），嘱患者保留 5 ~10 分钟后排便。

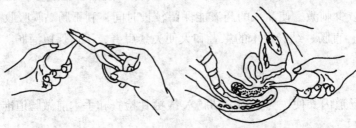

A. 将顶端圆弧形剪　　　　　　　　B. 把药液全部挤入直肠

图 11 – 7　开塞露简易通便法

2. 甘油栓法 甘油栓是用甘油和明胶制成的栓剂。操作时，护士戴手套，一手捏住油栓底部，轻轻插入肛门至直肠内，抵住肛门处轻轻按摩，嘱患者保留 5~10 分钟后排便。

（三）肛管排气法

肛管排气法是指将肛管从肛门插入直肠，以排出肠腔内积气的方法。

【目的】

帮助患者解除肠腔积气，以减轻腹胀。

【操作流程】

1. 评估

（1）患者病情、年龄、意识、治疗情况和生活习惯。

（2）患者活动能力、对肛管排气的心理反应和合作程度。

（3）肛门皮肤黏膜情况和清洁度。

2. 计划

（1）护士准备 洗手，戴口罩，着装整洁。

（2）用物准备 肛管、玻璃接头、玻璃瓶（内盛水 3/4 满，瓶口系带）、润滑油、胶布、手套、卫生纸、手消毒液。

（3）患者准备 患者和家属了解肛管排气的目的、意义、过程、注意事项及配合操作的要点。

（4）环境准备 酌情关闭门窗，围帘或屏风遮挡患者。保持合适的室温，光线充足或有足够的照明。

3. 实施（表 11 - 7）

表 11 - 7　肛管排气法

操作程序	操作步骤	要点说明
核对解释	携用物至患者床旁，核对患者床号、姓名，解释	确认患者
安置体位	协助患者取左侧卧位，注意遮盖，暴露肛门	此体位有利于肠腔内气体排出 保暖，维护患者自尊
连接装置	将玻璃瓶系于床边，橡胶管一端插入玻璃瓶液面下，另一端与肛管相连	防止空气进入直肠内，加重腹胀
润滑插管	戴手套，润滑肛管，嘱患者张口呼吸，将肛管轻轻插入直肠 15~18cm，用胶布将肛管固定于臀部，橡胶管留出足够长度用别针固定在床单上（图 11 - 8）	减少肛管对直肠的刺激 便于患者翻身
密切观察	观察排气情况，如排气不畅，帮患者更换体位或按摩腹部	若有气体排出，可见瓶内液面下有气泡出 变换体位或按摩腹部可以促进排气
拔下肛管	保留肛管不超过 20 分钟，拔出肛管，擦净肛门，取下手套	长时间留置肛管会降低肛门括约肌的反应，甚至导致肛门括约肌永久性松弛，必要时 2~3 小时后再行肛管排气
整理用物	协助患者取舒适体位，并询问患者腹胀有无减轻，整理床单位，清理用物	
洗手记录	洗手，记录排气时间、效果及患者的反应	

4. 评价

（1）患者了解保留肛管排气相关知识，能主动配合。

（2）动作正确，操作规范，达到治疗目的、无不良反应发生。

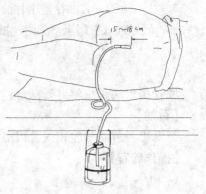

图 11-8 肛管排气法

【注意事项】

保留肛管不超过 20 分钟，因为长时间留置肛管，会降低肛门括约肌的反应，甚至导致肛门括约肌永久性松弛。需要反复排气时，应间隔 2~3 小时后再行肛管排气。

知识拓展

口服高渗溶液清洁肠道

高渗溶液进入肠道，在肠道内形成高渗环境，使肠道内水分大量增加，从而软化粪便，刺激肠蠕动，加速排便，达到清洁肠道的目的。适用于直肠、结肠检查和手术前肠道准备。常用溶液有甘露醇、硫酸镁。

1. 甘露醇法 患者术前 3 天进半流质饮食，术前 1 天进流质饮食，术前 1 天下午 2：00~4：00 口服甘露醇溶液 1500mL（20% 甘露醇 500mL + 5% 葡萄糖 1000mL 混匀）。一般服用后 15~20 分钟即反复自行排便。

2. 硫酸镁法 患者术前 3 天进半流质饮食，每晚口服 50% 硫酸镁 10~30mL。术前 1 天进流质饮食，术前 1 天下午 2：00~4：00 口服 25% 硫酸镁 200mL（50% 硫酸镁 100mL + 5% 葡萄糖盐水 100mL）后再口服温开水 1000mL。一般服后 15~30 分钟即可反复自行排便，2~3 小时可排便 2~5 次。

护士需观察患者的一般情况，注意排便次数和粪便性质，确定是否达到清洁肠道的目的，并做好记录。

【能力检测】

1. 哪些因素会影响排便、排尿？

2. 哪些因素会引起尿潴留和便秘？

3. 比较各种灌肠的异同点？

4. 张某，男，40 岁，因外伤截瘫导致尿失禁，现遵医嘱为该患者进行留置导尿术。

（1）该患者留置导尿的目的是什么？

（2）尿道管插入的深度是多少？

（3）为防止泌尿系统逆行感染，应做哪些护理？

第十二章 冷热疗法

学习目标

1. 掌握冷疗法和热疗法的禁忌证。
2. 熟悉冷疗法和热疗法的治疗作用，以及应用注意事项。
3. 了解冷疗法和热疗法的影响因素。
4. 能准确完成热水袋、冰袋、冰帽、冰槽、冷热湿敷、热水坐浴、乙醇拭浴等操作。
5. 仪表端庄整洁，态度和蔼，沟通有效。

冷热疗法是临床常用的物理治疗方法，是利用低于或高于人体温度的物质作用于人体的局部或全身，通过神经传导引起皮肤和内脏器官血管收缩或扩张，改变机体血液循环和新陈代谢，从而达到治疗效果。护士需熟悉冷热疗法的生理效应，正确评估患者局部或全身状况，合理应用冷热疗法，防止不良反应，以确保患者的安全。

第一节 冷疗法

冷疗法是用低于人体温度的物质，作用于机体的局部或全身，以达到消炎、止痛、止血、降温的作用。冷疗法分为局部冷疗法和全身冷疗法两大类。

一、冷疗的作用

1. 控制炎症扩散 冷疗可使局部血管收缩，血流量减少，降低细胞的新陈代谢和微生物的活力，从而控制炎症扩散及抑制化脓。常用于炎症的早期。

2. 减轻疼痛 冷疗可抑制细胞的活动，降低神经末梢的敏感性；冷疗可使血管收缩，毛细血管通透性降低，渗出减少，从而减轻局部组织肿胀而缓解疼痛。常用于牙痛、烫伤和软组织扭挫伤早期。

3. 减轻局部充血或出血 冷疗可使局部毛细血管收缩，血管通透性降低，减轻局部组织的充血和水肿；冷疗还可使血流速度减慢，血液黏滞度增加，减轻局部充血和出血。常用于鼻出血、扁桃体摘除术后。

4. 降温 冷直接与皮肤接触，通过传导散热降低体温。适用于高热、中暑患者等。头部用冷，可降低脑细胞代谢，提高脑组织对缺氧的耐受性，减少脑细胞损害，保护脑细胞。常用于脑外伤、脑缺氧的患者。

二、影响冷疗的因素

1. 方式 水是良好的导体，其传导能力和渗透力比空气强，湿冷法比干冷法的效果好。临床中需根据患者情况选择适当的方式。

2. 部位 用冷部位不同，产生的冷效应不同。皮肤厚的区域，如足底、手心对冷刺激的耐受力强，用冷效应差；躯体的皮肤较薄，对冷刺激敏感性强，用冷效果好。血管粗大、血流丰富的体表部位，用冷效果好。因此，高热患者物理降温时选用颈部、腋下、腹股沟等处用冷，或全身冷疗以增强降温效果。

3. 温度 冷疗的温度与体表的温度相差越大，机体对冷刺激的反应越强烈；反之，反应越弱。环境温度也会影响用冷效果，如室温高于或等于机体温度时，则传导散热慢，冷效应降低；在干燥的冷环境中用冷，冷效应增强。

4. 时间 一般为15～30分钟，时间过长可引起继发效应，甚至引起不良反应，如寒战、面色苍白、冻伤、局部细胞代谢障碍等。

5. 面积 冷疗面积与效应呈正比。应用面积越小，产生的效应就越弱；应用面积越大，产生的效应越强。但面积过大，机体的耐受性差，易引起全身反应。

6. 个体差异 个体因年龄、性别、身体状况、生活习惯等差异，对冷刺激会产生不同的反应。老年人体温调节功能减退，对冷刺激的敏感性降低；婴幼儿体温调节中枢尚未发育成熟，对冷刺激的适应能力有限；女性对冷刺激较男性敏感。身体虚弱、感觉迟钝、意识不清、麻痹或血液循环障碍的患者，对冷刺激的敏感性降低，用冷时尤应严密观察，防止冻伤。

三、冷疗的禁忌证

（一）禁用冷疗的部位

1. 枕后、耳郭、阴囊处 防止冻伤。

2. 心前区 防止引起反射性心率减慢、心律不齐、心房纤颤或心室纤颤。

3. 腹部 防止引起腹泻、腹痛。

4. 足底 防止引起反射性末梢血管收缩而影响散热或反射性地引起一过性冠状动脉收缩。

（二）禁用冷疗的患者

1. 局部血液循环明显不良者 用冷会加重血液循环障碍，导致局部组织缺血缺氧而变性坏死。如大面积组织损伤、休克、水肿等。

2. 慢性炎症或深部化脓病灶者 用冷可使毛细血管收缩，血流量减少，妨碍炎症的吸收。

3. 组织损伤、破裂者　用冷可导致血液循环障碍，血流量减少，加重组织损伤，影响伤口愈合。

4. 对冷敏感者　用冷后可出现皮疹、关节疼痛、肌肉痉挛等现象。

四、冷疗法的应用

（一）局部冷疗法

【目的】

1. 冰袋、冰囊主要是通过传导散热，用于降温、局部消肿、减少出血及缓解局部疼痛。

2. 冰帽、冰槽主要用于头部降温，防治脑水肿，降低脑细胞代谢，减少需氧量，提高脑细胞对缺氧的耐受性，减轻脑细胞的损害。

3. 冷湿敷法主要是降温，消炎，止血，消肿与镇痛。

【操作流程】

1. 评估

（1）患者病情、年龄、意识、治疗情况。

（2）患者活动能力、对用冷的心理反应及合作程度。

（3）患者局部皮肤及黏膜的状况，如颜色、温度、有无炎症等，有无感觉障碍及对冷过敏等。

2. 计划

（1）护士准备　洗手、戴口罩、着装整洁。

（2）用物准备

1）冰袋、冰囊（冰帽、冰槽）用物：①备冰：将冰块放于帆布兜，用木槌敲成小块，放入盆内冷水中，除去冰块棱角。②备冰袋、冰囊（图12-1）或冰帽、冰槽：检查冰袋（冰囊、冰帽、冰槽）有无破损、漏水，确认完好后，将小冰块用汤匙装入冰袋内约2/3满，排尽空气，夹紧袋口。毛巾擦干外面溢水，倒提检查无漏水。③冰帽或冰槽降温，备海绵垫、肛表、水桶；冰槽降温另备不脱脂棉球、治疗碗及凡士林纱布2块。

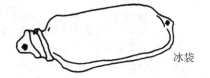
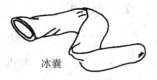

冰袋　　　　　冰囊

图12-1　冰袋、冰囊

2）冷湿敷法用物：备小盆冰水、敷布2块（大于患处面积）、敷钳2把、棉垫、凡士林、棉签、纱布、小橡胶单、治疗巾、干毛巾。

（3）患者准备　了解用冷的目的、部位和配合要点。

（4）环境准备　室内整洁、安静、温度适宜，酌情关闭门窗或遮挡患者。

3. 实施（表 12 - 1）

表 12 - 1　局部冷疗法

操作程序	操作步骤	要点说明
◆冰袋、冰囊		
核对解释	认真核对、评估患者，做好解释	患者或家属愿意接受使用冰袋
备冰装袋	备冰：将冰块装入帆布袋，用木槌敲碎，放入盆内用冷水冲去棱角	以防患者不适及损坏冰袋
	装冰袋：将小块冰装袋 1/2 ~ 2/3 满	便于冰袋与皮肤接触
	驱气：排出冰袋内空气并夹紧袋口	空气可加速冰的融化
	检查：用毛巾擦干冰袋，倒提，检查	检查冰袋有无破损、漏水
	加套：将冰袋装入布套内	
再次核对	将用物携至床旁，再次认真核对患者	确认患者，取得合作
放置冰袋	高热降温置冰袋于前额、头顶（图 12 - 2）或置于身体大血管处（颈部两侧、腋窝、腹股沟等）	
	扁桃体手术后冰囊置于颈前颌下	
严密观察	观察冰袋或冰囊有无异常，患者皮肤情况及主诉	局部皮肤发紫、麻木等停用
撤除冰袋	30 分钟后撤除冰袋，协助患者取舒适卧位	以防产生继发效应
整理记录	整理床单位，整理冰袋及布套等用物	将冰袋内冰水倒空，清洁后倒挂，晾干备用，布套送洗
	洗手，记录	记录用冷部位、时间、效果、局部反应和患者反应
◆冰帽、冰槽		
核对解释	认真核对、评估患者，做好解释	患者或家属愿意接受使用冰帽
准备冰帽（冰槽）	将冰块放入帆布袋内，用木槌敲碎，放入盆内用冷水冲去棱角，用勺将冰块装入冰帽（冰槽）内，擦干水迹	避免棱角引起患者不适
再次核对	携用物至床旁，再次核对患者床号、姓名，取得配合	确认患者，取得合作
保护患者	患者后颈部、接触冰块的部位和双耳外面垫以海绵垫；用冰槽时，双耳道塞不脱脂棉球；双眼覆盖凡士林纱布	防止冻伤 防止水流进患者耳内 保护角膜
放置冰帽（冰槽）	将冰帽或冰槽置于患者头部，戴好冰帽。使用冰槽者将患者头部置于冰槽中，将冰帽或冰槽的排水管置于水桶内	注意水流情况
严密观察	观察效果与反应	每 30 分钟测体温 1 次，维持肛温在 33℃左右，不可低于 30℃，以防心室纤颤等并发症发生
撤除冰帽	30 分钟后撤除冰帽，协助患者取舒适卧位	以防产生继发效应
整理记录	整理床单位，整理冰帽，消毒备用	冰帽处理方法同冰袋
	洗手，记录	记录用冷部位、时间、效果、局部反应及患者反应

续表

操作程序	操作步骤	要点说明
◆冷湿敷		
核对解释	认真核对、评估患者，做好解释	患者或家属愿意接受使用冷湿敷
备好用物	根据病情准备用物	有伤口者，用物应无菌，备换药用物
再次核对	核对患者床号、姓名，向患者或家属解释以取得配合	确认患者，取得合作
局部准备	暴露局部在冷敷部位下垫橡胶单治疗巾，冷敷部位涂凡士林，上盖一层纱布	
湿敷患处	将敷布浸入冰水中，用敷钳拧至半干（图12-3），抖开敷于患处；高热者敷于前额部 每3~5分钟更换敷布1次，持续15~20分钟	敷布要浸透，拧至不滴水为度，湿敷部位有伤口，按外科换药法处理 确保湿敷效果，防止产生继发效应
严密观察	在湿敷过程中观察局部皮肤颜色和患者反应	
整理记录	湿敷完毕后，撤掉敷布，用纱布擦净凡士林，协助患者取舒适卧位，整理床单位，按规定处理用物 洗手，记录	记录湿敷部位、效果、反应，降温后的体温绘制在体温单上

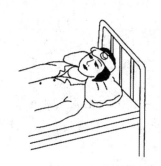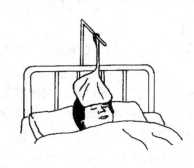

图 12-2　冰袋、冰囊的放置

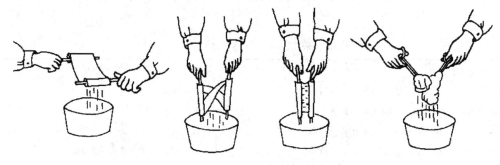

图 12-3　拧敷布法

4. 评价

（1）患者了解用冷相关知识，能主动配合。

（2）用冷方法正确，操作规范，达到治疗目的、无不良反应发生。

【注意事项】

1. 干冷法需随时观察有无漏水、冰块是否融化，及时更换或添加。冷湿敷法注意检查湿敷情况，及时更换敷布；湿敷部位如为开放性伤口，须遵循无菌操作原则，冷敷后按外科换药法处理伤口。

2. 加强巡视，观察患者的局部皮肤变化及全身反应。每10分钟查看1次局部皮肤颜色，如出现苍白、青紫或有麻木感，应停止用冷。冰帽、冰槽降温者注意观察头部皮肤变化，尤其注意患者耳郭部位有无青紫、麻木及冻伤。每30分钟测生命体征1次，注意心率和体温变化，维持肛温在33℃左右，不可低于30℃，以防心室纤颤、房室传导阻滞等并发症的出现。

3. 用冷时间不宜超过30分钟，休息1小时让局部组织复原后，可再次使用。

（二）全身冷疗法

全身冷疗技术包括乙醇拭浴和温水拭浴技术。

【目的】

主要通过蒸发或传导散热，为高热患者降温。

【操作流程】

1. 评估　同冰袋使用，同时评估患者有无乙醇过敏史。

2. 计划

（1）护士准备　洗手，戴口罩，衣帽整洁。

（2）用物准备　治疗碗内盛25%～35%的乙醇100～200mL（温度32℃～34℃）或盆内盛32℃～34℃温水2/3满、小毛巾2块、大毛巾、热水袋及布套、冰袋及布套、清洁衣裤，必要时备清洁大单、被套、便器。

（3）患者准备　了解乙醇拭浴的目的，同意并能配合操作，排空大、小便。

（4）环境准备　病室温度适宜，酌情关闭门窗或用屏风遮挡患者。

3. 实施（表12-2）

表12-2　乙醇拭浴法

操作程序	操作步骤	要点说明
核对解释	认真核对、评估患者，做好解释	患者或家属愿意接受乙醇拭浴
备好用物	备齐用物，准备热水袋和冰袋	
再次核对	携用物至床旁，再次核对患者	确认患者，取得合作
	遮挡患者，松开床尾盖被，按需要给予便器	注意保暖，保护患者，避免暴露
安置患者	置冰袋于头部	头部置冰袋有助于降温并防止脑部充血而致头痛；足底置热水袋，可促进足底血管扩张，有利于散热、减轻头部充血，使患者感觉舒适
	置热水袋于足底	
	脱去患者上衣，松解裤带	

操作程序	操作步骤	要点说明
拍拭肢体	方法：大毛巾垫于擦拭部位下，小毛巾浸入乙醇中，拧至半干，缠于手上呈手套状，以离心方向拍拭后，用大毛巾拭干皮肤 顺序： 双上肢：颈外侧→肩→上臂外侧→手背；侧胸→腋窝→上臂内侧→手心。先近侧后对侧 背、腰部：协助患者侧卧→背部→腰部→臀部，拭浴毕，穿好上衣，脱去裤子 双下肢：髋部→下肢外侧→足背；腹股沟→下肢内侧→内踝；臀下→腘窝→足跟。先近侧后对侧，穿好裤子，取下热水袋 时间：每侧（四肢、背腰）各3分钟，全过程不超过20分钟	腋窝、肘窝、手心、腹股沟、腘窝稍用力，并延长停留时间以促进散热 防止产生继发效应
观察处置	患者有无出现寒战、面色苍白、脉搏、呼吸异常	有异常，停止拭浴，及时处理
整理记录	拭浴完毕，协助患者取舒适卧位，整理床单位，整理用物，按规定消毒处理后放回原处 洗手，记录拭浴时间、效果、局部反应和患者反应	 拭浴后30分钟测量体温，体温降至39℃以下，取下冰袋，并将体温绘制于体温单上

4. 评价

（1）患者体温下降，感觉舒适。

（2）护士拭浴方法正确，患者无不良反应。

【注意事项】

1. 温水拭浴的温度应稍低于体温，以32℃~34℃为宜，避免过冷的刺激使大脑皮质更加兴奋，促使横纹肌收缩，使体温继续上升。

2. 拭浴时动作要轻柔。搓至腋窝、腹股沟、腘窝等血管丰富处，适当延长时间，以利散热。

3. 忌擦拭后颈部、胸前区、腹部及足底，以免引起不良反应。新生儿、血液病等患者禁忌使用乙醇拭浴。

4. 拭浴过程中随时观察患者情况，如有寒战、面色苍白、脉搏及呼吸异常等，立即停止拭浴，并及时与医生联系。

知识拓展

冰毯机的使用

冰毯机是利用半导体制冷原理，将水箱内蒸馏水冷却后通过主机与冰毯内的水进行循环交换，促进与毯面接触的皮肤进行散热，以达到降温的目的。冰毯机有两种应用方法，单纯降温法用于高热降温，亚低温治疗法用于严重颅脑损伤的患者。

第二节　热疗法

热疗法是利用高于人体体温的物质，作用于机体的局部或全身，以达到促进血液循环、消炎、解痉、解除疲劳的目的。冷疗法分为干热疗法和湿热疗法两大类。

一、热疗的作用

1. 促进炎症消散和局限　热疗使血管扩张，血液循环加快，增强新陈代谢和白细胞的吞噬功能。炎症早期用热疗，可促进炎性渗出物的吸收和消散；炎症后期用热，可促进白细胞释放蛋白溶解酶，溶解坏死组织，促进炎症局限。

2. 减轻疼痛　热疗可降低痛觉神经的兴奋性，改善血液循环，加速组胺等致痛物质排出；减轻炎性水肿，解除局部神经末梢的压力；使肌肉、肌腱、韧带松弛，增强肌肉组织的伸展性，增加关节的活动范围，减少肌肉痉挛和关节强直，从而解除或减轻疼痛。

3. 减轻深部组织充血　热疗可使体表血管扩张，血流量增加，使平时大量呈闭锁状态的动静脉吻合支开放，全身循环血量重新分布，皮肤血流量增多，深部组织血流量减少，从而减轻深部组织充血。

4. 保暖与舒适　热疗可使局部血管扩张，促进血液循环，使患者感到温暖舒适。适用于年老体弱、早产儿、末梢循环不良、病情危重的患者。

二、影响热疗的因素

1. 方式　热疗分为干热和湿热两大类。使用干热时，因有空气，热传导能力降低；使用湿热时，因水是良好的导体，其传导能力和渗透力比空气强，湿热法的效果优于干热法。临床上需根据不同的病变部位与治疗要求选择合适的用热方式。

2. 部位　身体皮肤有厚薄之分，用热部位不同，产生的热效应不同。皮肤厚的区域，如足底、手心对热刺激的耐受力强，用热效应差；躯体的皮肤较薄，对热刺激敏感性强，用热效果好。

3. 温度　一般干热法的应用温度为50℃~70℃；湿热法为40℃~60℃，需根据用热目的和患者的耐受性而定。热疗的温度与体表的温度相差越大，机体对热刺激的反应越强烈，反之则反应越小。环境温度也会影响热效应，室温过低，则散热过快，热效应降低。

4. 时间　热应用需要达到一定的时间才能产生效应，热疗时间一般为20~30分钟。在一定时间内，热疗效应随时间的延长逐渐增强。但如果时间过长，则会产生继发效应，从而抵消其治疗效应，甚至引起不良反应，如烫伤等。

5. 面积　热疗应用面积与热效应呈正比。应用面积越大，产生的效应越强；应用面积越小，效应就越弱。但用热面积越大，患者耐受性越差。实施大面积用热或全身用热时，需密切观察局部或全身反应。

6. 个体差异　不同个体对用热的敏感性和耐受性有所差异，同一温度的热刺激会产生不同的效应。婴幼儿由于神经系统发育未成熟，对热刺激的适应能力有限；老年人对热刺激的反应较迟钝；女性比男性对热刺激敏感；身体虚弱、意识不清、感觉迟钝、血液循环受阻的患者，对热刺激的敏感性降低。故用热时应特别警惕烫伤的发生。

三、热疗的禁忌证

1. 急腹症未明确诊断前　因用热可减轻疼痛，故易掩盖病情真相而贻误诊断和治疗。

2. 面部危险三角区感染时　面部危险三角区血管丰富，与颅内海绵窦相通，用热可使该处血管扩张，血流量增多，导致细菌和毒素进入血液循环，易引起颅内感染或败血症。

3. 各种脏器内出血时　用热可使血管扩张，促进血液循环，增加脏器的血液供应，加重出血。

4. 软组织损伤或扭伤早期　软组织损伤或扭伤 24～48 小时内，用热可使血管扩张，通透性增高，加重皮下出血和肿胀，从而加重疼痛。

5. 其他

（1）心、肝、肾功能不全者　热疗可使皮肤血管扩张，减少脏器的血液供应，加重病情。

（2）皮肤疾病　患某些皮肤病时不宜用热，如湿疹、开放性引流伤口处，用热会加重皮肤损坏，增加患者不适。非炎性水肿时不宜用热，因用热会加重水肿。

（3）孕妇腹部　热疗会影响胎儿的生长。

（4）急性炎症　热疗可使局部温度升高，利于细菌繁殖和分泌物增多，加重病情。

（5）金属移植物部位　金属是热的良好导体，用热易造成烫伤。

（6）恶性肿瘤　热疗可使癌细胞加速新陈代谢而加重病情，同时使肿瘤扩散、转移。

（7）麻痹、感觉异常者慎用。

四、热疗法的应用

（一）干热疗法

1. 热水袋的使用

【目的】

保暖、舒适、解痉、镇痛。

【操作流程】

（1）评估

①患者病情、年龄、体温、意识状态、治疗情况。

②部皮肤状况，如颜色、有无硬结、开放伤口等，有无感觉障碍、对热的耐受性。

③患者活动能力、合作程度。

（2）计划

①护士准备：衣帽整洁，洗手，戴口罩。

②用物准备：热水袋及布套、水温计、盛水容器、水壶内盛热水（水温60℃ ~ 70℃）、干毛巾。

③患者准备：了解热水袋热疗的作用、配合要点。

④环境准备：调节室温，热水放置于安全处。

（3）实施（表12 - 3）

表12 - 3　热水袋的使用法

操作程序	操作步骤	要点说明
核对解释	认真核对、评估患者，做好解释	患者或家属愿意接受热水袋
备好用物	备热水：测量、调节水温至60℃ ~ 70℃	昏迷、感觉迟钝，循环不良等患者水温应低于50℃
	灌热水袋：放平热水袋、去塞，一手提袋口边缘，一手灌水至1/2 ~ 2/3满，边灌边提高热水袋口边缘，防止热水溢出	
	驱气：缓慢放平热水袋，排出袋内空气，拧紧塞子（图12 - 4）	以防影响热的传导
	检查：用毛巾擦干，倒提，检查	检查热水袋有无漏水
	加套：将热水袋装入布套	避免热水袋直接与皮肤接触
再次核对	携用物至床旁，再次核对患者	确认患者，取得合作
置热水袋	放置热水袋于所需部位	袋口朝向身体外侧
严密观察	观察用热期间局部皮肤颜色，询问患者感觉，用热时	以防烫伤
整理记录	用毕，取下热水袋，协助患者取舒适卧位，整理床单位，对用物进行处理	倒水，倒挂，晾干，吹气，拧紧塞子，放阴凉处备用
	洗手、记录用热部位、时间、效果、反应	

（4）评价

①达到热疗的目的，患者感觉舒适、安全。

②患者无心慌、头晕等感觉，无烫伤发生。

【注意事项】

（1）使用热水袋时要严格交接班，经常观察局部皮肤情况，如发现潮红、疼痛等，立即停用，并在局部涂凡士林保护皮肤，严防烫伤发生。

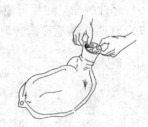

图12 - 4　热水袋排气方法

（2）热水袋内不能装水太满，持续用热要及时检查水温，更换热水。

（3）对昏迷、感觉障碍、循环不良、老人及婴幼儿水温应调至50℃以内，使用时在布套外面再包裹一层毛巾，并加强巡视，以防烫伤。

2. 烤灯的使用　烤灯主要是利用红外线、可见光线、电磁波等的辐射热产生热效应而起到治疗作用，临床上常用的烤灯有鹅颈灯、红外线灯、特定电磁波治疗器等。

【目的】

消炎消肿，解痉镇痛，促进创面干燥、结痂和肉芽组织生长。

【操作流程】

（1）评估 同热水袋的使用。

（2）计划

①护士准备：洗手，戴口罩，衣帽整洁。

②用物准备：鹅颈灯、红外线灯，必要时备有色眼镜或纱布、屏风。

③患者准备：了解烤灯的热疗作用，同意并配合使用烤灯。

④环境准备：调节室温，酌情关闭门窗或遮挡患者。

（3）实施（表12-4）

表12-4 烤灯的使用

操作程序	操作步骤	要点说明
核对解释	认真核对、评估患者，做好解释	患者或家属愿意接受使用烤灯
备好用物	根据治疗部位选择不同功率灯泡，胸、腹、腰、背部500~1000W，手、足部250W 调节室温，屏风或床帘遮挡	保护患者自尊
再次核对	用物携至床旁，再次核对患者	确认患者，取得合作
照射患处	协助患者取舒适体位，暴露患处，烤灯对准治疗部位，灯距30~50cm，以手试温，以温热为宜 照射时间20~30分钟（图12-5）	照射前胸、面颈时，给患者戴有色眼镜或用湿纱布遮盖 防止产生继发效应
密切观察	照射期间观察局部皮肤，出现桃红色均匀红斑为合适剂量，如出现紫红色需停止照射，并给局部涂凡士林以保护皮肤	观察患者有无过热、心慌、头晕等感觉
整理记录	照射完毕，撤去烤灯，协助患者取舒适卧位，整理床单位，清理用物 洗手，记录	记录照射部位、时间、效果、反应

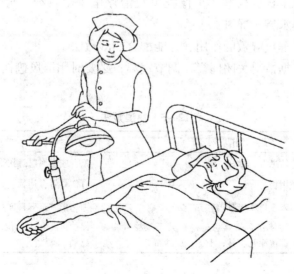

图12-5 烤灯的使用

（4）评价

①患者体位舒适，无过热、心慌、头晕等感觉。

②照射过程中，患者无眼睛受伤、无烫伤。

【注意事项】

（1）根据治疗部位选择不同功率的红外线灯泡，如手、足等部位用250W，胸、腹、腰背部用500～1000W。

（2）照射颈面部、胸部时，注意保护眼睛，可戴有色眼镜或用湿纱布遮盖。

（3）照射过程中保持患者舒适体位，嘱咐患者如有过热、心慌、头晕等症状时，及时报告医护人员。

（4）照射过程中注意观察患者全身及局部反应，皮肤出现桃红色均匀红斑为合适剂量，如为紫红色，立即停止照射，涂凡士林保护皮肤。

（5）照射完毕，嘱患者休息15分钟后方可外出，以防感冒。

（二）湿热疗法

1. 热湿敷法

【目的】

促进血液循环、消炎、消肿、减轻疼痛。

【操作流程】

（1）评估　同热水袋的使用。

（2）计划

①护士准备：洗手，戴口罩，衣帽整洁。

②用物准备：治疗盘内备小盆内盛热水（水温50℃～60℃）、敷布2块、敷钳2把、弯盘、纱布、凡士林、棉签、小橡胶单及治疗巾、塑料纸、棉垫、大毛巾、水温计。酌情备热源、热水袋、屏风。

③患者准备：了解热湿敷的作用，并能配合热湿敷法。

④环境准备：根据情况关闭门窗，调节室温，必要时用屏风遮挡。

（3）实施（表12－5）

表12－5　热湿敷法

操作程序	操作步骤	要点说明
核对解释	认真核对、评估患者，做好解释	患者或家属愿意接受热湿敷
备好用物	根据病情准备用物	有伤口者，用物应无菌，备换药用物
再次核对	备齐用物至床旁，再次核对患者	确认患者，取得配合
安置患者	协助患者取舒适体位，暴露患处，在其下垫橡胶单、治疗巾，热敷部位涂凡士林，上盖一层纱布	保护皮肤和床单位，如暴露身体，用屏风遮挡

续表

操作程序	操作步骤	要点说明
局部热敷	将敷布浸入热水中，用敷钳拧至不滴水，抖开，用手腕试温，不烫手为宜，敷于患处，上盖塑料纸及棉垫	用热源维持水温或更换盆内热水，若患处不忌压，可用热水袋放置敷布上，再盖一大毛巾
	3~5 分钟更换 1 次敷布，持续 15~20 分钟	防止产生继发效应
严密观察	热敷期间观察局部皮肤及全身情况	感觉过热时，可揭开敷布一角散热，防烫伤
整理记录	湿敷毕，擦净热敷部位，协助患者取舒适卧位，整理床单位，清理用物	
	洗手，记录	记录热湿敷部位、时间、效果、反应

（4）评价 患者无不适感觉，无烫伤发生。

【注意事项】

（1）注意调节水温，过高容易烫伤，过低达不到治疗效果。

（2）热敷过程中随时观察局部皮肤颜色和全身情况，防止烫伤。

（3）面部热敷者，嘱热敷后 15 分钟方可外出，以防感冒。

（4）如有伤口，需按无菌技术操作，热敷后按外科换药处理。

知识拓展

电热垫

电热垫热敷可促进血液循环、保暖、解痉和镇痛。使用时须外加布套，以利吸收潮气。电热垫有高、中、低 3 种温度，可根据患者病情适当选用。热敷时将电热垫盖或裹于需热敷的部位，并注意观察热敷效果。使用时注意安全，不可将电热垫敷在湿敷布上，或用别针固定电热垫，以防短路引起触电；不可躺在电热垫上，以免身体压迫影响散热。

2. 热水坐浴

【目的】

消炎，消肿，止痛，用于会阴部、肛门疾病及手术后。

【操作流程】

（1）评估 同热湿敷法。

（2）计划

①护士准备：衣帽整洁，洗手，戴口罩。

②用物准备：坐浴椅上置坐浴盆（图 12-6）、热水、药液（遵医嘱）、无菌纱布、毛巾、水温计、浴巾、屏风，必要时备外科换药用物。

③患者准备：排空大小便，清洗坐浴部位。了解坐浴的目的，能主动配合。

④环境准备：根据情况关闭门窗，调节室温，必要时用屏风遮挡。

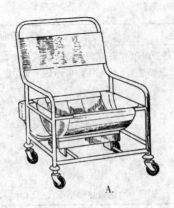
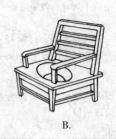

A.   B.

图 12 - 6   坐浴椅

（3）实施（表12-6）

表 12 - 6   热水坐浴

操作程序	操作步骤	要点说明
核对解释	认真核对、评估患者，做好解释	患者或家属愿意接受热水坐浴
备好用物	根据病情准备用物	有伤口者，备无菌坐浴盆及换药用物
再次核对	备齐用物至床旁，再次核对患者	确认患者，取得配合
协助坐浴	测水温（40℃~45℃），将配好的药液倒入坐浴盆内1/2满，协助患者退裤至膝部，先用纱布蘸药液擦洗外阴部皮肤，然后将臀部完全浸入盆中，持续15~20分钟	适应水温，防烫伤
严密观察	随时观察患者反应及局部皮肤	若患者出现面色苍白、脉搏加快、眩晕应停止坐浴
整理记录	坐浴毕，用毛巾擦干坐浴部位，协助穿好裤子，取舒适卧位休息，整理床单位，清理用物 洗手，记录	记录坐浴时间、所用药液、效果、反应

（4）评价   患者无不适感觉，无烫伤发生。

【注意事项】

（1）坐浴过程中注意患者安全，随时观察患者面色、呼吸和脉搏，如诉乏力、头晕、心慌等不适，立即停止坐浴。

（2）女性患者月经期、妊娠后期、产后两周内、阴道出血和盆腔急性炎症均不宜坐浴，以免引起或加重感染。

（3）坐浴部位如有伤口，需备无菌坐浴盆和药液，坐浴后按外科换药法处理伤口。

3. 温水浸泡

【目的】

消炎、镇痛、清洁和消毒伤口，用于手、足、前臂、小腿部位的感染。

【操作流程】

（1）评估   同热水坐浴。

（2）计划

①护士准备：衣帽整洁，洗手，戴口罩。

②用物准备：浸泡盆、热水瓶、药液（遵医嘱）、无菌纱布、长镊子、毛巾、水温计。

③患者准备：了解温水浸泡的作用，并同意配合操作。

④环境准备：调节室温，根据情况关闭门窗。

（3）实施（表 12 - 7）

表 12 - 7 温水浸泡法

操作程序	操作步骤	要点说明
核对解释	认真核对、评估患者，做好解释	患者或家属愿意接受温水浸泡
备好用物	根据病情准备用物	有伤口者，备无菌用物及换药用物
再次核对	备齐用物至床旁，再次核对患者	确认患者，取得配合
协助浸泡	配制药液，调节水温至 43℃ ~46℃	随时调节水温，保持浸泡液的温度，防止烫伤
	暴露患处，将肢体慢慢放入浸泡盆内，必要时用长镊子夹纱布反复擦拭创面，使之清洁	镊子尖端勿接触创面
	治疗时间 15 ~20 分钟	以防产生继发效应
严密观察	随时观察局部皮肤情况	有无发红、疼痛等反应
整理记录	浸泡完毕，用毛巾擦干肢体，撤去用物，协助患者取舒适卧位，整理床单位，清理用物	
	洗手，记录	记录浸泡部位、时间、所用药液、效果、患者反应

（4）评价 患者无不适感觉，无烫伤发生。

【注意事项】

（1）浸泡过程中注意观察局部皮肤情况，如出现发红、疼痛等反应要及时处理。

（2）浸泡部位如有伤口，需备无菌浸泡盆和药液，浸泡后按外科换药法处理伤口。

【能力检测】

1. 比较冷疗法和热疗法的治疗作用。

2. 试述冷疗法和热疗法的禁忌证。

3. 王某，男，20 岁，因不慎右踝关节扭伤来医院就诊，现右踝部肿胀、疼痛。

（1）应为王某做何处理？

（2）如何指导王某 48 小时后的处理？

第十三章 药物疗法

1. 掌握药物保管原则、给药原则、注射原则及皮内、皮下、肌内、静脉、动脉注射的概念、目的、常用部位、操作方法及注意事项。

2. 熟悉给药护理程序及服用药物的注意事项,各种局部给药方法。

3. 了解药物的分类及领取、护士在药物疗法中的角色与职责及影响药物作用的因素。

4. 能够正确进行口服给药法操作、抽吸药液,能熟练进行皮内、皮下、肌内、静脉注射。

5. 仪表端庄整洁,沟通有效,关爱患者,具有爱伤观念,做到安全注射,正确给药。

药物疗法是临床上最常用的一种治疗方法,目的是预防疾病、治疗疾病、减轻症状、协助诊断及维持正常的生理功能。临床护理中,护士既是药疗的执行者,又是患者安全用药的监护者,为了保证合理、准确、安全、有效地给药,护士必须了解相关的药理知识,运用护理程序的工作方法,熟练正确地给药,并指导患者合理用药,及时评价患者用药后的疗效及反应,使患者得到最佳的药物治疗效果。

第一节 概 述

一、药品管理

(一)药物的种类

1. **内服药** 内服药有片剂、散剂、胶囊、丸剂、溶液、合剂和酊剂等。
2. **外用药** 外用药有软膏、粉剂、搽剂、洗剂和滴剂等。
3. **注射药** 注射药有溶液、油剂、混悬液、结晶和粉剂等。
4. **其他类** 其他种类有中草药、中成药、粘贴敷片、植入慢溶药片、胰岛素泵等。

（二）药物的领取

1. 病区药柜　病区药柜备有一定数量的常用药品。由专人负责，定期清点药品存量，按规定进行领取和补充，对已过期或变质的药物，需及时退回药房处理。

2. 中心药房　医院内中心药房的护士负责病区患者的日间用药。

3. 联网管理　患者用药从医生给出医嘱到医嘱处理、药物计价、药品消耗、结算等均由专人负责，计算机处理，既方便患者，也可提高管理效率。

（三）药物的保管原则

1. 药柜整洁　药柜需置于通风、干燥、光线明亮处，避免阳光直射，保持整洁，由专人负责，定期检查药品质量，以确保安全。

2. 药品分类　药柜内药物需按内服、外用、注射、剧毒等类别分类放置，并按药物失效期的先后顺序有计划地使用，以免浪费药品。剧毒药、麻醉药、贵重药需有明显标记，专柜加锁保管，专人负责，专本登记，列入交班内容。

3. 标签明确　所有的药品都需有明显的标签，标签上标明药品名称（中、英文对照）、剂量、浓度、用法、有效期。药物标签脱落或难以辨认，应报废处理。

4. 质量保证　定期检查药物的质量和有效期，发现药物有沉淀、混浊、潮解、异味、霉变等，立即停止使用。

5. 妥善保存　根据各类药物不同性质，采取相应的保存方法，以避免药物变质，影响疗效或增加毒副作用。

（1）易挥发、潮解或风化的药物　密闭保存，用后盖紧瓶盖，如乙醇、碘酊、甘草、过氧乙酸、糖衣片、酵母片等，置于密封瓶内保存。

（2）易受热破坏的药物　放入冰箱内冷藏（2℃～10℃）保存，如疫苗、胎盘球蛋白、抗毒血清等。

（3）易燃易爆的药物　单独存放，远离火源，密闭置于阴凉处，如乙醚、环氧乙烷等。

（4）易氧化、遇光变质的药物　装入有色密盖瓶中，针剂放在黑纸避光的纸盒内，置于阴凉处保存，如维生素 C、盐酸肾上腺素、氨茶碱等。

（5）中药　各类中药均需存放在干燥、阴凉、防虫处，芳香性药物置于密封的器皿中保存。

6. 专用药物　患者个人专用的药物，需注明病室、床号、姓名，单独存放。

二、药物治疗原则

药物治疗原则是一切用药的总则，护士在执行药疗工作中必须严格遵守。

（一）按医嘱准确给药

给药须有医嘱作为法律依据，医嘱需清楚、明确，并有执业医师签名。护士必须严格按照医嘱执行。同时护士对医嘱有监督作用，对于有疑问的医嘱或错误的医嘱要及时与医生核对清楚，千万不可盲目执行，更不可擅自改动医嘱。

（二）严格执行查对制度

认真做到"三查""八对""一检查"，保证用药准确安全。

1. "三查" "三查"指操作前查、操作中查、操作后查。

2. "八对" "八对"指对床号、姓名、药名、浓度、剂量、用法、时间、有效期。

3. "一检查" 仔细检查药物的质量和有效期，不得使用变质、过期或失效药，并注意药物配伍禁忌及用药后的反应。

（三）安全正确给药

1. 做到"五准确" 即将准确的药物、按准确的剂量、在准确的时间、用准确的方法给予准确的患者。

2. 备好药物，及时分发 避免久置引起药效降低或药物污染。

3. 按需要进行药物过敏试验 对易致过敏反应的药物，用药前需先了解患者用药史、过敏史和家族史，并需做过敏试验，结果阴性者方可使用。

4. 熟练掌握给药方法 熟练掌握不同途径的给药方法，给药前需向患者解释，进行有效的沟通，以取得合作，并给予相应的用药指导，提高患者自我合理用药的能力。对临床试验用药者，需了解试验用药物的作用和不良反应，征得患者同意后方可应用。用药过程中必须密切观察疗效和不良反应，同时做好有关记录。

（四）密切观察反应

给药后需密切观察药物的疗效和不良反应。尤其对易引起过敏反应或毒副作用较大的药物，更应注意观察，必要时做好记录。发现给药错误，及时报告，及时处理。

（五）指导患者合理用药

合理用药可使药物治疗达到安全性、有效性、经济性、适当性的标准。安全性是选择药物的首要前提，有效性是用药的首要目标，经济性是合理用药的基本要素，适当性是实现合理用药的基本保证。合理用药是充分发挥药物的治疗作用，尽量减少药物的毒副作用，达到迅速、有效的治疗疾病、控制疾病、减轻症状、恢复及促进患者健康的目的。

知识拓展

移动护士工作站

移动护士工作站是现有的医院信息系统在患者床旁工作的一个手持终端执行系统，它以医院管理信息系统（HIS）为支撑平台，以手持设备（PDA）为硬件平台，以无线局域网为网络平台，充分利用 HIS 的数据资源，实现了 HIS 向病房的扩展和延伸，同时也实现了"无纸化、无线网络化"。通过扫描患者腕带条形码，可帮助护士随时随地采集患者资料和生命体征等信息，方便进行治疗、护理、用药时的身份查对，当信息不符时能及时报警。使用 PDA 用于临床识别和验证，不仅可以减少身份识别错误，最大限度地减少差错发生率，护理人员还可以通过 PDA 系统及时掌握患者的最新变化，提升护理工作效率，提高成本效益。

三、给药途径

给药途径需根据药物的性质、剂型、病变部位、组织对药物的吸收情况及用药目的不同而选择，以获得最佳疗效。

给药途径有口服、舌下、吸入、外敷、直肠及注射（皮内、皮下、肌肉、静脉、动脉注射）给药等。除动、静脉注射药物直接进入血液循环外，其他药物均有一个吸收过程，吸收速度由快至慢的顺序为吸入→舌下含化→肌内注射→皮下注射→直肠黏膜→口服→皮肤。

四、给药次数和间隔时间

给药次数与间隔时间取决于药物的半衰期，以能维持有效的血药浓度和发挥最大药效为最佳选择。同时又要考虑药物的特性和人体的生理节奏。医院给药时有常用的外文缩写见表 13 - 1），常用的给药时间安排见表 13 - 2。

表 13 - 1　医院常用外文缩写与中文意思

外文缩写	中文	外文缩写	中文
qd	每日 1 次	ac	饭前
bid	每日 2 次	pc	饭后
tid	每日 3 次	po	口服
qid	每日 4 次	inj	注射剂
qh	每小时 1 次	H	皮下注射
q2h	每 2 小时 1 次	id	皮内注射
q4h	每 4 小时 1 次	im	肌内注射
q6h	每 6 小时 1 次	iv	静脉注射

续表

外文缩写	中文	外文缩写	中文
qm	每晨 1 次	ivgtt	静脉滴注
qn	每晚 1 次	OD	右眼
qod	隔日 1 次	OS	左眼
am	上午	12n	中午 12 点
pm	下午	12mn	午夜 12 点
hs	睡前	sos	需要时（限用 1 次，12 小时内有效）
st	立即	prn	需要时（长期）
DC	停止	U	单位
Co	复方	IU	国际单位

表 13 – 2　医院常用给药时间安排（外文缩写）

给药时间	安排	给药时间	安排
qm	6：00	q2h	6：00，8：00，10：00，12：00
qd	8：00	q3h	6：00，9：00，12：00，15：00
bid	8：00，16：00	q4h	8：00，12：00，16：00，20：00
tid	8：00，12：00，16：00	q6h	8：00，14：00，20：00，2：00
qid	8：00，12：00，16：00，20：00	qn	20：00

五、影响药物疗效的因素

药物效应的产生不仅取决于药物本身的质与量，还受机体内外许多因素影响。护士了解并掌握这些影响因素的作用规律，有助于采取相应的护理措施，防止或减少药物不良反应的发生，使患者取得最佳疗效。

（一）药物因素

1. 药物剂量　药物必须达到一定的剂量才能产生效应，临床上所指的药物治疗量或有效量，是指能对机体产生明显效应而不引起毒性反应的剂量。若超过有效量用药，则可能引起毒性反应。

2. 药物剂型　常用药物有多种剂型，不同剂型的药物吸收的量与速度亦不相同，进而影响药物作用的强弱和快慢。如注射剂中，其水溶液比油剂、混悬液吸收快；口服制剂中，其溶液比片剂、胶囊吸收快。

3. 联合用药　联合用药是指为了达到治疗目的而采取两种或两种以上的药物同时或先后应用。联合用药后使原有的效应增强称为协同作用，反之称为拮抗作用。临床上联合用药的目的是发挥药物的协同作用，增强治疗效果。

（二）机体因素

1. 生理因素

（1）年龄与体重　一般情况下，药物用量与体重呈正比。据《中华人民共和国药典》规定，14 岁以下使用儿童用药剂量，14～60 岁使用成人剂量，60 岁以上使用老年人剂量。儿童剂量和老年人剂量应以成人剂量为参考剂量酌情减量，这与儿童和老年人的生理功能与成人比较存在较大的差异有关。

（2）性别　男女性别不同对药物的反应一般无明显差异。但女性用药时应注意"三期"，即月经期、妊娠期、哺乳期对药物作用的影响。如子宫对泻药、子宫收缩药及刺激性较强的药物等较敏感，易引起痛经、月经量过多、流产或早产；某些药物可通过胎盘进入胎儿体内，对胎儿生长发育造成影响，严重的可导致畸形；或经乳汁进入婴儿体内引起不良反应，或经乳腺进入婴儿体内引起中毒。所以女性在月经期、妊娠期和哺乳期用药要慎重。

2. 病理因素　疾病可影响机体对药物的敏感性，也可改变药物在体内的代谢过程，因而影响药物的效应。肝、肾是药物代谢、消除的重要器官，肝细胞受损时，某些主要在肝脏代谢的药物，如吗啡、苯巴比妥等必须减量、慎用或禁用。肾功能受损时，某些主要经肾脏消除的药物，如呋塞米、氨基糖苷类抗生素等因半衰期延长，可在体内蓄积引起中毒，故应减量或禁用。

3. 心理因素　心理因素可在一定程度上影响药物的疗效，如患者情绪的变化、对药物的信赖程度、是否配合治疗、医护人员的语言或暗示作用等，均能影响药物的治疗作用。

（三）饮食因素

饮食和药物是相互联系的，饮食能改变药物在体内的过程，药物也能影响饮食的营养价值。

1. 促进药物吸收，增强药效　酸性食物可增加铁剂的溶解度，促进铁的吸收，增强疗效；高脂饮食可促进脂溶性维生素 A、维生素 D、维生素 E 的吸收；粗纤维食物可促进肠蠕动，增强驱虫剂的疗效等。

2. 干扰药物吸收，降低药效　补充钙剂时不宜同吃菠菜，因菠菜中含大量草酸，后者与钙结合形成草酸钙，影响钙的吸收，降低疗效；服铁剂时不能与茶水、高脂饮食同时服用，因茶叶中的鞣酸与铁形成铁盐影响铁的吸收；脂肪抑制胃酸分泌，也影响铁的吸收。

3. 改变尿液 pH 影响药效　氨苄西林、呋喃妥因等在酸性尿液中杀菌力强，使用此类药物治疗泌尿系统感染时宜多吃鱼、肉、蛋等酸性食物，可酸化尿液，增强抗菌作用；应用头孢菌素类、氨基糖苷类、磺胺类药物时，可多吃蔬菜、豆制品、牛奶等碱性食物，以碱化尿液，增强疗效。

（四）其他

给药途径、时间和次数等均对药物作用有着重要影响。如硫酸镁口服时，产生导泻及利胆作用，注射给药则产生降血压和镇静作用。

第二节 口服给药法

口服给药是临床上最简单、最常用、最方便、较经济、安全的给药方法，药物口服后经胃肠道黏膜吸收入血而发挥局部或全身的治疗作用。由于口服给药吸收较慢，疗效易受胃肠功能、胃肠内容物的影响，故不适于急救。意识不清、吞咽功能障碍、呕吐不止、禁食等患者亦不宜口服给药。

一、口服给药

【目的】

通过口服给药，达到减轻症状、治疗疾病、维持正常生理功能、协助诊断、预防疾病的目的。

【操作流程】

1. 评估

（1）患者的年龄、病情，有无恶心、呕吐，意识状态，吞咽能力；有无口腔、食管疾患，是否留置鼻饲管；有无肝肾功能不良等。

（2）患者的用药史、家族史、过敏史，相关知识的知晓程度。

（3）患者对服药的心理反应及合作程度。

2. 计划

（1）护士准备 洗手，戴口罩，着装整洁。

（2）用物准备 遵医嘱准备药物、治疗车、药盘、服药本、药匙、药杯、量杯、滴管、饮水管、研钵、治疗巾、小毛巾或纸巾、包药纸、小水壶（内盛开水）等。

（3）患者准备 患者了解服药目的和用药注意事项，能积极配合。

（4）环境准备 备药环境安静、整洁，光线适宜。

3. 实施（表 13 - 3）

表 13 - 3 口服给药法

操作程序	操作步骤	要点说明
核对备药	洗手、戴口罩	严格执行"三查七对"制度
	填写小药卡，放好药杯	如药卡字迹不清，需重写
	对照服药本上床号、姓名、药名、浓度、剂量、时间进行配药	通常由中心药房根据医生处方配备，护士负责核对

操作程序	操作步骤	要点说明
分类取药 ◆固体药	根据不同药物剂型采取相应的取药方法	
药匙取药	固体药用药匙取：一手拿药瓶，瓶签朝向自己，另一手用药匙取出所需药量，放入药杯	粉剂、含化片用纸包好，放入药杯 药物需碾碎时，将药在研钵内碾碎，用药匙刮出，包药纸包好
◆液体药 量杯量取	液体药用量杯量取：摇匀药液，打开瓶盖，使其内面向上放置。一手持量杯，拇指置于所需刻度，并使其刻度与视线平；另一手将药瓶有瓶签的一面朝向手心，倒药液至所需刻度（图 13 - 1）	避免药液内溶质沉淀影响药物浓度，使药液水平与量杯刻度同高，保证剂量准确
	将药液倒入药杯，湿纱布擦净瓶口，药瓶放回原处。更换药液品种时，洗净量杯或滴管。油剂、按滴计算的药液或药量不足 1mL 时，用滴管吸取药液。盛药前药杯内应倒入少许温开水	防止倒药时污染瓶签；不同的药液应分别倒入不同的药杯，以免药液之间发生化学变化 1mL 以 15 滴计算，滴药时滴管稍稍倾斜，使药量准确；防止药液附着杯壁，影响剂量
核对发药	洗手，再次核对 携带服药本，备温开水，按床号顺序送药至患者床前核对床号、姓名、药名、剂量、浓度、时间、方法	确认无误后发药
	协助患者服药。能自理者，帮助其倒水，确认服下后方可离开；自理有困难者，如危重者及不能自行服药者应喂服；鼻饲者须将药物碾碎，用水溶解后，从胃管注入，再以少量温开水冲净胃管	同一患者的药物应 1 次取出药盘；不同患者的药物不可同时取出，避免发错药物
整理用物	再次查对 服药后，收回药杯，按要求作相应处理 清洁药盘 观察患者服药后的反应，若有异常，及时与医生联系，必要时记录	药杯先浸泡消毒，后冲洗清洁（盛油剂的药杯，先用纸擦净再作初步消毒），再消毒备用；一次性药杯经集中消毒后按规定处理

4. 评价

（1）患者能主动配合，合作良好。

（2）患者安全、正确地服药，达到治疗效果。

（3）患者能叙述所服药物的有关知识及注意要点。

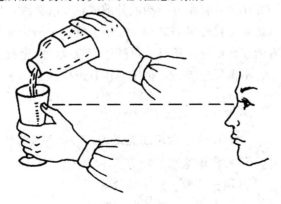

图 13 - 1　量杯取药

【注意事项】

1. 发药前详细评估患者的有关情况。如遇患者因特殊检查或手术而禁食，或患者不在，应暂不发药，将药带回保管，适时再发或交班。

2. 严格执行查对制度，发药时，1次不能同时取出两位患者的药物，避免错发。

3. 患者提出疑问时，需耐心听取，必要时重新核查医嘱，确认无误后给予解释，以消除患者疑虑。

4. 注意观察患者服药后的疗效及不良反应，发现异常，及时通知医生进行处理。

二、安全用药指导

1. 抗生素要严格按规定的时间准时给药，以维持血药有效浓度。

2. 磺胺类药服后需多饮水，因其经肾脏排泄，尿少易析出结晶引起肾小管堵塞；有发汗作用的药服后多饮水，以补充水分，增强散热效果，防止脱水。

3. 健胃药、刺激食欲的药物，可刺激味觉感受器，促使消化液的分泌，增进食欲，需饭前服；助消化药、对胃黏膜有刺激性的药物，需饭后服，可帮助消化，减少药物对胃黏膜的刺激。

4. 止咳糖浆对咽部黏膜有安抚作用，服后不宜立即饮水，以免冲淡药物降低疗效。若同时服用多种药物，最后服止咳糖浆。

5. 缓释片、肠溶片、胶囊吞服时不可分割药片、不可嚼碎。

6. 对牙齿有染色或有腐蚀作用的药液，如铁剂、酸类、某些中草药等，服用时避免药液与牙齿接触，可用吸管吸服，服后立即漱口。

7. 服用洋地黄、地高辛等强心苷类药物前，先测心率、心律，心率低于60次/分钟或心律不齐时，暂停服用，同时报告医生。

8. 病情危重或不能自行服药者需协助喂服；鼻饲者须将药物核对后研碎、溶解，按胃管喂服法给药。

第三节　雾化吸入

雾化吸入法是指用雾化装置将水分或药液分散成较小的雾滴，使其悬浮于吸入的空气中，经口或鼻吸入以达到湿化呼吸道黏膜、祛痰、解痉、消炎等治疗目的。雾化吸入药物除对呼吸道局部有治疗作用外，还可通过肺组织吸收，对全身产生疗效。雾化吸入法见效快，药物用量小，不良反应较轻，临床应用日渐广泛。

一、常用吸入药物与作用

1. 控制呼吸道感染，消除炎症　常用庆大霉素、卡那霉素等抗生素。

2. 减轻呼吸道黏膜水肿　常用地塞米松等。

3. 解除支气管痉挛　常用氨茶碱、沙丁胺醇等。

4. 稀释痰液，帮助祛痰　常用 α - 糜蛋白酶等。

二、常用吸入方法

（一）氧气雾化吸入法

氧气雾化吸入法是利用一定压力的氧气或空气产生的高速气流，使药液形成雾状，随吸气进入呼吸道产生疗效。其作用原理是借助高速气流，通过毛细管并在管口产生负压，将药液由邻近的小管吸出，所吸出的药液又被毛细管口高速的气流撞击成细小的雾滴，形成气雾喷出。

【目的】

1. 协助消炎、镇咳、祛痰。

2. 稀释和松解黏稠的分泌物。

3. 解除支气管痉挛，改善通气功能。

4. 预防和治疗呼吸道感染。

【操作流程】

1. 评估　同超声雾化吸入法。

2. 计划

（1）护士准备　洗手，戴口罩，着装整洁。

（2）用物准备　氧气雾化吸入器（图 13 - 2）1 套、氧气装置 1 套（不用湿化）、药液（按医嘱备药）、5mL 注射器、生理盐水或蒸馏水、弯盘、治疗巾、纸巾。

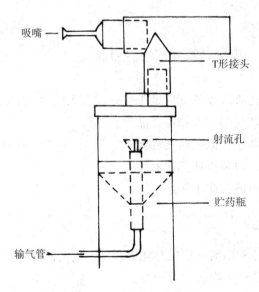

吸嘴

T形接头

射流孔

贮药瓶

输气管

图 13 - 2　氧气雾化吸入器

（3）患者准备　患者卧位舒适安全，了解氧气雾化吸入的目的和注意事项，并积极配合。

（4）环境准备　环境安静、整洁，光线、温湿度适宜。

3. 实施（表 13 –4）

表 13 – 4　氧气雾化吸入法

操作程序	操作步骤	要点说明
核对备药	洗手、戴口罩 按医嘱将药液用蒸馏水或生理盐水溶解或稀释至 5mL，注入雾化器的药杯内	使用前检查氧气雾化器的连接是否完好，有无漏气
连接装置	携用物至患者床旁，核对床号、姓名，并向患者或家属解释操作目的，协助患者取舒适卧 将氧气装置的输出管口与雾化器的进气口连接，调节氧气流量 6～8L/min	严格执行查对制度，确认患者，取得配合 各部件连接紧密，勿漏气；不用湿化瓶，避免湿化瓶内液体进入雾化器，使药液稀释
吸入治疗	有药雾形成后，将口含嘴放入患者口中，并指导患者紧闭口唇、用嘴深而慢地吸气，用鼻轻松地呼气，持续雾化吸入至药液吸完为止	指导患者尽可能深吸气，使药液充分进入支气管和肺内，以更好发挥疗效
治疗观察	治疗过程中仔细观察患者及装置的情况	如患者感到疲劳，可关闭氧气，休息片刻后再行吸入
结束处理	雾化完毕，取下雾化器，关闭氧气开关 协助患者漱口，取舒适卧位	操作过程中，注意用氧安全
整理记录	整理床单位和物品，浸泡消毒雾化器 观察治疗效果与反应，若有异常，及时与医生联系，记录雾化时间	雾化器浸泡 1 小时后清洗擦干备用

4. 评价

（1）患者能主动配合。

（2）患者症状减轻，感觉舒适，达到治疗目的。

【注意事项】

1. 使用前先检查雾化吸入器各部件是否完好，有无松动、脱落等异常情况。

2. 雾化吸入时，严禁接触烟火和易燃品。

3. 氧气湿化瓶内不装水，以免药液稀释。

4. 氧流量不可过大，以免损坏雾化器颈部。

5. 健康教育：同超声波雾化吸入法。

（二）手压式雾化吸入法

手压式雾化吸入法是利用拇指按压雾化器顶部，使药液从喷嘴喷出，形成雾滴作用于口咽部、气管、支气管黏膜吸收的治疗方法。

手压式雾化吸入器内含药液，药液通常预置于雾化器的高压送雾器中。将雾化器倒置，用拇指按压雾化器顶部时，阀门打开，药液便快速从喷嘴喷出，形成药雾，到达口腔、咽部、气管，经黏膜吸收。

【目的】

通过吸入药物以改善通气功能，解除支气管痉挛。主要用于支气管哮喘、喘息型支气管炎的对症治疗。

【操作流程】

1. 评估

（1）核对医嘱和治疗单，了解雾化吸入的目的。

（2）评估患者病情及治疗情况；患者呼吸道通畅情况，面部及口腔黏膜状况；患者自理能力及合作程度。

2. 计划

（1）护士准备　洗手，戴口罩，着装整洁。

（2）用物准备　准备手压式雾化吸入器。

（3）患者准备　患者取舒适体位，积极配合操作。

（4）环境准备　环境安静、整洁，光线、温湿度适宜。

3. 实施（表13-5）

表 13-5　手压式雾化吸入法

操作程序	操作步骤	要点说明
洗手准备	洗手、戴口罩，准备手压式雾化吸入器	使用前检查雾化器是否完好
核对解释	携用物至患者处，查对并解释	严格执行查对制度
备药摇匀	取下雾化器的保护盖，充分摇匀药液	
雾化吸入	协助患者取舒适卧位，将雾化器倒置，接口端放入口中。吸气开始时按压雾化器顶部，喷药、屏气、呼气，如此1~2次	紧闭嘴唇，尽可能延长屏气时间
整理用物	取出雾化器，协助清洁口腔，整理床单位，清理用物	
整理记录	观察治疗效果与反应，若有异常，及时与医生联系，记录雾化时间，洗手并记录	防止交叉感染，用物按有关规定处理

4. 评价

（1）患者能主动配合。

（2）患者症状减轻，感觉舒适，达到治疗目的。

【注意事项】

1. 观察、记录疗效和不良反应。如拟肾上腺素类药物使用后，在短时间内应见呼吸困难有所缓解，常见的不良反应有心动过速、头痛、头晕等。

2. 严重病例疗效不满意时，切勿随意增加药量，需遵医嘱适当增加用量或缩短使用间隔时间。

3. 喷嘴和塑料壳应用温水清洁，待完全干燥后再将气雾剂铝瓶收入。

（三）超声波雾化吸入法

超声波雾化吸入法是利用超声波声能产生高频震荡，使药液变成细微的雾滴，随着吸入的空气散布在气管、支气管、细支气管等深部呼吸道而发挥疗效。作用原理为超声波发生器通电后输出高频电能，使水槽底部的晶体换能器发生超声波声能，声能震动并透过雾化罐底部的透声膜，作用于罐内的液体，破坏药液的表面张力，使药液变成细微的雾滴喷出，通过导管随着患者吸气而进入呼吸道。优点是雾量大小可以调节；雾滴小而均匀，直径 <5μm；药液随深而慢的吸气可达终末细支气管和肺泡；通过雾化器电子部件产热可对药液加温，使患者吸入舒适、温暖的气雾，治疗效果好。

【目的】

1. 湿化呼吸道。

2. 稀释和松解黏稠的分泌物。

3. 解除支气管痉挛。

4. 预防和治疗呼吸道感染。

【操作流程】

1. 评估

（1）核对医嘱和治疗单，了解雾化吸入的目的。

（2）评估患者病情及治疗情况；患者呼吸道通畅情况，面部及口腔黏膜状况；患者自理能力及合作程度。

2. 计划

（1）*护士准备*　洗手，戴口罩，着装整洁。

（2）*用物准备*　超声雾化器（图13-3）1套、药液（按医嘱备药）、50mL注射器、生理盐水、弯盘、冷蒸馏水、水温计、治疗巾等。

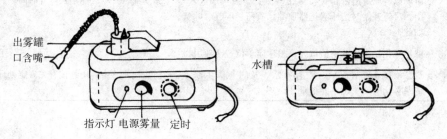

图13-3　超声波雾化吸入器

（3）*患者准备*　患者体位舒适安全，了解超声波雾化吸入的目的及注意事项，并能积极配合。

（4）*环境准备*　环境整洁、安静，光线、温湿度适宜。

3. 实施（表13-6）

表13-6　超声波雾化吸入法

操作程序	操作步骤	要点说明
连接装置	洗手，戴口罩	
	操作前检查雾化器各部件是否完好，有无松动、脱落	妥善固定排水管，将雾化调节旋钮、风量调节旋钮调至"0"点
	连接雾化器各部件，水槽内加入冷蒸馏水约250mL，浸没雾化罐底部透声膜	水槽和雾化罐内严禁加入温水、热水或生理盐水，以免损坏晶片 蒸馏水太少，不能产生雾滴

续表

操作程序	操作步骤	要点说明
核对备药	核对后，将药液稀释至 30 ~ 50mL 倒进雾化罐内，将盖旋紧，连接螺纹管	操作轻稳，防止损坏水槽底部的电晶片及雾化罐底部的透声膜
安置体位	携用物至床旁，核对床号、姓名，并向患者或家属解释，根据病情协助患者取合适的卧位（坐位或侧卧位），将雾化器放于妥善之处	确认患者，取得患者的合作
吸入治疗	将雾化器接通电源，打开电源开关，开启定时旋钮，电源、水位指示灯亮后，预热 3 ~ 5 分钟，设定雾化时间，再将雾量调节旋钮开至所需量，连接口含嘴或面罩，此时药液呈雾状喷出	每次治疗时间为 15 ~ 20 分钟 通常使用中档
	根据病情需要调节雾量，将口含嘴放入患者口中或戴上面罩（罩住患者的口鼻），嘱患者深吸气	雾量过小达不到治疗目的，过大会导致患者不适
治疗观察	治疗过程中仔细观察患者及装置的情况	水槽内要始终保持有足够的蒸馏水，水温不超过 50℃，水量太少或温度超过 50℃ 时，应更换或加入冷蒸馏水，换水时要关闭雾化器，以免损坏电子管
结束处理	先关雾量调节旋钮，取下口含嘴或面罩与螺纹管，再关电源开关 协助患者擦净面部，取舒适体位	连续使用雾化器时，应间隔 30 分钟
整理记录	再次查对 整理床单位，将雾化罐、口含嘴或面罩、螺纹管放入消毒液中浸泡，倒出水槽内的蒸馏水，用纱布轻擦水槽内的积水 观察治疗效果与反应，若有异常，及时与医生联系，记录雾化时间	防止交叉感染 将雾化罐、口含嘴或面罩、螺纹管浸泡 1 小时后取出冲净，晾干备用

4. 评价

（1）患者能主动配合。

（2）患者症状减轻，感觉舒适，达到治疗目的。

【注意事项】

1. 使用前先检查仪器各部件有无松动、脱落等异常情况。

2. 超声波雾化吸入器水槽底部的晶体换能器和雾化罐底部的透声膜薄而质脆，易破碎，操作过程中动作需轻稳，以免损坏。

3. 水槽和雾化罐切忌加热水，水槽中应有足够的蒸馏水，槽内水温不能超过 50℃，必要时关机调换蒸馏水，以免损坏电晶片。

4. 连续使用超声波雾化器时，中间需间隔 30 分钟。

5. 加强健康教育，根据患者的实际需要进行，重点指导患者如何配合操作，以及呼吸道疾病的预防。

244 基础护理技术

第四节 注射给药技术

注射法是将一定量的无菌药液或生物制剂注入体内的方法。常用注射法包括皮内注射、皮下注射、肌内注射和静脉注射。注射给药使血药浓度迅速升高，起效快，适于因各种原因不宜口服给药或需要药物迅速发生疗效的患者。注射给药可造成组织一定程度的损伤，引起疼痛及潜在并发症的发生。因此，护士必须熟练掌握各种注射法的操作规程，确保患者安全、有效，防止感染及并发症的发生。

一、注射原则

（一）严格执行查对制度

1. 严格执行"三查八对"，确保用药安全。
2. 认真检查药物质量，发现药液混浊、变色、沉淀，药物有效期已过，安瓿有裂痕，密封瓶盖松动等情况均不能使用。
3. 注意药物的配伍禁忌，若几种药物同时注射，需确认无配伍禁忌后方可使用。

（二）严格遵守无菌技术操作原则

1. 环境清洁，符合无菌操作基本要求。
2. 注射前操作者衣帽整洁，洗手，戴口罩。
3. 注射器空筒内壁、活塞、乳头、针梗与针头必须保持无菌。
4. 注射部位皮肤常规消毒，用2%碘酊棉签以注射点为中心由内向外螺旋式旋转涂搽，消毒范围直径应在5cm以上，待干后，用70%乙醇棉签以同样方式脱碘后注射；或用0.5%碘伏或安尔碘涂搽消毒两遍，待干后方可注射。

（三）选择合适的注射器与针头

根据药液量、黏稠度、刺激性强弱、注射方法和患者个体情况，选择合适的注射器和针头。注射器无裂缝，完整，不漏气；针头锐利，无钩，无弯曲，型号合适；注射器与针头紧密衔接；一次性注射器的包装应密封，且在有效期内。

（四）选择合适的注射部位

选择注射部位应避免损伤血管、神经，不可在局部有硬结、损伤、炎症、瘢痕处进针。对需长期进行注射的患者，需经常更换注射部位。长期静脉注射时选择血管应由远心端到近心端。

（五）注射药液应现用现配

注射药液需现配现用，即时注射，以免放置时间过久，降低药物效价或被污染。

（六）注射前排尽空气

注射前必须排尽注射器内空气，以免空气进入血管形成空气栓塞。

（七）掌握合适的进针深度

1. 各种注射法有不同的进针深度要求。
2. 进针时不可将针梗全部刺入皮肤，防止不慎发生断针时处理困难。

（八）注射前检查回血

进针后注射药液前应抽动活塞，检查有无回血。动、静脉注射必须有回血方可注入药液。皮下、肌内注射，抽吸无回血，方可注入药液；如有回血，必须拔出针头重新进针，不可将药液注入血管内。

（九）掌握无痛注射技术

1. 解除患者思想顾虑，分散其注意力；指导患者做深呼吸，尽可能身心放松。
2. 指导并协助患者采取舒适体位，以利肌肉放松，易于进针。
3. 注射时做到"二快一慢"，即进针与拔针要快，推注药液速度要慢、均匀。
4. 对刺激性强的药物或油剂，选择粗、长的针头，进针要深，以免引起局部硬结和疼痛。如需同时注射几种药物，一般先注射刺激性较弱的药物，然后注射刺激性较强的药物。

（十）严格执行消毒隔离制度，防止交叉感染

注射时做到一人一针一管，一人一根止血带，一人一个垫枕。所用过的一次性物品按规定统一进行处理，不可随意丢弃。

二、注射用物准备

1. 注射盘内
（1）皮肤消毒液：常用皮肤消毒液有 2% 碘酊、70% 乙醇或 0.5% 碘伏或安尔碘。
（2）无菌持物钳或镊。
（3）其他：消毒棉签、无菌治疗巾、砂轮、开瓶器（如为静脉注射，加放止血带、塑料小枕、胶布）、弯盘等。

2. 注射器和针头（图 13-4）
（1）注射器　注射器由空筒和活塞两部分组成。空筒前端为乳头部，空筒上标有容量刻度；活塞包括活塞体、活塞轴、活塞柄。其中乳头、空筒内壁、活塞体需保持不被污染，不得用手触摸。
（2）针头　针头分为针尖、针梗和针栓三个部分。除针栓外壁外，其余部分不得用手指触摸，以防污染。头皮针已普遍用于静脉注射及静脉输液。

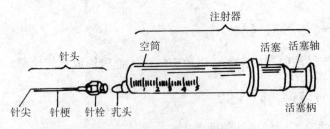

图 13-4 注射器与针头构造

（3）注射器规格、针头型号与主要用途　见表 13-7。

表 13-7　注射器规格、针头型号与主要用途

注射器规格（mL）	针头型号（号）	主要用途
1	4~5	皮内注射、注射小剂量药液
2、5	6~7	皮下注射、肌内注射、静脉采血
10、20、30、50、100	7~12	静脉注射、静脉输血、采血、各种穿刺

3. 注射药物　遵医嘱准备，常用药液有溶液、油剂、混悬剂、结晶、粉剂等。

三、药液抽吸法

【目的】

准确吸取药液，为各种注射作准备。

【操作流程】

1. 评估

（1）核对医嘱和注射单，了解注射目的。

（2）药物性质、剂型、剂量、刺激性、黏稠度、配伍禁忌。

2. 计划

（1）护士准备　洗手，戴口罩，衣帽整洁。

（2）用物准备　准备常规注射盘、注射卡、按医嘱准备药物、相应规格的注射器及针头。

（3）环境准备　环境符合无菌操作要求；环境安静、整洁，光线适宜。

3. 实施（表 13-8）

表 13-8　抽吸药物法

操作程序	操作步骤	要点说明
查对药物	按要求查对药物	
◆自安瓿内吸取药液		
折断安瓿	消毒及折断安瓿：手指轻弹安瓿颈部，使安瓿顶端药液流至体部，在安瓿颈部划一锯痕，用消毒液棉签擦拭锯痕后折断安瓿	安瓿颈部若有标记，则无需划痕，环行消毒颈部后直接折断安瓿

续表

操作程序	操作步骤	要点说明
吸取药液	抽吸药液：持注射器，将针头斜面向下置于安瓿内的药液下面，持活塞柄，抽动活塞，吸取药液（图13-5）	
◆自密封瓶内吸取药液		
开启瓶盖	开启瓶盖、消毒：除去瓶盖，常规消毒瓶塞，待干	
抽吸药液	抽吸药液：向瓶内注入所需药液等量的空气，倒转药瓶及注射器，使针头在液面下，吸取药液至所需量，以食指固定针栓，拔出针头（图13-6）	以增加瓶内压力，利于吸药 抽药时手不可以触及活塞体部
排尽空气	将针头垂直向上，向下拉活塞，使针头内的药液流入注射器，并使气泡集于乳头口，轻推活塞，驱出气体	如注射器乳头偏向一边，排气时使注射器乳头向上倾斜，气泡集中于乳头根部，驱出气体
保持无菌	排气毕，将安瓿或药瓶套在针头上，再次核对后置于无菌盘内备用	一次性注射器可以套上针头套，将安瓿或药瓶放于一边，以便查对
分类处理	整理操作台，分类处理用物 洗手	按医疗垃圾分类处理原则处理用物

4. 评价

（1）严格按照操作程序抽吸，手法正确，药量准确。

（2）吸药过程中药液和针头无污染。

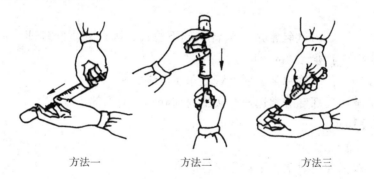

方法一　　　　　　　方法二　　　　　　　方法三

图13-5　自安瓿内吸取药液

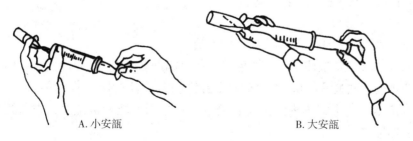

A. 小安瓿　　　　　　　　　　B. 大安瓿

图13-6　自密封瓶内吸取药液

【注意事项】

1. 严格执行查对制度和无菌技术操作原则。

2. 针头进、出安瓿时，不可触及安瓿外口。

3. 吸药时手只能触及活塞柄，不能触及活塞体；只能触及针栓，不能触及针梗和针尖；不可将针栓插入安瓿内，以防止药液被污染。

4. 从大安瓿内抽吸药液时，安瓿的倾斜度不可过大，以免药液浪费。

5. 注射器乳头部位如偏向一侧，需将乳头向上倾斜，以利于排尽空气。

6. 粉剂或结晶药物，先用无菌等渗盐水、注射用水或专用溶剂溶解后再抽吸；混悬剂摇匀后立即吸取；油剂应略加温再抽吸，易被热破坏者除外。选用稍粗的针头抽吸混悬剂或油剂，并将针栓与注射器乳头衔接紧密，以防脱落。

四、常用注射法

（一）皮内注射法

皮内注射法是将少量药液或生物制剂注射于表皮与真皮之间的方法。

【目的】

1. 各种药物过敏试验，以观察有无过敏反应。

2. 预防接种。

3. 局部麻醉的先驱步骤。

【部位】

1. 皮内试验　皮内试验常选用前臂掌侧下段处，因该处皮肤较薄，易于注射，且此处肤色较淡，易于辨认局部反应。

2. 预防接种　预防接种常选用上臂三角肌下缘。

3. 局部麻醉　局部麻醉常选择在实施局部麻醉处的局部皮肤。

【操作流程】

1. 评估

（1）核对医嘱和注射单，了解注射目的。

（2）评估患者的病情，用药史或过敏史；患者的心理状态及合作程度；患者注射部位的皮肤情况，有无瘢痕或溃疡等。

2. 计划

（1）护士准备　洗手，戴口罩，衣帽整洁。

（2）用物准备　常规注射盘、注射卡，按医嘱准备药物、1mL 注射器和 4~5 号针头，如做药物过敏试验另备 0.1% 盐酸肾上腺素和 2mL 注射器。

（3）患者准备　了解皮内注射的目的和注意事项，能积极配合，取舒适卧位，暴露局部注射部位。

（4）环境准备　按无菌操作的环境要求进行；注射环境安静、整洁，光线适宜。

3. 实施（表 13 – 9）

表 13 – 9　皮内注射法

操作程序	操作步骤	要点说明
执行医嘱	洗手，戴口罩，按医嘱准备药液	严格执行查对制度和无菌操作原则
查对解释	携用物到患者处，查对并解释	详细询问用药史、过敏史
消毒排气	选择注射部位，以70%乙醇消毒皮肤，待干，抽吸药液，再次查对并排尽空气	如做药物过敏试验，忌用碘酊消毒，避免影响结果的观察
进针推药	一手绷紧注射部位皮肤，一手持注射器，针头斜面向上，与皮肤呈5°刺入皮内（图13-7）。待针头斜面完全进入皮内后，放平注射器，固定针栓，注入药液，见局部出现一圆形隆起的皮丘	加强与患者的沟通 皮内注射注入的剂量为0.1mL
拔针指导	注射完毕，迅速拔出针头，并嘱咐患者勿揉擦局部	切勿按揉、摩擦，以免影响观察结果
查对安置	再次查对，安置患者	
整理观察	清理用物，洗手 观察结果并记录	按医疗垃圾分类处理原则处理用物 若为药物过敏试验，15～20分钟后观察局部反应并做出判断

4. 评价

（1）操作方法正确，用药安全、有效。

（2）患者理解皮内注射的目的，能主动配合。

（3）患者获得预防药物过敏的一般知识。

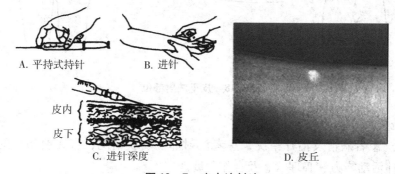

A. 平持式持针　　　　　B. 进针

皮内
皮下
C. 进针深度　　　　　D. 皮丘

图 13 – 7　皮内注射法

【注意事项】

1. 严格遵守注射原则。

2. 做药物过敏试验前，仔细询问用药史、过敏史、家族史；注射时局部忌用碘类消毒剂，以免影响局部反应的观察与判断，并避免与碘过敏反应相混淆；注射后嘱患者不可随意离开病室，便于观察用药后反应及结果。

3. 严格掌握进针角度，以免药液注入皮下组织。

4. 加强健康教育，指导患者掌握配合方法，介绍预防药物过敏的一般知识。

（二）皮下注射法

皮下注射法是将少量药液或生物制剂注入皮下组织的方法。

【目的】

1. 预防接种。

2. 局部麻醉用药。

3. 不宜口服给药且需要在一定时间内发生药效者，如胰岛素、肾上腺素等药物的注射。

【部位】

常选用上臂三角肌下缘、腹壁、后背、大腿前侧和外侧（图 13 - 8）。

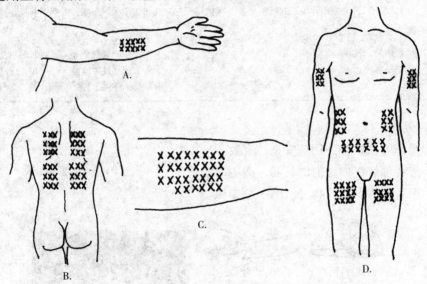

图 13 - 8　皮下注射部位

【操作流程】

1. **评估**　患者病情及治疗情况，患者注射部位皮肤情况，有无溃疡、硬结、瘢痕等，患者肢体活动能力、心理状态及合作程度。

2. **计划**

（1）护士准备　洗手，戴口罩，衣帽整洁。

（2）用物准备　常规注射盘一套、注射卡、按医嘱准备药液、1～2mL 注射器及 5～6 号针头。

（3）患者准备　取舒适卧位，暴露局部注射部位。

（4）环境准备　按无菌操作的环境要求进行；注射环境安静、整洁，光线适宜，必要时遮挡患者。

3. 实施（表 13 – 10）

表 13 – 10 皮下注射法

操作程序	操作步骤	要点说明
执行医嘱	洗手、戴口罩，按医嘱准备药液	严格执行查对制度和无菌操作原则
核对解释	携用物到患者处，查对并解释	对皮肤有刺激的药物一般不做皮下注射
消毒排气	选择注射部位，常规消毒皮肤、待干，抽吸药液再次查对并排尽空气	注射少于 1mL 的药液时，用 1mL 注射器，以保证注入的药物剂量准确无误
快速进针	一手绷紧局部皮肤，一手持注射器，食指固定针头斜面向上，与皮肤呈 30° ~ 40°，快速将针梗的 1/2 ~ 2/3 刺入皮下（图 13 – 9）	加强与患者沟通 进针不宜过深，以免刺入肌层
推注药物	松开绷紧皮肤的手，抽动活塞，如无回血，缓慢推注药液	确认针头未刺入血管内
拔针按压	注射毕，用干棉签轻压针刺处，快速拔针后按压片刻	压迫至不出血为止
查对安置	再次查对，安置患者	
整理观察	清理用物，洗手 观察用药效果并记录	按医疗垃圾分类处理原则处理用物

4. 评价

（1）患者理解皮下注射的目的，能主动配合。

（2）患者注射部位未发生硬结、感染。

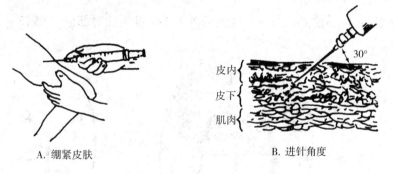

A. 绷紧皮肤   B. 进针角度

图 13 – 9 皮下注射法

【注意事项】

1. 严格遵守注射原则。

2. 持针时，右手食指固定针栓，不可触及针梗，避免污染。

3. 针头刺入角度不应超过 45°，以免刺入肌层。

4. 注射药液不足 1mL 时必须用 1mL 注射器，以保证注入药液量准确。

5. 三角肌下缘注射时，需稍偏向外侧注射，避免药液刺激三角肌，影响手臂活动。

6. 刺激性强的药物不宜皮下注射。

7. 加强健康教育，对需长期自行皮下注射的患者，指导其掌握注射知识与技术，并有计划地更换注射部位，避免局部出现硬结，以利于药物吸收。

（三）肌内注射法

肌内注射法是将少量药液注入肌肉组织内的方法。人体肌肉组织有丰富的毛细血管网，由于毛细血管壁是多孔的类脂质膜，药物透过的速度比透过其他生物膜快。因此药物注入肌肉组织后，吸收迅速且完全。

【目的】

1. 药物不宜采用口服或不宜静脉注射，且要求比皮下注射更迅速发生疗效。
2. 注射刺激性较强或剂量较大的药物。

【部位】

注射部位多选择肌肉较丰厚，远离大血管及神经的部位。最常用的部位是臀大肌，其次为臀中肌、臀小肌、股外侧肌、上臂三角肌。

1. 定位方法

（1）臀大肌注射定位法　臀大肌起自髂骨翼外面和骶骨背面，肌纤维束斜向外下，止于髂胫束和股骨的臀肌粗隆。坐骨神经起自骶丛神经，自梨状肌下孔出骨盆至臀部，在臀大肌深处，约在坐骨结节与大转子之间中点处下降至股部，其体表投影：自大转子尖至坐骨结节中点向下至腘窝。注射时为避免损伤坐骨神经，定位方法有两种。

①十字法：从臀裂顶点向右或向左做一水平线，然后从髂嵴最高点做一垂直平分线，将一侧臀部分为4个象限，其外上象限避开内下角（髂后上棘至股骨大转子连线）即为注射区（图13－10A）。

②连线法：取髂前上棘与尾骨连线的外上1/3处为注射部位（图13－10B）。

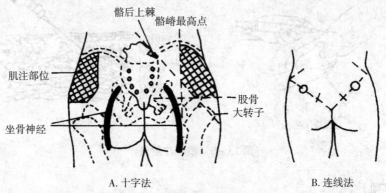

A. 十字法　　　　　　B. 连线法

图13－10　臀大肌注射定位法

（2）臀中肌、臀小肌注射定位法　该处血管、神经分布较少，且脂肪组织较薄，目前已广泛使用，定位方法有两种。

①构角法：以食指尖、中指尖分别置于髂前上棘和髂嵴下缘处，这样髂嵴、食指、中指之间便构成一个三角形区域，即为注射部位（图13－11）。

②三指法：髂前上棘外侧三横指处（以患者的手指宽度为标准）。

（3）股外侧肌注射定位法　大腿中段外侧，一般成人在髋关节下10cm至膝上10cm，宽约7.5cm的范围内为注射部位。此处大血管、神经干很少通过，适用于多次

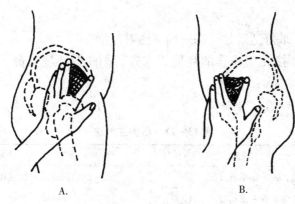

图13-11 臀中肌、臀小肌注射定位法

注射（图13-12）。

（4）上臂三角肌注射定位法 上臂外侧，肩峰下2～3横指处（图13-13）为三角肌注射部位，此处肌肉不如臀部肌肉丰厚，只能做小剂量注射。

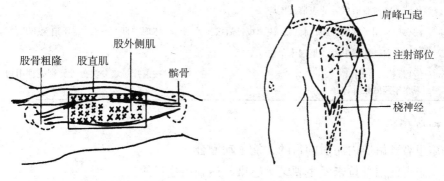

图13-12 股外侧肌注射定位法   **图13-13 上臂三角肌注射定位法**

2. 常用体位 为了使肌肉松弛，减少疼痛，臀部肌内注射时常取下列各种体位。

（1）侧卧位 患者侧卧，上腿伸直放松，下腿稍弯曲。

（2）俯卧位 患者俯卧，足尖相对，足跟分开，头偏向一侧。

（3）仰卧位 常用于危重或不能翻身的患者，宜选用臀中肌、臀小肌做肌内注射，嘱患者肌肉放松，勿紧张。

（4）坐位 凳子宜稍高，嘱患者坐稳，放松局部肌肉。

【操作流程】

1. 评估 患者病情及治疗情况，患者对注射给药的认识与合作程度，患者注射部位皮肤、肌肉组织情况及肢体活动能力。

2. 计划

（1）护士准备 衣帽整洁，洗手，戴口罩。

（2）用物准备 常规注射盘1套、注射卡、按医嘱准备药液、2～5mL注射器及

6~7号针头。

（3）患者准备　取舒适卧位，暴露局部注射部位。

（4）环境准备　按无菌操作的环境要求进行；注射环境安静、整洁，光线适宜，必要时遮挡患者。

3. 实施（表13-11）

表13-11　肌内注射法

操作程序	操作步骤	要点说明
执行医嘱	洗手，戴口罩，按医嘱准备药液	严格执行查对制度和无菌操作原则
核对解释	携用物到患者处，查对并解释	定位要准确，避免损伤血管、神经
消毒排气	协助患者取合适体位，选择注射部位、定位常规消毒皮肤、待干，抽吸药液再次核对，并排尽空气	注射少于1mL的药液时，用1mL注射器，以保证注入的药物剂量准确无误
进针穿刺	一手拇指、食指绷紧局部皮肤，一手持注射器，中指固定针栓，将针头迅速垂直刺入针梗的2/3（图13-14）	切勿将针梗全部刺入，以防针梗从根部衔接处折断，难以取出消瘦者和患儿的进针深度酌减
推药观察	松开绷紧皮肤的手，抽动活塞，如无回血，缓慢注入药液，同时观察患者的表情及反应	确认针头未刺入血管内
拔针按压	注射毕，用干棉签轻压针刺处，快速拔针后按压片刻	体现"两快一慢"，压迫至不出血为止
查对安置	再次查对，安置患者，整理床单位	
整理观察	清理用物，洗手观察用药效果并记录	按医疗垃圾分类处理原则处理用物

4. 评价

（1）患者理解肌内注射的目的，能主动配合。

（2）患者注射部位未发生硬结、感染，达到治疗目的。

【注意事项】

1. 严格遵守注射原则。

2. 注射时切勿将针梗全部刺入，以防针梗从根部衔接处折断，无法取出。若针头折断，嘱患者保持原位不动，用止血钳夹住断端取出。如全部刺入肌肉组织，立即请外科医生手术取出。消瘦者或小儿进针深度酌减。

3. 两岁以内婴幼儿不宜选择臀大肌注射，因幼儿臀大肌发育不完善，有损伤坐骨神经的危险，可选用臀中肌或臀小肌注射。

4. 需长期肌内注射者，需有计划更换注射部位，以免局部出现硬结影响药物吸收。

5. 加强健康教育，指导患者采取正确的姿势体位，学会放松肌肉的方法；指导患者注意个人日常卫生，保持皮肤清洁，预防注射部位感染。

（四）静脉注射法

静脉注射是由静脉注入无菌药液的方法。药液可直接进入血液循环而达全身，是作用最快的给药方法。

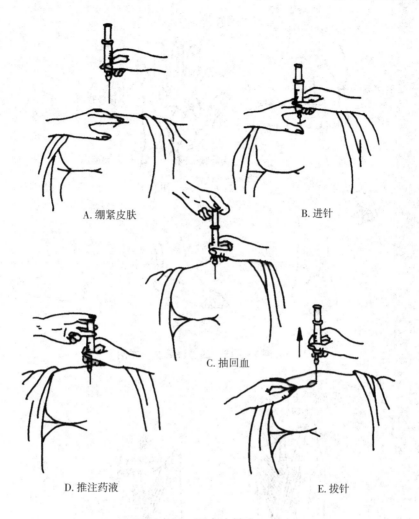

A. 绷紧皮肤　　　　　　　　B. 进针

C. 抽回血

D. 推注药液　　　　　　　　E. 拔针

图 13 – 14　肌内注射法

【目的】

1. 注入药物　药物不宜口服、皮下或肌内注射，又需迅速发生药效时。

2. 输液输血　常用于急危重症患者的治疗，为静脉输注液体、药物、血液提供通道。

3. 诊断性检查　注入药物协助临床诊断，如胆囊 X 线摄片、肾功能检查前等。

4. 静脉营养治疗　注入高营养物质为患者提高营养。

【部位】

1. 四肢浅静脉　上肢常用贵要静脉、肘正中静脉、头静脉、腕部及手背静脉，下肢常用大隐静脉、小隐静脉、足背静脉（图 13 – 15）。

2. 股静脉　股静脉位于股三角区，在股动脉和股神经的内侧（图 13 – 16）。

【操作流程】

1. 评估

（1）患者病情、意识状态及治疗情况。

（2）患者注射部位的静脉是否明显，肢体的血液循环情况。

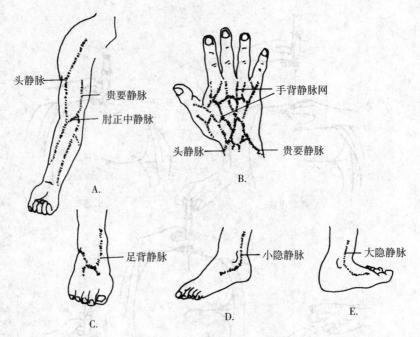

图 13 – 15 四肢浅静脉分布图

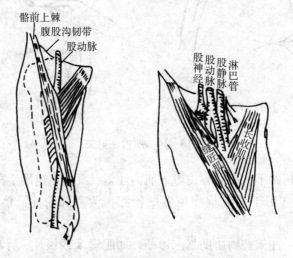

图 13 – 16 股动脉、股静脉的解剖位置图

（3）患者所用药物可能产生的效果及不良反应。

（4）患者对静脉注射给药的认识与合作程度。

2. 计划

（1）护士准备 衣帽整洁，洗手，戴口罩。

（2）用物准备 常规注射盘 1 套、注射卡、按医嘱准备药液、止血带、小垫枕、头皮针或型号适宜的针头、注射器（规格视药量而定）、无菌纱布、胶布、备皮刀、药液、治疗单。

（3）患者准备　患者或家属了解静脉注射的目的及注意事项，配合取舒适卧位，暴露局部注射部位。

（4）环境准备　按无菌操作的环境要求进行；注射环境安静、整洁，光线充足，必要时遮挡患者。

3. 实施（表13-12）

表13-12　静脉注射法

操作程序	操作步骤	要点说明
执行医嘱	洗手，戴口罩，按医嘱准备药液	严格执行查对制度和无菌操作原则
核对解释	携用物到患者处，查对并解释	
◆四肢浅静脉注射		
选择静脉	根据病情选择静脉进行注射	选择粗直、弹性好、易于固定的静脉
扎带消毒	选择合适静脉，在穿刺部位的下方垫小枕。戴手套，在穿刺部位上方（近心端）约6cm处扎紧止血带，常规消毒皮肤，待干	止血带末端向上 使静脉充盈、显露，便于穿刺
查对穿刺	抽吸药液，再次查对，排尽空气。以一手拇指绷紧静脉下端皮肤，使其固定；另一手持注射器或头皮针，针头斜面向上，与皮肤呈15°~30°角自静脉上方或侧方刺入皮下再刺入静脉（图13-17A、图13-17B）	穿刺时应沉着，一旦出现局部血肿，立即拔出针头，按压局部，另选他处静脉
松带固定	回血，视情况再顺静脉进针少许，松开止血带，固定针头	见回血证明针头已刺入血管内
◆股静脉注射		
定位消毒	协助患者取仰卧位，穿刺侧下肢伸直略外展外旋，常规消毒局部皮肤	必要时穿刺侧股下可垫小枕以显露注射部位
查对排气	抽吸药液，再次查对，排尽空气	
穿刺固定	术者按无菌技术原则戴上无菌手套，一手食指和中指于腹股沟处扣及股动脉搏动最明显部位并固定，另一手持注射器，针头和皮肤呈90°或45°角，在股动脉内侧0.5cm处刺入，抽动活塞见有暗红色血，固定针头	有出血倾向者不宜采用股静脉注射 抽出暗红色血液，提示针头已进入股静脉
推注药液	缓慢推注药液（图13-17C）	注药过程中要缓慢地试抽回血，以检查针头是否仍在静脉内，如有局部疼痛或肿胀隆起，抽无回血，应拔出针头，更换部位，重新注射
拔针按压	注射毕，用干棉签轻压针刺处，快速拔针后按压片刻	股静脉注射，拔针后局部用无菌纱布加压止血3~5分钟，以免引起出血或形成血肿
查对安置	再次查对，安置患者	
整理观察	清理用物，洗手 观察用药效果并记录	按医疗垃圾分类处理原则处理用物

4. 评价

（1）患者理解静脉注射的目的，愿意接受并主动配合。

（2）患者注射部位无渗出、肿胀，未发生感染，未损伤血管及神经。

（3）患者症状减轻，达到预期效果。

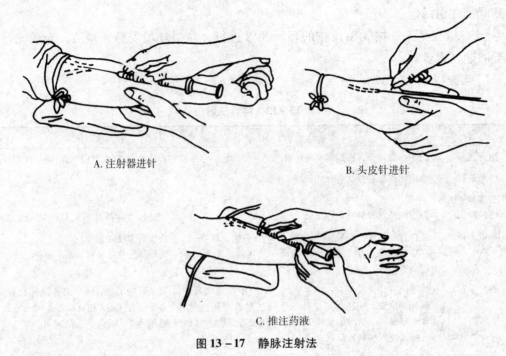

A. 注射器进针　　　　　　　　　　　　B. 头皮针进针

C. 推注药液

图 13 - 17　静脉注射法

【注意事项】

1. 严格遵守注射原则。

2. 一般选择弹性好、粗直、相对固定、避开关节部位的静脉；为保护血管，有计划地自远心端到近心端选择血管。

3. 根据病情及药物性质调整注入药物的速度，并注意观察局部及病情变化。

4. 注射对组织刺激性强的药物，应行引导注射法。另备 0.9% 氯化钠注射液穿刺，证实针头在血管内后，再换上所需药液推注，以防药液外渗于皮下发生组织坏死。

5. 股静脉穿刺中，若患者下肢突然出现运动，并诉有触电感，可能是触及股神经，需向内调整穿刺针方向；若回血呈鲜红色，表示误刺入股动脉，应立即拔出针头，并用无菌纱布压迫穿刺处 5 ~ 10 分钟，直至无出血为止，改用另一侧股静脉重新穿刺；有出血倾向的患者禁忌股静脉穿刺。

6. 小儿头皮静脉注射时，需与家属进行沟通，注意约束患儿，防止其抓捏注射部位。穿刺时注意动、静脉的鉴别。

7. 加强健康教育，指导患者学会操作中的正确配合。如静脉出现烧灼感、触痛或其他异常感觉，用 50% 硫酸镁湿敷或报告医生处置。保持皮肤清洁，以防发生感染。

知识拓展

静脉拔针技巧

1. 无痛拔针方法 所谓"无痛性"拔针，并非一点也不疼痛，而是尽量减轻或避免疼痛而采取的相应措施。拔针前在针两侧绷紧皮肤，顺血管纵轴平行，向外缓慢拔针，当针头即将拔出血管壁时再快速拔出体外，并立即用棉球平行于静脉压住穿刺点，然后抬高患肢片刻即可。

2. 防止皮下溢血方法 拔针前护士左手拇指和食指在针尖上方约2.5cm处绷紧皮肤和皮下组织，快速拔针，用干棉签沿穿刺点向上纵行压迫穿刺点3～5分钟即可。其既可压迫静脉针眼，又可减少针头对血管壁的摩擦和损伤。拔针后棉签在静脉上方呈平行方向压迫皮肤，可防止皮下溢血，避免青紫等。

【特殊患者静脉穿刺要点】

1. 肥胖患者 肥胖患者皮下脂肪多，静脉位置比较深，不明显。穿刺时摸清其走向后，从血管正面刺入，进针角度稍大（30°～40°），回血后将针头稍挑起送入血管内即可成功。

2. 消瘦患者 消瘦患者皮下脂肪少，静脉较滑动，但静脉较明显，穿刺时需固定静脉，从正面或侧面刺入，针头方向与血管平行，针进血管时不能用力过猛，原则是宁慢勿快，持针要稳。

3. 水肿患者 水肿患者静脉不明显，可按静脉走向的解剖位置，先用手指压迫局部，暂时推开皮下组织间液，显露血管后迅速穿刺即可成功。

4. 休克患者 休克患者静脉充盈不良，扎止血带后，由远心端向近心端反复推揉，使血管充盈后再行穿刺。

5. 老年患者 老年人皮肤松弛，血管硬化且易滑动，针头不易刺入且易穿破。用手指固定穿刺静脉上、下两端后，在静脉上方直接穿刺即可成功。

【常见静脉穿刺失败原因与处理】

1. 针头刺入过浅，未刺入血管 针尖未进入血管，表现为抽吸无回血，推注药液后局部隆起，患者有痛感（图13－18A）。

处理方法：拔出并更换针头，重新选择血管穿刺，同时试抽回血，如有回血，推注药液后局部无隆起，患者不感觉疼痛即可。

2. 针头未完全进入血管内 针尖斜面部分在血管内，部分在皮下。表现为可抽吸到回血，但推注药液后有局部隆起，患者感觉疼痛（图13－18B）。

处理方法：将针头放平再沿静脉走行进针，同时试抽回血，如有回血，推药时患者不感觉疼痛，局部不隆起即可。

3. 针头刺破对侧血管壁 针头斜面部分在血管内，部分在血管外。表现为抽吸有回血（图13－19C），但推注药液后有局部隆起，患者感觉疼痛。

处理方法：拔出并更换针头，重新选择血管穿刺。

4. 针头穿透对侧血管壁 针头刺入过深，穿透下面的血管壁。表现为抽吸无回血（图13-18D）。

处理方法：拔出并更换针头，重新选择静脉穿刺。

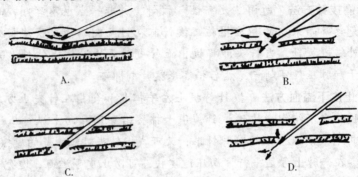

图 13-18 静脉穿刺失败原因示意图

【电脑微量注射泵应用】

1. 特点与用途 微量注射泵是将小剂量药液在规定时间内，自动、持续推入人体静脉的注射装置，具有药量控制精确、流速稳定、操作简便、使用安全等特点。适用于硝普钠、多巴胺等血管活性药物的微量连续注射；早产儿、新生儿输液，输血和给药；化疗；连续注射麻醉药等。

2. 微量注射泵（图13-19）的基本构成与主要功能

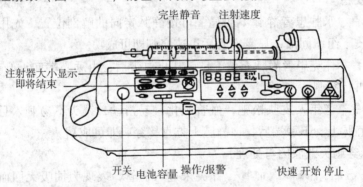

图 13-19 微量注射泵

（1）设置、查询系统 根据用药计划，通过数字设置键进行控量推注速率设置和1次输注限制量的设置。控量推注速率的调节范围为 $0.1 \sim 99.9$ mL/h（每级 0.1 mL/h）或 $1 \sim 299$ mL/h（每级 1 mL/h）；并可通过数字显示器了解动态累计输出量，查询单位时间内输入患者体内的药液总量。

（2）自动识别系统 泵自动识别所固定注射器的规格，自动调整相应的基础速率。

（3）微动推进系统 可根据设置自动完成控量推注和快速推注。快速推进速度为 50 mL 注射器 200 mL/h，20 mL 注射器 130 mL/h。

（4）自动监视报警系统

①残留预警：当注射器药液仅剩 1.5mL 时，泵会发出预警信号，提示护士根据需要及时配制药液或采取其他措施。

②故障报警：有推注通路阻塞报警和电池欠压报警。

③限制量报警：当输出量达到设定限制量时，注射泵在发出提示信号的同时停止输出。

④注射完毕报警：当注射器的药液即将推注完毕时，泵发出提示信号，同时自动转换推注速度为 0.5mL/h，维持静脉通路，以待处理。

（5）内置电池 注射泵接通电源后，可自动充电，以各临时停电或转运患者过程中使用，保证治疗的连续进行。

3. 操作要点

（1）通接电源，开启电源开关，检查泵机工作性能。

（2）固定注射器。将配好药液的注射器与专用延长管连接，排尽空气；放入微量泵注射器台座中，将空筒柄卡入固定槽，调节推头位置使注射器活塞柄卡入推头槽。

（3）设置推注速率和限制量。利用数字键和显示器，按照用药计划设置推注速率和 1 次输注的限制量。

（4）连续按压 2 次快进键，再次排气（需建立静脉通路时与头皮针连接后排气）。

（5）已与建立的静脉通路连接或穿刺静脉。

（6）启动程序。按启动键，开始推注。

（7）当注射完毕报警时，按消音键停止指示信号，更换注射器或拔针。

（8）注射完毕，按停止键、按数字设置键，使显示器归零。

（9）关闭电源开关，切断电源。

（10）取出注射器，直接放入专用废弃物收集容器。

（11）用乙醇擦拭泵体后置于干燥处存放。

4. 注意事项

（1）配制药液后，应在注射器上标示患者的姓名、房床号、药物名称、浓度或剂量及配制时间，以便查对和定时更换，确保安全、有效用药。

（2）妥善固定注射泵的延长管，避免受压、打折，保证静脉通路畅通。

（3）对清醒患者应进行安全指导，避免随意调节功能键，引发意外。

（4）使用注射泵过程中，出现不同报警指示时，需及时查明原因，妥善处理。

（5）定时检查注射器残留量，评价实际推注速率与设置推注速率的符合程度，防止注射器固定不当或泵失灵造成的无效推注。

（6）密切监测患者用药反应。

（7）延长管 24 小时更换 1 次，防止交叉感染。

（8）注射泵需保持干燥，避免潮湿引发短路。

（9）泵体上禁止放置任何物品。

（10）注射泵需由专人负责，定期保养维修。

第五节 局部给药

一、皮肤给药

【目的】

将药物直接涂于皮肤，达到局部治疗的作用。常用的药物有溶液、油膏、粉剂、糊剂等。

【操作流程】

1. 评估 患者的皮肤情况、自理能力、合作程度的评估。

2. 计划

（1）护士准备 衣帽整洁，洗手，戴口罩。

（2）用物准备 皮肤用药、棉签、碗盘，需要时备清洁皮肤用物。

（3）患者准备 患者理解并合作，采取合适体位。

（4）环境准备 环境清洁，光线适宜，需要时用屏风遮挡，拉好窗帘。

3. 实施（表 13 – 13）

表 13 – 13 皮肤给药法

操作程序	操作步骤	要点说明
核对解释	核对床号、姓名，向患者解释目的及操作	认真执行"三查八对"制度
准备药液	携用物到患者处，查对并解释	
清洁皮肤	涂擦药物前先用温水与中性肥皂清洁皮肤 根据药物不同剂型，采用不同护理方法	如皮炎只用清水清洁即可，如无皮肤破损可指导患者自理
涂擦药物		
◆溶液剂	将治疗巾和橡胶单垫于患处，用钳子夹持蘸湿药液的棉球涂抹患部，至清洁后用干棉球抹干即可	一般为非挥发性药物的水溶液，如 3% 硼酸溶液，利凡诺溶液，主要用于皮炎伴有大量渗液或脓液者；溶液也可用于湿敷
◆糊剂	用棉签将药糊直接涂于患处	含有多量粉末的半固体制剂，如氧化锌糊、甲紫糊 有保护皮损、吸收渗液和消炎等作用，适用于亚急性皮炎。有少量渗液或轻度糜烂者，药糊不宜涂得太厚，如皮损有糜烂面或少量溶液时，先将糊剂涂在纱布上，然后贴在皮损处，外加包扎
◆软膏	用擦药棒或棉签将软膏涂于患处	药物与适宜基质制成有适当稠度的膏状制剂，如硼酸软膏、硫黄软膏 有保护、润滑和软化痂皮等作用，不必过厚，有溃疡或大片糜烂皮损处需包扎
◆膏剂	用棉签将乳膏涂于患处	药物与乳剂型基质制成的软膏，如樟脑霜具有杀菌、止痒、消毒等作用，禁用于渗出较多的皮炎

续表

操作程序	操作步骤	要点说明
◆酊剂和醑剂	用棉签蘸药涂于患处	药物用规定浓度的乙醇浸出或溶解而制成的澄清液体制剂为酊剂，挥发性有机药物的乙醇溶液为醑剂，适用于慢性皮肤患者的苔藓样变 因药物有刺激，不宜用于有糜烂面的急性皮炎，黏膜及眼、口周围
◆粉剂	扑撒于皮肤表面	一种或数种药物的极细粉均匀混合，如滑石粉、痱子粉等
整理观察	清理用物，洗手 观察用药效果并记录	按医疗垃圾分类处理原则处理用物

4. 评价

（1）根据患者的年龄认真观察用药后局部皮肤反应情况。

（2）有针对性地对患者做好解释工作，患者配合良好。

（3）动态评价用药效果，并实施提高用药效果的措施。

【注意事项】

1. 严格查对制度并保证准确用药。

2. 观察用药后局部皮肤反应情况，尤其注意对小儿和老年人的观察。

二、滴眼和滴耳药

【目的】

将药液滴入眼、耳、鼻等处，以达到局部或全身的治疗作用或作某些诊断检查。

【操作流程】

1. 评估　患者自理能力、用药程度、用药目的及配合程度。

2. 计划

（1）护士准备　衣帽整洁，洗手，戴口罩。

（2）用物准备

①滴眼药：遵医嘱备药（滴管或盛有药液的滴瓶）、注射盘内备弯盘1个、治疗单或医嘱单1本、治疗巾1块、消毒干棉球罐1个、药液按医嘱备、治疗碗及浸有消毒液的小毛巾1套。

②滴耳药：遵医嘱备药（盛药液的滴瓶）、消毒棉签、小棉球、按需要准备3%过氧化氢溶液、吸引器、消毒吸引器头。

③滴鼻药：滴鼻药瓶（内含所需药物）、纸巾。

（3）患者准备　取舒适卧位，积极配合操作。

（4）环境准备　环境安静、整洁，光线适宜。

3. 实施（表 13 – 14）

表 13 – 14 滴眼、耳、鼻给药法

操作程序	操作步骤	要点说明
核对解释	核对床号、姓名，向患者解释目的及操作过程	认真执行"三查八对"制度
准备药液	携用物到患者处，查对并解释	
◆滴眼药		
合适体位	协助患者取仰卧位，头略后仰，操作者站于患者身旁或身前	用滴管或眼药滴瓶将药液滴入结膜囊，以达到杀菌、收敛、消炎、麻醉、散瞳、缩瞳等治疗或诊断作用
上视拉睑	用干棉球拭去眼分泌物，嘱患者眼向上视，左手将下睑向下方牵引，右手持滴管或滴瓶，手掌根部轻轻置于患者前额上	向下牵拉眼睑，以暴露结膜下穹隆部
滴药入囊	滴管距离眼睑 1～2cm，将药液 1～2 滴滴入眼下部结膜囊内（图 13 – 20），轻轻提上睑，使药液均匀扩散于眼球表面，以干棉球拭干流出的药液，并嘱患者轻轻闭眼 2～3 分钟	注意动作轻柔，滴入药量准确因角膜感觉敏感，药滴不宜直接滴落在角膜面上；勿使滴管末端触及睫毛或眼睑缘，以防污染
紧压泪囊	用棉球紧压泪囊部 1～2 分钟	以利药物充分发挥，避免药液经泪道流入泪囊和鼻腔后经黏膜吸收而引起全身不良反应
涂眼药膏	涂眼药膏者，则将眼药膏挤入下穹隆部约 1cm 左右长度，最后以旋转方式将药膏体折断。轻提上眼睑，覆盖眼球，并嘱患者闭双眼，转动眼球，以干棉球拭去外溢的药膏，并用棉球压泪囊区 2～3 分钟	
◆滴耳药		
安置体位	指导或协助患者摆好体位	便于药液流入耳内
严格查对	用药之前再次严格查对	
吸净耳道	吸净耳道内分泌物，必要时用 3% 过氧化氢溶液；反复清洗至清洁，以棉签拭干	注意避免滴管触及外耳道，污染滴管及药物
拉耳滴药	用一手将耳郭向后上方轻轻牵拉，使耳道变直，另一手持滴瓶，掌根轻置于耳郭旁，将药液 2～3 滴滴入耳道轻压耳屏（图 13 – 21），用小棉球塞入外耳道口	以免药液流出，使药物充分发挥作用；迷路反应与药液过凉有关，应注意避免
观察反应	嘱患者保持原体位 1～2 分钟，观察有无出现迷路反应，如眩晕、眼球震颤等	
◆滴鼻药		
清洁鼻腔	嘱患者先排出鼻腔内分泌物，清洁鼻腔解开衣领	
安置体位	协助患者取合适体位。仰头位：取坐位，头向后仰或肩下垫枕；垂头仰卧位：使头悬垂于床缘，前鼻孔向上；侧头位：嘱患者侧卧，肩下垫枕，使头偏向患侧并下垂	侧卧位应将药液滴入下方鼻孔。用于治疗或协助诊断鼻腔、鼻窦、中耳的疾病
扩鼻滴药	操作者手持一干棉球，以手指轻推鼻尖，使鼻孔扩张，一手持滴瓶距鼻孔约 2cm 处向鼻孔内滴入药液 3～5 滴（图 13 – 22）。轻捏鼻翼，使药液均匀分布鼻腔黏膜或将棉球轻轻塞于前鼻孔	滴管不可触及鼻孔，以免污染

操作程序	操作步骤	要点说明
两侧摇动	嘱患者头部略向两侧轻轻摇动后保持原位3~5分钟，然后捏鼻坐起	使药液分布均匀并达到鼻窦后
整理观察	清理用物，洗手，观察 观察用药效果并记录	操作毕，注意观察有无反射性黏膜充血加剧，其原因与血管收缩剂连续使用时间过长（超过3天）有关 按医疗垃圾分类处理原则处理用物

4. 评价

（1）根据患者的年龄认真观察用药后反应情况。

（2）有针对性对患者做好解释工作，患者配合良好。

（3）动态地评价用药效果，并实施提高用药效果的措施。

【注意事项】

1. 滴药时操作应轻柔、准确并选择正确的姿势。

2. 观察治疗效果，注意有无副作用出现。如滴耳药后有无出现迷路反应，滴鼻药后有无出现反跳性黏膜充血加剧等。

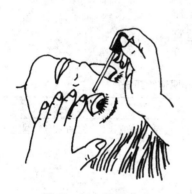

图 13-20 滴眼药法

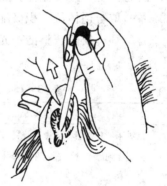

图 13-21 滴耳药法

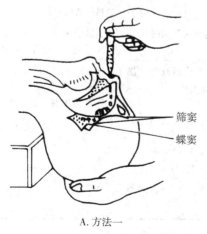

A. 方法一

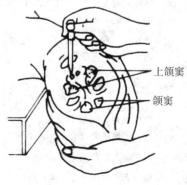

B. 方法二

图 13-22 滴鼻药法

三、直肠和阴道给药

常用药物为栓剂，包括直肠栓剂和阴道栓剂。栓剂是药物与适宜基质制成供腔道给药的固体制剂。其熔点为 37℃ 左右，插入体腔后缓慢融化而产生药效。

【目的】

1. 直肠栓剂插入法

（1）直肠插入甘油栓，软化粪便，以利排出。

（2）栓剂中有效成分被直肠黏膜吸收，而产生全身治疗作用，如小儿用的解热镇痛药栓剂。

2. 阴道栓剂插入法　自阴道插入栓剂，以起到局部治疗的作用。

【操作流程】

1. 评估　患者自理能力、用药程度、用药目的及配合程度。

2. 计划

（1）护士准备　衣帽整洁，洗手，戴口罩。

（2）用物准备　①直肠栓剂插入法：直肠栓剂、指套或手套，卫生纸。②阴道栓剂插入法：阴道栓剂、栓剂置入器或手套、卫生棉垫。

（3）患者准备　取合适体位，积极配合操作。

（4）环境准备　环境安静、整洁，光线适宜。

3. 实施（表 13 - 15）

表 13 - 15　直肠和阴道给药法

操作程序	操作步骤	要点说明
核对解释	核对床号、姓名，向患者解释目的及操作过程	认真执行"三查八对"制度
准备药液	携用物到患者处，查对并解释	
◆直肠栓剂插入法		
安置体位	协助患者取侧卧位，膝部弯曲，暴露肛门	
戴上指套	戴上指套或手套	避免污染手指
呼吸放松	让患者张口深呼吸，尽量放松	使肛门括约肌松弛
送入药物	将栓剂插入肛门，用食指将栓剂沿直肠壁朝脐部方向送入 6～7cm	必须插至肛门内括约肌以上，并确定栓剂靠在直肠黏膜上，若插入粪块则不起作用
侧卧保持	置入栓剂后保持侧卧位 15 分钟，若栓剂滑脱出肛门外需重新插入	防止栓剂滑脱或溶化后渗出肛门外 确保用药效果 不能下床者将便器、卫生纸、呼叫器放于患者易取处
◆阴道栓剂插入法		
安置体位	协助患者取屈膝仰卧位，双腿外展暴露会阴部，铺橡胶单及治疗巾于会阴下	
戴上指套	一手戴上指套或手套取出栓剂	避免弄污手指
呼吸放松	嘱患者张口深呼吸，尽量放松	

续表

操作程序	操作步骤	要点说明
送入药物	利用置入器或戴上指套，将栓剂沿阴道下后方轻轻送入5cm达阴道穹隆	必须确定阴道口后才能置药，避免误入尿道
平卧保持	嘱咐患者至少平卧15分钟，以利药物扩散至整个阴道组织，利于药物吸收 取出治疗巾和橡胶单，为避免药物或阴道渗出物弄污内裤可使用卫生棉垫	确保用药效果
垫巾避污	渗出物弄污内裤可使用卫生棉垫	
整理观察	协助患者穿裤取舒适体位，整理床单位和用物清理用物，洗手 观察用药效果并记录	如患者愿意自己操作，可教其方法以便自行操作 按医疗垃圾分类处理原则处理用物

4. 评价

（1）根据患者的年龄认真观察用药后反应情况。

（2）有针对性对患者做好解释工作，患者配合良好。

（3）动态评价用药效果，并实施提高用药效果的措施。

【注意事项】

1. 观察疗效及患者的主观感觉。

2. 成年女性阴道长约10cm，故阴道栓剂插入给药必须置入5cm以上深度，以防滑出。

【能力检测】

1. 王某，男，50岁，患慢性支气管炎。近日继发感染，咳嗽、咳痰且痰液黏稠不易咳出。医嘱：α-糜蛋白酶注射液4000U，地塞米松注射液5mg，庆大霉素注射液8万U，0.9%氯化钠注射液20mL，超声雾化吸入，q6h。

试问：如何为患者实施超声雾化吸入？操作过程中注意哪些问题？

2. 如何执行注射原则？肌内注射时减轻疼痛的护理措施有哪些？

3. 描述臀大肌注射，臀中肌、臀小肌的定位方法。

4. 李某，男，52岁。静脉注射50%葡萄糖，推注过程中患者主诉疼痛，局部肿胀，抽吸无回血。

（1）你考虑发生了什么情况？

（2）如何处理？

（3）分析还有哪些原因可引起静脉注射失败？

第十四章 药物过敏试验法

📖 学习目标

1. 掌握青霉素过敏反应的临床表现；青霉素过敏性休克的预防与处理。
2. 熟悉头孢菌素、链霉素、细胞色素C、碘、普鲁卡因皮内试验液的配制；过敏试验与过敏反应处理。
3. 了解青霉素过敏反应的原因。
4. 能正确配制各种药物过敏试验液；判断并处理药物过敏反应；能为TAT阳性患者实施脱敏注射。
5. 具有严谨求实的工作态度，对患者关心体贴，确保治疗安全。

临床上使用某些药物时，可因患者的过敏体质而引起不同程度的过敏反应。药物过敏反应是药物作为抗原或半抗原在过敏体质的机体内产生特异性抗体，当再次接触同类药物时，抗原抗体相互作用而引起的一系列生理功能紊乱，严重者可发生过敏性休克而危及生命。药物过敏反应的发生与体质因素有关，与年龄、所用药物剂型、剂量、给药途径、给药时间均无关。因此，在使用某些易产生过敏反应的药物前，除应询问用药史、过敏史、家族史外，还必须做药物过敏试验。护士需掌握正确的试验液配制和试验方法，并认真观察、正确判断试验结果，同时熟练掌握过敏反应的急救处理。

第一节 青霉素过敏试验

青霉素易引起过敏反应，是各种抗生素中过敏反应发生率最高的药物，人群中有3%～6%对青霉素过敏。在使用各种青霉素制剂前都必须先做过敏试验，试验结果阴性者方可用药。同时要加强青霉素使用前后的监测，及时发现过敏反应并处理。

一、青霉素过敏反应的原因

青霉素过敏反应系抗原与抗体在致敏细胞上相互作用而引起。青霉素本身无抗原性，其制剂中所含的高分子聚合体（6-氨基青霉烷酸）和青霉素降解产物（青霉噻唑酸、青霉烯酸）作为半抗原进入机体后，与组织蛋白或多肽分子结合形成全抗原，使T

淋巴细胞致敏，刺激 B 淋巴细胞分化增殖而产生特异性抗体 IgE。IgE 附着于某些组织，如皮肤、鼻咽、声带、支气管黏膜下的肥大细胞及血液中的嗜碱性粒细胞表面，使机体呈致敏状态。当机体再次接受类似的抗原时，抗原即与特异性抗体 IgE 结合，发生抗原抗体反应，导致细胞破裂，释放组胺、白三烯、缓激肽等血管活性物质。这些物质分别作用于效应器官，使平滑肌痉挛、微血管扩张、毛细血管通透性增高、腺体分泌增多，从而出现一系列过敏反应。

二、青霉素过敏反应的预防

1. 询问"三史" 使用青霉素前必须详细询问患者的用药史、过敏史和家族史。患者如有青霉素过敏史，禁止做过敏试验；无过敏史者，凡首次用药、停药 3 天后再用、用药中更换药物批号时，均必须做过敏试验，结果阴性方可使用。若患者对其他药物、食物、接触物过敏，应慎做药物过敏试验。

2. 试验液要现用现配 青霉素试验液极不稳定，特别是在常温下易产生降解产物，导致过敏反应发生，所以试验液要现用现配。青霉素试验液在接近中性的溶剂中分解缓慢，所以配制试验液的溶媒须选择生理盐水溶液。

3. 正确实施过敏试验 配制的试验液浓度与注射剂量要准确，保证结果判断正确，试验结果阴性方可用药。试验结果阳性者禁止使用青霉素，同时报告医生，并在体温单、医嘱单、注射卡、病历、床头卡、门诊病历上醒目注明青霉素过敏试验阳性，且告知患者及家属。

4. 做好急救准备工作 进行过敏试验或使用青霉素前，均需备好 0.1% 盐酸肾上腺素、注射器、吸氧装置及其他急救药物和器械。

5. 排除影响因素 不能在同一时间、同一手臂上做两种及以上药物过敏试验，以免影响结果的准确判断。患者空腹时不宜做过敏试验，以免因低血糖而导致晕厥，与过敏反应的表现相混淆。

三、青霉素过敏试验方法

【目的】
预防青霉素过敏反应。
【操作流程】
1. 评估
（1）患者的病情、用药史、过敏史和家族史。
（2）患者是否进食，空腹时不宜做过敏试验。
（3）注射部位皮肤情况、心理状态及合作程度。
2. 计划
（1）护士准备 洗手，戴口罩，衣帽整洁。
（2）用物准备 ①基础注射盘内加一次性 1mL 和 5mL 注射器各 1 支、青霉素、100mL 生理盐水、注射卡。②抢救用品 0.1% 盐酸肾上腺素、注射器、吸氧装置、吸痰器，常用其他抢救药品。

（3）患者准备　了解青霉素过敏试验的目的、意义及配合要点。

（4）环境准备　室内整洁、安静，温度适宜，符合无菌操作原则要求。

3. 实施

（1）试验液配制　以每毫升含青霉素 200~500U 的生理盐水溶液为标准（表 14-1）。临床常用的青霉素制剂有 40 万 U、80 万 U、160 万 U、400 万 U，表 14-1 以每瓶含青霉素 80 万 U 为例配制。

表 14-1　青霉素皮内试验液的配制方法

青霉素	加生理盐水（mL）	药物浓度（U/mL）	要求
80 万 U	4	20 万	充分溶解
取上液 0.1mL	至 1	2 万	混匀
取上液 0.1mL	至 1	2000	混匀
取上液 0.1~0.25mL	至 1	200~500	混匀

（2）试验方法　确认患者无青霉素过敏史后，于患者前臂掌侧下段皮内注射青霉素皮试溶液 0.1mL（含青霉素 20U 或 50U），20 分钟后观察、判断并记录试验结果。

（3）结果判断（表 14-2）

表 14-2　青霉素皮内试验结果判断

结果	局部皮丘情况	全身情况
阴性	大小无改变，周围无红肿，无红晕	无自觉症状，无不适表现
阳性	皮丘隆起增大，出现红晕硬块，直径大于 1cm 周围出现伪足、有痒感	可有头晕、心慌、恶心等不适，严重时可发生过敏性休克

4. 评价

（1）患者理解试验目的和注意事项，能主动配合。

（2）护士严格遵守操作规程，操作熟练。药液配制、试验方法和结果判断正确。

【注意事项】

1. 试验液要现用现配，抽吸药液剂量要准确，每次抽吸后都要充分混匀，以确保浓度准确。

2. 做过敏试验或注射时，密切观察患者反应，注射后嘱咐患者不要马上离开，观察 30 分钟无过敏反应后方可离开，并在使用青霉素治疗的过程中密切观察。

3. 如对试验结果有怀疑，需在对侧前臂掌侧下段皮内注射生理盐水 0.1mL。20 分钟后，观察对照反应。

四、青霉素过敏反应的临床表现

青霉素过敏反应的临床表现多种多样，涉及皮肤、呼吸、循环、消化、中枢神经等多个系统，其中最严重的表现是过敏性休克。

1. 过敏性休克 过敏性休克多发生在注射后 5~20 分钟内,甚至可在数秒内发生。可发生于青霉素过敏试验过程中,也可于初次肌内注射或静脉注射时(皮内试验结果阴性),极少数患者发生在连续用药过程中。

(1)呼吸道阻塞症状 由于喉头水肿、支气管痉挛和肺水肿,表现为胸闷、气急、哮喘与呼吸困难,并伴有濒死感。

(2)循环衰竭症状 由于周围血管扩张,导致有效循环血量不足,表现为面色苍白、出冷汗、发绀、脉搏细弱、血压下降等。

(3)中枢神经系统症状 由于脑组织缺氧,表现为头晕眼花、面部及四肢麻木、意识丧失、抽搐、大小便失禁等。

(4)皮肤过敏症状 出现皮肤瘙痒、荨麻疹及其他皮疹。

2. 血清病型反应 血清病型反应一般在用药后 7~12 天发生,临床表现与血清病相似,患者有发热、皮肤瘙痒、荨麻疹、腹痛、关节肿痛、全身淋巴结肿大等症状。

3. 各器官或组织的过敏反应

(1)皮肤过敏反应 可引起皮肤瘙痒、荨麻疹,严重者可发生剥脱性皮炎。

(2)呼吸道过敏反应 可引起哮喘或诱发原有的哮喘发作。

(3)消化系统过敏反应 可引起过敏性紫癜,以腹痛和便血为主要表现。

上述症状既可单独出现,也可同时存在,临床最早出现的是呼吸道症状或皮肤瘙痒,因此,必须注意倾听患者的主诉。

五、青霉素过敏性休克的急救措施

1. 立即停药,就地抢救 一旦发生青霉素过敏现象,立即停药,及时就地抢救,协助患者平卧,注意保暖,同时报告医生。

2. 首选盐酸肾上腺素注射 按医嘱立即皮下注射 0.1% 盐酸肾上腺素 0.5~1mL,患儿酌减。如症状不缓解,每隔 30 分钟皮下或静脉注射 0.5mL,直至脱离危险期。盐酸肾上腺素可收缩血管,增加外周阻力,兴奋心肌,增加心排出量,松弛支气管平滑肌,是抢救过敏性休克的首选药物。

3. 改善呼吸功能 立即给予氧气吸入,以纠正缺氧,改善呼吸。如呼吸受抑制,立即进行口对口人工呼吸,或简易呼吸器人工呼吸,遵医嘱肌内注射尼可刹米或洛贝林等呼吸兴奋剂。有条件者可插入气管导管,借助人工呼吸机辅助或控制呼吸。如出现喉头水肿影响呼吸,立即配合医生准备气管插管或施行气管切开术。

4. 维护循环功能 静脉滴注 10% 葡萄糖溶液或平衡液扩充血容量。如血压仍不回升,遵医嘱给予多巴胺、间羟胺等升压药。如发生心跳骤停,立即进行心肺复苏抢救。

5. 纠正酸中毒和抗过敏 遵医嘱给予碱性药物 5% 碳酸氢钠纠正酸中毒,给予盐酸异丙嗪或苯海拉明等抗组胺类药物对抗过敏反应。同时给予地塞米松 5~10mg 静脉注射,或氢化可的松 200mg 加入 5% 或 10% 葡萄糖溶液 500mL 静脉滴注。

6. 密切观察病情 密切观察患者生命体征、神志、尿量及其他病情变化,做好病情动态的详细护理记录;不断评价治疗与护理效果,为下一步处置提供依据。注意患者未脱离危险前不宜搬动。

第二节　其他过敏试验方法

一、头孢菌素类药物过敏试验

头孢菌素类药物是一类高效、低毒、广谱的抗生素，目前广泛用于对青霉素过敏和产生耐药的患者。头孢菌素类药物也可致过敏反应，并与青霉素之间呈现不完全的交叉过敏反应，因此用药前需做过敏试验。以先锋霉素Ⅵ为例。

1. 试验液的配置　以每毫升含先锋霉素Ⅵ500μg 的生理盐水溶液为标准（表 14 - 3）。

表 14 - 3　先锋霉素Ⅵ皮内试验液的配制方法

先锋霉素Ⅵ	加生理盐水（mL）	药物浓度	要求
0.5g	2	250mg	充分溶解
取上液 0.2mL	至 1	50mg	混匀
取上液 0.1mL	至 1	5mg	混匀
取上液 0.1mL	至 1	500μg	混匀

2. 试验方法　确认患者无先锋霉素过敏史后，于患者前臂掌侧下段皮内注射先锋霉素皮试溶液 0.1mL（含先锋霉素 50μg），20 分钟后观察、判断并记录试验结果。判断方法和过敏反应的处理同青霉素过敏试验法。

3. 注意事项

（1）青霉素过敏者对头孢菌素类有部分交叉过敏反应，使用头孢菌素类要慎重，青霉素过敏性休克者禁止使用头孢菌素类。

（2）即使试验结果阴性，在使用过程中仍有可能产生过敏反应，因此使用头孢菌素类过程中需密切观察患者。

二、链霉素过敏试验

链霉素主要对革兰阴性杆菌和结核杆菌有较强的抗菌作用。链霉素因其本身的毒性作用主要损害第Ⅷ对脑神经，还可导致荨麻疹、发热等过敏反应。链霉素引起的过敏反应临床较少见，一旦出现过敏性休克，病死率很高。故使用链霉素前必须做皮肤过敏试验，并加强观察。

（一）链霉素过敏试验法

试验用物准备除链霉素、5% 氯化钙或 10% 葡萄糖酸钙外，其他用物同青霉素过敏试验法。

1. 试验液的配制　以每毫升含链霉素 2500U 的生理盐水溶液为标准（表 14 - 4）。

表 14 - 4　链霉素皮内试验液的配制方法

链霉素	加生理盐水（mL）	药物浓度（U/mL）	要求
100 万 U	3.5	25 万	充分溶解
取上液 0.1mL	至 1	2.5 万	混匀
取上液 0.1mL	至 1	2500	混匀

2. 试验方法　确认患者无链霉素过敏史后，于患者前臂掌侧下段皮内注射链霉素皮试溶液 0.1mL（含链霉素 250U），20 分钟后观察、判断并记录试验结果。判断方法同青霉素过敏试验法。

（二）链霉素过敏反应的临床表现与处理

链霉素过敏反应的临床表现同青霉素过敏反应，但较少见。轻者表现为发热、荨麻疹，重者可发生过敏性休克。一旦发生过敏性休克，救治措施与青霉素过敏性休克基本相同。

链霉素的毒性反应比过敏反应更常见、更严重，表现为全身麻木、抽搐、肌肉无力、眩晕、耳鸣等症状。因链霉素可与钙离子络合而使毒性症状减轻，因此可静脉注射氯化钙或 10% 葡萄糖酸钙治疗。

三、破伤风抗毒素（TAT）过敏试验

破伤风抗毒素（TAT）是一种特异性抗体，能中和患者体液中的破伤风毒素，使机体产生被动免疫，临床上常用于破伤风疾病的预防和救治。但 TAT 是马的免疫血清，对人体是异种蛋白，具有抗原性，注射后容易出现过敏反应。因此，首次用药前须做过敏试验；用过 TAT，但间隔超过 7 天者，如再次使用须重做过敏试验。

（一）破伤风抗毒素过敏试验法

1. 试验液的配制　以每毫升含 TAT 150U 的生理盐水溶液为标准，具体配制方法为用 1mL 注射器吸取 TAT 药液（1500U/mL）0.1mL，加生理盐水稀释至 1mL，即为标准试验液。

2. 试验方法　于患者前臂掌侧下段皮内注射 TAT 皮试溶液 0.1mL（含 TAT 15U），20 分钟后观察、判断并记录试验结果。

3. 试验结果的判断及处理

（1）阴性　局部皮丘无改变，周围无红肿，全身无反应。

（2）阳性　局部皮丘有红肿硬结，直径大于 1.5cm，红晕超过 4cm，有时出现伪足、痒感。全身反应同青霉素过敏反应。

（二）破伤风抗毒素过敏反应的临床表现与处理

TAT 过敏反应的表现为皮试局部红肿硬结、瘙痒，全身发热，以血清病型反应多

见，偶尔可见过敏性休克，如抢救不及时可致死亡。

TAT 过敏试验阴性者，可将所需剂量一次注射完毕；TAT 过敏试验阳性者，需采取脱敏注射，因为破伤风抗毒素是一种特异性抗体，没有可替代的药物。脱敏疗法的机制是：小量抗原进入人体后，释放出少量的组胺等活性物质，不至于引起临床症状。经过多次小量的反复注射后，可以逐渐消耗体内产生的 IgE，最终可以全部注入所需药量而不发生过敏反应。具体脱敏注射步骤如表 14 – 5。

表 14 – 5　破伤风抗毒素脱敏注射法

次数	TAT（mL）	加生理盐水（mL）	注射途径
1	0.1	至 1	肌内注射
2	0.2	至 1	肌内注射
3	0.3	至 1	肌内注射
4	余量	至 1	肌内注射

按上表，每隔 20 分钟注射 1 次，直至完成总注射剂量。每次注射后，均需密切观察患者反应。如发现患者面色苍白、气促、发绀、荨麻疹、头晕等不适或发生过敏性休克，须立即停止注射，并配合医生迅速抢救。如反应轻微，待反应消退后，酌情增加注射次数，减少每次注射剂量，在密切监测病情的状况下顺利注入所需的全部药液。

知识拓展

TAT 替代药品——人破伤风免疫球蛋白

人破伤风免疫球蛋白，由乙型肝炎疫苗免疫后再经破伤风类毒素免疫的健康献血员中，采集效价高的血浆或血清制成，主要用于预防和治疗破伤风，使用前不必做过敏试验，注射后一般无不良反应，尤其适用于对破伤风抗毒素（TAT）有过敏反应者，以及接种破伤风类毒素仍无免疫力的破伤风患者，但药物价格较高。

四、普鲁卡因过敏试验

普鲁卡因属于局部麻醉药，极少数患者用药后可发生过敏反应，故首次使用普鲁卡因或注射普鲁卡因青霉素前，须做药物过敏试验。

1. 试验液的配制　以每毫升含普鲁卡因 0.25% 的生理盐水溶液为标准。如为 1% 普鲁卡因溶液，取 0.25mL 加生理盐水稀释至 1mL 即可；如为 2.5% 普鲁卡因溶液，取 0.1mL 加生理盐水稀释至 1mL 即可。

2. 试验方法　于患者前臂掌侧下段皮内注射 0.25% 普鲁卡因试验液 0.1mL，20 分钟后观察、判断并记录试验结果。试验结果的判断及过敏反应的处理同青霉素过敏反应。

五、细胞色素 C 过敏试验

细胞色素 C 是一种细胞呼吸激活剂，常作为组织缺氧治疗的辅助用药，偶尔可引起过敏反应，用药前须先做过敏试验。过敏试验常用方法有两种。

1. 皮内试验 取细胞色素 C 溶液（每支 2mL，内含 15mg）0.1mL，加生理盐水至 1mL（含细胞色素 C 0.75mg），按皮内注射的方法在前臂掌侧下段注射 0.1mL（含细胞色素 C 0.075mg）。20 分钟后进行观察、判断，并正确记录试验结果。局部发红、直径大于 1cm、有丘疹者为阳性。

2. 划痕试验 用 75% 乙醇常规消毒前臂掌侧下段皮肤，取细胞色素 C 原液（每毫升含细胞色素 C 7.5mg）1 滴，滴于皮肤上，并用无菌针头在表皮划痕两道，长约 0.5cm，深度以微量渗血为宜。20 分钟后观察结果，结果判断同皮内试验法。

六、碘过敏试验

临床上常用碘化物造影剂做泌尿系、心脏血管、脑血管、其他脏器及周围血管造影。患者使用该药物时有可能发生过敏反应，须造影前 24 ~ 48 小时做过敏试验，结果为阴性者方可做碘造影检查。

（一）碘过敏试验法

1. 试验方法

（1）口服法 口服 5% ~ 10% 碘化钾 5mL，每日 3 次，共 3 天，观察结果。

（2）皮内注射 按皮内注射方法在前臂掌侧下段注射碘造影剂 0.1mL，20 分钟后观察、判断结果。

（3）静脉注射法 按静脉注射方法，在静脉内缓慢推注碘造影剂（常用 30% 泛影葡胺）1mL，5 ~ 10 分钟后观察、判断结果。在静脉注射造影剂前，必须先进行皮内试验，结果阴性，再做静脉注射试验，结果仍为阴性，方可进行碘剂造影。

2. 试验结果判断

（1）口服法 阴性者无任何不适症状；阳性者有口麻、头晕、心慌、恶心呕吐、流泪、流涕、荨麻疹等症状。

（2）皮内注射法 阴性者局部无反应；阳性者局部有红肿、硬块，直径超过 1cm。

（3）静脉注射法 阴性者无任何症状；阳性者出现血压、脉搏、呼吸、面色等改变。

（二）碘过敏反应的处理

少数患者虽然过敏试验阴性，但注射碘造影剂时仍可发生过敏反应，因此造影时必须备好急救药品，过敏反应的处理同青霉素过敏反应。

【能力检测】

1. 如何预防青霉素过敏反应的发生？

2. 现有青霉素钠密封瓶规格 40 万 U，如何配制青霉素过敏试验液（每毫升含青霉素钠 500U）？

3. 刘某，男，28 岁，患肺炎球菌肺炎。遵医嘱给予青霉素 800 万 U + 生理盐水 500mL 静脉滴注。患者青霉素过敏试验结果阴性，输液 10 分钟后，突然感到胸闷、气促，面色苍白、出冷汗，烦躁不安，脉搏 126 次/分钟，血压 70/50mmHg。

（1）该患者发生了什么反应？

（2）需采取哪些急救措施？

第十五章　静脉输液与输血

学习目标

1. 掌握常见输液故障的排除、输液反应及护理；输血前准备，常见输血反应及护理。

2. 熟悉输液、输血的目的，常用溶液的种类及作用，输液滴数的计算，输液泵的使用，血液制品的种类。

3. 了解静脉输液的原理，颈外静脉输液法。

4. 能正确完成周围静脉输液法；直接、间接静脉输血法；正确判断与处理静脉输液故障。

5. 仪表端庄整洁，态度和蔼，沟通有效；严格执行无菌操作和查对制度。

静脉输液和输血是临床快速抢救和治疗患者的重要措施之一，常用于纠正人体水、电解质、酸碱平衡紊乱；补充血容量，改善血循环，维持血压，增强免疫力。

熟练掌握静脉输液和输血的理论知识与操作技术，正确判断和处理输液、输血过程中的反应，确保患者治疗过程中的安全是医护人员的重要职责。

第一节　静脉输液法

静脉输液法是利用大气压和液体静压的作用原理，将一定量的无菌溶液或药液直接滴入静脉的方法。

一、静脉输液目的与常用溶液

（一）输液的目的

1. 补充水分及电解质，纠正水和电解质失调，维持酸碱平衡。
2. 补充营养，供给热量，促进组织修复。
3. 输入药物，治疗疾病。
4. 增加血容量，改善微循环，维持血压。

（二）常用溶液

1. 晶体溶液 晶体溶液分子量小，在血管内存留时间短，对维持细胞内外水分的相对平衡有重要作用，可有效纠正体内水、电解质和酸碱失衡。

（1）葡萄糖溶液 常用5%葡萄糖溶液和10%的葡萄糖溶液，用于补充水分和热量。

（2）等渗电解质溶液 常用0.9%氯化钠、5%葡萄糖氯化钠、复方氯化钠溶液（林格等渗溶液）等，用于补充水分和电解质。

（3）高渗溶液 常用20%甘露醇、25%山梨醇、25%、50%葡萄糖溶液，用于利尿脱水，消除水肿，降低颅内压。

（4）碱性溶液 常用5%碳酸氢钠、11.2%乳酸钠溶液等，用于纠正酸中毒，调节酸碱平衡。

2. 胶体溶液 胶体溶液的分子量大，在血管内存留时间长，能有效维持血浆胶体渗透压，增加血容量，改善微循环，提升血压。

（1）右旋糖酐 常用溶液有中分子右旋糖酐和低分子右旋糖酐。中分子右旋糖酐可提高血浆胶体渗透压，补充血容量。低分子右旋糖酐可降低血液黏稠度，改善微循环，防止血栓形成。

（2）代血浆 其作用与低分子右旋糖酐相似，可增加循环血容量和心输入量，扩充血容量效果显著，过敏反应极少，急性大出血时可与全血共用，常用的溶液有羟基乙基淀粉（706代血浆）、氧化聚明胶、聚乙烯吡咯酮等。

（3）血液制品 提高胶体渗透压，扩充血容量，补充抗体和蛋白质的作用。常见的溶液有血浆蛋白、5%白蛋白等。

3. 静脉营养液 常用复方氨基酸溶液、脂肪乳剂等。能供给患者热能，维持正氮平衡，补充氨基酸、脂肪酸、各种维生素和矿物质等，改善营养状况。

二、静脉输液法

（一）周围静脉输液法

常用周围静脉输液部位：①上肢浅静脉：常用肘正中静脉、头静脉、贵要静脉及手背静脉网。②下肢浅静脉：常用大隐静脉、小隐静脉和足背静脉网。下肢静脉有静脉瓣，容易形成血栓。因此，下肢浅静脉不作为静脉输液时的首选部位。

【目的】

同静脉输液的目的。

【操作流程】

1. 评估

（1）身体状况，如患者的年龄、病情、血液循环状况、意识状态等。

（2）心理状态及对静脉输液有关知识的知晓程度，配合程度。

（3）穿刺部位皮肤、血管状况和肢体活动度。

（4）用药史、过敏史和目前用药情况，所用药物的治疗作用及可能出现的不良反应等。

2. 计划

（1）护士准备 修剪指甲，洗手，戴口罩，衣帽整洁。

（2）用物准备 注射盘 1 套、液体及药物（按医嘱准备）、加药时准备无菌注射器和针头、无菌纱布和容器、止血带、无菌输液贴、瓶套、启瓶器、治疗巾、小垫枕（必要时备小夹板及绷带）、输液卡、输液观察记录卡、无菌输液器［需静脉留置输液另备静脉留置针 1 套（图 15 - 1）］、封管液（无菌生理盐水或稀释肝素溶液）、无菌透明敷贴、输液架、污物桶、锐器收集器。

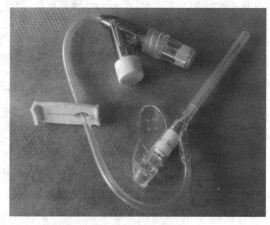

图 15 - 1 静脉留置针（Y 型）

（3）患者准备 了解静脉输液的目的、方法、注意事项及配合要点；输液前排尿或排便，取舒适卧位。

（4）环境准备 环境整洁、安静，温湿度适宜，符合无菌操作原则要求。

3. 实施（表 15 - 1）

表 15 - 1 周围静脉输液法

操作程序	操作步骤	要点说明
◆密闭式输液法		利用原装药液瓶插入输液器进行输液的方法
核对解释	认真核对、评估患者，做好解释	患者或家属愿意接受输液治疗
备物核查	备齐用物，检查核对，按医嘱备药核对药液瓶签（药名、浓度、剂量和有效期），检查药液质量	根据医嘱进行"三查七对"，避免出现差错
粘贴瓶签	根据医嘱填写输液瓶签并倒贴于输液瓶上	粘贴输液瓶签时勿将输液瓶原有标签覆盖
加入药物	启开液体瓶盖，常规消毒瓶塞后，按医嘱加入药物	加入药物时注意配伍禁忌
插输液器	检查输液器的包装有无破损、是否过期，确认无质量问题后将输液器尖端插入瓶塞达到根部	插入输液器时防止污染
再次核对	携用物至患者床旁，核对患者床号、姓名，再次查对所用药液；向患者解释，询问是否已排尿，取舒适体位，备输液贴 3~4 条	确认患者，取得合作
挂瓶排气	将输液瓶倒挂于输液架上，倒置、上举茂菲滴管，当液体平面达茂菲滴管（1/2~2/3）时，迅速放正滴管，使液平面缓缓下降，直至排尽导管和针头内的空气（图 15 - 2），关闭调节器待用	挂瓶高度适宜，保证大气压与液体静压高于静脉压，使液体输入静脉 排除输液管和针头内空气，防止发生空气栓塞

操作程序	操作步骤	要点说明
皮肤消毒	将治疗巾、小垫枕置于穿刺静脉肢体下，放好止血带，用消毒液消毒皮肤，在穿刺点上方约6cm处扎止血带，再次消毒穿刺部位，嘱患者握拳	根据病情需要和输入药液情况，慎选穿刺静脉
核对排气	再次核对患者，取下护针帽，第2次排气后关闭调节器	排液于弯盘内，穿刺前确认输液管内无气泡
穿刺固定	按静脉注射法行静脉穿刺，见回血后，将针头再平行送入少许，固定针柄，松开止血带，嘱患者松拳，放开调节器，待液体滴入通畅，患者无不适后，用无菌输液贴固定针头（图15-3），必要时用夹板固定肢体，以防脱落	平行静脉走行，防止穿破静脉，使针头的斜面全部进入血管内，防止污染
调节滴速	根据病情、年龄及药物性质调节输液速度，一般成人40～60滴/分钟；小儿20～40滴/分钟	对心、肺、肾疾病及老年患者，婴幼儿，以及输注高渗盐水、含钾或升压药液的患者速度宜慢，对严重脱水、心肺功能良好者速度可适当加快
整理核对	协助患者取舒适体位，整理病床单元及用物，再次核对患者床号、姓名及药物	冬季勿暴露输液肢体，防止着凉；操作后查对
挂记录卡	填写输液观察记录卡（图15-4），挂于输液架上	在输液观察记录卡上记录药液输入时间、药名、液量、滴数并签全名
嘱咐患者	嘱患者不可随意调节滴速，对输液部位注意保护，发现输液部位肿胀、疼痛或全身不适及时报告，将呼叫器置于患者易取之处	对患者及家属进行健康教育
更换药液	如果需多瓶药液连续输入，在第1瓶药液输尽前按医嘱准备第2瓶药液，更换药液瓶时，拔出第1瓶内输液管尖端后，插入第2瓶内；待输液通畅，调节适宜输液速度后方可离去	及时换药液瓶防止滴管下端进入空气，造成空气栓塞；插入输液管时应注意无菌操作，防止污染
拔针按压	输液完毕，除去输液贴，关闭调节器，将无菌干棉签置于穿刺点上方快速拔出针头	用棉签按压至无出血
整理记录	协助患者取舒适卧位，整理床单位，清理用物，洗手，必要时做好记录	将用物分类处理
◆静脉留置针输液法		
核对解释	核对解释至挂瓶排气操作同密闭式输液法	是将静脉留置针置于静脉血管内，保留一段时间，可多次利用并减轻患者痛苦的一种输液方法
连接留置针	打开静脉留置针外包装，取下输液器头皮针帽，将头皮针插入留置针肝素帽内并用输液贴固定，排尽留置针内空气	检查外包装是否完好、型号、生产日期头皮针需完全插入留置针肝素帽内
选择静脉	协助患者取适卧位，选择富有弹性、粗直、血流量丰富的血管	确保输液顺利，便于穿刺留置。对于能下床活动的患者，避免在下肢留置
消毒皮肤	在穿刺处上方8～10cm处扎止血带，常规消毒皮肤，消毒范围为8cm×10cm，嘱患者握拳	使静脉充盈，便于穿刺

续表

操作程序	操作步骤	要点说明
再次排气	手持留置针的针翼，拔除留置针护针帽，针尖向下，松开调节器，进行第 2 次排气，旋转松动针芯（图 15 - 5），再次核对药物和检查空气是否排净	排液于弯盘内，穿刺前确认输液管内无气泡 消除套管与针芯的粘连
穿刺固定	左手绷紧皮肤，右手持留置针翼，针尖斜面向上，与皮肤呈 15° ~30° 角进针，见回血后，将针头再平行送入少许。固定留置针，松开止血带及调节器，同时嘱患者松拳，见液体滴入通畅后，一手持针翼将套管全部送入静脉内，一手后撤针芯。用透明敷贴固定留置针，记录留置时间，再用输液贴固定 Y 型管（图 15 - 6）	使静脉恢复通畅，药液顺利输入，避免穿刺点及周围被污染，并且便于观察穿刺点情况，作为确认置管时间的依据
调速整理	同密闭式输液法	
巡视观察	使用留置针的过程中经常观察穿刺部位，及时发现早期并发症	静脉留置针一般保留 3 ~5 天，最好不超过 7 天
拔针封管	输液将要完毕时，用注射器抽取封管液，输液完毕拔出输液器针头，常规消毒静脉帽上的胶塞，用注射器向静脉帽内注入封管液（无菌生理盐水和稀释肝素溶液）	保持静脉输液通道畅通 边推注边退针，直至针头完全退出为止，确保正压封管
再次输液	再次输液时，常规消毒静脉帽胶塞，再将静脉输液针头插入静脉帽内即可	严格执行查对制度和无菌操作技术，调节好滴速
停止输液	停止输液需拔管，先轻轻撕下小胶布，再揭开无菌透明敷贴，将无菌棉签放在穿刺点上方迅速拔出套管针，按压穿刺点至无出血为止	避免穿刺点出血
整理记录	协助患者适当活动穿刺肢体，取舒适体位，整理床单位，清理用物，确认患者无其他需要后离开病室，洗手，做好记录	用物分类处理

4. 评价

（1）护患沟通有效，愿意接受输液治疗并积极配合。

（2）患者及家属能理解输液的目的，了解药物的相关知识和输液过程中的注意事项。

（3）能严格执行操作规程，无差错事故发生，操作程序清晰、规范。

【注意事项】

1. 严格执行无菌操作原则和查对制度。

2. 选择适宜静脉。选择粗直、弹性好和相对固定的血管，避开关节和静脉瓣。长期输液者，注意保护和合理使用静脉，一般从远端小静脉开始穿刺，抢救时例外。

3. 注意药物的配伍禁忌，刺激性强和特殊药物，先用生理盐水进行静脉穿刺输液，

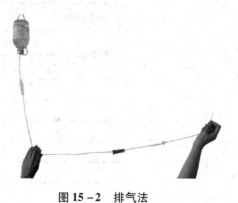

图 15 - 2　排气法

确定针头在血管内再输入药物。

4. 输液过程中及时更换溶液瓶，输液完毕及时拔出针头，严防造成空气栓塞。

5. 输液过程中加强巡视，注意倾听患者主诉，密切观察患者局部及全身反应，及时发现输液故障或输液反应给予及时处理。

6.24 小时连续输液者，需每天更换输液器。

7. 采用静脉留置针进行静脉输液时，严格掌握留置时间，如疑有污染、出现并发症，立即拔除。注意保护有留置针的肢体，嘱患者不输液时也应避免肢体下垂。

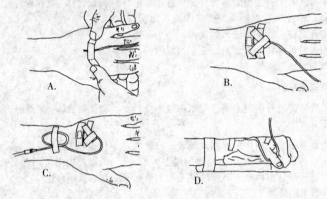

图 15-3　胶布固定法

输 液 观 察 记 录 卡

姓名　　　年龄　　　床号　　　年　　月　　日

用药

输液时间:					执行者:	
巡视时间	补液情况			滴数/分	尚存量	签　名
	通畅	外溢	阻塞			

图 15-4　输液观察记录卡

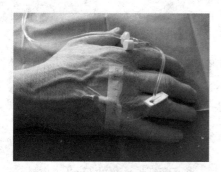

图 15－5　旋松静脉留置针外套管

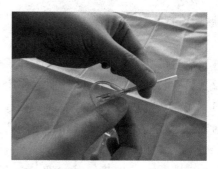

图 15－6　静脉留置针（Y 型）固定法

（二）头皮静脉输液法

头皮静脉输液法多用于小儿，小儿头皮静脉分支多，表浅易见，不易滑动，便于固定、保暖而且不影响肢体活动。常用的头皮静脉有额上静脉、眶上静脉、颞浅静脉和枕后静脉（图 15－7）。选择头皮静脉输液时需注意与头皮动脉相鉴别（表 15－2）。

表 15－2　头皮静脉与头皮动脉的鉴别

项目	头皮静脉	头皮动脉
颜色	微蓝	深红或与皮肤同色
搏动	无	有
管壁	薄、易压瘪	厚、不易压瘪
血流方向	向心	离心
血液颜色	暗红	鲜红
注药反应	阻力小	阻力大，局部血管树枝状突起，患儿疼痛，颜色苍白，尖叫

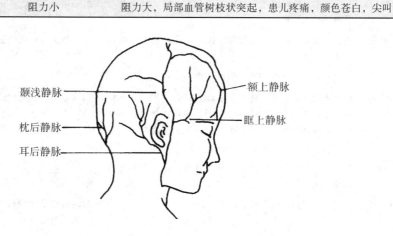

图 15－7　小儿头皮静脉分布

【目的】

同周围静脉输液法。

【操作流程】

1. 评估

（1）患者的病情、血液循环状况和意识状态等。

（2）治疗目的、所用药物性质、作用及不良反应。

（3）患者头部皮肤状况（有无破损、皮疹、感染等）；头皮静脉状况。

（4）患者用药史、过敏史和目前用药情况。

2. 计划

（1）护士准备　洗手，戴口罩，衣帽整洁。熟悉静脉输液的目的、方法，向患者解释

静脉输液的目的和注意事项。

（2）用物准备　4 号或 4 1/2 号头皮针（输液器）、5mL 注射器、无菌生理盐水。其他与周围静脉输液法相同。

（3）患者准备　排空大小便，取舒适卧位，根据需要剃去局部头发。

（4）环境准备　环境整洁、安静，温湿度适宜，符合无菌操作原则要求。

3. 实施（表 15 - 3）

表 15 - 3　头皮静脉输液法

操作程序	操作步骤	要点说明
核对解释	备齐用物至床旁，核对床号、姓名，向患儿及家属解释	常规准备同周围静脉输液法；确认患者，取得合作
挂瓶排气	将输液瓶倒挂于输液架上，备输液贴，排气；用刺激药物时，盛有无菌生理盐水的注射器接上头皮针排净空气备用，可先注入少量的生理盐水，确认针头在血管内再输入药物	防止发生空气栓塞 应以免药物外渗导致局部组织严重反应甚至坏死
选择静脉	由助手固定患儿头部及肢体，操作者站在患儿头侧选择适宜静脉	注意与头皮动脉相鉴别
消毒皮肤	用 75% 乙醇或安尔碘消毒局部皮肤，待干	
穿刺固定	操作者用一手拇指、食指分别固定静脉两端，一手持头皮针针柄，沿静脉向心方向近似平行进针，见回血后，再将针头推进少许，推入少量无菌生理盐水，确定针头在血管内，用输液贴固定针头	如局部疼痛或肿胀隆起，抽吸无回血，提示针头滑出血管外，应拔出针头，更换部位，重新穿刺
调节滴速	分离注射器，连接输液器，调节滴速，观察输液是否通畅，再次核对	根据年龄、病情、药物性质调节滴数，一般不超过 20 滴/分钟
整理巡视	安置患儿，整理床单位，清理用物，加强巡视	输液过程中注意对患儿肢体约束，防止其抓挠注射部位
	其他操作步骤同周围静脉输液法	

4. 评价

（1）患者家属能理解输液的目的，了解药物的相关知识、输液过程中的注意事项。

（2）能严格执行操作规程，无差错事故发生，操作程序清晰、规范。

【注意事项】

1. 操作过程中密切观察危重患儿的病情变化。

2. 长期输液的患儿注意经常更换体位，防止发生坠积性肺炎和压疮。

3. 其他同周围静脉输液法。

（三）颈外静脉输液法

颈外静脉是颈部最大的浅静脉，位于颈部外侧皮下，其行经表浅，位置较恒定，易于穿刺。

【目的】

1. 长期输液，周围静脉不易穿刺的患者。

2. 长期静脉内滴注高浓度或有刺激性的药物或行胃肠外营养疗法的患者。

3. 周围循环衰竭的危重患者，用于测量中心静脉压。

【操作流程】

1. 评估

同周围静脉输液法。

2. 计划

（1）护士准备　洗手，戴口罩，衣帽整洁。

（2）用物准备　同密闭式输液法。另备：①一次性无菌中心静脉导管穿刺包：中心静脉导管1个、输液接头1个、导引钢丝1个、扩张器1个、导引穿刺针1个、5mL注射器2个、细注射针（7号）1个、粗注射针（12号）1个、11号手术刀1个、带线缝合针2个、中单1个、孔巾1个、医用手套1副、纱布块4个、消毒刷3个。②无菌生理盐水、利多卡因注射液、无菌透明敷贴、弯盘、肝素生理盐水溶液。

（3）患者准备　了解颈外静脉输液的目的、过程，静脉穿刺插管时所取卧位的目的。

输液前排尿或排便。

（4）环境准备　环境整洁、安静，温湿度适宜，符合无菌操作原则要求。

3. 实施（表15-4）

表15-4　颈外静脉输液法

操作程序	操作步骤	要点说明
核对准备	核对评估患者、用物、药物准备至初步排气同密闭式静脉输液法	
取好体位	协助患者去枕平卧，头偏向对侧后仰，必要时肩下垫一小枕	使颈部平直，充分暴露穿刺部位
定穿刺点	操作者站于穿刺部位对侧或头侧，选择、确定穿刺点（图15-8）	穿刺点位于下颌角和锁骨上缘中点连线之上1/3处，颈外静脉外缘
消毒皮肤	常规消毒局部皮肤，打开穿刺包，戴无菌手套，铺洞巾	形成一无菌区，预防感染，便于操作

续表

操作程序	操作步骤	要点说明
局部麻醉	助手协助，操作者用细针头连接 5mL 注射器抽吸利多卡因注射液，在皮肤穿刺点处做皮丘，并做皮下浸润麻醉	减轻血管穿刺时引起的疼痛
穿刺血管	操作者左手绷紧穿刺点上方皮肤，右手持连接粗注射针头的注射器，针头与皮肤呈 45°角进针，入皮后呈 25°角沿进针静脉方向穿刺（图 15－9），边进针边抽动活塞，保持注射器内轻度持续负压，当抽出暗红色血液并且血流通畅时，针头已穿入静脉	助手配合用手指按压颈脉三角处，使血管充盈，便于穿刺
放置导丝	穿刺成功后，左手固定穿刺针，右手将导丝自穿刺孔插入，导丝插入长度约 40cm 时拔出穿刺针	插入导丝时动作轻柔，防止损伤血管
扩皮止血	沿导丝插入扩张器，接触皮肤后按同一方向旋转，随导丝进入血管后撤出扩张器，并以左手用无菌纱布压迫穿刺点防止出血	插入扩张器时动作轻柔
置入导管	右手将中心静脉导管沿导丝插入颈外静脉内，一边推进一边撤导丝，当导管进入 14cm 时，即可完全抽出导丝	操作时保持动作协调
再抽回血	用装有肝素生理盐水溶液的注射器与导管尾端相接，反复抽吸 2~3 次均可见顺利回血时，向导管内注入肝素生理盐水溶液 2~3mL，同时用导管固定夹锁定导管，撤下注射器，接好输液接头	确认导管在血管内
固定导管	用缝合针将导管固定夹在近穿刺点处缝合固定，用75%乙醇棉球擦除局部血迹，待干后置管处敷以 1cm×1cm 无菌纱布块，再用无菌透明敷贴固定	防止导管脱出
接输液器	撤去洞巾，将输液接头与输液器连接进行输液	观察液体滴入情况，如液体滴入不畅，检查导管有无弯曲
调节滴速	同周围静脉输液法	
暂停输液	输液完毕，将输液器与输液接头分离，将肝素生理盐水溶液注入导管内进行封管	防止血液凝集在导管内
再次输液	再次输液时，消毒输液接头，连接上输液器，调节好滴速即可	每次输液前检查导管是否在血管内
停止置管	置管输液治疗结束进行拔管，拔管前局部常规消毒拆线后拔管，局部压迫 5 分钟，消毒穿刺处皮肤，覆盖无菌敷料	动作轻柔，避免用力过猛、速度过快，防止折断导管。注意观察局部有无渗液、渗血，拔管后第 2 天如无渗液、渗血，弃去纱布

4. 评价

（1）护患沟通有效，患者情绪稳定，患者及家属理解颈外静脉插管输液的目的，接受治疗并积极配合。

（2）能严格执行操作规程，插管顺利无并发症发生，操作程序清晰、规范。

【注意事项】

1. 严格执行无菌操作原则和查对制度。

2. 保持穿刺部位清洁干燥，每周用 0.5% 碘伏与 75% 乙醇消毒局部 1~2 次，更换贴膜，更换贴膜时动作要轻柔，揭开贴膜时应从上至下，防止导管拔出。

3. 置管期间，每天早、晚用肝素生理盐水溶液进行冲管，冲管时选用 20mL 注射器，防止冲管时压力过大导致导管破损折断。

4. 嘱患者避免剧烈的头颈部运动，防止挤压置管部位。

5. 注意观察置管局部皮肤有无红肿、疼痛，渗血、脓性分泌物等炎性反应。

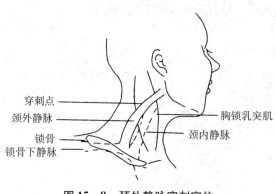

图 15 – 8　颈外静脉穿刺定位

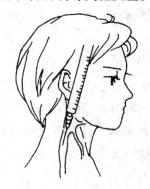

图 15 – 9　颈外静脉穿刺进针法

三、输液故障排除法

（一）溶液不滴

1. 针头滑出血管外　液体注入皮下组织，局部可见肿胀并有疼痛，挤压输液管无回血。将针头拔出另选血管重新穿刺。

2. 针尖斜面紧贴血管壁或输液管扭曲　妨碍液体滴入，局部无肿胀疼痛，挤压输液管可有回血。调整针头位置或适当变换肢体位置，调整输液管位置，直到滴注通畅为止。

3. 针头堵塞　用一手捏住滴管下端输液管，另一手轻轻挤压靠近针头的输液管，若感觉有阻力，松手后又无回血，表示针头已阻塞。更换针头另选静脉穿刺。

4. 压力过低　患者周围循环不良或输液瓶位置过低。抬高输液瓶位置。

5. 静脉痉挛　穿刺肢体暴露在冷的环境中时间过长或输入的液体温度过低。用热水袋或热毛巾热敷注射部位上端血管，可解除静脉痉挛。

（二）茂菲氏滴管内液面过高

1. 滴管侧壁有调节孔　先夹紧滴管上端输液管，开放调节孔，待溶液流至低于滴管口时，再关闭调节孔，松开上端输液管。

2. 滴管无调节孔　将输液瓶取下，倾斜液体面，使输液管插入瓶内之针头露出液面（图 15 – 10），瓶内空气进入输液管内，液体缓缓流下，直到滴管露出液面，再挂输液瓶于架上。

（三）茂菲滴管内液面过低

1. 滴管侧壁有调节孔　先夹住滴管下端的输液管，打开调节孔，当滴管内液面升高至 1/2 ~ 2/3 时，关闭调节孔，松开滴管下端输液管即可。

2. 滴管侧壁无调节孔　夹住滴管下端输液管，用手挤压滴管，迫使液体下流至滴管内，当液面升至 1/2 ~ 2/3 时，停止挤压，松开滴管下端的输液器。

（四）茂菲滴管内液面自行下降

输液过程中，如果滴管内液面自行下降，需及时检查滴管上端输液管与滴管的衔接是否紧密，有无漏气或裂缝存在，必要时更换输液管。

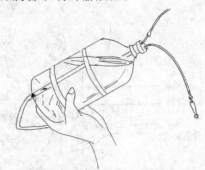

图 15 - 10　茂菲滴管内液面过高调整方法

四、输液滴速的计算

1. 已知每分钟滴数，计算输完总液量所需的时间。

$$输液时间（分钟）= \frac{液体总量（mL）\times 每毫升相当的滴数（15 滴）}{每分钟滴数}$$

例如：某患者需输 2000mL 液体，以每分钟 60 滴的速度需要多长时间输完？

$$输液时间（分钟）= \frac{2000 \times 15}{60}$$

$$=500 \text{ 分钟}$$

$$=8 \text{ 小时 } 2 \text{ 分钟}$$

2. 已知液体总量与计划需用的时间，计算每分钟需调节的滴数。

$$每分钟滴数（滴）= \frac{液体总量（mL）\times 每毫升相当的滴数}{输液时间（分钟）}$$

例如：某患者输入液体 1500mL 需用 6 小时输完，求每分钟滴数？

$$每分钟滴数（滴）= \frac{1500 \times 15}{6 \times 60}$$

$$= \frac{22500}{360}$$

$$\approx 62 \text{ 滴}$$

知识拓展

经外周中心静脉置管输液法

经外周中心静脉置管输液法（peripherally inserted central catheter, PICC）是由外周静脉（贵要静脉、肘正中静脉和头静脉）穿刺插管，将导管置于上腔静脉进行深静脉输液的方法。此种方法具有操作简单、创伤小、并发症少、留置时间长和适应证较广等优点，用于为患者提供中、长期静脉输液治疗（7天至1年）。适用于长期静脉输液治疗的患者；有锁骨下静脉或颈内静脉插管禁忌证的患者；需输注刺激性强的药物，如需化疗的患者；需反复输血或血液制品等患者。

静脉输液港

静脉输液港是一种较新的输液管路技术，简称输液港，是一种全植入的、埋植于人体内的闭合输液系统。该系统包括一条中央静脉导管，导管末端连接有穿刺座。利用小手术方法将导管经皮下穿刺置于人体大静脉中，如锁骨下静脉、上腔静脉，部分导管埋藏在皮下组织，将另一端的穿刺座留置在胸壁皮下组织中并缝合固定，手术后皮肤外观只看到一个小的缝合伤口，愈合拆线后病人体表可触摸到一突出圆球。治疗时在此定位下针，将针经皮穿刺垂直进入到穿刺座的储液槽，既可以方便地进行注射，也可以长时间连续输液和采血，而且适用于高浓度的化疗药物、完全胃肠外营养、血液制品的输注。

五、输液反应与护理

（一）发热反应

1. 原因　因输入致热物质引起。多由于输液器具清洁灭菌不彻底或药物制品不纯、灭菌保存不良，输液过程中未能严格执行无菌技术操作等因素所致。

2. 表现　多发生于输液后数分钟至1小时，患者表现为发冷、寒战和发热。轻者发热38℃左右，停止输液数小时内体温可恢复正常；重者初起寒战，继之体温可高达40℃~41℃，伴有恶心，呕吐、头痛、脉速等症状。

3. 预防　严格检查药液质量及输液用具的包装和有效期，严格无菌操作。

4. 护理

（1）减慢输液滴速或停止输液，及时通知医师。

（2）遵医嘱给予抗过敏药物或激素治疗，寒战者给予保暖，高热者给予物理降温，密切观察生命体征。

（3）保留输液器和剩余药液进行检测，以查找发热反应的原因。

（二）循环负荷过重（急性肺水肿）

1. 原因 因输液速度过快或短时间内输入液体过多，使循环血容量急剧增加，心脏负荷过重引起。

2. 表现 患者突然出现呼吸困难、胸闷、气促、咳嗽、咳泡沫痰或粉红色泡沫痰，严重者痰液可由口鼻涌出。听诊肺部布满湿啰音，心率快且节律不齐。

3. 预防 输液中滴注速度不宜过快，液量不可过多，对心、肺功能不全者、老年人及儿童更要慎重。

4. 护理

（1）出现症状时立即停止输液，通知医师。若患者病情允许安置患者端坐位，双腿下垂。同时安慰患者，减轻其紧张心理。

（2）给予高流量吸氧，可使肺泡内压力增加，减少肺泡内毛细血管渗出液的产生。吸氧时使氧气经过 20% ~30% 乙醇湿化后吸入，因乙醇能减低肺泡内泡沫的表面张力，使泡沫破裂消散，改善肺部气体交换，迅速减轻缺氧症状。

（3）遵医嘱给予镇静、扩血管、强心、利尿等药物。

（4）必要时用止血带或血压计袖带进行轮流适当加压四肢，以阻断静脉血流，减少静脉回心血量，但要保持动脉血流通畅，每隔 5 ~10 分钟轮流放松一侧肢体上的止血带，症状缓解后，逐渐解除止血带。无贫血患者可通过静脉放血 200 ~300mL 以减少回心血量，但应慎用，贫血患者禁忌使用。

（三）静脉炎

1. 原因 引起静脉炎的因素很多，常见因素有三方面。

（1）**药物因素** 药物稀释不充分，长期静脉输入浓度较高、刺激性较强的药物，输液微粒污染等。

（2）**静脉内置管** 选用的导管管径太粗、导管材质偏硬、留置导管时间过长等。

（3）**操作因素** 静脉穿刺部位距关节处过近（关节活动造成置入导管与血管壁不断地摩擦引起炎症反应）；穿刺技术不良，输液时未严格执行无菌操作。

2. 表现 沿静脉走向出现条索状红线，局部组织发生红、肿、热、痛，有时伴有畏寒、发热等全身症状。

3. 预防 认真检查药物，严格控制各种输液微粒进入静脉；严格执行无菌技术操作；选择适宜的静脉，有计划地更换静脉穿刺部位；选择适宜的置入导管，减轻对静脉的刺激。

4. 护理

（1）停止在发生静脉炎部位输液，抬高患肢并制动，局部用 95% 乙醇或 50% 硫酸镁行湿热敷，每日 2 次，每次 20 分钟。亦可行超短波理疗，每日 1 次，每次 15 ~20 分钟。合并感染者，遵医嘱给予抗生素治疗。

（2）局部可用中药外敷治疗。如意金黄散外敷，用醋将如意金黄散调成糊状，局部外敷，每日2次。

（四）空气栓塞

1. 原因　输液时输液器连接不紧或管内空气未排尽；加压输液、输血时无人守护；连续输液更换液体不及时；输液完毕未及时拔针，均有导致空气栓塞的危险。

空气进入静脉，首先被带入右心房，再进右心室，空气量少被右心室压入肺动脉，再分散到肺小动脉，最后经毛细血管吸收，损害较小；如空气量大，空气在右心室内阻塞肺动脉入口，使血液不能进入肺内，引起严重缺氧，甚至立即死亡（图15-11）。

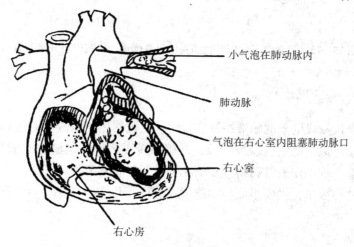

小气泡在肺动脉内

肺动脉

气泡在右心室内阻塞肺动脉口

右心室

右心房

图15-11　空气在右心室内阻塞肺动脉口

2. 表现　患者突然感到胸部异常不适或胸骨后疼痛，随即出现呼吸困难和严重发绀，伴有濒危感。心前区听诊可闻及响亮、持续的"水泡声"，心电图呈现心肌缺血和急性肺心病改变。

3. 预防

（1）输液前认真检查输液器质量，排尽输液管内空气。

（2）加压输液输血时专人守护，密切观察。

（3）连续输液及时更换液体，输液完毕及时拔针。

4. 护理

（1）立即置患者于左侧卧位和头低足高位，使肺动脉的位置处于右心室的下部，气泡向上漂浮在右心室，避开肺动脉入口，随着心脏搏动将空气混成小泡沫，分次少量进入肺动脉内，避免阻塞肺动脉口（图15-12）。

（2）给予高流量氧气吸入，以提高血氧浓度，纠正缺氧。

（3）有条件的可通过中心静脉导管抽出空气。

（4）密切观察病情变化，及时给予对症处理。

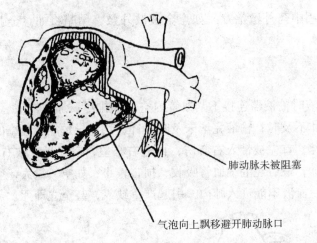

肺动脉未被阻塞

气泡向上飘移避开肺动脉口

图 15 - 12　置患者于左侧卧位和头低足高位置，使气泡避开肺动脉口

六、输液泵的应用

输液泵是指机械或电子的输液控制装置，它通过作用于输液管而达到控制输液速度的目的。输液泵可保持稳定的输液滴数，常用于需要严格控制输入液量和药量的治疗，如用于升压药物、抗心律失常药物、婴幼儿输液和静脉麻醉等。

输液泵的种类很多，主要组成与功能大体相同。以 JMS - OT - 601 型（图 15 - 13）为例。

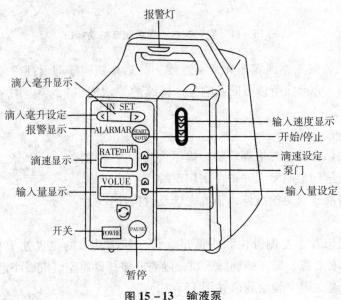

报警灯

滴入毫升显示

滴入毫升设定

报警显示

滴速显示

输入量显示

开关

暂停

输入速度显示

开始/停止

滴速设定

泵门

输入量设定

图 15 - 13　输液泵

1. 将输液泵固定稳妥。
2. 接通电源，打开电源开关。
3. 将输液瓶挂在输液架上排除输液管内的空气。

4. 打开泵门，将输液管放置于输液泵的管道槽内，关闭泵门。

5. 按需要设定每毫升滴数及输液量限制。

6. 按常规穿刺静脉，将输液针头与输液泵连接。

7. 确认输液泵设置无误后，按压"开始/停止"键，启动输液。

8. 当输液量接近预先设定的输液量限制时，"输入量显示"灯闪烁，提示输液结束。

9. 终止输液时，再次按压"开始/停止"键，停止输液。

10. 按压"开关"键，关闭输液泵，打开泵门，取出输液管。

第二节 静脉输血法

静脉输血法是将全血或成分血通过静脉输入到体内的方法，是临床常用的急救和治疗措施之一。

一、血液制品的种类与作用

（一）全血

全血指采集的血液未经任何加工而全部保存于保养液中的血液，分为新鲜血和库存血两种。

1. 新鲜血 在4℃的常用抗凝保养液中保存1周的血液，其基本保留了血液中原有的成分，输入新鲜血可补充各种凝血因子和血小板，多用于血液病患者。

2. 库存血 在4℃环境下保存2~3周的血液，其含有血液的各种成分，但随着保存时间的延长，血液中的白细胞、血小板、凝血酶原等成分破坏较多，钾离子含量增多，酸性增高，大量输注时可引起高钾血症和酸中毒，常用于各种原因引起的大出血。

（二）成分血

成分血是将血液成分进行分离，加工成各种高浓度、高纯度的血液制品，根据病情需要针对性地输注相关的成分，可达到一血多用、减少输血反应、提高疗效的目的。成分输血目前在临床已广泛应用。

1. 红细胞

（1）浓缩红细胞 新鲜全血经离心或沉淀移去血浆后的剩余部分，适用于各种急性失血、各种慢性贫血、高钾血症、肝、肾及心功能障碍等患者。

（2）洗涤红细胞 红细胞经生理盐水3~4次洗涤后再加入适量生理盐水制成，适用于脏器移植术后及免疫性溶血性贫血等患者。

（3）红细胞悬液 提取血浆后的红细胞加入等量红细胞保养液制成，适用于战地急救及中小手术者使用。

2. 白细胞浓缩悬液 新鲜全血离心后取其白膜层的白细胞，（22℃±2℃）保存，

24 小时内有效，适用于粒细胞缺乏合并严重感染的患者

3. 血小板浓缩悬液 全血离心所得，（22℃±2℃）保存，24 小时内有效，适用于血小板减少或功能障碍性出血的患者。

4. 血浆 全血分离后所得的液体成分。主要成分为血浆蛋白，不含血细胞，无凝集原，分为新鲜血浆、保存血浆、冰冻血浆和干燥血浆。

（1）*新鲜血浆* 含正常量的全部凝血因子，其作用是补充凝血因子和扩充血容量。适用于凝血因子缺乏及大面积烧伤、创伤的患者。

（2）*保存血浆* 适用于血容量及血浆蛋白低的患者。

（3）*冰冻血浆* -30℃保存，有效期 1 年，应用时放在 37℃温水中融化，并于 6 小时内输入。

（4）*干燥血浆* 冰冻血浆放在真空装置下加以干燥而成，保存期为 5 年，用时可加适量等渗盐水或 0.1% 枸橼酸钠溶液溶解。

（三）其他血液制品

1. 白蛋白液 从血浆中提取，能提高机体血浆蛋白和胶体渗透压，适用于低蛋白血症的患者。

2. 纤维蛋白原 适用于纤维蛋白缺乏症、弥散性血管内凝血（DIC）患者。

3. 抗血友病球蛋白浓缩剂 适用于血友病患者。

二、输血目的

1. 补充血容量，增加有效循环血量及心排出量，提升血压。

2. 增加血红蛋白，纠正贫血，促进携氧功能。

3. 输入抗体、补体等血液成分，增加机体免疫能力。

4. 补充各种凝血因子和血小板，改善凝血功能，有利于止血。

5. 补充血浆蛋白，增加蛋白质，纠正低蛋白血症，改善营养，维持胶体渗透压，减轻组织渗出和水肿。

6. 排除有害物质，改善组织缺氧。

三、静脉输血法

常用静脉输血部位：一般采用四肢浅静脉；急需输血时多采用肘部静脉；周围循环衰竭时，可采用锁骨下静脉、颈外静脉。

（一）输血前准备

1. 备血 护士持输血申请单和贴好标签的试管，当面核对患者姓名、性别、年龄、病案号、病室/门诊、床号、血型及诊断，根据医嘱抽取血标本。采血时要求每次只为 1 位患者采集，禁止同时采集两位患者的血标本，以免发生差错。标本采集后由医护人员或专门人员将受血者血样与输血申请单送交输血科（血库），双方进行逐项核对无误

后，做交叉配血试验，受血者配血试验的血标本必须是输血前3天之内的。

2. 取血　配血合格后，由医护人员持取血单到血库取血。取血与发血双方必须共同查对患者姓名、性别、病案号、门急诊/病室、床号、血型、血液有效期及配血试验结果，以及保存血的外观等，准确无误，双方共同签字后，血液方可发出。凡血袋有下列情形之一的，一律不可发出与取回。①标签破损、漏血。②血袋有破损、漏血。③血液中有明显的凝块。④血浆呈现乳糜状或暗灰色。⑤血浆中有明显气泡、絮状物或粗大颗粒。⑥未摇动时血浆层与红细胞的界面不清或交界面上出现溶血。⑦红细胞层呈紫红色。⑧过期或其他须查证的情况。

3. 取血后　勿剧烈震荡血液，以免红细胞大量破坏引起溶血；不能将血液加温，防止血浆蛋白凝固变性引起反应，需在室温下放置15~20分钟后再输入。

4. 核对　输血前必须两人核对无误后方可输血。

（二）静脉输血法

【目的】

同输血目的。

【操作流程】

1. 评估

（1）全面收集患者的病史、症状、体征、心肺功能及实验室检查结果等。

（2）患者的血型、输血史及过敏史。

（3）静脉穿刺部位的皮肤状况，根据病情、输血量、患者年龄选用静脉。

（4）了解患者的心理状态、配合程度及对输血有关知识知晓程度，为护理和健康教育提供依据。

2. 计划

（1）护士准备　洗手，戴口罩，着装整洁。

（2）用物准备　①间接输血法：用密闭式静脉输液，备输血器（符合标准），其滴管内有滤网，网孔直径为$170\mu m$，可以去除大的细胞碎屑和纤维蛋白等微粒，而血细胞、血小板、血浆、凝血因子等均可通过滤网，输血器针头为9号静脉穿刺针头。②直接输血法：同静脉注射，另备50mL无菌注射器数只（根据输血量多少而定）和3.8%枸橼酸钠溶液、血压计袖带。③生理盐水、血液制品（根据医嘱）、一次性手套。

（3）患者准备　了解输血的目的和方法，排空大小便，取舒适卧位。

（4）环境准备　环境整洁、安静，温湿度适宜，符合无菌原则要求。

3. 实施（表15-5）

表15-5　静脉输血法

操作程序	操作步骤	要点说明
◆间接输血法		将已抽出的血液按静脉输液的方法输给患者

操作程序	操作步骤	要点说明
建立通道	按密闭式输液法，选择适宜的静脉进行穿刺，建立静脉通道，先输入少量生理盐水	严格执行无菌操作；不得加入其他药品或混入其他溶液
严格查对	由两名医护人员带病历共同到患者床旁核对患者姓名、性别、年龄、病案号、门急诊/病室、床号、血型等，确认与配血报告相符，再次核对血液	严格执行查对制度，确保准确无误
摇匀血液	以手腕旋转动作轻轻摇匀血袋内的血液	勿剧烈震荡，防止红细胞破坏
接储血袋	确定无误后，操作者戴手套打开储血袋封口，常规消毒开口处塑料管，从生理盐水瓶塞上拔出输血器针头，插入血袋	严格执行无菌操作 医护人员自身的防护
调节滴速	开始输血时输入速度宜慢，观察15分钟左右，如无不良反应，再根据病情及年龄调节滴速	开始滴速不超过20滴/分钟，成人一般40~60滴/分钟，儿童酌减
交待嘱咐	撤去治疗巾，取出止血带和小垫枕，整理床单位，协助患者取舒适卧位。向患者或家属交待有关注意事项，将呼叫器置于患者易取处	嘱患者及家属勿随意调节滴数，如有不适及时呼叫
输血完毕	输血完毕再继续滴入少量生理盐水，以使输血器内的血液全部输入体内，然后拔出针头	输入两袋以上血液时，两袋之间须输入少量生理盐水；输血针头较粗，拔针后按压时间应长
整理记录	整理床单位，清理用物，做好输血记录	记录输血时间、种类、量、血型、血袋号及有无输血反应
◆ 直接输血法		将供血者的血液抽出后，立即输给患者的方法
做好解释	输血前向供血者和患者做好解释	解除顾虑以取得合作
抽取抗凝剂	用准备好的无菌注射器抽取适量的抗凝剂	每50mL血中加入3.8%枸橼酸钠溶液5mL，避免抽出的血液凝固
患者准备	指导、协助供血者和患者分别卧于相邻的两张床上，露出一侧上臂	便于操作
严格查对	认真核对受血者和供血者姓名、血型、交叉配血结果	严格核对，防止差错
选择静脉	将血压计袖带缠于供血者上臂并充气，选择适宜静脉，一般为肘正中静脉	压力维持在13.3kPa（100mmHg）左右，使静脉充盈，易于操作
消毒穿刺	戴手套，常规消毒皮肤，行静脉穿刺抽血，立即行静脉注射输给患者	从供血者血管内抽血不可过急过快，并注意观察其面色、血压等变化，询问有无不适；静脉输血时速度不可过快，随时观察患者病情
操作配合	此过程须由3位护士操作：一人采血、一人传递，一人将血输给患者，如此连续进行	连续采血时只需更换注射器，不必拔出针头，用手指压迫穿刺部位前端静脉，以减少出血
输血完毕	输血结束拔出针头，用无菌小纱布按压穿刺点片刻至无出血	
整理记录	整理床单位，清理用物，洗手，记录输血时间、输血量、有无输血反应等	用物分类处理

4. 评价

（1）护患沟通有效，患者及家属理解输血的目的，获得输血的相关知识，愿意接受治疗并积极配合。

（2）能严格执行操作规程，在备血、取血、输血中严格查对，准确无误，操作程序清晰、规范。

【注意事项】

1. 取血、输血过程中，严格执行查对制度，输血时须两人核对无误方可输入，输血时严格执行无菌操作。

2. 如取用库血须认真检查血液的质量。正常血液分为两层，上层血浆呈黄色，下层血细胞呈暗红色，两者之间界限清楚，无凝块。如血浆变红，血细胞呈暗紫色，界限不清，提示可能溶血，不能使用。

3. 输入两袋以上血液时，两袋血之间须输入少量生理盐水。

4. 多次输血或输入多个人的血液时，输血前按医嘱给予抗过敏药。

5. 输血过程中应密切观察患者局部是否有疼痛，有无输血反应，反应是否严重，如严重应立即停止输血，保留余血以备检查分析，查找原因。

知识拓展

自体输血

自体输血，即输回自己的血，是指采集患者体内血液或于手术中收集自体失血再回输给该患者。此法不需做血型鉴定和交叉配血试验，可节省血源和防止输血反应。自体输血包括：①术中失血回输。②术前稀释血液回输。③术前预存自体血。

四、输血反应与护理

（一）发热反应

发热反应是输血中最常见的反应，可发生在输血过程中或输血后1~2小时内。

1. 原因

（1）血液、保养液、血袋或输血器被致热原污染，输血时无菌操作不严造成污染。

（2）多次输血后，受血者血液中产生白细胞抗体和血小板抗体，当再次输血时，受血者体内产生的抗体对输入血中的白细胞和血小板发生免疫反应引起发热。

2. 表现　初起畏寒、寒战，继之体温可升至38℃~41℃，伴有皮肤潮红、头痛、恶心、呕吐等。轻者持续1~2小时即可缓解，体温逐渐降至正常。

3. 预防　严格管理血库保养液和输血用具，有效预防致热原，严格执行无菌操作。

4. 护理措施

（1）反应轻者减慢输血速度即可使症状减轻。

（2）严重者立即停止输血，给予生理盐水静脉滴注，保留静脉通路，密切观察生命体征。

（3）及时通知医师，给予对症处理。如患者畏寒、寒战需注意保暖，高热给予物理降温。

（4）按医嘱给予抗过敏药、解热镇痛药或肾上腺皮质激素；将剩余血连同血袋及输血器送检。

（二）过敏反应

1. 原因

（1）患者为过敏体质，对某些物质易发生过敏反应，输入血中的异体蛋白质与患者机体的蛋白质结合，形成全抗原而致敏。

（2）献血员献血前用过可致敏的药物或食物，使输入血中含有致敏物质。

（3）多次输血者，体内可产生过敏性抗体，当再次输血时，抗原抗体相互作用而发生过敏反应。

2. 表现　表现轻重不一，轻者出现皮肤瘙痒、荨麻疹、轻度血管性水肿（表现为眼睑、口唇水肿）；重者因喉头水肿出现呼吸困难，两肺闻及哮鸣音，甚至发生过敏性休克。

3. 预防

（1）勿选用有过敏史的献血员。

（2）献血员在采血前4小时内不宜进食高蛋白和高脂肪食物，宜用少量清淡饮食或糖水。

（3）有过敏史的患者，输血前根据医嘱给予抗过敏药物。

4. 护理

（1）发生过敏反应时按反应轻重给予处理。轻者减慢输血速度，密切观察，遵医嘱给予抗过敏药物。

（2）重者立即停止输血，保持静脉通路，通知医师，根据医嘱给予0.1%肾上腺素0.5～1mL皮下注射，给予抗过敏药物如异丙嗪、氢化可的松或地塞米松等。

（3）密切观察病情变化，出现呼吸困难时给予吸氧，严重喉头水肿者协助气管插管或气管切开，如发生过敏性休克给予抗休克治疗。

（三）溶血反应

溶血反应是指输入的红细胞和受血者的红细胞发生异常破坏，而引起的一系列临床症状。为最严重的输血反应。

1. 原因

（1）输入异型血 多由于 ABO 血型不相容引起，供血者和受血者血型不符，造成血管内溶血。该反应发生迅速，一般输入 10 ~ 15mL 即可产生症状。Rh 系统内的抗体引起的血管外溶血，临床常见的 Rh 系统血型反应中，绝大多数 D 抗原引起免疫反应，Rh 阴性患者首次输入 Rh 阳性血液时不发生溶血反应，但输入 2 ~ 3 周后体内即可产生 Rh 因子的抗体，如再次输入 Rh 阳性的血液，便可发生溶血反应。

（2）输入变质血 输血前红细胞已被破坏溶血。如血液储存过久、保存温度不当、血液震荡过剧、血液受细菌污染、血液内加入高渗或低渗溶液或能影响血液 pH 值的药物等，均可导致红细胞大量破坏。

2. 表现 反应轻重不一，轻者与发热反应相似，重者在输入 10 ~ 15mL 血液时即可出现症状，死亡率高，临床表现可分为三个阶段。

（1）第一阶段（开始阶段） 由于红细胞凝集成团，阻塞部分小血管，可引起头胀痛，四肢麻木、腰背部剧烈疼痛和胸闷等症状。

（2）第二阶段（中间阶段） 由于凝集的红细胞发生溶解，大量血红蛋白散布于血浆中，可出现黄疸和血红蛋白尿。同时伴有寒战、高热、呼吸急促和血压下降等症状。

（3）第三阶段（最后阶段） 由于大量血红蛋白从血浆中进入肾小管，遇酸性物质变或结晶体，致使肾小管阻塞；又因为血红蛋白的分解产物使肾小管内皮细胞缺血、缺氧而坏死脱落，也可导致肾小管阻塞，患者出现少尿、无尿等急性肾功能衰竭症状，可迅速死亡。

3. 预防

（1）认真做好血型鉴定和交叉配血试验，输血前仔细查对，杜绝差错。

（2）严格执行血液保管原则，不可使用变质血液。

4. 护理

（1）出现症状立即停止输血，并通知医师，及时给予氧气吸入。安慰患者，以缓解焦虑与恐惧。

（2）保留余血，采集患者血标本重做血型鉴定和交叉配血试验。

（3）维持静脉输液通道，以备抢救时静脉给药。

（4）遵医嘱给药，静脉注射碳酸氢钠以碱化尿液，增加血红蛋白在尿液中的溶解度，减少沉淀，避免阻塞肾小管。

（5）双侧腰部封闭，并用热水袋热敷双侧肾区，防止肾血管痉挛，保护肾脏。

（6）密切观察生命体征和尿量，并做好记录，对少尿、尿闭者按急性肾功能衰竭护理。

（7）出现休克症状，立即配合医师进行抗休克抢救。

（四）与大量输血有关的反应

大量输血一般指在 24 小时内紧急输血量大于或相当于患者总血容量。常见的反应有循环负荷过重（急性肺水肿）、出血倾向、枸橼酸钠中毒等。

1. 循环负荷过重（急性肺水肿） 其原因、临床表现及护理同静脉输液反应。

2. 出血倾向

（1）原因 长期反复输血或超过患者原血液总量的大量输血，由于库存血中血小板已基本破坏，使凝血因子减少而引起出血。

（2）表现 表现为皮肤、黏膜瘀斑，穿刺部位可见大块瘀血或手术后伤口渗血。

（3）护理 短时间输入大量库血时，需密切观察患者意识状态、血压、脉搏等变化，注意皮肤、黏膜或手术伤口有无出血。可根据医嘱间隔输入新鲜血或血小板悬液，以补充足够的血小板和凝血因子。

3. 枸橼酸钠中毒反应

（1）原因 大量输血随之输入大量枸橼酸钠，如患者肝功能不全、枸橼酸钠尚未氧化即和血中游离钙结合而使血钙下降，引起凝血功能障碍，毛细血管张力减低、血管收缩不良和心肌收缩无力等。

（2）表现 表现为手足搐搦、出血倾向、血压下降、心率缓慢，甚至心跳骤停。

（3）护理 密切观察患者的反应，输入库存血 1000mL 时，须按医嘱静脉注射 10%葡萄糖酸钙 10mL，以补充钙离子，防止发生低血钙。

（五）其他反应

如空气栓塞、细菌污染反应、体温过低及输血传染的疾病（病毒性肝炎、疟疾、艾滋病及梅毒）等。预防输血反应的关键是严格把握采血、贮血和输血操作的各个环节，确保患者输血安全。

【能力检测】

1. 静脉输液过程中可出现哪些输液故障。

2. 简述静脉输液过程中可出现哪些反应。

3. 简述输血前的血液准备。

4. 余某，女，58 岁，患有慢性支气管炎并发慢性阻塞性肺气肿，因天气突然降温发生呼吸道感染，在静脉输液过程中突然出现呼吸困难、气促、咳嗽、咳粉红色泡沫样痰。检查：体温 37.6℃，脉搏 118 次/分钟，血压 130/90mmHg。肺部听诊可闻及湿啰音。

（1）该患者出现了什么情况？

（2）原因可能是什么？

（3）如何处理？

5. 张某，男，28 岁，患有再生障碍性贫血，进行静脉输血治疗，输血 15mL 时突然出现全身发冷、头胀痛、四肢麻木、胸闷、腰背部剧痛。检查：体温 37.7℃，脉搏 116 次/分钟，血压 80/50mmHg。

（1）该患者出现了什么情况？

（2）原因可能是什么？

（3）如何处理？

第十六章　标本采集

学习目标

1. 掌握标本采集的原则；各种标本采集的方法和注意事项。
2. 熟悉各种标本采集的目的。
3. 了解标本采集的意义。
4. 能准确完成各种标本的采集。
5. 仪表端庄整洁，态度和蔼，沟通有效。

通过各种实验室技术和方法对患者的血液、体液、分泌物、排泄物及组织细胞等标本进行检验，从而获得反映其机体功能状态、病因、病理变化或治疗结果的客观资料，结合患者其他的临床资料对其进行综合分析判断，对于疾病诊断、观察病情、制定治疗方案和判断预后等都有重要意义。各项标本的检验目的不同，标本的留取方法也不相同，运用正确的方法采集标本并及时送检，是保证检验质量的重要环节。

第一节　标本采集的意义与原则

一、标本采集的意义

标本是指采取患者少许的血液、分泌物（如痰液、鼻分泌物）、排泄物（粪便、尿液）、呕吐物、体液（脑脊液、腹水、胸腔积液）和脱落细胞（食管、阴道）等样本，经物理、化学和生物学的实验室技术对其进行检验，作为判断患者有无异常变化的依据。这些标本的检验结果在一定程度上反映出机体的正常生理现象与病理改变，为临床诊断疾病、制定治疗措施、推测病程进展、观察病情变化提供重要的依据。

二、标本采集的原则

在采集各种检验标本时，应遵循以下基本原则。

（一）遵医嘱采集标本

采集各种标本均需由医生开具医嘱并填写检验申请单，要求字迹清楚，目的明确，由医生签全名后护士执行。护士对检验申请单有疑问时，需及时核准、核实后方可执行。

（二）采集前做好充分准备

1. 采集标本前，护士需明确标本的检验项目、目的、采集方法、采集量及注意事项，避免采集不当影响检验结果的准确性。

2. 向患者解释留取标本的意义、方法及注意事项，取得合作。

3. 根据检验目的，选择适当的标本容器。容器外必须按要求贴上标签，注明患者的科室、病室、床号、住院号、姓名、检验项目、送检日期等项目，便于识别。

4. 护士操作前做好自身的准备，如衣帽整洁，修剪指甲，洗手，戴口罩，戴手套等。

（三）严格执行查对制度

1. 仔细查对医嘱，核对检验申请单及患者，无误后方可执行，防止差错事故的发生。

2. 标本采集前、采集后及送检前均应详细查对医嘱、检验项目、床号、姓名等，确保标本无误。

（四）正确采集标本

1. 要求护士采集方法正确、采集量和采集时间准确，妊娠诊断试验需留取晨尿。

2. 标本采集后及时送检，避免久置后标本被污染或变质而影响检验结果。特殊标本需注明采集时间，如血培养标本、血气分析等。

（五）培养标本的采集

1. 备无菌容器，容器无裂缝，瓶塞干燥；血培养瓶内的培养基需足量、无混浊、无变质。

2. 采集时严格执行无菌操作，不可混入防腐剂、消毒剂及药物，以保证检验结果的准确性。

3. 标本需在患者寒战、高热时采集，此时更容易获得阳性结果。

4. 在患者使用抗生素前采集标本，此时病原菌检出率高。如患者已经用药，需在血药浓度最低时采集，并在检验单上注明。

第二节 各种标本采集技术

一、血液标本采集

血液在体内通过循环系统与全身各个组织器官密切联系，与机体各组织间发生物质交换，并且参与机体的各项功能活动，对维持机体的新陈代谢、功能调节和内外环境平衡起着重要的作用。血液检查是临床上最重要、最常见的检验项目，它不仅反映血液系统本身的病变，也为协助诊断疾病、判断患者病情进展程度和治疗效果提供依据。

血液标本主要是静脉血标本和动脉血标本。静脉血标本包括全血标本、血清标本和血培养标本三类。

（一）静脉血标本采集

目前，临床主要采用真空采血针和真空采血管进行采血（图 16 – 1）。真空采血针为双向针，前针头刺入静脉，后针头以密闭橡皮套包裹刺入真空采血管。真空采血管为全封闭式试管，采用国际通用的头盖和标签颜色显示试验用途，根据检验目的预制准确的真空量，采血时血液在负压的作用下自动流入试管。这种完全封闭的状态下采血，避免了血液外溢引起污染，也有利于标本的转运和保存，目前在临床已得到广泛的运用。

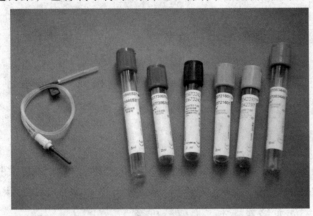

图 16 – 1　真空采血针和真空采血管

【目的】

1. 全血标本　用于血常规检查、血沉和测定血液中某些物质的含量，如肌酐、尿素氮、尿酸、肌酸、血氨、血糖等。

2. 血清标本　用于测定血清酶、脂类、肝功能、电解质等。

3. 血培养标本　用于查找血液中的病原菌。

【操作流程】

1. 评估

（1）患者的一般情况、诊断和目前的治疗情况、意识状态、合作程度。

（2）患者穿刺部位的皮肤与静脉状况。

（3）患者需做的检查项目，决定采血量及是否需要有特殊的准备，如抗凝剂等。

（4）患者是否需禁食准备。

2. 计划

（1）护士准备　洗手，戴口罩，着装整洁。熟悉血液标本的采集方法、原则及注意事项。

（2）用物准备　注射盘、止血带、消毒液、采血针、采血试管、一次性注射器、检验单、棉签等。

（3）**患者准备** 清洁采血区局部的皮肤，明确标本采集目的及相关的注意事项、配合要点。如采集生化检验的血标本，需在清晨空腹时采集。

（4）**环境准备** 室内整洁、安静、宽敞、明亮，温度适宜，符合静脉穿刺要求。

3. 实施 见表 16 - 1。

表 16 - 1 静脉血标本采集法

操作程序	操作步骤	要点说明
核对解释	将用物携至患者床旁，核对患者并解释操作目的和配合方法	取得患者的理解与合作
穿刺准备	选择合适的静脉，戴手套，于穿刺点上方约6cm处扎止血带，常规消毒皮肤，嘱患者握拳 打开包装取出采血针，取下前针头保护帽，检查针头是否完好，是否符合穿刺要求，再次核对患者	扎好的止血带尾端需远离穿刺点，避免污染
穿刺采血 ◆ 真空负压 静脉采血法 ◆ 注射器采 血法	手持采血针针柄行静脉穿刺。穿刺成功后，取下后针头保护帽，刺入真空管，血液自动流至需要量 若需要采多管血，第1管采完后拔除真空管，将后针头连接另一真空管，如此反复进行 手持一次性注射器行静脉穿刺，见回血后抽取所需血量	动作轻柔，避免前针头滑出血管抗凝试管需轻轻颠倒 5～8 次混匀，以防血液凝固；无添加剂试管不得震荡，以免红细胞破裂引起溶血
拔针按压	采血快结束时，嘱患者松拳头，并松开止血带，迅速拔出针头，用无菌棉签按压穿刺点 1～2 分钟，将针管内残留血液流入试管	注意按压部位和时间，避免出现皮下血肿
注入容器	血培养标本：将铝盖中心部分除去，常规消毒瓶盖，更换针头，将抽出的血液注入瓶内（图16 - 2），轻轻摇匀 全血标本：取下针头，将血液沿管壁缓慢注入盛有抗凝剂的试管内，轻轻摇匀，使血液与抗凝剂充分混合 血清标本：取下针头，将血液沿管壁注入干燥试管内，勿注入泡沫、勿震荡	血培养标本一般采血 5mL，亚急性细菌性心内膜炎患者，采血 10～15mL，提高阳性率 避免震荡，以防红细胞破裂溶解
整理用物	再次核对，检查患者的穿刺部位 协助患者取舒适体位，整理床单位与用物	
洗手记录	用物按消毒、隔离原则处理，洗手记录	预防院内交叉感染
送检标本	将标本连同检验单及时送检	特殊标本需注明采集时间

4. 评价

（1）严格按照无菌操作采集标本。

（2）采集的血标本质量符合要求。

（3）爱伤观念强，护患沟通有效，患者配合。

（4）标本送检及时。

【注意事项】

1. 若需要抽空腹血，需提前告知患者禁食。

2. 采血前仔细检查采血针和负压管。若出现过期或负压管内抗凝剂过少、空管、管壁出现裂隙等现象时不得使用。

3. 根据检验目的正确选择试管，采血前不可先将后针头与试管相连，防止管内负压消失影响采血。

4. 严禁在输液、输血的针头处或同侧肢体上采血，必须另换肢体进行采集。

5. 采全血标本时，需加入抗凝剂，血液注入容器后，立即轻轻旋转摇动试管，使血液和抗凝剂混匀，避免血液凝固，影响检验结果。

6. 若同时需抽取不同种类的血标本，应按照血培养→全血标本（血凝实验→血常规→血沉）→血清标本（生化及其他项目）的顺序注入，动作迅速准确。

7. 严格执行无菌技术操作，防止感染。

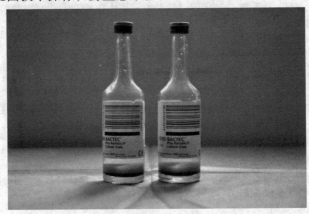

图 16 - 2　血培养瓶

知识拓展

静脉血标本采集试管的选择列表

检验项目	管盖颜色	添加剂	采血量（mL）
凝血实验	浅蓝	抗凝剂	1.8
血常规	紫色	抗凝剂	2.0
血沉	黑色	抗凝剂	1.6
血糖	灰色	抗凝剂	3.0
生化、急诊生化、免疫	绿色	抗凝剂	3.0～5.0
生化、免疫、血清样本	红色	无	3.0～5.0
生化、免疫快速凝血样本	橘红色	速凝剂	5.0
生化、免疫高品质样本	黄色	分离胶＋速凝剂	5.0

（三）动脉血标本的采集

临床现多采用动脉血气针进行标本的采集。

【目的】

做血液气体分析；判断患者有无电解质、酸碱失衡。

【操作流程】

1. 评估

（1）患者的一般情况、诊断和目前的治疗情况、意识状态、合作程度。

（2）患者穿刺部位的皮肤及动脉搏动情况。

（3）患者的凝血功能、吸氧情况。

2. 计划

（1）护士准备　洗手，戴口罩，着装整洁。熟悉动脉血标本的采集方法、原则及注意事项。

（2）用物准备　治疗盘、消毒液、动脉血气针、一次性注射器、0.5mL 肝素（125单位）、橡胶塞、无菌手套、检验单、棉签等。

（3）患者准备　明确标本采集的目的及相关的注意事项、配合要点。

（4）环境准备　室内整洁、安静、宽敞、明亮，温度适宜，符合穿刺要求。

3. 实施（表 16 - 2）

表 16 - 2　动脉血标本采集法

操作程序	操作步骤	要点说明
核对解释	将用物携至患者床旁，核对患者并解释操作目的、配合方法	取得患者的理解与合作
选择部位	桡动脉穿刺点位于掌侧腕关节上 2cm，股动脉穿刺点位于髂前上棘与耻骨结节连线的中点	选择动脉搏动明显处进行操作
摆放体位	协助患者取适当卧位	股动脉穿刺者，下肢稍屈膝外展，充分暴露穿刺部位
常规消毒	用手指触摸到动脉搏动最明显处，常规消毒	消毒范围大于 5cm
◆动脉血气针采集法 ◆注射器采集法	拆开采血针的包装，去针帽前将活塞拉至预设量 抽取少量肝素湿润注射器后排尽	预设量一般 0.5～1mL 即可 动脉血气针里面已有肝素，不需再抽取
固定动脉	戴无菌手套或消毒左手食指和中指，在已消毒范围内摸到欲穿刺动脉搏动最明显处，固定于两指间	
穿刺采血	右手持针于两指间垂直或与动脉走向呈 40°左右刺入动脉，见鲜红色回血，表示刺入动脉	若出现暗红色血液，提示误入股静脉
拔针按压	血气针自动吸出血液达到预设量或抽取需要血量时，迅速拔出针头，立即刺入橡胶塞，局部加压止血 5～10 分钟	防止出血形成血肿 刺入橡胶塞可隔绝空气，保证结果的准确性
整理用物	再次核对，检查患者的穿刺部位 协助患者取舒适体位，整理床单位与用物	
洗手记录	用物按消毒、隔离原则处理，洗手 在医嘱单上签名确认	
送检标本	将标本连同检验单及时送检	

4. 评价

（1）严格按照无菌操作采集标本。

（2）采集的血培养标本符合要求。

（3）爱伤观念强，护患沟通有效，患者配合。

（4）标本送检及时。

【注意事项】

1. 严格执行无菌操作，防止感染。

2. 标本需在患者安静状态下采集，避免因紧张、恐惧等心理造成呼吸过度或屏气，从而引起结果误差。

3. 采血后一般按压时间为 5 ~ 10 分钟，使用抗凝剂治疗者需适当延长按压时间。若有出血倾向，需慎用动脉采血，防止血流不止。

二、尿标本采集

尿液是由血液经肾小球滤过，在肾小管和集合管被重新收、排泄、分泌而产生的终末代谢产物。尿液的组成和性状不仅与泌尿系统疾病有关，而且受机体各系统功能状态的影响，反映机体的代谢状况。临床通过采集尿液标本并对其进行观察和检测，以了解病情，协助诊断和观察疗效。其包括尿常规标本、尿培养标本、12 小时或 24 小时尿标本的采集。

【目的】

1. 尿常规标本 检查尿液的颜色、透明度，有无细胞及管型，测定比重，做尿糖和尿蛋白定性。

2. 尿培养标本 采集未被污染的尿液做细菌培养或细菌敏感试验。

3. 12 小时或 24 小时尿标本 进行尿的各种定量检查，如钠、钾、氯、17 - 酮类固醇、17 - 羟类固醇、肌酸、肌酐、尿糖、尿蛋白定量及尿浓缩查结核分枝杆菌等。

【操作流程】

1. 评估

（1）患者的病情、诊断、治疗情况。

（2）患者的意识状态、排尿情况。

（3）患者的心理状态、理解能力及合作程度。

（4）患者会阴部的卫生情况和有无月经等出血情况。

2. 计划

（1）护士准备 衣帽整洁，洗手，戴口罩，熟悉尿标本采集的方法和原则。

（2）用物准备 ①尿常规标本：一次性尿常规标本容器（图 16 - 3）、检验单，必要时备便盆或尿壶。②尿培养标本：一次性无菌带盖尿杯、消毒液、无菌棉签、无菌纱布、无菌手套、检验单，必要时备导尿包。③12 小时或 24 小时尿标本：集尿瓶（3000 ~ 5000mL）、防腐剂（表 16 - 3）、检验单。

（3）患者准备　了解标本采集的目的和方法，清洁会阴部（必要时护士协助冲洗）。

（4）环境准备　宽敞、安全、隐蔽、整洁。

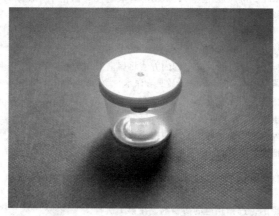

图 16 - 3　一次性尿常规标本容器

表 16 - 3　常用防腐剂的作用和用法

名称	作用	用法	运用举例
甲醛	防腐、固定尿中有机成分	24 小时尿液中加入 1 ~ 2mL	爱迪计数
浓盐酸	防腐、防止尿中激素被氧化	24 小时尿液中共加 5 ~ 10mL	用于内分泌系统检查，如 17 - 羟类固醇、17 - 酮类固醇
甲苯	防腐、保持尿液化学成分不变	每 100mL 尿液加入 0.5% ~ 1% 甲苯 2mL（甲苯需在第 1 次尿液倒入后再加，使形成薄膜覆盖于尿液表面，防止细菌污染）；如进行钠、钾、氯、肌酸、肌酐等尿液生化检查，需加 10mL	尿糖、尿蛋白定量、钾、钠、氯、肌酸、肌酐等的定量检测

3. 实施（表 16 - 4）

表 16 - 4　尿标本采集法

操作程序	操作步骤	要点说明
核对解释	将用物携至患者床旁，核对患者并向其解释留取尿标本的目的和方法	消除患者的紧张情绪，取得理解与合作
患者准备	嘱患者清洁会阴部，必要时护士给予会阴冲洗	避免分泌物混入尿液，影响结果
标本采集		
◆ 常规尿标本	能自理的患者：嘱患者将晨起第一次尿液留于容器内，一般检验留 30 ~ 50mL 即可，测尿比重需留 100mL 于清洁尿杯内	晨尿浓度较高，未受饮食影响，所测得检验结果较准确
	不能自理的患者：协助在床上使用便盆或尿壶，收集尿液于一次性标本容器中	注意用屏风遮挡患者，保护隐私
	留置导尿的患者：于集尿袋下方引流孔处打开橡胶塞，收集尿液于标本容器中	

操作程序	操作步骤	要点说明
◆尿培养标本	中段尿留取法：屏风遮挡患者，协助患者取适宜的卧位，放好便盆，按导尿术清洁、消毒外阴及尿道口，嘱患者排尿，弃去前段尿，戴无菌手套，用无菌尿杯接取中段尿 5~10mL，立即盖好盖子	防止外阴部细菌污染标本 留取标本时，尿杯勿接触会阴部
	导尿术留取标本：通过插入导尿管的方法将尿液引出，从而留取标本（具体操作步骤见导尿术）	常用于昏迷、尿失禁、尿潴留等患者
	留置导尿患者：拔去集尿袋，弃去导尿管前段的尿液，采集无污染的膀胱内尿液送检 将检验单附联贴于集尿瓶上，注明留取尿液的起止时间，把大口清洁集尿瓶置于阴凉处	勿从引流袋下端管口直接采集标本
◆12 小时或24 小时尿标本	嘱患者先将尿液排于便盆或尿壶内，再倒入集尿瓶内 根据检验目的，选择相应的防腐剂，在第 1 次排尿后加入	防止尿液变质
	12 小时标本：晚 7 时排空膀胱后开始留尿，至次晨 7 时留取最后 1 次尿 24 小时标本：晨 7 时排空膀胱后开始留尿，至次晨 7 时留取最后 1 次尿	按"弃前留后"的原则收集，弃去的尿液为检查前存留在膀胱的部分，不应留取
	将 12 小时或 24 小时留取的全部尿液盛于集尿瓶，测总量	必须是全部的尿液，检验结果才可靠
整理用物	再次核对，协助患者取舒适体位，整理床单位 用物按照消毒、隔离要求处理	
洗手记录	洗手后在医嘱单上签名确认	记录尿液的总量、颜色、气味等
及时送检	将标本及时送检	防止标本遗失、污染

4. 评价

（1）根据检查的项目，正确采集尿液标本并及时送检。

（2）护患沟通有效，患者配合。

【注意事项】

1. 女患者月经期不宜留取尿标本，以免影响结果。

2. 会阴部分泌物过多时，先清洁或冲洗，再收集。

3. 做早孕诊断试验时留取晨尿。

4. 尿培养标本中勿混入消毒剂；严格执行无菌操作，避免影响检验结果；在患者膀胱充盈时留取，膀胱内存留 4~6 小时或以上的尿液为佳。

5. 留取 12 小时或 24 小时尿标本时，集尿瓶应放在阴凉处，根据检验要求在瓶内正确加入防腐剂。

三、粪便标本采集

粪便是由已消化和未消化的食物残渣、消化道分泌物、大量的细菌和水分组成。粪便标本的检验结果有助于评估患者的消化系统功能和协助消化系统疾病的诊断与治疗。根据不同的检验目的，其标本的留取方法各不相同，且直接影响到检验的结果。临床上常用的粪便标本包括常规标本、培养标本、隐血标本、寄生虫和虫卵标本。

【目的】

1. 常规标本　检查粪便的性状、颜色、细胞等。

2. 培养标本　查找粪便中的致病菌。

3. 隐血标本　检查粪便内肉眼不能观察到的微量血液。

4. 寄生虫及虫卵标本　检查粪便中的寄生虫、幼虫及虫卵计数。

【操作流程】

1. 评估

（1）患者的临床诊断、病情和治疗情况。

（2）患者的意识状态、排便状况和自理能力。

（3）患者对此项操作的理解能力和接受程度。

（4）患者肛门周围的卫生情况，有无腹泻、便秘等异常情况。

2. 计划

（1）护士准备　衣帽整洁，洗手，戴口罩，熟悉粪便标本采集的方法和原则。

（2）用物准备　①常规标本：清洁便盆、内附检便匙或棉签的检便盒、检验单。②培养标本：消毒便盆、内附检便匙或棉签的无菌培养容器、检验单。③隐血标本：清洁便盆、内附检便匙或棉签的检便盒、检验单。④寄生虫及虫卵标本：清洁便盆、内附检便匙或棉签的检便盒、透明胶带及载玻片（查找蛲虫）、检验单。

（3）患者准备　了解收集标本的目的和方法。

（4）环境准备　整洁、宽敞、安全、隐蔽。

3. 实施（表 16 - 5）

表 16 - 5　粪便标本采集法

操作程序	操作步骤	要点说明
查对解释	将用物携至床旁，核对患者并解释采集标本的目的和方法	取得患者的理解与合作
患者准备	屏风遮挡	保护患者隐私
	取标本前嘱患者先排尿	避免标本中混入尿液
标本采集		
◆常规标本	嘱患者排便于清洁便盆中	
	用检便匙采集粪便中央或黏液、脓血部分约 5g 于检便盒中	约蚕豆大小
	腹泻者取黏液便，水样便取 15～30mL 于标本容器中	保证检验结果准确
	嘱患者排便于消毒便盆中	

续表

操作程序	操作步骤	要点说明
◆培养标本	用无菌检便匙取粪便中央或脓血、黏液部分2~5g，置于培养瓶内，加盖；对于不易获得粪便的患者及幼儿，用无菌长棉签蘸生理盐水插入肛门6~7cm，沿一个方向轻轻旋转后退出，将长棉签置于无菌培养管中，盖紧瓶塞。	
◆隐血标本	留取方法同常规标本	取便前3天采用隐血实验饮食（见第十章饮食护理）
◆寄生虫及虫卵标本	嘱患者排便于清洁便盆内，用检便匙于粪便不同部位取黏液、带血部分大便5~10g，放于检便盒内送检	若患者已服用驱虫药物或做血吸虫孵化检查时，需留取全部粪便
	查蛲虫：患者晚间睡前或清晨起床前将透明胶带贴在肛门周围，拭取后将粘有虫卵的透明胶带面粘贴在载玻片上，并立即送检	蛲虫常在午夜或清晨爬至肛门处产卵
	查阿米巴原虫：先将便盆加温至近体温，排便后连同便盆一起立即送检	阿米巴原虫在低温环境下易失去活力而难以查到
整理用物	再次核对，协助患者取舒适体位 用物按消毒、隔离要求处理	避免交叉感染
洗手记录	洗手后在医嘱单上签名确认	记录粪便的性状、颜色、气味
送检标本	将标本与检验单一起及时送检	防止标本遗失、污染

4. 评价

（1）根据检验的项目和目的，正确采集粪便标本，质量符合要求。

（2）护患沟通有效，患者配合。

（3）标本送检及时。

【注意事项】

1. 各种检验标本不得混入尿液、血液、消毒剂等无关成分。

2. 采集隐血标本时，嘱患者检查前3天禁食肉类、动物肝脏、绿叶蔬菜、血和含铁丰富的药物及食物等，以免造成假阳性。

3. 查阿米巴原虫时，在采集标本的前几天，不应给患者服用钡剂、油剂或含金属的泻剂，以免金属制剂影响虫卵或胞囊的显露。采集标本时，便盆先加温再排便，连同便盆及时送检。

4. 患者如有腹泻，水样便盛于容器中送检。

四、痰标本采集

痰液是气管、支气管和肺泡的分泌物，正常情况下分泌很少，不会引起患者咳嗽、咳痰。当呼吸道黏膜受到刺激，分泌物增多时，则产生痰液。临床上通过对痰液的颜色、性状、气味和量的观察，检查痰液内细胞、细菌、寄生虫等协助某些呼吸系统疾病（如肺癌、肺结核、支气管哮喘、肺部感染等）的诊断。临床上常用的痰标本包括常规痰标本、痰培养标本和24小时痰标本。

【目的】

1. 常规痰标本　检查痰液的一般性状，涂片检查痰内细胞、细菌、虫卵等，以协助诊断某些呼吸系统疾病。

2. 痰培养标本　检查痰液中有无致病菌，以确定病菌的类型或做药敏试验。

3. 24 小时痰标本　检查 24 小时痰液的量及性状，以协助诊断疾病。

【操作流程】

1. 评估

（1）患者的一般情况，临床诊断、病情和治疗情况。

（2）患者口腔清洁情况。

（3）患者的意识状态、理解和接受能力、合作程度。

2. 计划

（1）操作者准备　衣帽整洁，洗手，戴口罩，熟悉痰标本采集的方法和原则。

（2）用物准备　①常规痰标本：一次性清洁痰杯、检验单。②痰培养标本：一次性无菌集痰器、检验单、漱口溶液、必要时备吸痰管、吸引器、生理盐水、手套等。③24小时痰标本：容量约 500mL 的清洁广口集痰容器或痰杯、检验单。

（3）患者准备　了解采集的目的和配合方法，按要求漱口。

（4）环境准备　整洁、宽敞、明亮。

3. 实施（表 16－6）

表 16－6　痰标本采集法

操作程序	操作步骤	要点说明
查对解释	将用物携至患者床旁，核对患者并解释操作目的、方法和需要配合的事项	取得患者的理解与合作，消除紧张情绪
患者准备	常规痰标本嘱患者清晨起床未进食前先用清水漱口 痰培养标本遵医嘱先用漱口液漱口（如朵贝尔溶液），再用清水漱口	去除口腔中的杂质
标本采集		
◆常规痰标本	漱口后深呼吸，用力咳出气管深处的痰液（晨起后第 1 口痰液），留于清洁痰杯内	深呼吸有助于患者咳出痰液
◆痰培养标本	漱口后深呼吸数次后，用力咳出气管深处的痰液，留于无菌集痰器内，加盖 无法咳痰或不合作的患者可用无菌吸痰法吸取痰液 2～5mL	严格无菌操作，防止污染标本
◆24 小时痰标本	在清洁痰杯内先加少量的清水，注明留痰的起止时间 指导患者留取从早晨起床（7am）漱口后的第 1 口痰开始，至次晨（7am）未进食前漱口后第 1 口痰作为结束的全部痰液 将 24 小时的全部痰液倒入清洁广口集痰容器内 观察 24 小时痰液的总量、颜色与性状	在计算总量时应扣除加入水的量 嘱患者不可将唾液、漱口水、鼻涕等混入
协助漱口	按需要协助患者漱口或做口腔护理	促进舒适

续表

操作程序	操作步骤	要点说明
整理用物	再次核对，协助患者取舒适体位 用物按消毒、隔离要求处理	
洗手记录	洗手，记录痰液的颜色、气味和性状，24 小时痰标本 应记录总量	
送检标本	将标本与检验单一起及时送检	防止标本遗失、污染

4. 评价

（1）根据检查项目的目的，正确采集痰标本。

（2）严格执行标本采集原则、培养标本无污染。

（3）能与患者进行交流，取得合作。

（4）标本送检及时。

【注意事项】

1. 采集标本前，检查标本容器有无破损，是否符合检验的目的和要求。

2. 留取各种痰标本前均需漱口，以去除口腔杂质。

3. 如留取痰标本查找癌细胞，需立即送检，或用 95% 乙醇溶液或 10% 甲醛溶液固定后送检。

4. 采集痰培养标本时，需在患者使用抗生素前采集，严格无菌操作，避免污染标本，影响检验结果。

5. 如患者伤口疼痛无法咳痰，可用软枕或手掌压迫伤口，减轻伤口张力，减轻咳嗽时的疼痛；若痰液无法咳出，可采用雾化吸入以湿化痰液。

五、咽拭子标本采集

【目的】

从咽部或扁桃体部采集分泌物作细菌培养或病毒分离，以协助疾病的诊断与治疗。

【操作流程】

1. 评估

（1）患者的一般情况，临床诊断、病情和治疗情况。

（2）患者对此项操作的理解、接受程度。

（3）患者的进食时间。

（4）患者有无口腔疾患。

2. 计划

（1）操作者准备　衣帽整洁，洗手，戴口罩，熟悉咽拭子标本采集的方法和原则。

（2）用物准备　无菌咽拭子培养管或一次性咽拭子培养管（图 16-4）、压舌板、手电筒、手套、检验单，需要时备火柴和酒精灯。

（3）患者准备　了解采集目的和配合方法。

（4）环境准备　整洁、宽敞、明亮。

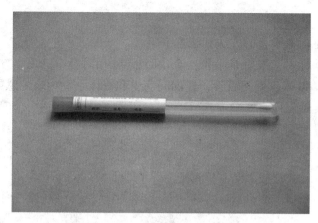

图16-4　一次性咽拭子培养管

3. 实施（表16-7）

表16-7　咽拭子标本采集法

操作程序	操作步骤	要点说明
查对解释	将用物携至患者床旁，核对患者并解释操作目的、配合方法，戴手套	取得患者的理解与配合
暴露咽喉	点酒精灯，嘱患者张口发"啊"音	必要时用压舌板
标本采集	取出培养管内的无菌长棉签，以轻快的动作擦拭两侧腭弓、咽、扁桃体上的分泌物	棉签不可触及其他部位，保证标本结果的准确性
消毒试管	在酒精灯火焰上消毒试管管口和塞子，将长棉签插入培养管，再次灼烧试管管口后塞紧	防止标本污染 若为一次性咽拭子培养管，则不用酒精灯灼烧
整理用物	再次核对，协助患者取舒适体位 整理床单位与用物	
洗手、记录	洗手后在医嘱单上签名确认	
送检标本	将标本与检验单一起及时送检	防止标本遗失、污染

4. 评价

（1）根据检查项目的目的，正确采集咽拭子标本。

（2）患者无呕吐、恶心等症状。

（3）爱伤观念强，护患沟通有效，患者配合。

（4）标本送检及时。

【注意事项】

1. 动作要轻稳、敏捷，防止引起患者不适。

2. 避免进食后2小时内采集标本，以免引起呕吐。

3. 采集时严格无菌操作，防止标本被污染。

4. 采集真菌培养标本，需在口腔溃疡面上采取分泌物。

【能力检测】

1. 试述静脉血标本采集的方法和注意事项。

2. 比较尿常规标本、尿培养标本、12 小时或 24 小时标本的采集方法。

3. 张某，男，40 岁，腹痛就诊，经询问病史和查体，疑为蛲虫感染。

（1）应为张某做何检查？

（2）如何指导张某采集所需标本？

第十七章　病情观察及危重患者的一般急救护理

1. 掌握危重患者的支持性护理；氧气吸入疗法的目的和注意事项；洗胃法的目的、洗胃液的选择和注意事项；吸痰法的目的和注意事项。

2. 熟悉病情观察的方法和内容；缺氧程度的判断。

3. 了解抢救室常用的抢救设备和管理要求。

4. 能准确完成氧气吸入疗法、洗胃法、吸痰法、简易呼吸器的使用等操作。

5. 具有严谨、认真和慎独精神，动作敏捷熟练、有条不紊，与他人密切配合。

病情观察是指医务人员在诊疗和护理工作中有目的、有计划地对患者的病史和现状进行全面系统的了解，对病情做出综合判断的过程。及时、准确、全面的病情观察，可为诊断、治疗、护理及并发症的预防提供依据，对患者的预后和转归起着重要的作用。

危重患者是指病情严重，随时可能发生生命危险的患者，如大出血、突发（突然）昏迷、心跳骤停、窒息等患者。对危重患者，更需要护士给予细致、密切的病情观察，熟练实施氧气吸入疗法、吸痰法、洗胃法等急救护理技术，与医生配合，以保证抢救工作及时、准确、有效地进行。

第一节　病情观察

病情观察是一个连续、系统的过程，贯穿于患者疾病过程的始终。对患者的观察，需从症状到体征、从生理到精神、心理全面进行，为诊断、治疗和护理提供依据，为救治患者生命赢得抢救时间。

一、病情观察的意义

病情观察是医务人员在工作中，运用感觉器官及辅助工具获得患者信息的过程。其主要意义有以下几个方面。

1. 为疾病的诊断、治疗和护理方案的制定提供依据。

2. 有助于预测疾病的发展趋势和转归。

3. 可及时了解治疗效果、用药反应和护理效果。

4. 有助于及时发现危重症患者病情变化的征象或并发症的发生，以便采取有效措施及时处理，防止病情恶化，挽救患者生命。

二、护士应具备的条件

护士要提高病情观察的能力，必须具备广博的医学知识，严谨的工作作风，一丝不苟、高度的责任心和训练有素的观察能力，做到"五勤"，即勤巡视、勤观察、勤询问、勤思考、勤记录。通过有目的、有计划地细致观察，及时、准确地掌握或预见病情变化，为危重患者的抢救赢得时间。

1. 自觉加强专业理论的学习，为及时、准确地观察、判断病情打好基础。

2. 培养高度的职业敏感性，能够做到从细微处及时、准确地发现患者的病情变化。

3. 经常巡视病房，利用一切机会观察病情。

4. 熟悉患者的病情和当前治疗、护理的要求，有计划地观察病情，使观察更具有目的性。

三、病情观察的方法

对患者进行病情观察时，护士可以运用感觉器官，通过视、触、嗅、听等方法或借助相应的辅助仪器来获得患者资料。

1. 视诊　视诊是最基本的检查方法之一，是利用视觉观察患者的全身和局部情况，如年龄、性别、发育、营养状态、面色、呼吸频率、肢体活动、姿势体位、意识状态、面容表情、皮肤黏膜颜色等，以及患者的分泌物、引流物、呕吐物、排泄物的颜色、性质、量等。视诊时光线需充足。

2. 触诊　触诊是通过手的感觉以感知患者身体某部位有无异常的检查方法，可用手直接触摸或按压某些部位。通过触诊，可了解患者皮肤的温湿度、弹性、光滑度和脉搏，某些脏器的大小和形状，肿瘤的位置、大小和性质等。触诊时要求患者放松受检部位。

3. 叩诊　叩诊是利用手指叩击或手掌拍击患者身体某部，使之震动产生音响，根据所感到的震动和所听到的音响特点确定局部有无病变和病变性质的观察方法。主要用于观察及确定患者的脏器大小、形状、位置及密度、有无腹水及腹水的量等。

4. 听诊　听诊是利用耳或借助听诊器等其他设备听取患者身体不同部位所发出的声音，并分析判断声音产生的不同意义。主要用于观察患者的语调、咳嗽声、呼吸音、心音、肠鸣音等。

5. 嗅诊　嗅诊是利用嗅觉辨别患者的各种气味，以判断与其健康状况的关系。主要用于辨别患者皮肤黏膜、呼吸道、胃肠道的排泄物、分泌物、呕吐物、脓液等的气味。

　　除以上 5 种常用的病情观察方法外，医务人员还通过查阅病历、检验报告、会诊报告及其他相关文献资料，以及与患者及家属交流、床边和书面交接班等获取病情信息，达到对患者病情全面、细致观察的目的。

四、病情观察的内容

（一）一般情况的观察

1. 发育与体型

（1）发育　发育状态通常以年龄与智力、体格成长状态（如身高、体重及第二性征）之间的关系进行综合判断。正常发育与遗传、营养代谢、体育活动、生活条件等因素有密切关系。成人发育正常的判断指标常包括头部的长度为身高的 $1/7 \sim 1/8$，胸围约为身高的一半，坐高约等于下肢的长度，双上肢展开的长度约等于身高。临床上的病态发育与内分泌的关系最为密切，如发育成熟前发生垂体前叶功能亢进时，体格可异常高大，称为巨人症。反之，垂体功能减退时，体格可异常矮小，称为垂体性侏儒症。

（2）体型　体型是身体各部发育的外观表现，包括骨骼、肌肉的成长与脂肪分布状态等，临床上把成人的体型分为 3 种：①匀称型（正力型）：身体各部分匀称适中，大多数正常人多为此型。②瘦长型（无力型）：身体瘦长，颈长肩窄，胸廓扁平，腹上角常 <90°。③矮胖型（超力型）：身短粗壮，颈粗肩宽，胸廓宽厚，腹上角常 >90°。

2. 饮食与营养状态

（1）饮食　饮食在疾病治疗方面起着重要的作用。护士需注意观察患者的食欲、食量、进食后反应、饮食习惯、有无特殊嗜好或偏食等情况。

（2）营养状态　营养状态可通过体重指数、皮下脂肪的丰满程度、皮肤弹性和毛发指甲的光泽度及肌肉的发育状况等进行判断。临床上用良好、中等、不良三个等级来判定患者的营养状态。

3. 表情与面容　疾病及情绪变化可使人的表情与面容出现痛苦、忧虑、疲惫等变化。某些疾病发展到一定程度，还可出现特征性的面容与表情，临床上常见的典型面容包括急性病容、慢性病容和病危面容。

（1）急性病容　表现为表情痛苦、面颊潮红、兴奋不安、呼吸急促、痛苦呻吟等，多见于急性感染性疾病如肺炎球菌肺炎患者。

（2）慢性病容　表现为精神萎靡、目光暗淡、面容憔悴、脸色苍白或灰暗、双眼无神、消瘦无力等，多见于严重结核病、恶性肿瘤、肝硬化等慢性消耗性疾病的患者。

（3）病危面容　表现为面容枯槁、面色苍白或铅灰、表情淡漠、眼眶凹陷，多见于大出血、严重休克、脱水等患者。

4. 皮肤与黏膜　皮肤与黏膜的颜色、温湿度、弹性，有无出血、皮疹、水肿、黄疸、发绀等情况，均是反映身体健康状况的指标。如贫血患者皮肤苍白；休克患者皮肤常苍白、湿冷；肝胆疾病患者常有巩膜和皮肤黄染；严重缺氧患者常表现为口唇、指、趾发绀；造血系统疾病患者皮肤黏膜常出现出血点、紫癜、瘀斑等；严重脱水患者常出现皮肤弹性减弱；肾性水肿患者多见于晨起眼睑、颜面水肿，心源性水肿患者则表现为下肢水肿等。

5. 姿势与步态

（1）姿势　姿势是指一个人的举止状态，依靠骨骼、肌肉的紧张度来保持，并受健康状态及精神状态的影响。患者因休息或适应医疗护理的需要而采取的卧床姿势，称为卧位。不同的疾病状况可使患者采取不同卧位，如主动卧位、被动卧位、被迫卧位等。胸膜炎或胸腔积液的患者，大多取患侧卧位，使患侧的呼吸运动减少，以减轻疼痛，同时减轻积液压迫肺脏，让健侧肺的呼吸活动增强，以达到代偿的目的。

（2）步态　步态是指一个人走动时所表现的姿态，年龄、是否受过训练、疾病等因素可影响人的步态。正常人行走自如，步态平稳。某些疾病可表现出特征性的异常步态，如小脑疾患、巴比妥中毒的患者走路时躯干重心不稳、步态紊乱如醉酒状为醉酒步态；双侧先天性髋关节脱位、进行性肌营养不良的患者，走路时身体左右摇摆为蹒跚步态（鸭步）等。突然的步态改变也是病情变化的征兆之一，如高血压患者突然出现跛行，则提示有发生脑血管意外、偏瘫的可能。

6. 睡眠　注意观察患者睡眠的深浅度、时间等，应注意有无失眠、睡眠过度等异常现象。

7. 呕吐物与排泄物

（1）呕吐物　呕吐是指胃内容物经口吐出体外的一种保护性反射动作。护士需仔细观察呕吐物情况，对呕吐者注意观察呕吐的方式和呕吐物的性状、色、量、味等，并做好记录，必要时收集标本送验，以协助诊断。一般呕吐物为消化液和食物，呈酸味，出现低位性肠梗阻时呈粪臭味；在胃内滞留时间短、出血量较多时呕吐物呈鲜红色，混有滞留在胃内时间较长的血液时呈咖啡色，有胆汁反流时呈黄绿色；颅内压增高时呕吐呈喷射状；成人胃内容量约为300mL，如呕吐量超过胃容量，应考虑有无幽门梗阻或其他异常情况。

（2）排泄物　排泄物包括粪、尿、汗液、痰液、引流液等，应注意观察其性质与数量。

（二）生命体征的观察

生命体征均受大脑皮层的控制和神经、体液的调节，并保持其相对恒定。当机体患病时，生命体征的变化最为敏感。因此，生命体征的观察贯穿于对患者护理的全过程（详见第七章）。

（三）意识状态的观察

意识状态是大脑高级神经中枢功能活动的综合表现，是对内外环境的知觉状态。任何原因引起大脑高级神经中枢功能损害时均会引起不同程度的意识改变，这种状态称为意识障碍。根据意识障碍的程度可分为嗜睡、意识模糊、昏睡和昏迷。

1. 嗜睡　嗜睡是最轻度的意识障碍。患者处于持续睡眠状态，但能被言语或轻度刺激唤醒，醒后能正确、简单而缓慢地回答问题，但反应迟钝，去除刺激后又很快入睡。

2. 意识模糊　意识障碍的程度较嗜睡深，表现为思维和语言不连贯，对周围环境漠不关心，答话简短、迟钝，表情淡漠，对时间、地点、人物的定向力完全或部分障碍。

另有一种以兴奋为主的意识模糊，伴有知觉障碍（幻觉、错觉），称为谵妄。表现为意识不清，定向力消失，感觉错乱，乱语躁动。见于高热期、药物中毒、乙醇中毒等。

3. 昏睡　患者处于接近不省人事的意识状态，不易唤醒。较强刺激如压迫眶上神经、摇动身体等可被唤醒，醒后答非所问，停止刺激后很快又进入熟睡状态。

4. 昏迷　昏迷是最严重的意识障碍，也是病情危急的信号。按其程度可分为浅昏迷和深昏迷。

（1）浅昏迷　意识大部分丧失，无自主运动，对周围事物及声光刺激（如呼吸或语言刺激）均无反应，但强烈刺激（如压迫眶上神经）可出现痛苦表情，患者各种反射如角膜反射、瞳孔对光反射、咳嗽反射、吞咽反射等均存在。呼吸、心率、血压一般无明显改变，可有大小便失禁或尿潴留。

（2）深昏迷　意识完全丧失，对各种刺激均无反应，全身肌肉松弛，深浅反射均消失，机体仅能维持呼吸与循环的最基本功能，呼吸不规则，血压可下降，大小便失禁或尿潴留。

格拉斯哥昏迷评分量表（GCS）用于判断患者意识障碍程度（表 17-1），量表最高分 15 分，最低分 3 分，分数越高，意识状态越好。总分低于 7 分者为浅昏迷，低于 3 分者为深昏迷。

表 17-1　格拉斯哥昏迷评分量表

项目	状态	分数
睁眼反应	自发性的睁眼反应	4
	声音刺激有睁眼反应	3
	疼痛刺激有睁眼反应	2
	任何刺激均无睁眼反应	1
语言反应	对人物、时间、地点等定向问题清楚	5
	对话混淆不清，不能准确回答有关人物、时间等定向问题	4
	言语不流利，但可分辨字意	3
	言语模糊不清，对字意难以分辨	2
	任何刺激均无语言反应	1
运动反应	可按指令动作	6
	能确定疼痛部位	5
	对疼痛刺激有肢体退缩反应	4
	疼痛刺激时肢体过屈（去皮质强直）	3
	疼痛刺激时肢体过伸（去大脑强直）	2
	疼痛刺激时无反应	1

（四）瞳孔的观察

瞳孔的变化是许多疾病尤其是颅内疾病、药物中毒、昏迷等病情变化的一个重要指征。观察瞳孔需注意两侧瞳孔的形状、大小、边缘、对称性和对光反射等。

1. 瞳孔的形状、大小和对称性 正常瞳孔位置居中，呈圆形，边缘整齐，两侧等大等圆，在自然光线下直径 2～5mm，对光反射灵敏。病理情况下，瞳孔的大小可出现变化：①瞳孔缩小。瞳孔直径小于 2mm 称瞳孔缩小，小于 1mm 为针尖样瞳孔。瞳孔缩小见于有机磷、吗啡、氯丙嗪等药物中毒，单侧瞳孔缩小常提示同侧小脑幕裂孔疝等的发生。②瞳孔扩大。瞳孔直径大于 5mm 称瞳孔扩大，见于阿托品等药物反应、颅内压增高、濒死状态、双侧小脑幕裂孔疝、枕骨大孔疝等。③双侧瞳孔不等大。见于脑外伤、脑肿瘤、颠茄类药物中毒及濒死状态。

2. 瞳孔对光反射 用拇指和食指分开患者的上、下眼睑，用聚光手电筒直接照射瞳孔，以观察瞳孔对光线的反应是灵敏、迟钝还是消失。正常人对光线反应灵敏，当光线照射瞳孔时，瞳孔立即缩小，移去光线或闭合眼睑后又可增大。用手电筒直接照射瞳孔时，瞳孔的大小不随光线刺激而变化，称为瞳孔对光反应消失，见于危重或深昏迷的患者。

（五）特殊检查和治疗的观察

1. 特殊检查和治疗后的观察 临床上对未明确诊断的患者，常需做一些特殊的专科检查，如冠状动脉造影、脑血管造影、胃镜、乙状结肠镜、胸腔穿刺、腹腔穿刺等。这些检查均会对患者产生不同程度的创伤，护士要重点了解各项检查的注意事项，观察患者的生命体征，注意倾听患者的主诉，防止并发症的发生。如冠状动脉造影后需根据采用的方法对患者的局部止血情况进行观察。由于治疗的需要，可能对患者进行吸痰、吸氧、引流、穿刺等治疗。护士要观察患者呼吸道阻塞的程度，吸痰后症状的改善；吸氧后要观察患者缺氧程度的缓解；输血要观察有无输血反应；放置引流管要观察引流管是否通畅，引流液的颜色、性质及量，有无扭曲、受压等；腹穿术后要密切观察患者的神志、血压、尿量、穿刺点有无渗液及其他不良反应如水电解质紊乱的发生，警惕诱发肝性脑病。

2. 特殊药物治疗患者的观察 药物治疗是临床最常用的治疗方法。药物治疗后护士要注意观察其疗效、副作用和毒性反应。如使用胰岛素治疗时，观察有无心慌、出冷汗、神志不清等低血糖反应；使用血清类和青霉素类药物时要注意有无过敏反应；如果药物具有成瘾性还要注意使用的间隔时间等。

（六）心理状态的观察

心理状态的观察包括患者的语言与非语言行为、情感反应、对疾病的认识、价值观及信念等。危重患者的情感反应常见有焦虑、恐惧与忧郁等。需观察其有无记忆力减退，思维混乱，反应迟钝，语言、行为怪异等情况，以及有无焦虑、忧郁、恐惧、绝望等情绪状态。

（七）中心静脉压

CVP 代表右心房或胸腔段腔静脉内的压力，反映全身血容量与右心功能。其正常值为 $5\sim12cmH_2O$。CVP $<5cmH_2O$，表示血容量不足；CVP $>15cmH_2O$，表示心功能不全、静脉血管床过度收缩或肺循环阻力增高；CVP $>20cmH_2O$，表示存在充血性心力衰竭。

（八）其他方面的观察

除此之外，还要注意观察患者的自理能力、心理状态等。

1. 自理能力的观察　了解患者的自理能力有助于护士对患者进行针对性的护理，同时协助分析患者疾病的状况。患者的自理能力可以通过量表来确定，如用日常生活活动（ADL）能力量表评定患者的生活自理能力，对治疗和护理的配合程度等；用总的生活能力状态（TLS）评定患者的病残程度。

2. 心理状态的观察　心理状态的观察包括患者的语言与非语言行为、情感反应、对疾病的认识等。危重患者的情感反应常见焦虑、恐惧与忧郁，需观察有无记忆力减退，思维混乱，反应迟钝，语言、行为怪异等情况，以及有无焦虑、忧郁、恐惧、绝望等情绪状态。

五、各类患者的观察重点

（一）新入院患者

1. 初步估计病情轻重，确定重点观察的内容　新入院患者病种繁杂，病情轻重不一，护士需根据患者的病史、体格检查和各种检查结果，结合其入院方式和一般状况等，对病情做出初步估计，确定重点观察的内容。如对大面积烧伤、创伤严重的患者要重点观察生命体征尤其是血压的变化，及时发现休克的先兆症状；对肝硬化患者要重点观察饮食、腹水、意识状况等，预防肝性脑病等的发生。

2. 注意继发病证或潜在并发症的预防　新入院患者往往诊断未完全明确，病情尚在进展中，护士要注意观察其有无继发病证或潜在并发症的发生，防止忽略患者病情急剧变化。如部分创伤患者主要表现为体表局部组织的破损或出血，但护士仍要密切观察其血压和神志变化，警惕有无内脏潜在或继发出血的可能。

3. 关注患者的心理状态　新入院患者对医院环境、医护人员及各种规章制度等都很陌生，对自身疾病的治疗期望值很高，易出现很多复杂的心理问题。护士要注意观察并给予针对性的心理疏导，帮助患者尽快熟悉和适应住院生活，使其积极、主动参与到治疗护理过程中。

（二）小儿患者

小儿患者对陌生的住院环境和医护人员易产生恐惧心理，且表达能力差，不能准确述说病情。护士要重点观察患儿的精神状态、啼哭的声音、饮食量、大小便的性状及颜色等。小儿各器官发育尚未完善，病情变化快而剧烈，轻微的炎症就可能引起高热甚至发生惊厥，护士观察病情必须及时、准确，并及早进行适当处理；如小儿哭闹不止考虑是否有饥饿、口渴、过热、过冷、尿垫潮湿或是腹痛、感染病灶等引起的不舒适；为患儿测体温或更换尿垫时，若发现果酱样血便，而肛门周围及外阴并无损伤，考虑有无肠套叠的可能等。

（三）老年患者

1. 注意观察非典型症状　老年人机体反应力差，新陈代谢率低，感觉迟钝，患重病时往往反应不明显。护士要注意对不典型的症状、体征做细致、全面的观察，及时、准确地判断病情变化。

2. 注意观察有无脑及心血管意外的先兆症状　老年患者易发生脑及心血管意外，一旦发生，往往来势凶猛，病情危重。护士要注意观察其先兆症状，以便尽早发现病情变化，及时采取防治措施。如冠心病患者频繁发作心绞痛，且程度逐渐加重，持续时间延长，服用硝酸甘油无效，则考虑是否发生心肌梗死，并做进一步密切观察和处理。

3. 注意观察并发症　老年患者起病隐匿，病程迁延，抵抗力差，疾病恢复慢，容易出现并发症，护士要加强这方面的观察。如对卧床患者注意观察局部皮肤改变，以警惕压疮的发生；对术后患者注意观察呼吸、排痰情况，以警惕肺部感染的发生。

4. 注意观察并疏导心理问题　老年患者心理状态复杂多变，护士要做到尊重患者，细心观察，并给予针对性的疏导。此外，鉴于老年患者感官功能减退，记忆力下降，反应迟钝，护士在观察病情时要耐心听取主诉，并认真核实以准确掌握病情。

（四）危重患者

危重患者病情危重、复杂多变，观察病情要全面、连续、细致、及时。若不及时发现病情变化，则可能延误抢救而影响预后甚至威胁生命。护士需重点观察其生命体征及相关的症状、体征，以期尽早发现或预见病情变化，及时采取预防或应急措施，抢救患者生命。如对慢性肺源性心脏病患者，要重点观察其呼吸、血压、脉搏的变化，同时，密切观察患者的神志、意识状态。若发现患者头痛、烦躁不安、言语障碍或嗜睡等，预示肺性脑病的发生。

六、观察后的处理

（一）一般病情变化的处理

护士要在护理职责范围内给予患者适当处理，以减轻或解除患者痛苦，并通过口头或书面形式通知医生，也可先通知医生再做处理。如高热患者先给予物理降温；一般术后患者夜间发生尿潴留，先进行诱导排尿，如让患者听流水声或用温水冲洗尿道口等。

（二）重要病情变化的处理

当发现患者病情恶化或有严重并发症先兆时，如消化道溃疡患者排出黑便、心脏病患者出现呼吸困难等，护士要持续密切观察病情，安慰患者，并给予相应处理，如给氧、建立静脉通道、准备急救用品等，并立即通知医生。

（三）紧急病情变化的处理

如发现患者突然出现心跳加快或呼吸骤停等紧急病情变化，护士要当机立断采取必要的应急措施，如给氧、胸外心脏按压、人工呼吸等，同时马上设法请人通知医生，待医生到场后，按医嘱配合医生进行抢救。抢救过程中的各项抢救措施及病情变化均要详细记录，以便进一步观察病情和分析、判断抢救治疗后的效果。

第二节 危重患者的支持性护理

危重患者病情重且复杂多变，随时会发生生命危险。因此，必须做好严密、细致、连续的病情观察，给予患者全面监护、治疗和支持性护理，全力以赴、及时准确地进行抢救，挽救患者的生命。

一、危重患者的病情评估

危重患者病情重、复杂，变化快，若不及时发现病情变化，则可能延误抢救而影响预后，甚至威胁生命。因此，对危重患者各系统功能进行持续监测，了解患者整体状态、疾病危险程度和各系统脏器的损害程度，及时对其病情进行评估，给予及时的诊断和抢救处理是极为重要的。对危重患者病情评估的内容较多，最基本的是对中枢神经系统、循环系统、呼吸系统和肾功能的评估。

1. **中枢神经系统评估** 包括意识水平评估、电生理评估如脑电图、影像学监测如CT 与 MRI、颅内压测定和脑死亡的判定等。其中最重要的是意识水平的评估。颅内压的测定可以评估脑积液压力的动态变化，从而了解其对脑功能的影响。

2. **心血管系统（循环系统）评估** 通过监测心率、心律、无创和有创血压、心电功能、中心静脉压、肺动脉压、心排量及心脏指数等评估患者心功能的等级。

3. **呼吸系统评估** 监测患者的呼吸运动、频率、节律、呼吸音、潮气量等，评估痰液的性质、量，痰培养的结果等，血气分析，胸片等。其中，血气分析是较重要的监测手段之一，护士要了解其各项指标的正常值及其意义。

4. **肾功能评估** 肾脏是调解体液的重要器官，对维持机体内环境的稳定具有重要意义。通过监测患者的尿量，血、尿钠浓度，血、尿的尿素氮，血尿肌酐，血肌酐清除率测定等，评估患者的肾功能。

5. **生命体征评估** 生命体征是衡量危重患者机体身心状况的可靠指标。护士要密切、细致地观察其生命体征，了解其机体重要脏器的功能活动情况，为急危重症的预防、诊断、治疗和护理提供准确依据。

二、危重患者的支持性护理

危重患者病情重而复杂，变化快，随时可能发生生命危险。护士要认真、准确地做好病情评估，以判断疾病的转归。针对患者的具体情况，加强各方面的护理，预防并发症，减轻患者痛苦，促进早日康复，为患者提供适合于个体的整体护理。危重患者身体极度虚弱，抵抗力差，必要时需设专人护理，并将观察结果和治疗在护理记录单做好详细记录，以供医生作诊疗参考和采取相应的护理措施。

（一）密切观察病情并做好记录

护士必须密切观察并随时掌握患者的病情变化，尤其要重点加强对患者生命体征、意识、瞳孔等方面的观察，以随时了解其各脏器的功能状况及治疗反应与效果，及时、正确地采取有效的救治措施，如出现呼吸与心跳骤停，要立即采取人工呼吸、胸外心脏按压等措施，同时立即通知医生，以免延误抢救时机，并准确、及时、完整地记录病情变化。

（二）保持呼吸道通畅

昏迷患者因呼吸道分泌物和唾液等积聚喉头易导致呼吸困难甚至窒息，故要让患者头偏向一侧，及时吸出呼吸道分泌物，保持呼吸道通畅。长期卧床患者易发生坠积性肺炎，要经常帮助患者变换卧位，清醒者鼓励其定时做深呼吸或轻拍其背部以助分泌物咳出，防止坠积性肺炎的发生。

（三）加强临床基础护理

1. 清洁护理

（1）眼部护理　眼睑不能自行闭合的患者，由于眨眼少，角膜干燥，易发生溃疡，并发结膜炎，可涂金霉素眼膏或盖凡士林纱布，以保护角膜。

（2）口腔护理　保持口腔清洁、湿润，以增进食欲，促进舒适。对不能经口进食者，更要做好口腔护理，防止口腔炎症、口腔溃疡、腮腺炎、口臭等并发症的发生。

（3）皮肤护理　危重患者由于长时间卧床、大小便失禁、大量出汗和营养不良等原因，容易发生压疮。必须加强其皮肤护理，做好交接班，维护皮肤的完好状态。

2. 加强肢体被动锻炼　要注意保持患者肢体的功能位置。病情许可时，每日 2~3 次给患者做肢体被动运动，如伸屈、内收、外展、内旋、外旋等活动，并做按摩以促进血液循环，增加肌肉张力，帮助恢复功能，同时也可预防深静脉血栓形成。

3. 补充营养和水分　危重患者分解代谢增强，机体消耗大，需补充营养和水分。对不能进食者，要经胃肠外给予静脉高营养支持。对水分丧失较多的患者（如有大量引流液或额外体液丧失者），要补充足够的水分。

4. 维持排泄功能　对发生尿潴留的患者，要采取措施帮助患者排尿，以减轻其痛苦，必要时可在无菌操作下导尿。对于留置导尿者，要注意引流通畅，防止泌尿道感染。如便秘，可采用灌肠法协助其排出粪便，必要时护士需戴手套帮助取出粪便。

5. 保持各类导管通畅 危重患者身上会有多根引流管，如导尿管、胃肠减压管、伤口引流管等，护士要将各种管道妥善固定，安全放置，防止管道堵塞、扭曲、脱落，并保持其通畅。同时，注意严格无菌操作，防止逆行感染。

6. 确保患者安全 对意识障碍、谵妄、躁动的患者要注意安全，合理使用保护具，以防止坠床、摔伤并维持患者舒适；对牙关紧闭、抽搐患者，要用牙垫、开口器裹上数层纱布放于上、下磨牙之间，以免因咀嚼肌痉挛咬伤舌头。同时室内光线宜暗，护士要做到"四轻"（说话轻、走路轻、操作轻、开关门窗轻），避免因外界刺激而诱发抽搐。

（四）心理护理

危重患者因病情危重、自理能力下降、抢救环境陌生和各种特殊仪器的治疗而产生极大的心理压力。护士要把握危重患者复杂的心理特点，根据具体情况给予及时、安全、有效的整体护理，满足其身心需要。

1. 表现出对患者的照顾、关心、同情和接受，态度要和蔼、宽容、诚恳，富有同情心。

2. 操作过程中，语言要精练、贴切、易于理解；举止沉着、稳重；操作娴熟、认真、一丝不苟，给患者以充分的信赖感和安全感。

3. 对使用呼吸机的患者，要向其解释呼吸机使用的意义，让患者了解机械通气只是暂时的，减轻其紧张心理。

4. 因人工气道或呼吸机治疗而出现语言沟通障碍者，要与患者建立其他有效的沟通方式，鼓励其表达内心感受，并向患者说明其病情和治疗情况，保证与其进行有效的沟通。

第三节 抢救室的管理

一、抢救工作的组织管理

抢救工作是一项系统化工作，要有严密的组织、合理的分工，并建立严格的抢救组织和管理制度，以确保高质量、高效率地抢救患者。

1. 建立责任明确的系统组织结构 接到抢救任务后，要立即指定抢救负责人，组成抢救小组，一般分为全院性和科室（病区）性抢救两种。全院性抢救主要是应对大型灾难等情况，由院长（医疗院长）组织实施，各科室均参与抢救。科室性抢救一般由科主任、护士长负责组织实施，各级医务人员必须服从统一安排。

2. 确定抢救方案 医生、护士共同参与制定抢救方案，全面部署，统一指挥。抢救过程中态度要严肃、认真，动作要迅速、准确，既分工明确又要密切配合。护士要在医生到来前先给予止血、吸氧、吸痰、人工呼吸、胸外心脏按压、建立静脉通道等急救措施，使危重患者能及时、迅速地得到抢救。

3. 制定抢救护理计划　护士要根据患者的情况和抢救方案制定抢救护理计划，明确护理诊断与预期目标，确定护理措施，解决患者现存或潜在的健康问题。

4. 做好核对工作　各种急救药物须经两人核对后方可使用。执行口头医嘱时，须向医生复述 1 遍，双方确认无误后方可执行。抢救完毕后，请医生及时补写医嘱和处方。抢救中各种药物的安瓿、输液空瓶、输血空袋等均要集中放置，以便统计查对。

5. 及时书写各项记录　一切抢救工作均要做好记录，要求字迹清晰，及时准确，详细全面，且注明执行时间和核对者。做好交接班，保证抢救和护理措施的落实。

6. 安排护士参加医生查房、会诊、病例讨论　护士要熟悉危重患者的病情、重点监测项目和抢救过程，做到心中有数，积极配合抢救和治疗。

7. 严格执行交接班制度　对危重患者的整体情况，护士要密切观察并做好严格的交接班。

二、抢救室的设备

1. 抢救室　急诊室和病区均设有单独抢救室。病区抢救室通常设在靠近护士办公室的单独房间内，要求宽敞、明亮、安静、整洁，并有严格的科学管理制度。室内备有各种急救器械、药品和抢救床，以及各种急救设备、环形静脉输液轨道。

2. 抢救床　最好为多功能床，必要时另备木板 1 块，以备胸外心脏按压时用。

3. 抢救车　需准备下列物品。

（1）急救药品（表 17 - 2）。

表 17 - 2　常用急救药品

类别	药物
呼吸二联	尼可刹米、洛贝林
心三联	盐酸利多卡因、盐酸肾上腺素、盐酸阿托品
升压药	多巴胺
降压药	硝苯地平、卡托普利
强心药	毛花苷丙（西地兰）、毒毛花苷 K
抗心绞痛药	硝酸甘油
抗心律失常药	利多卡因、维拉帕米、普鲁卡因胺
血管扩张药	酚妥拉明、硝酸甘油、硝普钠
平喘药	氨茶碱
促凝血药	维生素 K_1、垂体后叶素等
镇痛、镇静、抗惊厥药	哌替啶（杜冷丁）、地西泮、吗啡、异戊巴比妥钠、苯巴比妥（鲁米那）钠、氯丙嗪（冬眠灵）、硫酸镁
解毒药	阿托品、碘解磷定、氯解磷定、二巯基丙醇、硫代硫酸钠、乙酰胺
抗过敏药	异丙嗪、苯海拉明、氯苯那敏（扑尔敏）、阿司咪唑（息斯敏）
激素类药	地塞米松、氢化考的松、可的松

续表

类别	药物
脱水利尿药	20%甘露醇、25%山梨醇、呋塞米（速尿）、利尿酸钠
碱性药	5%碳酸氢钠、11.2%乳酸钠
其他	氢化可的松、地塞米松、0.9%氯化钠溶液、各种浓度的葡萄糖溶液、低分子右旋糖酐、平衡液、10%葡萄糖酸钙、氯化钾、氯化钙、羟乙基淀粉（706代血浆）

（2）一般用物 治疗盘、血压计、听诊器、温度计、开口器、压舌板、舌钳、手电筒、输液器、输血器、各种注射器及针头、各种型号及用途的橡胶或硅胶导管、止血带、皮肤消毒用物、绷带、夹板、无菌敷料、无菌手套、多用电源插座等。

4. 抢救器械 抢救室内配备给氧系统（氧气筒或中心供氧系统、加压给氧设备等）、心电监护仪、电除颤器、心脏起搏器、简易呼吸器、呼吸机、电动吸引器或中心负压吸引装置、洗胃机等。为了不贻误抢救时机，要严格执行抢救物品的"五定制度"，即定数量品种、定点安置、定人保管、定期消毒灭菌和定期检查维修，保证急救物品的完好率达100%。

第四节 危重患者的一般急救护理

急救的最根本任务就是挽救生命。护士对临床常用急救技术掌握的程度直接影响到危重患者抢救方案的实施及抢救的成败。护士必须掌握必要的急救知识，根据不同病情实施氧气吸入疗法、人工呼吸器、吸痰法、洗胃法等一般急救技术，做好对危重患者的急救护理。

一、氧气吸入疗法

氧气是生命活动必需的重要物质，如果组织得不到足够的氧或利用氧发生障碍，就会使机体的代谢、功能甚至组织形态结构均发生异常改变，这一现象称为缺氧。氧气吸入疗法是临床常用的改善呼吸的技术之一。

氧气吸入疗法是指通过给患者吸入氧气，提高动脉血氧分压（PaO_2）和动脉血氧饱和度（SaO_2），增加动脉血氧含量（CaO_2），从而预防和纠正各种原因所造成的缺氧状态、促进组织的新陈代谢、维持机体生命活动的一种治疗方法。

（一）缺氧的分类与氧疗的适应证

根据缺氧的原因和血氧变化特征可将缺氧分为4种类型。

1. 低张性缺氧 低张性缺氧是由于吸入气体中氧气浓度过低、外呼吸功能障碍、静脉血分流入动脉而引起的缺氧。其特点是 PaO_2 降低，SaO_2 降低，组织供氧不足。常见于高山病、慢性阻塞性肺部疾病、先天性心脏病如法洛四联症等。

2. 血液性缺氧 血液性缺氧是由于血红蛋白数量减少或性质改变，造成血氧含量降低或血红蛋白结合的氧不易释放引起的缺氧。其特点是 CaO_2 降低，PaO_2、SaO_2 一般正常。常见于贫血、一氧化碳中毒、高铁血红蛋白血症、输入大量库存血等。

3. 循环性缺氧 循环性缺氧是指由于组织血流量减少，使组织供氧量减少引起的缺氧。其特点是 PaO_2、SaO_2、CaO_2 正常，而动 – 静脉氧压差增加。常见于休克、心力衰竭、栓塞等。

4. 组织性缺氧 组织性缺氧是指由于组织细胞利用氧发生障碍而导致的缺氧。其特点是 PaO_2、SaO_2、CaO_2 正常，而静脉血氧分压、氧饱和度、氧含量高于正常。常见于氰化物、硫化物中毒，大量放射线照射等。

氧疗对低张性缺氧的疗效最好，吸氧能迅速提高 PaO_2、SaO_2 和 CaO_2。氧疗对心功能不全、大量失血、严重贫血、一氧化碳中毒、休克等患者也有一定的疗效。

（二）缺氧的症状和程度判断

根据临床上患者的缺氧症状和血气分析检查结果以判断缺氧程度（表 17 – 3）。

表 17 – 3　缺氧的症状和程度判断

程度	发绀	呼吸困难	神志	动脉血氧分压（PaO_2，mmHg）	动脉血氧饱和度（SaO_2，%）
轻度	不明显	不明显	清楚	>50	>80
中度	明显	明显	正常或烦躁不安	30 ~ 50	60 ~ 80
重度	显著	严重，三凹征明显	昏迷或半昏迷	<30	<60

轻度缺氧者一般不需氧疗，如有呼吸困难，可低流量低浓度给氧（1 ~ 2L/min）；中度缺氧需氧疗；重度缺氧是氧疗的绝对适应证。

（三）氧气吸入的适应证

氧气吸入可用于各种原因引起的缺氧。血气分析检查的结果是用氧的客观指标。当患者动脉血氧分压低于 50mmHg 时，需给予吸氧。

1. 肺活量减少 因呼吸系统疾患而影响肺活量者，如哮喘、支气管肺炎或气胸等。

2. 心肺功能不全 因肺部充血而致呼吸困难者，如心力衰竭时出现的呼吸困难。

3. 各种中毒引起的呼吸困难 氧不能由毛细血管渗入组织而产生缺氧，如巴比妥类药物中毒、麻醉剂中毒、CO 中毒等。

4. 昏迷患者 如脑血管意外或颅脑损伤患者。

5. 其他 某些外科手术前后患者、大出血休克患者、分娩时产程过长或胎儿心音不良等。

（四）供氧装置

供氧装置主要有氧气筒与氧气表装置、中心供氧装置（氧气管道装置）、氧气枕和高氧压舱4种。

1. 氧气筒与氧气压力表装置（图17-1）

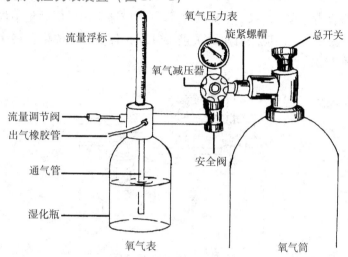

图17-1　氧气筒与氧气压力表装置

（1）氧气筒　为一圆柱形无缝钢筒，筒内可耐高压达14.7MPa（150kg/cm²），容积40L，容纳氧约6000L。氧气筒的顶端有总开关，可控制氧气的放出。使用时将总开关向逆时针方向旋转1/4周，即可放出足够的氧气。氧气筒侧面，有一气门与氧气表相连，是氧气自筒内输出的途径。

（2）氧气表　由压力表、减压器、流量表、湿化器和安全阀组成。压力表用于测知氧气筒内氧气的压力，以MPa或kg/cm²表示，压力越大，说明氧气贮存量越多。减压器是一种弹簧自动减压装置，可将来自氧气筒内的压力减至0.2~0.3MPa（2~3kg/cm²），使流量保持平稳，保证安全。流量表用以测量每分钟氧气的流出量。流量表内装有浮标，氧气通过流量表时，浮标被吹起，从浮标上端平面所指刻度可以测知每分钟氧气的流出量，用L/min表示。湿化瓶用于湿化氧气，以免呼吸道黏膜被干燥的气体所刺激，可选用一次性或内装1/3~1/2灭菌蒸馏水的湿化瓶，通气管浸入水中，出气橡胶管和鼻导管相连。安全阀的作用是确保安全。当氧气流量过大、压力过高时，安全阀的内部活塞即自行上推，使过多的氧气由四周小孔流出。

（3）装表法　将氧气表装在氧气筒上，以备急用。方法是"一吹、二上、三紧、四检查"。①吹尘：将氧气筒置于架上，取下氧气筒帽，打开总开关，使小量气体从气门处流出，随即迅速关好总开关，以达到清洁该处的目的，避免灰尘吹入氧气表内。②装氧气表：将表接于氧气筒的气门上，用手初步旋紧，然后将表稍后倾，再用扳手旋紧，使氧气表直立于氧气筒旁，连接湿化瓶。③接管与检查：连接通气管，检查流量调节阀关好后，打开氧气筒总开关，再打开流量调节阀，检查氧气流出是否通畅、有无漏气。最后关上流量调节阀，推至病室备用。

（4）卸表法　方法为"一关（总开关）、二扶（压力表）、三松（氧气筒气门及氧气表连接处）、四卸（表）"。①先放余气：旋紧总开关，由氧气流量调节阀，放出余气，再关好流量调节阀，卸下湿化瓶。②卸氧气表：一手持表，一手用扳手将表的螺帽旋松，然后再用手旋开，将表卸下。

2. 中心供氧装置（图17-2）　医院的氧气供应通常由供应站集中供给，管道通至各病区、门诊和急诊室。供应站有总开关进行管理，各用氧单位配有氧气表，打开流量表开关即可将氧气输给患者。

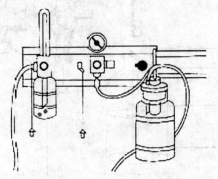

图17-2　中心供氧装置

3. 氧气枕（图17-3）　为一长方形橡胶枕，枕的一角有一橡胶管，上有调节器以调节氧流量，使用时将氧气充满氧气枕内，接上湿化瓶、导管，让患者头部枕于氧气枕上，借重力作用使氧气流出。家庭氧疗、抢救危重患者或转运患者途中，为了携带方便，可用氧气枕代替氧气装置。

新购的氧气枕因枕内含有粉尘，充气前要用自来水灌满氧气枕，在枕外用手反复揉捏，直至放出的水洁净为止，以防引起吸入性肺炎，甚至窒息。

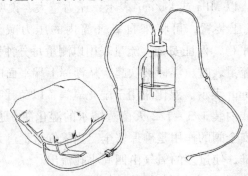

图17-3　氧气枕

4. 高压氧舱　为一圆筒形耐压舱体，分手术舱、治疗舱和过渡舱三部分。舱内充满高压氧气，患者在高于一个大气压的环境中吸入高浓度氧。

知识拓展

湿化用抑菌液

湿化用抑菌液的效果优于蒸馏水传统吸氧法。用0.1%的硫酸铜溶液湿化氧气，3天更换1次，代替1天更换1次的蒸馏水，可减少湿化液的带菌率和带菌量，延长更换时间，减轻护理工作量，对患者安全、实用。

（五）供氧方法

1. 双侧鼻导管给氧法（图17-4）

【目的】

（1）通过供给患者氧气，纠正各种原因造成的缺氧状态，提高 PaO_2 和 SaO_2，增加 CaO_2。

（2）促进组织的新陈代谢，维持机体生命活动。

【操作流程】

（1）评估

①患者目前病情、缺氧程度和用氧目的；患者的意识状态、心理反应及合作程度；患者的鼻腔状况，如有无分泌物堵塞，有无鼻中隔偏曲等。

②向患者及家属解释氧气吸入疗法的目的、方法、注意事项及配合要点。

（2）计划

①护士准备　洗手，戴口罩，着装整洁。

②用物准备　供氧装置：氧气筒或中心供氧装置。治疗盘内备鼻导管、镊子、小药杯（内盛凉开水）、纱布、棉签、玻璃接管、弯盘、胶布、别针、橡皮筋、用氧记录单、笔等。

③患者准备　了解吸氧法的目的、方法、注意事项及配合要点；体位舒展，情绪稳定，愿意配合。

④环境准备　室内安静，室温适宜，光线充足，远离火源。

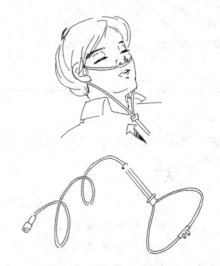

图17-4　双侧鼻导管给氧法

（3）实施（表 17 -4）

表 17 -4　双侧鼻导管给氧法

操作程序	操作步骤	要点说明
核对解释	认真核对、评估患者，做好解释	患者或家属愿意接受吸氧
备齐用物	备齐用物	按照不同的供氧装置准备用物
合适体位	取舒适体位	
再次核对	携用物至患者床旁，核对腕带、床号、姓名	确认患者，取得合作
清洁检查	用湿棉签清洁双侧鼻腔并检查	检查鼻腔有无分泌物及异常
连接紧密	将鼻导管与湿化瓶的出口相连接	
调节流量	氧流量（带氧插管）	根据病情和缺氧程度调节
适当湿润	鼻导管	鼻导管前端放入小药杯冷开水中湿润，并检查鼻导管是否通畅
轻柔插管	将鼻导管插入患者鼻孔 1cm	动作轻柔，以免引起黏膜损伤
适度固定	将导管环绕患者耳部向下放置并调节松紧度	松紧适宜，防止导管过紧致不适
记录效果	记录给氧时间、氧流量、患者反应	以利于观察用氧效果
注意观察	缺氧症状、氧气装置是否漏气并通畅、有无氧疗不良反应、动脉血气分析指标	有异常及时处理
停止用氧	先取下鼻导管（带氧拔管）	防止操作不当，引起肺组织损伤
安置患者	体位舒适	整理床单位
卸表 ◆氧气筒 ◆中心供氧	关闭总开关，关闭流量表开关，再卸表 关流量表开关，取下流量表	口诀："一关、二扶、三松、四卸"
用物处理	正确处理用物，防止交叉感染	一次性用物消毒后集中处理；氧气筒上悬挂"空"或"满"标志
详细记录	停氧后反应	停止用氧时间及效果

（4）评价

患者能积极配合氧疗；操作规范，用氧安全；患者缺氧症状得到改善。

知识拓展

单侧鼻导管给氧法

单侧鼻导管给氧法是将鼻导管从一侧鼻腔插入至鼻咽部，末端连接氧气的给氧方法。鼻导管插入长度约为鼻尖至耳垂长度的 2/3。此法节省氧气，但对鼻黏膜刺激性较大，长时间应用患者感觉不适，因此不宜长时间应用。

【注意事项】

（1）用氧前，检查氧气装置有无漏气，是否通畅。

（2）严加注意用氧安全　切实做好"四防"即防震、防火、防热、防油。搬运氧气瓶时，避免倾倒、撞击，防止爆炸；氧气筒应安置在阴凉处，周围严禁烟火和易燃品，距明火至少5m，距暖气至少1m，防引起燃烧；氧气表及螺旋口处勿上油，也不可用带油的手进行装卸。

（3）严格遵守操作程序　插管前先调好流量（带氧插管）；中途调节流量时，要将氧气和鼻导管分离，调节好流量后再接上；停用氧时先取下鼻导管（带氧拔管），再关流量开关，以免大量氧气冲入呼吸道而造成肺组织损伤。

（4）常用湿化液为灭菌蒸馏水　急性肺水肿用20%～30%乙醇，以降低肺泡内泡沫的表面张力，使泡沫破裂、消散，改善肺部气体交换，减轻缺氧症状。

（5）用氧过程中注意观察缺氧症状的改善情况　根据患者的动脉血气分析结果决定用氧浓度，根据其血压、脉搏、神志状态、皮肤颜色、温度、呼吸方式等情况判断氧疗效果。

（6）氧气筒内氧气不可用尽　压力表上指针降至5kg/cm^{2}时不可再用，以防灰尘进入筒内，于再次充气时引起爆炸。对未用或已用空的氧气筒，要分别悬挂"满"或"空"的标识，以便及时调换氧气筒，避免急用时搬错而影响抢救。

（7）防止交叉感染　持续鼻导管用氧者，易使鼻腔分泌物结痂，造成鼻导管堵塞，要及时清除鼻腔分泌物，防止鼻导管堵塞。

（8）健康教育　指导患者及探视者用氧时禁止吸烟，保证用氧安全；指导患者和家属认识氧疗的重要性和配合氧疗的方法。

2. 鼻塞给氧法　鼻塞是一种塑料制成的球状物，有单侧和双侧两种。使用时将鼻塞塞入鼻前庭，代替鼻导管给氧，鼻塞大小以塞住鼻孔为宜。此法对鼻腔黏膜刺激小，患者感觉舒适，且使用方便，适用于长时间用氧（图17–5）。

3. 面罩给氧法　将面罩置于患者口鼻部，用松紧带固定，氧气自下端输入，呼出气体从面罩侧孔排出，要求氧流量6～8L/min。此法口腔、鼻腔都能吸入氧气，对于病情较重、氧分压明显下降者效果较好，对气道黏膜刺激性小，简单易行，患者感觉较舒适（图17–6）。

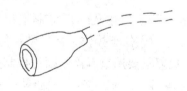

4. 头罩给氧法　适用于新生儿、婴幼儿的供氧，将患儿头部置于氧气罩内，将氧气接于进气孔上，以保证罩内一定的氧浓度。

图17–5　鼻塞给氧法

此法简便，无刺激性，透明的头罩易于观察病情变化（图15–8）。

5. 家庭供氧方法　随着家庭用氧的发展，便携式供氧装置纷纷面世。某些慢性呼吸系统疾病和持续低氧血症的患者可以在家庭中实施氧疗，对改善患者的健康状况、提高其生活质量和活动耐力有显著疗效。家庭氧疗一般采用制氧器、小型氧气瓶和氧气枕等方法。

（1）氧立得　氧立得是一种便携式制氧器，1990年问世，由制氧剂A和催化剂B

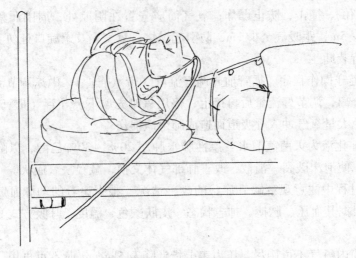

图 17 – 6　面罩给氧法

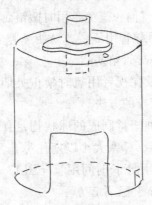

图 17 – 7　头罩给氧法

在反应仓中与水发生化学反应制造出氧气。其特点是制氧纯度高（＞99.0%），供养快，立用立得，便于操作，易携带。但维持时间短（1 次反应所制出的氧气仅能维持 20 分钟），反复需要用氧者需不断更换制剂。

（2）小型氧气瓶　为小型瓶装医用氧，具有安全、小巧、经济、实用、方便等特点。有 2～15L 各种不同容量的氧气瓶。适用于肺心病、冠心病、哮喘、肺气肿等慢性疾病患者的家庭氧疗。

（六）氧气成分和浓度、吸氧浓度与氧流量的换算

1. 氧气成分　一般用 99% 氧气或 5% 二氧化碳和纯氧混合的气体。

2. 氧气吸入浓度　掌握吸氧浓度对纠正缺氧起着重要作用。氧气在空气中的浓度为 20.93%。为达到治疗效果，吸氧浓度必须高于空气中氧浓度。低于 25% 的氧浓度和空气中的氧含量相近，无治疗价值；高于 70% 的氧浓度，持续时间超过 24 小时以上，会发生氧中毒，表现为恶心、烦躁不安、面色苍白、进行性呼吸困难。

3. 吸入氧浓度分类

（1）低浓度氧疗　低浓度氧疗又称控制性氧疗，吸入氧浓度低于40%。用于低氧血症伴二氧化碳潴留患者。如慢性阻塞性肺病和慢性呼吸衰竭，呼吸中枢对二氧化碳增高的反应很弱，呼吸的维持主要依靠缺氧刺激外周化学感受器。如果给予高浓度的氧吸入，虽然低氧血症迅速解除，但同时也解除了缺氧兴奋呼吸中枢的作用，导致进一步呼吸抑制，加重二氧化碳的潴留，甚至发生二氧化碳麻醉。由于缺氧的消除，通气低下部位的血流反而增加，使已失调的通气/灌注比例障碍更为严重，导致$PaCO_2$进一步增高。所以这类患者需采用控制性氧疗。

（2）中等浓度氧疗　吸入氧浓度为40%~60%。主要用于有明显通气/灌注比例失调或显著弥散障碍的患者，特别是血红蛋白浓度很低或心输出量不足者，如肺水肿、心肌梗死、休克等。

（3）高浓度给氧　吸氧浓度在60%以上。用于单纯缺氧而无二氧化碳潴留的患者，如成人呼吸窘迫综合征、心肺复苏后的生命支持阶段。

（4）高压氧疗　高压氧疗是指在特殊的加压舱内，以0.2~0.3MPa（2~3kg/cm²）的压力给予100%的氧吸入。主要用于一氧化碳中毒、气性坏疽等。

（七）氧疗的不良反应与预防

当氧浓度高于60%、持续时间超过24小时，可出现氧疗副作用。常见的副作用有氧中毒、肺不张、呼吸抑制、眼晶状体后纤维组织增生、呼吸道黏膜干燥等。

1. 氧中毒　患者长时间高浓度给氧时，肺泡气和PaO_2升高，使血液与组织细胞之间氧分压差升高，氧弥散加速，组织细胞因获氧过多而中毒。其特点是肺实质的改变，患者主要表现为胸骨后锐痛、烧灼感、干咳、进行性呼吸困难、恶心、呕吐、烦躁不安，也可出现抽搐、晕厥，严重者可昏迷、死亡。

预防措施：预防的关键是避免长时间高浓度氧气吸入，氧浓度60%以下是安全的，60%~80%的氧吸入时间不能超过24小时，100%的氧吸入时间不能超过4~12小时。给氧期间要经常监测动脉血氧分压和氧饱和度，密切观察给氧的效果和不良反应。

2. 肺不张　吸入高浓度氧后，患者肺泡内大量氮气（不能被吸收）被置换，一旦支气管堵塞，肺泡内的氧气易被肺循环的血流迅速吸收，导致肺泡塌陷，引起肺不张。患者主要表现为烦躁不安，呼吸、心率加快，血压上升，呼吸困难，发绀，甚至昏迷。

预防措施：控制吸氧浓度，鼓励患者做深呼吸、咳嗽，经常改变卧位、姿势、翻身拍背等促进排痰，防止分泌物阻塞。

3. 呼吸抑制　多见于Ⅱ型呼吸衰竭（低氧血症伴CO_2潴留）者。由于$PaCO_2$长期升高，呼吸中枢失去了对CO_2的敏感性，呼吸的调节主要依靠缺氧对周围化学感受器（颈动脉体和主动脉体）的刺激来维持呼吸，若吸入高浓度氧气，虽然缺氧得到某种程度的改善，但缺氧反射性刺激呼吸的作用消失，导致呼吸抑制，甚至呼吸停止。

预防措施：低浓度、低流量持续吸氧，并监测PaO_2的变化，维持患者的PaO_2在60mmHg。

4. 眼晶状体后纤维组织增生　仅见于新生儿，以早产儿多见。吸入过高浓度氧气，可导致患儿视网膜血管收缩，从而发生视网膜纤维化，最后出现不可逆的失明。

预防措施：新生儿吸氧浓度要严格控制在40%以下，并控制吸氧的时间。

5. 呼吸道黏膜干燥　持续吸入未经湿化且浓度较高的氧气，可使呼吸道黏膜干燥，分泌物黏稠不易咳出。

预防措施：氧气吸入前一定要先湿化，必要时配合做超声波雾化吸入。

知识拓展

高氧输液治疗的临床应用

高氧医用液体治疗仪可提高静脉输注液体含氧量，将医院常用的静脉输注液体（平衡盐液、生理盐水、葡萄糖液等）溶氧活化处理后制备成高氧液，使其氧分压达到≥80kPa。临床广泛用于心脑血管疾病、休克、一氧化碳（CO）中毒、慢性肺心病等的治疗。在神经外科，对颅脑损伤、脑卒中、颅内肿瘤、开颅手术后等所致的脑水肿，颅内压增高引起的脑缺氧，尤其是危重患者和并发呼吸道疾病所致通气障碍者均有一定疗效。

二、简易人工呼吸器的使用

简易人工呼吸器是急救必备的设备之一。因其结构简单，携带方便，特别适宜于现场急救。一般在未建立人工气道或呼吸机突然发生故障的情况下使用。简易呼吸器由呼吸囊、呼吸活瓣、面罩和衔接管组成（图17-8）。

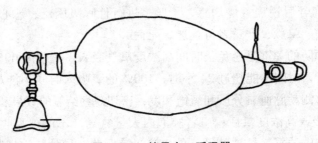

图17-8　简易人工呼吸器

【目的】

1. 维持和增加机体通气量。

2. 纠正低氧血症。

【操作流程】

1. 评估

（1）患者的年龄、意识、生命体征、病情等。

（2）有无自主呼吸、呼吸形态、呼吸道是否通畅等。

（3）向患者及家属解释简易人工呼吸器使用的目的、方法、注意事项和配合要点，消除其紧张、恐惧情绪。

2. 计划

（1）护士准备　着装整洁，洗手，戴口罩，熟练应用简易人工呼吸器。

（2）用物准备　简易人工呼吸器、备用面罩、氧气装置。

（3）患者准备　患者去枕仰卧于床上或地面上，取下活动义齿，开放气道；解开领扣、领带、腰带；清除上呼吸道的分泌物和呕吐物。

（4）环境准备　安全，宽敞，整洁。

3. 实施　见表 17 – 5。

表 17 – 5　简易人工呼吸器的使用

操作程序	操作步骤	要点说明
核对解释	认真核对、评估患者，做好解释	患者或家属愿意接受人工呼吸器
备齐用物	备齐用物	
合适体位	患者去枕平卧于床或地上，头颈躯干平直无扭曲，双手放躯干两侧；解开领扣、领带、腰带	
开放气道	清除口鼻腔分泌物，取下活动义齿，操作者站在患者头侧，托起下颌使患者头后仰	保持呼吸道通畅
挤压通气	将面罩紧扣于口鼻部 一手以"EC"手法固定面罩，另一手有规律地挤压简易呼吸器气囊，使空气或氧气自气囊进入肺部；然后放松气囊，肺内气体经呼气活瓣排出，反复有规律地挤压与放松，一般挤压频率 16～20 次/分钟，每次送气 500～1000mL（挤压 1L 成人球囊 1/2～2/3 量或 2L 成人球囊 1/3 量），每次送气时间长于 1 秒，频率 16～20 次/分钟	避免漏气 操作规范，使空气或氧气通过吸气活瓣进入患者肺部，放松时肺部气体随呼吸活瓣排出。安全、有效的潮气量控制在产生可见的胸廓起伏如患者有自主呼吸，挤压气囊要与自主呼吸同步
详细记录	记录简易人工呼吸器使用的时间、缺氧情况的改善	以利于观察通气情况
用物处理	正确处理用物，防止交叉感染	

4. 评价

（1）护士沉着冷静，判断准确、操作熟练、规范。

（2）患者自主呼吸恢复或呼吸困难缓解。

【注意事项】

1. 要定时检查、保养和维修简易呼吸器，防止活瓣漏气，使有效通气量减少。

2. 使用简易呼吸器进行辅助呼吸时，操作者要站在患者头顶处，以方便操作和观察患者情况。

3. 操作过程中要密切观察病情变化，评价抢救效果。重点观察意识变化、自主呼吸、血氧饱和度等。若患者自主呼吸恢复，简易呼吸器频率要与自主呼吸同步，即患者吸气初顺势挤压呼吸囊，达到一定潮气量后完全松开气囊，让患者自行完成呼气动作。

三、吸痰法

吸痰法是指利用负压吸引作用，用导管经口、鼻腔、人工气道将呼吸道的分泌物吸出，以保持呼吸道通畅的一种方法。适用于危重、昏迷、年老体弱、麻醉未清醒、气管切开等不能进行有效咳嗽者。临床上常用的吸痰装置有电动吸引器、中心负压吸引装置和注射器等。

1. 电动吸引器　电动吸引器由马达、偏心轮、气体过滤器、压力表、安全瓶和贮液瓶组成（图17-9）。安全瓶和贮液瓶可贮液1000mL，瓶塞上有两个玻璃管，并有橡胶管相互连接。接通电源后，马达带动偏心轮，从吸气孔吸出瓶内的空气，并由排气孔排出，这样不断循环转动，使瓶内产生负压，将痰液吸出。

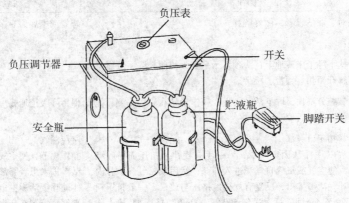

图17-9　电动吸引器

2. 中心负压吸引装置　目前大医院均设中心负压吸引装置，吸引管道连接到各病床单位，使用十分方便。

3. 注射器　在紧急情况下，采用注射器吸痰，多用于小儿。

【目的】

1. 清理呼吸道分泌物，保持呼吸道通畅，促进呼吸功能，改善肺通气。

2. 预防吸入性肺炎、肺不张、窒息等并发症发生。

【操作流程】

1. 评估

（1）患者目前病情、意识状态、呼吸状况、治疗用药情况。

（2）患者呼吸有无鼾声、有无痰鸣音，双肺呼吸音、口腔、鼻腔黏膜情况。

（3）患者对疾病及吸痰作用的认知程度，消除其紧张、恐惧、焦虑情绪，取得合作。

2. 计划

（1）护士准备　洗手，戴口罩，熟悉吸痰的操作方法，能解释吸痰的目的和注意事项。

（2）用物准备　中心负压吸引装置或电动吸引器；治疗盘内置有盖无菌罐（内盛无菌生理盐水）、无菌治疗碗（内盛无菌纱布、无菌血管钳或镊子、压舌板）、弯盘、一次性吸痰管数根、一次性无菌手套 1 副、无菌引流管 2 根、玻璃瓶和贮液瓶（内盛消毒液）。必要时备开口器、舌钳等。

（3）患者准备 了解吸痰的目的、方法、注意事项及配合要点；体位舒适、情绪稳定。

（4）环境准备 整洁安静，光线充足，温度和湿度适宜。

3. 实施 见表 17 – 6。

表 17 – 6 电动吸引器吸痰法

操作程序	操作步骤	要点说明
核对解释	认真核对、评估患者，做好解释	确认患者
调节负压	接通电源，打开开关，检查吸引器性能，调节负压	一般成人 40.0 ~ 53.3kPa；儿童 <40.0kPa
检查患者	检查患者的口、鼻腔，如有活动义齿要取下，听诊呼吸音，必要时进行背部叩击，以利痰液吸出	耐心解释，取得合作。如口腔吸痰困难，由鼻腔吸引；昏迷患者用压舌板或张口器帮助其张口
适当体位	患者平卧，面向操作者	
预先试吸	连接吸痰管，在试吸罐中试吸少量生理盐水	检查吸痰管是否通畅，同时润滑导管前端
正确吸痰	一手反折吸痰导管末端，另一手用无菌血管钳（镊）或者戴无菌手套持吸痰管前端，插入口咽部（10 ~ 15cm），然后放松导管末端	插管时不可有负压，以免引起呼吸道黏膜损伤
	先吸口咽部分泌物，再吸气管内分泌物，由深部左右旋转、向上提拉吸尽痰液；气管切开者应注意无菌操作，先吸气管切开处，再吸口（鼻）部	每次吸痰不超过 15 秒，1 根吸痰管只用 1 次，保持无菌
退管抽吸	吸痰管退出时，在冲洗罐中用生理盐水抽吸	以免分泌物堵塞吸痰导管
动态观察	气道是否通畅；患者的面色、呼吸、心率、血压等；吸出液的色、质、量	动态评估患者
安置患者	拭净面部分泌物，安置合适体位，整理床单位	使患者舒适
整理用物	吸痰管按一次性用物处理，吸痰的玻璃接管插入盛有消毒液的试管中浸泡	吸痰用物根据吸痰操作性质每班更换或每日更换 1 ~ 2 次
洗手记录	洗手，记录	

4. 评价

（1）患者感觉舒适，无呼吸道黏膜损伤。

（2）患者呼吸道分泌物及时吸出，气道通畅，呼吸功能改善。

（3）护患沟通有效，患者及家属对操作满意。

【注意事项】

1. 吸痰前，检查床头中心负压装置或电动吸引器性能是否良好，各导管连接是否正确。

2. 选择粗细适宜的吸痰管，吸痰动作轻稳、准确、敏捷。根据痰液黏稠度调节负压，防止损伤气道黏膜。

3. 严格执行无菌操作原则，防止医院内感染。吸痰用物每天更换 1 次，无菌生理盐水每次更换，吸痰管每吸 1 个部位更换 1 根；贮液瓶内放入 100mL 消毒液，瓶内吸出液不能超过 2/3 满，及时倾倒；贮液瓶和连接导管每天清洁消毒。

4. 每次吸痰时间少于 15 秒，以免造成缺氧。如痰液较多需要再次吸引，要间隔 3~5 分钟。吸痰前后可增加氧气吸入，以减轻缺氧。

5. 吸痰过程中观察有无呼吸困难、黏膜有无损伤、吸出物性状。痰液黏稠时，配合叩击、蒸汽吸入或雾化吸入等，提高吸痰效果。

知识拓展

体外振动排痰机的使用

体外振动排痰机是通过叩击、震颤和挤推 3 种功效，帮助患者排出深度痰液。患者在综合治疗力的作用下，不仅能排除痰液，有效清除呼吸系统的分泌物，减少细菌感染的程度，而且还能起到改善肺部血液循环、预防静脉淤滞的作用，从而达到治疗和预防呼吸系统疾病的效果。排痰机产生的治疗力比人工手法方式更稳定，更缓和，作用更持久，更易被患者接受。

四、洗胃法

洗胃术是指用催吐或将胃管由口腔/鼻腔插入胃内，反复灌入和吸出一定量的洗胃液，以冲洗胃腔并排除胃内容物的方法。

【目的】

1. 解毒　清除胃内毒物或刺激物，还可利用不同的灌洗溶液进行中和解毒，用于急性食物或药物中毒的患者，服毒后 6 小时内洗胃最佳。

2. 减轻胃黏膜水肿　幽门梗阻患者通过洗胃能将胃内潴留食物洗出，减少潴留物对胃黏膜的刺激，从而消除或减轻胃黏膜水肿与炎症。

3. 手术或某些检查前的准备　如食管下段、胃十二指肠手术前准备。

【适应证和禁忌证】

1. 适应证　非腐蚀性毒物中毒，如有机磷、安眠药、重金属类、生物碱及食物中毒等。

2. 禁忌证　强腐蚀性毒物（如强酸、强碱）中毒、肝硬化伴食管胃底静脉曲张、胸主动脉瘤、近期内有上消化道出血和胃穿孔、胃癌等。

【操作流程】

1. 评估

（1）患者的年龄、诊断、病情、意识状态、生命体征、中毒时间及途径、毒物名称及量、手术时间及部位等。

（2）口腔黏膜有无损伤、有无活动义齿、近期有无上消化道出血。

（3）患者对疾病的认识、洗胃的目的及注意事项，减轻其焦虑、恐惧，取得合作。

2. 计划

（1）护士准备　衣帽整洁，洗手，戴口罩；熟悉洗胃技术的操作程序。

（2）用物准备　①根据患者病情和抢救现场条件准备全自动洗胃机或电动吸引器。②根据不同的洗胃方法准备下列用物。口服催吐法：治疗盘内置量杯、压舌板、毛巾、塑料围裙、水温计、盛水桶2个（分别盛洗胃溶液和污水）。胃管洗胃法：无菌洗胃包（内置胃管或漏斗洗胃管、镊子、液状石蜡、纱布、压舌板、开口器）、棉签、10mL注射器、胶布、弯盘、听诊器、手电筒、水温计、橡胶单、治疗巾、试管等。注洗器洗胃法：50mL注洗器、14号吸管、其他用物同胃管洗胃法。③根据毒物性质准备25℃~38℃洗胃液10000~20000mL。常用洗胃液（表17－7）。毒物不明时，备生理盐水或温开水。

（3）患者准备　向清醒患者解释操作目的、程序、所需时间、操作过程中的感觉和配合方法，并根据病情和洗胃法的要求取合适卧位；为拒绝治疗的服毒患者洗胃，要采取必要的约束；有活动义齿者要取下。

（4）环境准备　安静整洁，温度适宜，宽敞明亮，用床帘或屏风遮挡患者。

表 17－7　常用洗胃溶液和禁忌药物

毒物种类	灌洗溶液	禁忌药物
酸性物	镁乳、蛋清水①、牛奶	强酸药物
碱性物	5%醋酸、白醋、蛋清水、牛奶	强碱药物
氰化物	3%过氧化氢溶液②引吐后，1:15000~1:20000高锰酸钾洗胃	
巴比妥类（安眠药）	1:15000~1:20000高锰酸钾洗胃、硫酸钠导泻	硫酸镁导泻③
敌敌畏	2%~4%碳酸氢钠、1%盐水、1:15000~1:20000高锰酸钾洗胃	
1605、1059、4049（乐果）	2%~4%碳酸氢钠	高锰酸钾④
敌百虫	1%盐水或清水、1:15000~1:20000高锰酸钾洗胃	碱性药物⑤
DDT、666	温开水或生理盐水洗胃，50%硫酸镁导泻	油性泻药
灭鼠药（磷化锌）	1:15000~1:20000高锰酸钾洗胃；0.5%硫酸铜溶液洗胃或催吐	牛奶、鸡蛋、脂肪及其他油类食物⑥
发芽马铃薯、毒蕈、河豚、生物碱	1%~3%鞣酸、1%活性炭悬浮液	
异烟肼	1:15000~1:20000高锰酸钾洗胃，硫酸钠导泻	
百草枯	碱性溶液洗胃，口服白陶土、活性炭等吸附	高浓度氧疗

注：①蛋清水、牛奶等可保护胃黏膜，减轻胃部疼痛。②氧化剂可将化学性毒物氧化，改变其性能，从而减轻或去除其毒性。③硫酸镁对心血管和神经系统有抑制作用，可加重巴比妥类中毒。④1605、1059、4049（乐果）等禁用高锰酸钾洗胃，因能氧化形成毒性更强的物质。⑤敌百虫遇碱性药物可分解出毒性更强的敌敌畏，其分解过程随碱性的增强和温度的升高而加速。⑥磷化锌易溶于油类物质，禁用脂肪类食物。

3. 实施 (表 17 – 8)

表 17 – 8　常用洗胃方法

操作程序	操作步骤	要点说明
核对解释	携用物至床边，核对床号、姓名，解释目的及配合方法，取得合作	严格查对，尊重患者
选择卧位	口服催吐法：坐位 胃管洗胃：中毒较轻取坐位或半坐位；中毒较重取左侧卧位 昏迷患者取去枕平卧位，头偏向一侧并用压舌板、开口器撑开口腔，置牙垫于上下磨牙之间，如有舌后坠，可用舌钳将舌拉出	因左侧卧位可减慢胃排空，延缓毒物进入十二指肠的速度
安全洗胃 ◆口服 　催吐法	用于服毒量少的清醒合作患者 安置患者：洗胃方法，胸前围塑料围裙，盛水桶置于患者坐位前 催吐洗胃：嘱患者自饮洗胃液 300 ~ 500mL，然后用压舌板压其舌根催吐，反复进行，直至吐出的灌洗液澄清无味为止	表示毒物已基本干净
◆漏斗胃管 　洗胃法	利用虹吸原理 安置患者：协助患者取合适体位，胸前围塑料围裙，弯盘置口角处，盛水桶放于床头下方	
	插管抽吸：将胃管前端涂石蜡油后自口腔插入，证实胃管在胃内后用胶布固定，置漏斗低于胃部的位置，挤压橡胶球抽尽胃内容物，必要时送检	插管长度 45 ~ 55cm
	反复灌洗：举漏斗高过头部 30 ~ 50cm，将洗胃液缓慢倒入漏斗 300 ~ 500mL，当漏斗内尚余少量溶液时，迅速将漏斗降至低于胃的位置，倒置于盛水桶内，反复灌洗，直至洗出液澄清无味为止 (图 17 – 10)	每次灌入量 <500mL
◆电动吸引 　器洗胃法	利用负压吸引原理 安装检查：接电源，检查电动吸引器性能，将输液管与Y形管主管相连，洗胃管和储液瓶的引流管分别与Y形管两分支连接，输液瓶内倒入灌洗液，夹紧输液管，挂于输液架上	控制负压 100mmHg 内，防止损伤胃黏膜；能迅速、有效地清楚毒物，节省人力，并能准确地计算洗胃液的量
	插管固定：协助患者取合适体位，胸前垫治疗巾，弯盘置口角处，将胃管前端涂石蜡油后自口腔或鼻腔插入，证实胃管在胃内后用胶布固定	
	抽吸胃液：开动吸引器，抽尽胃内容物后关闭，必要时取胃内容物送检	
	反复灌洗：夹住引流管，开放输液管，使溶液流入胃内 300 ~ 500mL，夹住输液管，开放引流管，开动吸引器，吸出灌入液体，反复灌洗直至洗出液澄清无味为止 (图 17 – 11)	1 次灌洗量不得超过 500mL

续表

操作程序	操作步骤	要点说明
◆自动洗胃机洗胃法	是利用电磁泵作为动力源，通过自控电路的控制，使电磁阀自动转换动作，完成洗胃过程（图17-12）	能自动、迅速、彻底地清除胃内毒物
	检查连管：接通电源，打开开关，检查调试自动洗胃机，将3根橡胶管分别与机器的进水接口、排水接口、胃管相连。进水接口的另一端放入洗胃液桶内，排水接口的另一端放入空水桶内	选用28号胃管 药管管口必须始终浸没在洗胃液的液面下
	插管固定：同电动吸引器洗胃 抽吸胃液：按"手吸"键吸出胃内容物，必要时送检	
	反复冲洗：按"自动"键，反复冲洗直至洗出的液体澄清无味，再按"停机"键，机器停止工作	冲洗时，"冲"灯亮，吸引时"吸"灯亮
◆注洗器洗胃法	适用于胃手术前和幽门梗阻患者的洗胃。将胃管由鼻腔插入胃内并固定，用注洗器抽尽胃内容物后注入洗胃液200mL，再抽吸，反复进行，直至洗净。洗胃毕，拔出胃管，协助患者漱口、洗脸，取舒适卧位	
随时观察	洗胃过程中随时注意观察吸出液的性质、颜色、气味、量，以及患者面色、脉搏、呼吸和血压变化	如患者有腹痛，洗出液呈血性，立即停止洗胃，采取相应的急救措施
拔管整理	洗胃毕，反折胃管末端快速拔出；协助患者漱口、洗脸，取舒适卧位，整理床单位	防止胃管内液体误滴入气管；促进患者舒适
用物处理	机器及管道清洗：将3根橡胶管同时放入消毒液中，按"清洗"键，反复冲洗消毒洗胃机容量和各管路30分钟，而后用清水冲洗5分钟，之后将3根橡胶管提出，待机器内的水完全排净后，按"停机"键，关机。清理用物	以免各管道被污物堵塞或腐蚀
观察记录	洗手，记录洗胃液的名称、量，洗出液的性质、气味、颜色和量，观察并询问患者反应	幽门梗阻者洗胃，在饭后4~6小时或空腹时进行。记录胃内潴留量，便于了解梗阻程度：胃内潴留量＝洗出量－灌入量

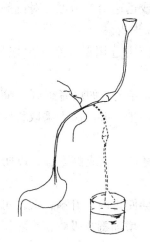

图17-10　漏斗胃管洗胃法

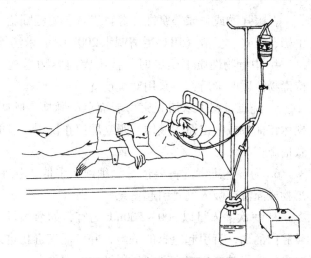

图17-11　电动吸引器洗胃法

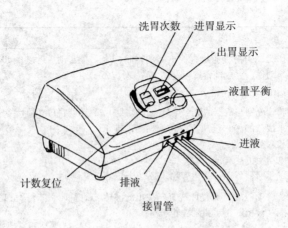

洗胃次数　进胃显示

出胃显示

液量平衡

进液

计数复位　　排液

接胃管

图 17 - 12　自动洗胃机洗胃法

4. 评价

（1）患者胃内毒物得到最大限度的清除。

（2）患者能配合操作，无误吸发生。

（3）患者中毒症状得以缓解或控制，康复信心增强。

【注意事项】

1. 首先了解患者中毒的情况，如中毒的时间、途径、毒物种类、性质、量等，来院前是否做过处理。

2. 急性中毒患者要迅速采用口服催吐法，必要时进行洗胃，以减少毒物的吸收。插管时动作要轻柔，切忌损伤食管黏膜或误入气管。

3. 强腐蚀性毒物（如强酸、强碱）中毒、肝硬化伴食管胃底静脉曲张、胸主动脉瘤、近期内有上消化道出血和胃穿孔等患者禁止洗胃；上消化道溃疡、胃癌等患者不宜洗胃。

吞服强酸或强碱等腐蚀性药物患者，遵医嘱给予药物或迅速给予物理性对抗剂，如牛奶、豆浆、蛋清（用鸡蛋清调水 200mL）、米汤等，以保护胃黏膜。

4. 中毒物性质不明确时，抽出胃内容物送检；洗胃液需选用温开水或生理盐水，待毒物性质明确后，再采用对抗剂洗胃。

5. 洗胃过程中密切观察患者面色、脉搏、呼吸和血压变化，如患者感到腹痛、出现休克征象或吸出血性液体，须立即停止洗胃，及时报告医生，并与医生采取相应的急救措施。

6. 为昏迷患者洗胃要谨慎、细致，采取去枕平卧头偏向一侧或侧卧位，以防止分泌物或灌洗液吸入气管引起窒息。

7. 每次灌入量以 300～500mL 为宜，如灌入量太多，会使胃内压升高，液体可从口鼻腔内涌出，有引起窒息的危险，并可促使毒物进入肠道，增加毒物吸收；突然胃扩张又可使迷走神经兴奋，引起反射性心跳骤停。

8. 为幽门梗阻患者洗胃，宜在饭后 4～6 小时或空腹时进行，并记录胃内潴留量，以了解梗阻情况，供临床输液参考。

9. 健康教育：向患者及家属介绍洗胃后的注意事项；对自服毒物者要进行耐心、有效地劝导，积极鼓励，并给予针对性的心理护理，为患者保守秘密，保护患者隐私，减轻患者的心理负担。

【能力检测】

1. 患者，男，76 岁，因慢性阻塞性肺病入院。患者呼吸困难，发绀明显，神志清，较烦躁，氧分压 40~50mmHg，二氧化碳分压 >70mmHg。

（1）患者缺氧程度如何？

（2）要采取何种方式给氧？为什么？

2. 患者，女，37 岁，因家庭琐事与婆婆发生争吵后口服大量的对硫磷（1605）农药。入院时意识丧失，护士遵医嘱给予电动洗胃机洗胃。

（1）应选用何种洗胃液？

（2）患者采取何种体位？

（3）洗胃时注意什么问题？

3. 已知某患者吸氧浓度为 33%：

（1）此患者吸氧流量是多少？

（2）吸氧时注意什么？

4. 患者，男，70 岁，因长期吸烟患慢性支气管炎和慢性阻塞性肺气肿，连日来咳嗽剧烈，但痰液黏稠不易咳出。

（1）说出患者存在的护理问题。

（2）需采取什么护理措施？

第十八章 临终患者的关怀护理

▌学习目标

1. 掌握死亡过程分期、临终患者生理与心理变化及护理。

2. 熟悉死亡、临终关怀的概念；临终患者家属及丧亲者的护理内容。

3. 了解姑息照护、安乐死、临终关怀的护理原则、死亡教育内容。

4. 能根据临终患者的表现判断其心理反应分期，提供有效的护理措施，能在模拟人身上正确完成尸体护理。

5. 具有严谨的工作态度与正确的死亡观，对患者及家属悉心关爱，维护其尊严与权益。

死亡是生命活动的最后阶段，是完整生命历程的重要组成部分。让临终患者坦然、宁静地面对死亡，并尽可能减轻临终前躯体的痛苦和心理的恐惧，维护人的尊严，是护士应尽的职责。护士要树立正确的死亡观，掌握临终关怀及其相关知识和技术，了解临终患者的生理和心理反应，为生命即将结束的患者及家属提供全面的身心照顾与支持，提高其生存质量，使丧亲者早日从悲伤中得以解脱。

第一节 临终关怀

一、临终与临终关怀

1. 临终 临终是临近死亡的阶段，指患者的疾病或损伤经积极治疗仍不能好转，病情逐渐恶化，医生认为是无效治疗时至患者生命结束之前的这段时间。对临终时间的界定，各国学者有不同见解。英国以预生存期不超过 1 年为临终期；美国以不再接受延长生命的治疗并且预生存期在 6 个月内为临终期。我国没有明确的时间界定，临终者主要包括晚期恶性肿瘤患者、慢性疾病终末期患者、主要脏器衰竭患者。

2. 临终关怀 临终关怀又称善终服务、安宁照顾、安息护理，是由医生、护士、心理学者、社会工作者、宗教人士和志愿者等人员组成的团队向临终患者及其家属提供的一种全面照护，包括生理、心理和社会等方面，目的是让临终患者缓解痛苦，症状得到控制，生命得到尊重，生存质量提高，家属的身心健康得到维护和增强，使患者临终时能够安宁、舒适地走完人生的最后旅程。

3. 姑息照护　姑息照护是在临终关怀理念上发展起来的一种新的医疗照护模式。2002 年 WHO 将其定义为：对患无法治愈性疾病的患者，从疾病诊断开始就提供积极的整体护理，主要通过预防、评估、有效控制疼痛及其他躯体症状，处理心理、社会、精神和宗教方面的一系列问题，最大可能地提高患者及其家属的生活质量。与临终关怀相比，姑息照护对预期生存期没有特别严格的限制，从诊断为不可治愈性疾病开始到生命垂危，只要愿意接受姑息照护，均可随时成为姑息照护的对象。因此，受益患者潜在人群更大，使更多患者能在患病早期或疾病进程中受到该类型的照护。

二、临终关怀的意义

1. 符合人类追求高生命质量的客观要求　随着人类社会文明的进步，人们对生命的生存质量和死亡质量提出了更高的要求，认为在生命最后的日子里，生存质量比生存时限更重要。临终关怀从优化生命末端质量出发，通过全面的身心照料，为患者提供姑息性治疗，控制症状，解除痛苦，消除焦虑和恐惧，让患者在死亡时获得安宁、平静、舒适，让家属在患者死亡后不留下任何遗憾和阴影。

2. 体现社会文明和进步　每个人都希望生得顺利，死得安详。现代临终关怀理念认为，临终患者的生命不应该被忽视，应受到尊重。社会应创造环境与氛围，让临终患者能享受生命的权利和维护生命的质量。临终关怀是让患者尊严、舒适地到达人生彼岸而开展的一项社会公共事业，是社会进步的必然，是社会文明的标志。通过临终关怀，使临终者得到支持、安慰、鼓舞，体验到人与人之间的温情，感受到人道主义的光辉。

3. 体现医护职业道德的崇高　医护职业道德的核心内容就是尊重患者的尊严和权利，包括生命价值和人格尊严；临终关怀通过对患者实施整体护理，最大限度地帮助患者减轻躯体和精神上的痛苦，平静地走完生命的最后阶段，对家属进行心理疏导和提供情感支持。医护人员作为提高生命质量的具体实施者，让患者在最后的岁月里活得更有意义和尊严，充分体现了以提高生命价值和生命质量为服务宗旨的高尚医护职业道德。

4. 促进我国卫生保健体系的完善　随着我国社会的快速发展及人口老龄化的加剧，癌症及慢性疾病患者日益增多，大量临终患者需要照护。而传统的卫生保健服务及有限的医疗卫生资源不能满足这类群体的需要，社会对临终关怀服务的需求强烈。临终关怀是解决临终患者家庭照料困难的重要途径，也是节省社会资源、减少费用的有效照护方法。开展临终关怀顺应了医学模式的转变，是我国卫生保健体系自我完善的必然要求，对提高患者生命质量，解决社会经济、卫生资源分配等问题，无疑具有重要的现实意义。美国等发达国家已将临终关怀纳入医疗保险计划，我国目前尚未实施。我国临终关怀服务在政策扶持、制度保障、人员配备与培训方面仍需不断完善。

三、临终关怀的发展

古代的临终关怀可以追溯到中世纪的西欧，修道院等宗教团体在其机构附近设置场所，为重病濒死的朝圣者、旅游者提供照料，使其得到最后的安宁。

现代临终关怀组织创始于 20 世纪 60 年代。1967 年桑得斯博士在英国伦敦创办了世界上第一个现代化、专业化的临终关怀机构——圣·克里斯多弗临终关怀院，其被誉为"点燃了世界临终关怀运动的灯塔"。在其影响和带动下，临终关怀服务首先在英国得到快速发展。此后，临终关怀事业推广到世界各国。

1988 年 7 月，我国天津医学院在美籍华人黄天中博士的资助下，成立了中国第一个临终关怀研究中心。研究中心主任崔以泰被誉为"中国临终关怀之父"。同年 10 月，上海诞生了中国第一家临终关怀院——南汇护理院。1992 年，北京松堂临终关怀院、朝阳门医院临终关怀病区相继建立。2010 年 9 月中国内地首个社区临终关怀科室在上海闸北街道社区卫生服务中心成立。1993 年后中国心理卫生协会临终关怀专业委员会成立，并设立了临终关怀基金，1996 年《临终关怀杂志》创办。这标志着我国已跻身于世界临终关怀研究与实践的行列。迄今，我国大陆有百余家临终关怀服务或研究机构，上万名医护人员从事临终关怀服务。

四、临终关怀的护理原则

1. 照护为主的原则 采用对症为主的照护，而非以康复治愈为目的的治疗。临终关怀的服务对象主要是疾病晚期、治愈无望的患者，目的是通过临终关怀，提供姑息治疗和全身心照护，使症状得到控制，减轻患者痛苦。在有限的时间里、在可控制的病痛中，提高患者临终阶段的生命质量，维护患者死的尊严。

2. 适度治疗的原则 提高患者生命质量，而非延长患者生存时间。临终患者的基本需求有三条：一是保持生命，二是解除痛苦，三是无痛苦地死去。临终关怀不主张采用昂贵药物和各种积极的治疗方法，其虽可延长患者生命，但会给患者带来躯体和心理上的痛苦，增加家庭的经济负担。临终关怀主张采用可控制症状，减轻或解除痛苦的支持性、综合性姑息服务，更符合人道主义精神的医疗、护理救助行为，尊重生命和死亡的自然过程，适度治疗，全面照护。

3. 注重心理的原则 由于疾病折磨，对生的依恋、对死的恐惧及对亲人的牵挂等原因，临终患者的心理是极其复杂的，且因经济状况、政治地位、文化程度、宗教信仰、职业与年龄等的不同而有差异。因此，要了解和理解患者的心理需求和社会需求，通过心理关怀与支持，使其心理获得平衡，正视现实，摆脱焦虑与恐惧，平静地面对死亡。同时也要注重临终患者家属的心理支持。

4. 伦理关怀的原则 尊重临终患者的权利和人格，维护和保持患者的价值和尊严，允许保持原有的生活方式，尽量满足其合理需求，尊重个人隐私，允许参与医疗护理方案的制定。

5. 社会化的原则 临终关怀是社会化的系统工程，需要全社会的共同参与，需要大力开展临终关怀知识普及和宣传教育，使人们以科学的态度正确对待死亡，让全社会了解和支持临终关怀事业。同时依托临终关怀专业人员与机构，动员其他社会组织关心、参与临终关怀事业。

第二节 临终患者护理

一、临终患者的生理变化与护理

（一）临终患者的生理变化

1. 呼吸功能减退　由于呼吸中枢麻痹、呼吸肌收缩作用减弱、分泌物在支气管中潴留等原因，患者常表现为呼吸困难，鼻翼扇动，有痰鸣音或鼾声，呼吸频率由快变慢，呼吸深度由深变浅，出现潮式呼吸、间断呼吸、张口呼吸等，最终呼吸停止。

2. 循环功能减退　由于心肌收缩无力，出现循环衰竭的表现。常见心搏出量减少，心音低弱，脉搏快而弱、不规则甚至触不到，血压降低或测不出，皮肤苍白、湿冷，大量出汗，少尿，口唇、指甲呈灰白或青紫，四肢发绀、斑点，心尖搏动常为最后消失。

3. 胃肠功能紊乱　由于胃肠蠕动逐渐减弱，气体积聚于胃肠，出现呃逆、恶心、呕吐、腹胀、食欲不振、脱水、口干、便秘、粪便嵌塞等症状。

5. 肌肉张力丧失　表现为吞咽困难，大小便失禁，全身肌肉软瘫，无法维持良好舒适的功能体位，临终患者常见希氏面容（面肌消瘦、面部呈铅灰色、下颌下垂、嘴微张、鼻翼扇动、眼球内陷、双眼半睁半滞、瞳孔固定、对光反射迟钝）。

6. 语言、感知觉和意识改变　临终前患者语言逐渐困难、混乱。视觉逐渐减退，由视觉模糊发展到只有光感，直至视力消失。眼睑干燥，分泌物增多。听觉常是人体最后消失的一个感觉。意识改变可表现为嗜睡、意识模糊、昏睡、昏迷，也可产生幻觉等。

7. 疼痛　表现为烦躁不安，呼吸变快或减慢，瞳孔放大，不寻常的姿势，疼痛面容（五官扭曲、眉头紧锁、眼睛睁大或紧闭、双眼无神、咬牙）。

（二）临终患者的身体护理

1. 改善呼吸功能

（1）定时通风换气，保持室内空气新鲜。

（2）病情允许时，可采用半卧位或抬高头、肩，以扩大胸腔容量，改善呼吸困难。

（3）保持呼吸道通畅，在床旁备好吸引器，及时吸出堵塞痰液。意识不清者，采用仰卧位头偏向一侧或侧卧位，防止呼吸道分泌物误入气管引起窒息或肺部并发症。

（4）视呼吸困难程度，及时给予氧气吸入，纠正缺氧，改善呼吸功能。

2. 促进血液循环

（1）观察体温、脉搏、呼吸、血压、末梢循环和尿量的变化，及时记录。

（2）患者四肢冰冷不适时，可提高室温，加强保暖，必要时给予热水袋或加温毯。

（3）备好抢救药品和器材。

3. 增进食欲，加强营养

（1）了解患者饮食习惯，尽量满足饮食要求，注意食物的色、香、味。

（2）给予流质或半流质饮食，便于患者吞咽。

（3）少量多餐，以减轻恶心，增进食欲，必要时餐前给予止吐药、助消化药。

（4）必要时采用鼻饲法或完全胃肠外营养，保证患者营养供给。

（5）加强监测，观察患者电解质指标和营养状况。

4. 促进患者舒适

（1）维持良好、舒适的体位：定时翻身，更换体位，避免某一部位长期受压，促进血液循环。

（2）加强皮肤护理：大小便失禁者，注意保持会阴、肛门附近皮肤的清洁、干燥，必要时留置导尿；大量出汗时，及时擦干洗净，勤换衣裤；床单位保持清洁、干燥、平整、无碎屑，以防发生压疮。

（3）重视口腔护理：晨起、餐后、睡前协助患者漱口，对不能经口进食者，给予口腔护理每日2次，保持口腔清洁；有溃疡或真菌感染者酌情涂药；口唇干燥者，适量喂水，可用湿棉签湿润口唇或用湿纱布覆盖口唇，也可涂润滑油。

5. 减轻感、知觉改变的影响

（1）提供合适的环境：环境安静，空气新鲜，通风良好，有一定的保暖设施，适当的照明，避免临终患者视觉模糊产生恐惧心理，增加安全感。

（2）及时用湿纱布拭去眼部分泌物，眼睑不能闭合者，可涂金霉素、红霉素眼膏或覆盖凡士林纱布，以保护角膜，防止角膜干燥发生溃疡或结膜炎。

（3）听力常为最后消失的感觉，护理中要避免在患者周围窃窃私语，以免增加患者的焦虑。可采用触摸患者的非语言交流方式，配合柔软温和的语调、清晰的语言交谈，使临终者感到即使在生命的最后时刻也并不孤独。

6. 控制疼痛

（1）观察疼痛的性质、部位、程度及持续时间。

（2）协助患者选择减轻疼痛的最有效方法。若患者选择药物止痛，注意观察用药后的反应，把握好用药的阶段，选择恰当的剂量和给药方式，达到控制疼痛的目的。

（3）某些非药物控制方法也能取得一定的镇痛效果，如松弛术、音乐疗法、外周神经阻断术、针灸疗法、生物反馈法等。

（4）护士需采用同情、安慰、鼓励方法与患者交谈沟通，稳定患者情绪，并适当引导使其转移注意力，以减轻疼痛。

二、临终患者的心理变化与护理

（一）临终患者的心理变化

临终患者面对不治之症对躯体的折磨和死亡会产生一系列复杂的心理变化。美国精神病学家伊丽莎白·库布勒·罗斯博士（Elisabeth Kuble Rose）提出，患者从获知病情到临终通常经历五个心理反应阶段，即否认期、愤怒期、协议期、忧郁期和接受期。

1. 否认期　患者尚没有接受自己疾病严重性的思想准备，当得知身患绝症，即将面临死亡时，其心理反应常为震惊与否认。认为"不，这不会是我，那不是真的"！拒绝接受事实，对疾病诊断产生猜疑，怀着侥幸心理四处求医，希望是误诊。否认是患者应对突然降临的不幸的心理缓冲，是一种正常的心理防御机制。临终患者几乎都有这个阶段，大部分患者能很快度过，但有些患者直至死亡仍处于否认期。患者在此期间无法听进对病情的任何说明与解释，对病情严重后果缺乏心理准备，无法处理有关问题或做出任何决定。

2. 愤怒期　患者病情每况愈下，否认难以持续下去，但仍不能理解接受，产生愤怒的情绪反应，心理充满嫉恨，认为"为什么是我，老天太不公平"！常迁怒于医护人员和家属，抱怨甚至斥责周围的人，以发泄内心的不满、苦闷与无奈。患者表现出生气与激惹，事事不合心意，难以接近或不合作，甚至拒绝治疗。

3. 协议期　患者愤怒的心理消失，开始承认和接受身患绝症的事实，不再怨天尤人。请求医生想尽办法治疗疾病，期望奇迹的出现。认为忏悔、许愿或做善事能扭转死亡的命运，出现"如果让我好起来，我一定……"的心理。此期患者变得和善、宽容，对自己的病情抱有一线希望，为了尽可能延长生命，积极配合治疗和护理。

4. 忧郁期　尽管多方努力，但病情日益恶化，治疗无望，患者产生强烈的失落感，意识到自己临近死亡，表现出情绪低落、消沉、悲伤、哭泣，甚至有轻生的念头。部分患者产生孤独感，态度冷漠，不愿与人交流。此时患者常要求会见亲友，交代后事。

5. 接受期　经历强烈的心理痛苦也挣扎后，不再恐惧、焦虑、哀伤，已做好接受死亡的准备，一切未完事宜均已处理好，情绪平和、安详。因身心极度疲劳衰弱，常处于嗜睡状态，对外界反应淡漠，静等死亡来临。

上述五个阶段，因个体差异，并非绝对按序发展，有可能重合、提前或推后，也可能停留在某一阶段。我国学者研究发现，由于受中华传统文化影响，临终患者在否认期前存在回避期，即患者和家属均已知情，但却彼此隐瞒，故意回避。因此，护士要掌握患者千变万化的心理活动，进行有针对性的护理。

（二）临终患者不同心理阶段的护理要点

1. 否认期　此期护士要与患者坦诚沟通，既不要揭穿患者的防卫机制，也不要欺骗患者，要耐心倾听患者述说，了解患者对自己病情的认知程度，理解患者的心情。不能急于告诉患者真实病情，以维持他们的适度希望，可因势利导，循循善诱，使其逐步面对现实，并注意医护人员对患者病情的言语一致性。

2. 愤怒期　此期医护人员需将愤怒看作是患者发泄负面情绪、保持心理健康的有利方式。千万不能把患者的攻击看作是针对某个人并予以反击，对患者的不礼貌行为要忍让克制。同时也要对患者家属进行解释、劝慰和指导，认真倾听患者的心理感受，允许患者以发怒、抱怨、不合作行为宣泄内心的不快，给予其谅解、宽容、安抚和疏导，适当制止破坏性行为。

3. 协议期 此期患者对病情抱有希望，能积极参与治疗，这种情绪对患者是有益的。护士要抓住时机，主动关心患者，灌输临终关怀精神、死亡教育的内容，尊重信仰，鼓励患者说出内心感受与希望，指导其配合治疗护理，控制症状，减轻其痛苦，尽可能满足患者的合理需求，即使难以实现，也要积极努力。

4. 忧郁期 此期护士要允许患者以自己的方式表达悲哀，并耐心倾听，尽力安抚并给予帮助。允许家属陪伴，让患者有更多的时间与亲人待在一起，帮助其完成未尽事宜。尽量满足患者的合理要求，注意安全，防止患者有自杀倾向。

5. 接受期 此期护士要尊重患者意愿，提供安静、舒适的环境，减少外界干扰，要保持适度的陪伴和支持，不勉强与人交谈，可通过非语言行为传递关怀与安抚，让患者在平和、安详的心境中走完人生之旅。

三、临终患者家属的护理

家庭对临终患者生活是否舒适、安宁具有重要作用，同时患者的临终过程也是其家属心理应激的过程，他们也需要医护人员的安抚和关怀。对临终患者家属给予支持与鼓励、促进其身心健康发展是护士的职责之一。

（一）临终患者家属面临的压力

临终患者常给家庭带来生理、心理、社会等方面的压力。临终患者家属面对平静生活的失衡、精神支柱的倒塌，需要调整与适应自我在家庭中的角色与承担的责任，常导致个人需求的推迟或放弃；既要长时间照顾患者，又要面对临终患者的治疗支出所引起的家庭经济状况的改变，压抑自我悲哀无助的情绪，努力隐瞒病情，给予患者精神支持。临终患者的家属常常身心疲惫，表现出悲痛的心理特征。

（二）临终患者家属的支持护理

1. 满足家属照顾患者的需要 让家属了解患者病情和与照顾相关的问题，允许家属陪伴在患者身旁，参与患者的日常照顾，并适当为家属提供与患者单独相处的时间和环境。

2. 鼓励家属表达感情 护理人员要与家属积极沟通，建立良好关系，取得家属信任。提供安静、隐私的会谈环境，耐心倾听，鼓励家属说出内心感受、遇到的困难，积极解释临终患者生理、心理变化的原因，减少家属疑虑，劝说他们在患者面前控制悲伤情绪。

3. 指导家属对患者的生活照料 与家属共同讨论患者的身心状况变化，鼓励家属参与制定护理计划，积极争取家属对护理活动的支持与参与，为家属提供有关护理知识与方法，指导家属为患者进行适当的护理，使家属在照料亲人的过程中获得心理慰藉。

4. 协助维持家庭的完整性 协助家属在医院环境中安排日常的家庭活动，以增进患者及家属的心理调适，保持家庭完整性，如共进晚餐、看电视、下棋等。

5. 满足家属生理、心理和社会方面的需求 护士要关心理解家属，合理安排陪伴期间的生活，帮助其解决实际困难。调动患者的社会关系，如亲朋好友、单位领导、同事等关心家属，为家属分忧。

6. 患者濒死时，尽量劝说家属离开现场　护士在患者濒临死亡时，要提前通知家属，让家属有心理准备。这一缓冲时间通常可以减轻家属面对亲人离世时的过度悲伤。要尽量劝说家属离开现场，之后告知家属患者最后时刻的一些详细情况，使家属得到安慰。

7. 鼓励家属变得坚强　让死亡患者家属中的"坚强者"鼓励其他家属，使其悲伤情绪得以平衡和宣泄。

第三节　死亡教育

一、死亡的概念

（一）濒死和死亡的概念

1. 濒死　一般指由于各种疾病或损伤而造成人体主要器官功能趋于衰竭，经积极治疗后仍无生存希望，各种迹象显示生命即将终结。濒死是生命活动的最后阶段。

2. 死亡　死亡是生命活动不可逆的终止。《布拉克法律辞典》将死亡定义为"生命的永息，生存的灭失，血液循环停止，同时呼吸及脉搏等身体重要作用的终止"。

（二）死亡的判断标准

传统死亡观将心跳和呼吸停止作为死亡的唯一标准。随着医学科学的发展，传统的死亡标准受到冲击。随着人体脏器移植技术的广泛开展，心跳呼吸停止但大脑功能尚保持的患者，通过器官移植或医学生物技术，如心脏移植、人工肺等可维持生命，甚至痊愈。只要大脑功能保持完整性，一切生命活动都有恢复的可能。一旦大脑功能不可逆地丧失，没有了人的思维，即使为患者维持呼吸、心跳，也只是保留了植物性生命，失去了人的本质特征。因此，传统的死亡标准已被摒弃，医学界人士提出了新的比较客观的标准，将"脑功能不可逆丧失"作为判定死亡的标准，即脑死亡标准。

脑死亡即全脑死亡，包括大脑、中脑、小脑、脑干的不可逆死亡。脑死亡后，生命活动将无法逆转。1968 年美国哈佛大学在世界第 22 次医学会上提出的脑死亡标准为：①对刺激无感受性及反应性。②无运动、无呼吸。③无反射。④脑电波平直。上述标准24 小时内反复检查无改变，并排除体温过低（低于32℃）和中枢神经抑制剂的影响，即可做出脑死亡的诊断。

二、死亡教育

现代社会大多数患者和家属甚至医护人员没有科学的死亡观，对死亡持否认态度，或忌讳谈论死亡，或极度恐惧死亡，导致患者临终阶段无法接受死亡将至的事实。有的患者对医护人员产生怨恨情绪，有的患者在绝望和恐惧中选择自杀，有的患者在希望和恐惧的精神痛苦中离开人世，给自己和家属留下遗憾。为此，开展死亡教育至关重要。

死亡教育是帮助个体认清死亡现象和本质，积极预防和应对各种死亡事件，从而更加珍惜生命、延长寿命的教育。这种教育是引导人们科学、人道地认识死亡，对待死亡，利用医学死亡知识服务于医疗实践和社会的教育。目的在于消除人们因挫折、因不解、因失意、因恐惧死亡而带来的悲观、不安、无常和空虚，树立正确的死亡观。正确的死亡观有助于患者减轻对死亡的恐惧，提高临终生存质量，有助于家属缓和悲痛情绪，平稳度过这一特殊阶段。

（一）死亡教育的对象

医护人员是特殊的死亡教育者，主要教育对象为临终患者，此外还包括患者家属及医护人员自己。

（二）死亡教育的方式

1. 语言教育方式 语言教育又分为口头语言教育和文学语言教育。口头语言教育包括举办演讲、报告、座谈、口头咨询等。文学语言教育包括报刊、传单、标语、小册子等。

2. 电化教育方式 电化教育是医护人员借助多媒体、投影仪、电视、录像等对教育对象实施的教育。

（三）死亡教育的内容

死亡教育的内容包括生命的历程、死亡的原因、死亡标准等。

1. 对患者及家属的死亡教育

（1）尊重患者的权利 患者有知情权、参与权和选择权。医护人员要了解并尊重患者的权利，特别是在患者临终阶段，要在全面评估的前提下告知病情信息，并尊重患者对临终或濒死阶段的治疗和抢救措施的意见，引导患者坦然对待死亡，不回避，不敷衍。

（2）针对不同心理阶段实施死亡教育 美国精神医学家库伯勒·罗斯指出，临终患者对待死亡的心理变化通常要经过五个阶段，即否认期、愤怒期、协议期、抑郁期和接受期。这五个阶段不一定按照顺序发展，有时交错，有时重叠。护士要准确评估患者对死亡的心理反应，针对不同心理阶段进行死亡教育，适时给予辅导和支持。

（3）对患者不同的死亡观念及言行不能妄加评断 对死亡的态度受到个人因素和社会文化因素的影响。医护人员要尊重患者的文化和信仰，理解患者对死亡的态度和观念，使用患者的语言谈"死"，而不应取笑或刻意去纠正患者的说法。

（4）全面评估患者的意愿，不应勉强患者谈及死亡 很多患者会问这样的问题："我是不是要死了？"有些患者实际上并没有在心理上做好准备接受坏消息，而是希望护士的回答是否定的。护士回答时可采取给患者提问题的方式确认其是否已准备好，如："你为什么会这么想？你为什么觉得自己要死了？"有的患者能够说出一些理由，有的患者会转移话题，这部分患者实际上没有准备好接受坏消息。这时，护士不应勉强患者谈论死亡。

（5）告诉患者的信息内容取决于患者希望知道的信息、患者的实际想法和愿望及以往应对危机的能力　对心理上准备好接受"死亡临近"消息的患者，护士要运用恰当的沟通技巧，引导他们提出问题，鼓励他们说出对死亡的顾虑和担忧，并结合患者的具体情况给予充分解释。

（6）死亡教育对象要包括家属在内　有的家属对死亡存有恐惧心理，在患者处于濒死期时疏远患者；有的家属认为亲人的死亡是自己关心不够；有的家属执意要求医生抢救而不征求患者的意见；有的家属不停地对患者说"你会好起来的"，阻止患者提及死亡。家属的这些心理和行为导致患者不能够表达自己的愿望，不能自己选择离开的方式。因此，必须及时评估家属对于死亡的想法，指导他们正确面对死亡并克服自身恐惧，这样才能有效支持患者，帮助他们平静、安详地离开人世。如果患者愿意讨论与自己死亡相关的问题，家属不要回避，生前预嘱对患者和家属都有很重要的意义。在患者濒死期，告诉家属要坐下来陪伴、触摸患者，听患者的倾诉，向患者保证离开后会好好活着，让患者毫无牵挂地离开。

2. 对医护人员的死亡教育　部分医护人员因受传统思想影响，忌讳谈死亡，没有树立正确的死亡观。医护人员对待死亡的态度会直接影响患者，由于其潜意识对死亡抗拒，会在不知不觉中对濒临死亡的患者表现出淡漠或忽视，缺乏对死亡的心理调适和处理技能，不知道如何与临终患者及其家属沟通；不了解死亡过渡阶段护士应起的作用；缺乏帮助死亡患者家属减轻悲伤的知识和技能等，最终影响患者的生命质量。因此，护士只有先接受死亡教育，才能对临终患者及家属进行死亡教育。

三、死亡过程的分期

死亡不是骤然发生的，而是一个逐渐进展的过程，一般可分为三期，即濒死期、临床死亡期和生物学死亡期。

（一）濒死期

濒死期又称临终状态，是死亡过程的开始阶段，也是生命活动的最后阶段。此期的主要特点是中枢神经系统脑干以上部位的功能丧失或深度抑制，机体各系统功能发生严重障碍，导致意识、心跳、血压、呼吸和代谢方面紊乱，表现为意识模糊或丧失，各种反射减弱，肌张力减退或消失，心跳减弱，血压下降，呼吸微弱或出现潮式及间断呼吸。濒死期的持续时间可随患者机体状况及死亡原因而异，年轻者和慢性病患者较年老体弱者和急性病患者濒死期长，猝死、严重颅脑损伤等患者可不经此期直接进入临床死亡期。此期生命处于可逆阶段，若得到及时、有效的抢救治疗，生命可复苏。否则，则进入临床死亡期。

（二）临床死亡期

临床死亡期又称躯体死亡或个体死亡。此期主要特点为中枢神经系统的抑制过程已由大脑皮质扩散到皮质下部位，延髓处于极度抑制和功能丧失状态，表现为心跳、呼吸完全停止，瞳孔散大，各种反射消失，但各种组织细胞仍有微弱而短暂的代谢活动。此期一般持续 5~6 分钟，超过此时间，大脑将发生不可逆的变化。但在低温条件下，尤其是头部降温脑耗氧降低时，临床死亡期可延长达 1 小时或更久。临床上对触电、溺水、大出血等致死患者，及时采取积极、有效的急救措施，患者仍有复苏的可能，因此期重要器官的代谢尚未停止。

（三）生物学死亡期

生物学死亡期又称全脑死亡，是死亡过程的最后阶段。此期主要特点是整个中枢神经系统和机体各器官的代谢活动相继停止，并出现不可逆的变化，整个机体已不可能复苏。死亡后，尸体将发生如下变化。

1. 尸冷 尸冷是指死亡后体温丧失，是最先发生的尸体现象。死亡后尸体温度下降有一定的规律，一般死后 10 小时内尸温下降速度约为每小时 1℃，10 小时后为 0.5℃，大约 24 小时左右，尸温与环境温度相同。

2. 尸斑 尸斑是指死亡后血液循环停止，由于地心重力的作用，血液向身体的最低部位坠积，该处皮肤呈现的暗红色斑块或条纹。一般死亡后 2~4 小时开始出现，12 小时后便发生永久性变色。若患者死亡时为侧卧，需将其转为仰卧，并在头下垫枕头，以防脸部颜色改变。

3. 尸僵 尸僵是指死后肌肉中 ATP 不断分解而不能再合成，致使肌肉收缩，尸体变硬的现象。尸僵多从面部小块肌肉开始，以下行型发展最为多见，表现为先由咬肌、颈肌开始，向下至躯干、上肢和下肢。尸僵一般在死后 1~3 小时开始出现，4~6 小时扩展到全身，12~16 小时发展至高峰，24 小时后尸僵开始减弱，肌肉逐渐变软，称为尸僵缓解。

4. 尸体腐败 尸体腐败是指死亡后机体组织的蛋白质、脂肪和碳水化合物因腐败细菌的作用而发生分解的过程。一般在死后 24 小时后出现。患者生前存在于口腔、呼吸道、消化道的各种细菌，可在死亡后侵入血管和淋巴管，并在尸体内大量生长繁殖，体外细菌也可侵入人体繁殖，尸体成为腐败细菌生长繁殖的场所。尸体腐败常见的表现有尸臭、尸绿等。尸臭是肠道内有机物分解从口、鼻、肛门逸出的腐败气体。尸绿是尸体腐败时出现的色斑，一般死后 24 小时先在右下腹出现，逐渐扩展至全腹，最后波及全身。

四、安乐死

安乐死，原意为无痛苦的死亡。具体定义指患不治之症的患者在垂危状态下，由于精神和躯体的极端痛苦，在患者和其亲友的要求下，经医生认可，用人道方法使患者在无痛苦状态中结束生命。其中，医务人员或其他人采取某种措施加速患者死亡，称为主动安乐死；中止维持患者生命的措施，任其自然死亡，称为被动安乐死。

荷兰是第一个将安乐死合法化的国家。由于安乐死涉及人的价值观念、伦理道德、社会经济、哲学法律、医学等诸多方面，我国至今尚未为之立法。

第四节　死亡后的护理

一、尸体护理

尸体护理是对患者实施完整临终关怀的最后步骤，是整体护理的具体表现，也是临终关怀的重要内容之一。

做好尸体护理不仅是对死者人格的尊重，而且是对死者家属心灵上的安慰，体现了人道主义精神和高尚的护士职业道德。尸体护理须在确认患者死亡、医生开具死亡诊断书后立即进行。这样既可防止尸体僵硬，也可避免对其他患者的不良影响。护士要以唯物主义死亡观和严肃、认真的态度尽心尽力地做好尸体护理工作，尊重患者的遗愿，满足家属的合理要求。

【目的】

1. 维持良好的尸体外观，易于识别。

2. 使家属得到安慰，减轻哀痛。

【操作流程】

1. 评估

（1）环境是否安静、肃静，有无屏风遮挡。

（2）根据尸体情况准备用物。

（3）患者诊断、治疗、抢救过程、死亡原因及时间，尸体清洁程度、有无伤口、引流管等，死者家属对死亡的态度。

2. 计划

（1）护士准备　衣帽整齐，洗手，戴口罩、手套，熟悉尸体护理操作程序，严肃认真。

（2）用物准备　治疗盘内备衣裤 1 套、血管钳 1 把、不脱脂棉球适量、剪刀 1 把、尸体识别卡（表 17–1）3 张、梳子 1 把、尸单 1 张、大单 1 张、松节油适量、绷带适量。

另备平车、脸盆、毛巾等；有伤口者准备敷料，必要时准备隔离衣、屏风。

（3）环境准备　请其他人员回避，用屏风遮挡，安静、肃穆。

表 17 – 1 尸体识别卡

姓名＿＿＿＿＿＿ 住院号＿＿＿＿＿＿ 年龄＿＿＿＿ 性别＿＿＿＿	
病房＿＿＿ 床号＿＿＿ 籍贯＿＿＿ 死亡诊断＿＿＿	
住址＿＿＿＿＿＿＿＿＿＿＿＿＿＿＿＿＿＿＿＿＿＿＿＿＿＿＿	
死亡时间＿＿＿＿ 年＿＿＿ 月＿＿＿ 日＿＿＿ 时＿＿＿ 分	
护士签名＿＿＿＿＿＿＿＿	
＿＿＿＿＿＿＿＿＿＿ 医院	

3. 实施　见表 17 – 2。

表 17 – 2 尸体护理操作流程

操作程序	操作步骤	要点说明
填卡备物	填写尸体识别卡 3 张, 携用物至床旁, 用隔帘或屏风遮挡患者	维护死者隐私, 避免影响他人情绪
劝慰家属	劝慰家属节哀, 请暂离病室	若家属不在, 尽快通知来院
停止治疗	撤去治疗用物, 如输液管、氧气管、导尿管、气管插管等	便于尸体护理
安置体位	放平尸体, 双臂放于身体两侧, 头下垫枕头 将棉絮从被套中取出, 用被套遮盖尸体	防止面部淤血变色
处理伤口	有伤口者更换敷料; 有引流管者先拔除引流管, 再用盐水棉球洗净伤口, 最后用胶布拉拢伤口并包扎; 若有植入身体的导管, 在距离皮肤 3cm 处剪断、扎紧, 再用胶布将导管残端固定在皮肤上	
整理面部	洗脸, 有义齿者代为装上 协助闭合口、眼。眼睑不能闭合者, 按摩、湿敷眼周或在上眼睑下垫少许棉花; 嘴不能闭合者, 轻柔下颌或用绷带托住下颌	装上义齿, 避免脸形改变 口眼闭合, 符合习俗 遗容整洁, 安慰家属
清洁全身	脱去衣裤, 依次擦洗上肢、胸、腹、背、臀、下肢及会阴部; 并用松节油清除胶布痕迹	
填塞孔道	用止血钳将不脱脂棉花塞入口、鼻、耳、阴道、肛门等孔道	防止体液外溢
更衣梳发	穿上衣裤, 梳理头发, 撤去大单或被套 将第 1 张尸体识别卡系于腕部	维持良好外观 防止错认
包裹尸体	将尸单斜放在尸体背下或平车上, 移尸体于尸单上, 先将尸单两端遮盖尸体的头和脚, 再将尸单左右两边整齐包好, 之后用绷带将胸、腰、踝部固定 将第 2 张尸体识别卡别在尸体胸部的尸单上	便于尸体运送与识别
运送尸体	将尸体盖上大单送至太平间, 置于停尸屉内 将第 3 张尸体识别卡挂在停尸屉外 带回大单, 放入污衣袋内	便于尸体认领
整理病历	填写死亡通知单, 完成各项记录, 体温单上记录死亡时间, 停止一切医嘱, 注销各种执行单, 按出院手续办理结账	完整的出院护理记录具有法律作用
移交遗物	清点患者遗物交给家属, 若家属不在, 需两人核对登记, 交护士长保管	
终末处理	清洁消毒死者用过的一切物品, 非传染病患者按一般出院处理, 传染病患者按传染病终末消毒处理	按终末消毒原则处理, 避免院内交叉感染

4. 评价

（1）操作者态度真诚、严肃。

（2）尸体整洁，表情安详，位置良好，易于辨认。

【注意事项】

1. 尸体护理需在医生开出死亡证明、家属同意后立即进行，既可防止尸体僵硬，也可避免对其他患者的不良影响。

2. 进行尸体护理时注意遮挡，避免惊扰其他患者。态度严肃认真，尊重死者，满足家属合理要求。

3. 认真填写尸体识别卡，避免认错。

4. 患有传染病的死者，其尸体严格按隔离消毒常规进行护理，防止传染病的传播。

二、丧亲者的护理

丧亲者即死者家属，主要是指失去父母、配偶、子女者（直系亲属）。失去亲人是一个重大的生活事件，是一次非常痛苦的经历，是最强的应激事件，直接影响丧亲者的身心健康，因此对丧亲者做好护理工作是十分重要的。

（一）丧亲者的心理反应

1. 正常的哀伤反应

（1）情绪与感觉方面　表现为麻木、震惊、悲哀、愧疚与自责、焦虑、恐惧、孤独感、疲倦、无助、惊吓、苦苦思念等。

（2）认知方面　表现为不相信、困惑、幻觉、强迫性想法等。

（3）心理感官方面　表现为胃部空虚感、胸部紧缩压迫感、缺乏活力、呼吸急促、窒息感。

（4）社会及行为反应　表现为失眠、食欲不振、心不在焉、思想无法集中、梦见逝去的亲人、避免提起、叹气、坐立不安等。

2. 悲伤的历程

（1）震惊与不相信期　这是一种防御机制，将死亡事件暂时拒之门外，让自己有充分的时间加以调整，发生在死亡后的数小时至数周内，主要表现为麻木，认知上接受失落的事实。此期在急性死亡事件中最明显。

（2）察觉期　意识到亲人确实死亡，痛苦、空虚、气愤情绪伴随而来，表现为思念与寻找逝者，情感上接受失落的事实，经常回顾和追忆与逝者的关系。哭泣常是此期的特征。

（3）恢复期　家属带着悲伤的情绪着手处理死者的后事，准备丧礼。

（4）复原期　随着时间的流逝，家属已接受亲人逝去的事实，逐步从悲哀的痛苦中解脱出来，开始变得理智并重新寻找新的生活方向和方式，将逝者永远怀念，逐渐适应逝者不存在的新环境，将逝者安置在适当的情感位置，适应新生活。

心理反应阶段持续时间不定，丧偶可能需两年或更久，一般需 1 年左右时间。

（二）影响丧亲者调适的因素

1. 对死者的依赖程度 家人对死者经济上、生活上、情感上依赖性越强，面对患者死亡后的调适越困难。常见于配偶关系。

2. 病程的长短 急性死亡病例，由于家人对突发事件毫无思想准备，易产生自责、内疚心理；慢性死亡病例，家人已有预期性心理准备，则较能调适。

3. 死者的年龄 死者的年龄越轻，家人越易产生惋惜和不舍，增加内疚和罪恶感。

4. 其他支持系统 家属存在其他支持系统（亲朋好友、各种社会活动、宗教信仰等），且能提供支持满足其需要，较易调整悲哀期。

5. 失去亲人后的生活改变 失去亲人后生活改变越大，越难调适，如中年丧夫、老年丧子。

（三）丧亲者的护理

1. 丧亲高危人群 一般认为，有下列情况的人是丧亲反应极度强烈的高危人群。

（1）突然丧亲者。

（2）与死者关系密切者。

（3）既往无丧亲经历者。

（4）14 岁以下、65 岁以上，患有心、脑血管疾病者危险性更高。

（5）缺乏社会的有力支持和帮助者，经济无助者。

（6）既往有精神或健康问题者。

（7）受到亲朋言论、社会及传统风俗习惯等压力者。

这些高危人群是护士进行丧亲心理护理的重点对象。

2. 对丧亲者的护理要点

（1）做好尸体护理 体现对死者的尊重，对生者的抚慰，以缓解家属的悲痛心理反应。

（2）根据悲伤阶段制定护理措施 分析悲伤症状，对其进行全面评估，根据悲伤的不同阶段制定护理措施。

（3）鼓励家属宣泄感情 死亡是患者痛苦的结束，对丧亲者则是悲哀的高峰，必将影响其身心健康和生存质量。护士要理解和同情家属，认真倾听其诉说，向家属解释患者疾病的过程及变化，尽量提供家属与死者诀别的机会，协助选择适当的地点，给予一定的时间，让家属发泄内心悲痛，以减少对健康的影响。

（4）给予心理疏导，提供精神支持 安慰家属面对现实，指导家属学会调整自己在家庭中的位置，树立生活的信心和勇气，使其意识到安排好未来的工作和生活是对亲人最好的悼念，以使家属的身体状况和心理情绪尽快恢复到正常水平。

（5）尽力提供生活指导、建议 如经济问题、家庭组合等，鼓励其参加社会活动，寻找社会支持系统，使丧亲者感受到人世间的情谊。

（6）丧亲者随访 目前，国外的临终关怀机构大多通过信件、电话、家庭访视等方式对死者家属进行追踪随访，鼓励其参加社会活动，力所能及地帮助其解决困难。

临终护理强调人道主义善终照顾，免除了无意义的检查与治疗，减轻了社会、家庭的经济负担，节约了有限的卫生资源；将患者与家属视为护理的整体，强调患者生理、心理、社会支持，让患者在人生的最后时刻身心得到最大满足，有尊严地离开人世，并给予家属情感支持，对家庭和社会均是一项有益的行为。

【能力检测】

1. 赵某，男，50岁，患尿毒症，目前神志不清，肌张力消失，心音低钝，脉搏细弱，血压下降，呼吸呈间歇呼吸。对该患者应如何进行护理？

2. 王某，男，54岁，患肺癌广泛转移，病情日趋恶化。患者心情不好，对医护工作不满，常对陪伴的亲属发脾气。你认为该患者的心理反应处于临终患者心理反应的哪个阶段？应如何进行护理？

3. 李某，女，24岁，因车祸送医院救治，经抢救无效死亡，医生开具了死亡医嘱。其父母难以接受女儿去世的事实。对死者及家属你该怎样做？

第十九章 医疗与护理文件的记录及病案管理

■ 学习目标

1. 掌握医疗护理文件书写规范；掌握各类医嘱的处理方法。
2. 熟悉病案排列顺序。
3. 了解医疗和护理文件的重要意义和保管要求。
4. 能准确完成体温单的绘制；正确处理各类医嘱、书写护理记录单和病区交班报告。
5. 具有严谨求实、认真慎独、一丝不苟的工作态度。

医疗与护理文件包括医疗文件和护理文件两部分，是医务人员在医疗、护理活动中形成的文字、符号、影像、图表、切片等资料的总和，记录了患者住院期间疾病发生、发展、诊断、治疗、康复或死亡的全过程，也称为病历。医疗与护理文件既是医院和患者的重要资料，也是医疗、教学、科研、管理的原始资料，同时在医疗纠纷和诉讼中是具有法律效力的证明文件。病历经相关人员整理归档后即成为病案。

第一节 医疗与护理文件书写的意义及要求

护理文件是护士对患者进行病情观察和实施护理措施的客观记录，是临床护理工作的重要组成部分，包括体温单、医嘱单、一般患者护理记录单、危重患者护理记录单、手术护理记录单、病室交班报告等。护士在工作中必须按要求及时、准确、认真、规范、完整地书写相关护理文件，并妥善保管，避免丢失，确保医疗、护理文件的真实性、完整性和准确性。

一、书写意义

（一）提供信息

医疗与护理文书记录了患者疾病发生、发展及转归的全过程，是医护人员进行正确诊断、治疗、护理的科学依据，可确保诊疗、护理工作的完整性和连续性。

（二）提供教学与科研资料

完整的、标准的医疗和护理记录是医疗与护理理论知识在临床工作中的具体体现，是医疗、护理教学最好的教材，部分特殊病例还可作为个案分析与讨论的良好素材。完整的医疗、护理文件也是科研的重要资料，尤其对追溯性研究更有参考价值。同时也为一些疾病的流行病学研究、传染病管理等提供了统计的原始资料，是卫生机构制定和调整方针政策的重要依据。

（三）提供法律依据

医疗、护理记录是具有法律效力的医疗文件，是涉及医疗纠纷和诉讼的法律依据，可作为医疗纠纷、人身伤害、伤残处理、保险索赔、劳动力鉴定、死亡证明等重要资料。

（四）提供评价依据

医疗与护理文件在一定程度上反映出医院医疗和护理的服务质量、管理水平、业务及技术水平，它既是医院医疗和护理管理的重要信息资料，也是医院等级评定、衡量医院工作和科学管理的重要标志。

二、书写要求

医疗与护理文件书写时要遵循及时、准确、完整、简要、规范的基本要求。

（一）及时

医疗、护理记录必须及时，按事件发生的时间顺序书写，不得拖延或提早，更不能漏记、错记，保证记录的时效性，维持最新资料。如因抢救急危重症患者未能及时记录，要在抢救结束后 6 小时内据实补记，并注明抢救完成时间和补记时间。

（二）准确

医疗、护理记录的内容要准确，必须是护士亲自观察和测量到的患者的客观信息，避免主观臆断。记录的时间必须是护理行为发生的时间，同时记录者必须是执行者。

（三）完整

医疗、护理文件不得随意拆散、损坏或外借，不得丢失。眉栏、页码要逐页逐项填写完整，各项记录内容全面、完整，避免遗漏，记录需连续，不留空白。每项记录后签全名，以示明确责任。实习、进修人员书写的各项记录，上级医护人员要及时审查、修改并签全名。如患者出现病情恶化、拒绝接受治疗和护理、有自杀倾向、发生意外事件、请假外出、出现并发症先兆等特殊情况时，要详细记录并及时逐级汇报，作好交接班。

（四）简要

医疗、护理记录要简明扼要，重点突出，通顺流畅，避免笼统、含糊不清或过多修辞，方便医护人员快速获取所需信息，节约时间。

（五）规范

医疗、护理记录要使用确切的医学术语、通用的中文和外文缩写、国家统一的计量单位；字迹要清楚，字体要端正，保持表格整洁，不得滥用简化字或自造字；有书写错误时，要用双线画在错字词上，在画线的错字词上方进行修改并签全名，保持原记录清晰可辨，不得使用刮、粘、涂等方法掩盖或去除原来的字迹；如为电子记录，按规定时间和要求打印后，由相关医护人员手写签名。

第二节 医疗与护理文件的记录

一、体温单

体温单主要用于记录患者的体温、脉搏、呼吸及其他情况，如入出院、手术、转科、分娩、死亡时间、出入液量、血压、体重等情况，住院期间将体温单排于病历最前面，方便及时查看（附表1）。

（一）眉栏

1. 用蓝黑钢笔填写姓名、科别、病室、床号、住院号、日期、住院日数等项目。

2. 住院日期，在每页第1天填写年、月、日，其余6天不填写年、月，只填日。如在6天中遇到新的月份或年度开始时，则填写月、日或年、月、日。

3. 住院日数，用阿拉伯数字"1、2、3……"从患者入院当天为第1天开始填写，直到出院。

4. 手术（分娩）后日数，以手术（分娩）次日为第2日，以阿拉伯数字"1、2、3……"表示，连续填写至术后14日止。若在14日内行第2次手术，则将第2次手术日数作为分母，第2次手术日数作为分子进行填写，然后依次填写到第2次手术14日为止。

（二）40℃~42℃之间横线范围的填写要求

1. 用红钢笔（电子病历除外）在40℃~42℃横线之间相应时间格内纵向填写入院、手术、分娩、转入、出院和死亡等具体时间。

2. 时间一律用中文书写，采用24小时制，精确到分钟，文字与数字之间写"于"或画一竖线，竖线占2个小格，如"入院——九时三十分"。若时间与体温单上的整点不一致，需填写在靠近侧的时间栏内。

3. 请假、外出、拒测不写时间，部分医院手术、分娩也不写具体时间。

（三）体温、脉搏、呼吸曲线的绘制

1. 体温曲线的绘制

（1）口温用蓝点"●"表示；腋温用蓝叉"×"；肛温用蓝圈"○"；相邻两次温度之间用蓝直线相连；高热患者采用物理降温后，要绘制采用物理降温30分钟后所测体温，用红圈"○"表示，绘制在降温前同体温的同一纵格内，并用红色虚线与降温前的体温相连，下次所测体温与降温前的体温用蓝直线相连。

（2）当腋温或口温与脉搏重叠时，在"×"或"●"外画红圈"○"表示；当肛温与脉搏重叠时，在蓝圈"○"内画红点"●"。

（3）患者体温在35℃以下或不升时，在35℃横线下用蓝色笔纵向填写"不升"两字，不与前后两次体温相连；患者如拒测或有特殊原因外出等未测体温时，在35℃横线下用蓝色笔纵向填写"拒测""外出""请假"等字样，也不与前后两次体温相连。

2. 体温测量时间与数据录入

（1）一般患者无发热者每日测量1次。

（2）新入或转科无发热者每日测量2次，连续测量3日后改为每日1次；手术、分娩患者每日测量4次，连续测量3日后改为每日1次。

（3）腋温正常范围值为36℃~37℃；当37.1℃≤体温≤38.2℃时，每日测量4次；当体温≥38.3℃或体温≤35.6℃时，每日测量6次；当体温≥38.8℃以上时，需采取降温措施，半小时后测量降温措施后的体温。

（4）若患者体温经多次采取降温措施后仍持续不降，受体温单记录空间的限制，需将体温变化情况记录在护理记录单上；电子病历只需直接录入测量时间和温度值即可。

（5）患者外出后需补测体温，并绘制在相应时间栏内。

3. 脉搏（心率）曲线的绘制

（1）脉率用红点"●"表示，相邻脉率用红直线相连。

（2）脉搏短绌时，需同时绘制脉率和心率，心率用红圈"○"表示，相邻的心率用红线相连，在脉率和心率两曲线之间用红笔纵格画直线填满。

4. 呼吸曲线的绘制

（1）方法一：用蓝笔以数字表示，相邻两次呼吸次数上下交错写在呼吸栏相应时间格内。

（2）方法二：用符号蓝点"●"表示，相邻呼吸用蓝直线相连；呼吸与脉搏重叠时，用蓝点"●"表示呼吸，外画红圈"○"表示脉搏。

（四）底栏填写要求

底栏均用蓝黑笔填写，数据以阿拉伯数字记录，免写计量单位（各栏已注明计量单位）。

1. 大便次数　每24小时记录1次，记录前1日大便次数，未排大便记"0"；大便10次或以上或肠造口者记"※"；灌肠后的大便以"E"表示，如灌肠后排便1次记为"1/E"，自行排便1次后在灌肠后又排便3次记为$1^3/E$；$1^3/2E$表示灌肠前大便1次，灌肠两次后大便3次。

2. 尿量　记录前1日24小时尿液总量，导尿留置时以"C"作分母，尿量作分子，如导尿患者尿管引流出尿液1500mL，记为1500/C。

3. 血压　以分数式记录血压值；住院患者每周至少记录血压1次；每天测量1~2次者，可记录于体温单血压栏内，大于2次记录于护理记录单上；手术前和分娩后要有当天血压记录。

4. 体重　入院当日要有体重记录，以后每周至少测量记录1次；入院时、住院期间因病情危重、卧床不能测量者，要在体重栏内注明"平车""轮椅""卧床"。

5. 液体出入量　对休克、大手术后、患有肾脏疾病、肝硬化腹水等，护士要记录患者每日液体的摄入量和排出量，并将24小时总量记录于体温单相应栏内，作为了解患者病情、制定诊疗方案的重要依据。

6. 过敏药物栏　红笔填写过敏药物名称，并在每次更换体温单时进行转录。

7. 其他或空格栏　作为机动，根据病情需要项目填写，如血糖、腹围、特殊用药等。

8. 页码　用蓝色笔连续逐页填写。

（五）电子体温单的绘制

随着信息系统在医疗管理领域的广泛应用，医院开始使用电子体温单，替代了多年的手工绘制体温单。电子体温单只要护士录入的数据信息准确，其页面清晰完整、美观，绘制准确规范，而且具有预警系统提醒护士及时采取相关措施，可避免手工绘制体温单常出现的画图不准确、字迹潦草、点不圆、线不直、页码排序错误等问题。相同时间段内护士可整体录入该病区所有患者的生命体征信息，大大节省了护士的时间。

电子体温单由护士通过个人账号和密码登录进入医院护理电子病历系统，在患者一览表中点击某个住院患者，该患者所有的护理相关表格即会呈现在页面上，点击体温单进入体温单界面，患者的基本信息如姓名、科别、床号、住院号会自动在眉栏中生成，护士只需在相应时间内录入生命体征相关数据进行保存，系统便会自动生成该患者的体温单。医生、护士可分别从医疗、护理电子病历系统中查询体温单相关信息，也可按需打印体温单。

二、医嘱单

医嘱是医生根据患者的病情需要，为了达到诊治目的而拟定的书面嘱咐，由医护人员共同执行。目前有的医院直接将医嘱手写在医嘱单上，即纸质医嘱；有的医院则将医嘱录入计算机，为电子医嘱。

（一）与医嘱相关的表格

1. 医嘱单 医嘱单是医生用来书写医嘱内容的一种表格，包括长期医嘱单（附表2）、临时医嘱单（附表3）和备用医嘱。医嘱单作为整个诊疗过程的记录之一，既是患者接受治疗与护理的重要依据，又是护士执行医嘱的重要依据，更是患者医疗费用结算的原始记录和凭据。

2. 各种执行单（卡） 包括服药单、治疗单、输液单、注射单、饮食单、手术单等，护士将各类医嘱分别转抄于相应执行单上，既方便治疗和护理的实施，又有利于医嘱的查对。执行单在不同的医院以及不同种类的医嘱，其格式并不完全相同。

3. 长期医嘱执行单 长期医嘱执行单是护士执行长期注射给药后的记录，包括序号式、表格式、粘贴式3种形式。前两者用于护士执行医嘱后直接书写执行的时间和签全名，后者用于粘贴各种执行卡的原始记录。

（二）医嘱的内容

医嘱的内容包括日期、时间、床号、姓名、护理常规、护理级别、饮食、体位、药物（注明剂量、用法、时间等）、各种检查及治疗、术前准备和医生、护士的签名。

（三）医嘱的种类

1. 长期医嘱 有效时间在24小时以上，当医生注明停止时间后医嘱失效，如一级护理、流质饮食、测血压 bid 等。

2. 临时医嘱 有效时间在24小时以内，需在限定时间内执行，有的需要立即执行（st），通常只执行1次，如曲马多50mg im st；有的需在限定时间内执行，如手术、会诊、检验检查等。另外，出院、转科、死亡等属于临时医嘱。

3. 备用医嘱

（1）长期备用医嘱 指有效时间在24小时以上，必要时执行，两次执行之间有时间间隔，由医生注明停止日期后方失效，通常用 prn 表示，如哌替啶50mg im prn。

（2）临时备用医嘱 仅在12小时内有效，病情需要时执行，过期未执行则自动失效，通常用 sos 表示，如安定10mg im sos。

（四）医嘱的处理方法

1. 长期医嘱 医生将长期医嘱书写在长期医嘱单上，注明开立日期和时间，签全名。护士将长期医嘱分别处理转抄到各种执行单或卡上，转抄时须注明具体的执行时间并签全名。

2. 临时医嘱 医生将临时医嘱书写在临时医嘱单上，注明开立日期和时间，签全名。需立即执行的临时医嘱，护士要及时执行，执行后在临时医嘱单上注明执行时间并签全名。有限定执行时间的临时医嘱，护士需转抄到临时治疗单（本）或交班记录本上，并做好交班。各种检验检查、会诊、手术、特殊治疗等申请单，及时送达相关科室。

3. 备用医嘱

（1）长期备用医嘱 医生将长期备用医嘱书写在长期医嘱单上，注明开立日期和时间，签全名。每次执行时要由医生在临时医嘱单上记录医嘱内容，护士每次执行后及时在临时医嘱单上记录执行时间并签全名，供下一次使用时参考。

（2）临时备用医嘱 医生将临时备用医嘱书写在临时医嘱单上，注明开立日期和时间，签全名。护士根据病情需要使用，执行后在临时医嘱单上注明执行时间并签全名。过期未执行，由护士用红笔在该项医嘱执行时间栏内写上"未用"二字，签全名，并在护理记录单中说明原因。

4. 停止医嘱 停止医嘱时，由医生在原医嘱之后注明停止日期和时间，签全名。护士处理停止医嘱时，先将相应治疗单上的停止内容注销，然后在执行栏内注明执行时间并签全名。

5. 重整医嘱 凡长期医嘱单超过3页，或医嘱调整项目较多时需重整医嘱。重整医嘱由医生进行书写，在原长期医嘱最后一行下面画一红横线，在红线下用红笔写"重整医嘱"字样。重整医嘱的开始日期和时间栏按照重整的时间如实书写，并由医生在医嘱者栏签全名。护士处理重整医嘱时，须将所有重整后的医嘱与各种执行单（卡）进行认真核对，确保准确无误后再签执行时间及签全名。患者在转科、手术或分娩后也需重整医嘱，即在原医嘱最后一行下面画一红横线，以示前面医嘱作废，在红线下用红笔写"转科医嘱""术后医嘱""分娩医嘱"，然后重新书写医嘱，当班护士处理核对无误后签写执行时间和全名。

（五）电子医嘱的处理

电子医嘱（CIS）的应用，避免了传统的护士转抄、查对医嘱的方式，简化了流程，节约了时间，提高了护士的工作效率，减少了护士转抄时因字迹潦草或抄写错误而造成的护理差错事故。电子医嘱的处理程序如下。

1. 进入系统 医生通过医生工作站直接录入医嘱并保存，传入护士工作站；护士处理医嘱时，首先录入工作代码和个人密码，进入护理工作站系统的医嘱管理中提取录入医嘱。

2. 审核医嘱 处理医嘱前，先查对医嘱是否正确、完整、规范，确认无误后方可存盘执行。如有疑问及时向医生查询，不可盲目执行。

3. 执行医嘱 点击"医嘱执行"，完成医嘱的生成执行。医嘱执行后，可以生成各种相关的汇总表单和执行表单，如注射执行单、静脉输液执行单、口服药执行单、输血执行单等；停止医嘱时，点击"停止"即自动生成停止该医嘱的时间，护士接收到停止医嘱的信息后，及时注销与其相关的各类执行单，执行后在相应栏中签名并注明时间；患者出院、转院或死亡时，护士要及时注销各种治疗单，执行后在相应栏内签名并记录执行时间。

4. 打印表单 打印各种执行单，双人核对无误后签字，最后交与责任护士执行。

护士执行后，在相应的表单上签上姓名和时间。如需打印医嘱单，CIS 具有续打印功能，可以续前页打印，打印出的医嘱单自动带有执行护士的电子签名和医嘱处理时间。

5. 查对医嘱 医嘱每班查对，每日总查对。每次查对后要在医嘱查对本上记录医嘱核实情况，签名并注明查对时间。

（六）处理医嘱的原则与注意事项

1. 医嘱必须由本院执业医师签字后方为有效。
2. 医嘱处理总体原则是先急后缓，先临时后长期。
3. 对有疑问的医嘱，必须核对清楚无误后方可执行。
4. 医嘱需每班、每日小查对，每周大查对，查对后记录查对时间，签全名。
5. 护士一般情况下不执行口头医嘱，在抢救或手术过程中，医生下达口头医嘱时，护士必须大声复述 1 遍，双方确认无误后方可执行，用后的安瓿等需再次核对无误后才能弃去。手术或抢救结束后，督促医生及时补写医嘱，注明补写时间。
6. 医嘱"五不执行"：医嘱不清不执行，医嘱不全不执行，时间剂量不准不执行，自备药无医嘱不执行，口头医嘱（抢救除外）不执行。
7. 凡需下一班执行的临时医嘱应进行交班，并在交班本上做好记录。
8. 凡已写在医嘱单上而又不需执行的医嘱，不得随意涂改、贴盖，须由医生用红笔写"取消"字样，并签全名。

三、护理记录单

护理记录是护士根据医嘱和病情对患者住院期间护理过程所做的客观记录，包括危重护理记录单和一般护理记录单。目前，各医院护理记录单格式不尽相同，现已逐渐向表格化的护理记录方式转变，主要是节约护士书写时间，把尽量多的时间还给护士，使护士有更多的时间与患者进行沟通交流。

（一）危重患者护理记录单

危重、抢救、大手术后、特殊治疗或需密切观察病情者，要书写危重护理记录单（或特别护理记录单），以便及时了解和全面掌握患者的病情变化，观察治疗和抢救效果（附表4）。

1. 记录内容 包括患者生命体征、瞳孔、意识状态、出入液量、病情动态、治疗护理措施和效果反应等。

2. 记录方法 ①24 小时均采用蓝黑墨水或碳素墨水笔书写，时间具体到分钟。②及时书写，准确、详细记录，每次记录后护士要签全名。③危重患者抢救时重点记录病情变化的时间、症状、体征、抢救时间、抢救经过、死亡时间等，新入院危重患者首次记录要记录生命体征、主诉、治疗原则、护理措施。④患者的出入液量，日间或夜班护士下班前要小结或总结，夜班护士要将 24 小时出入液量转抄于体温单上，方便查看。⑤停止特别护理记录要有病情说明。⑥患者出院或死亡后，特别护理记录单随病历保存。

3. 记录频次 特级护理、监护室的患者至少 30 分钟至 1 小时记录 1 次,一级护理患者日间至少每 2 小时记录 1 次,夜间至少每 4 小时记录 1 次,有病情变化时随时记录;抢救患者随时记录,未能及时书写抢救记录的,当班护士要在抢救结束后 6 小时内据实补记,并注明补记时间,签全名。

(二)一般患者护理记录单

病情平稳、处于康复期的患者书写一般护理记录单(或分级护理服务项目落实记录单)即可(附表 5)。

1. 按分级护理要求巡视病房,有病情变化随时记录。病情稳定者,每天至少进行 1 次病情观察、健康教育、心理活动指导等。

2. 一般患者在入院、转入、转出、分娩当日要有记录,择期手术前 1 天及其他手术当日要有记录。

3. 患者外出时要有患者离开和返回病房的记录,患者拒绝治疗、护理等都要记录。

4. 部分表格式记录在相应栏内打"√"或填写相应编号即可。

5. 一般护理记录单上不写小结。

(三)其他护理相关记录单

1. **护理计划单(附表 6)** 护士为帮助患者恢复身心健康而制定的一系列护理措施,主要由责任组长在评估患者病情后下达,各级护理人员共同执行,随着病情的变化及时修订。

2. **护理入院评估表(附表 7)** 主要对患者入院时的基本情况进行评估,按表中的眉栏和评估内容逐项如实填写。

3. **患者坠床/跌倒风险评估及防范措施告知单(附表 8)** 对老年、行动不便、烦躁、视力下降、体能虚弱等坠床/跌倒高危患者进行风险评估,加强防范,以杜绝或减少坠床/跌倒事件发生。

4. **患者自理能力评估表** 采用 Barthel 指数(BI)评定量表对患者的日常生活活动能力进行评定,根据评分,确定患者自理能力等级,为制定护理计划提供依据(详见入院护理章节)。

5. **压疮风险评估表** 详见清洁护理章节。

四、病区交班报告

病区交班报告是由值班护士书写的书面交班报告,内容主要包括值班期间病区的情况、患者病情的动态变化、治疗护理落实情况及下一班护士的工作重点等。通过阅读病区交班报告,接班护士可以掌握和了解病区患者的病情动态、身心状况和本班工作重点(附表 9)。病区交班报告是各护理单元每个班次之间的一种连续交班,只作为护理单元中护理工作的提示,不纳入病案管理。

（一）书写要求

1. 护士必须在全面深入了解患者病情的基础上进行书写。

2. 因护理记录中有患者相关病情的详细描述，护理交班报告提倡从简书写，但要求叙述简明扼要，重点突出。

3. 眉栏和页码用蓝色钢笔填写；书写具体内容时，白班用蓝色钢笔，夜班用红色钢笔，护士签全名；字迹要工整清楚，页面清洁无涂改。

4. 新入院、转入、手术、分娩患者，在诊断的下方分别用红色钢笔注明"新入""转入""手术""分娩"字样，危重患者用红笔注明"危"或标记为"※"。

5. 护士长每日审查各班交班报告书写情况，符合质量标准后用红色钢笔签全名。

（二）书写顺序

1. 先写当日离开病区的患者，即出院、转出、死亡的患者。

2. 再写进入病区的患者，即新入院和转入的患者。

3. 最后写本班特殊或重点护理的患者，即手术、分娩、危重、有异常情况、进行特殊治疗或特殊检查的患者。

（三）交班内容

1. 出院、转出、死亡患者，写明床号、姓名、诊断、离开病区的时间。

2. 新入院、转入患者，写明入院或转入的时间、入科方式（步入、平车、轮椅等）、主诉、主要症状、体征、心理状态，给予的治疗护理措施及效果、注意事项等。

3. 危重、有异常情况和特殊检查治疗患者，报告患者的主要诊断、在本班发生的病情变化、给予的干预措施和效果，心理状态，需要下一班连续完成的护理工作和注意事项等。

4. 准备行手术或特殊检查治疗患者，报告将要进行的手术名称、检查治疗项目，术前、检查前用药、皮肤、肠道等准备情况及注意事项等。

5. 手术后患者，报告手术时间、麻醉方式、手术名称、手术经过、术中出血情况，麻醉清醒时间、回病房时间，回病房后的生命体征、切口敷料有无渗血、各引流管引流、排便、排尿、活动及伤口疼痛等情况。

6. 产妇：产前报告胎次、胎心、宫缩、破水情况，产后报告产式、产程、分娩时间、会阴切口或腹部切口、排尿、恶露情况；新生儿性别及评分。

7. 老年、小儿和生活不能自理患者，主要报告生活护理情况，如口腔护理、压疮护理、饮食护理及排泄护理等。

8. 夜间交班报告要增加患者睡眠情况。

第三节　病案管理

一、病案排列顺序

无论是住院期间或是出院（死亡）后的病历，均应按规定的存放顺序排列病历中的各项医疗护理文书（表19－1），进行规范管理。门诊病历一般由患者自行保管。

表19－1　病案排列顺序

住院期间病历排列顺序		出院（或死亡）后病历排列顺序	
序号	项目	序号	项目
1	体温单（逆序）	1	住院病案首页
2	医嘱单（长期医嘱单、临时医嘱单）（逆序）	2	出院（或死亡）记录
3	入院记录	3	入院记录
4	病史及体格检查	4	病史及体格检查
5	病程记录	5	病程记录
6	特殊诊疗记录单	6	特殊诊疗记录单
7	会诊记录	7	会诊记录
8	各种检验及检查报告单	8	各种检验及检查报告单
9	护理记录单	9	护理记录单
10	住院病案首页	10	身份证、户口簿等复印件
11	门诊或急诊病历	11	医嘱单（长期医嘱单、临时医嘱单）（顺序）
12	身份证、户口簿等复印件	12	体温单（顺序）

二、病案管理要求

1. 病案管理基本要求　无论是住院期间还是出院或死亡后，患者的病历均需保持清洁、完整、排列有序，防止污染、破损、拆散、丢失；严禁任何人涂改、伪造、隐匿、销毁、抢夺、窃取病历。

2. 患者住院期间病案管理　由科室负责保管，记录和使用后及时放回原处；因医疗活动需带离病区时，须由病区指派专门人员负责携带和保管，使用后立即归还，且不得泄露患者隐私；患者出院或死亡后72小时内送至病案科长期保存。

3. 复印或复制病案资料　患者及家属未经许可不得随意翻阅或擅自将病历带出病区；患者本人或代理人、保险机构需要复印或复制医疗护理相关记录时，需提供申请人的有效身份证明，并在申请人在场的情况下复印或复制。复印或复制的病历资料经申请人核对无误后，医疗机构加盖证明印记。

4. 发生医疗纠纷时病案资料管理　在医患双方同时在场的情况下封存或启封相关医疗护理文件，封存的病历资料可以是复印件，封存的病历由医疗机构负责医疗服务质量监控的部门或专（兼）职人员保管。

5. 电子病案的保管　患者出院后，由主管医师对该患者住院期间所有的住院电子资料进行整理，然后提交上级医师审核，上级医师审核确认后即成为归档病历，归档病历由电子病历管理部门统一管理；归档后的电子病历采用电子数据方式保存，必要时可打印纸质版本，需使用统一规格、字体、格式等；医院设定医务人员和有关医院管理人员调阅、复制、打印电子病历的相应权限，未经授权，任何单位和个人不得调阅、复制电子病历，保证电子病历信息的安全性和保密性。

6. 各种医疗护理记录保存期限

（1）体温单、医嘱单、病程记录单、护理记录单、各种检验检查报告单、手术同意书、手术及麻醉记录单等病历资料，在患者出院或死亡后送病案科，病案科可采用符合档案管理要求的缩微技术等对纸质病历进行处理后保存。

（2）门（急）诊病历档案由医院保管的，保存时间自患者最后 1 次就诊之日起不少于 15 年；住院病历保存时间自患者最后 1 次住院出院之日起不少于 30 年。

（3）病区交班报告本由科室保存 1 年，以备查阅。

【能力检测】

1. 解释长期医嘱、临时医嘱、长期备用医嘱和临时备用医嘱。

2. 简述护理记录书写的基本原则。

3. 简述医嘱处理的原则。

4. 刘某，男，62 岁，因腹痛急诊入院，医嘱：复方氯化钠 500mL + 10% 氯化钾 20mL iv 50gtt/min qd；654 - 2 10mg im st。

（1）以上两项分别属什么医嘱？

（2）护士是否可直接执行以上医嘱？为什么？

（3）在医生开立正确医嘱的情况下，护士需按怎样的顺序执行这两项不同的医嘱？

附表1

体 温 单

姓名：李四　　　　　科室：普外科　　　　　床号：1室01床　　　　　住院号：0000461993

日　　　期	2013-09-04	05	06	07	08	09	10
住院天数	1	2	3	4	5	6	7
手术或产后天数			1	2	3	4	Ⅱ-1
时　　　间	3 7 11 15 19 23	3 7 11 15 19 23	3 7 11 15 19 23	3 7 11 15 19 23	3 7 11 15 19 23	3 7 11 15 19 23	3 7 11 15 19 23

脉搏 次/分钟　体温 ℃

（体温曲线图）

呼　　吸	20 19 19	19 18 20 21 19	20 20 21 18 22	21 20 18 18 18	20 20 18 18 18	18 19 18 20	20 18 18 20 19 20
体重（Kg）	56						
血压（mmHg）	110/80	115/70	125/80	115/80	110/75	115/75	115/75
大便（次）	0	0	1	2	0	1/E	※
入量（mL）			2500	2350	2300	3050	2670
尿量（mL）			1300/C	1500	1700	1900/C	1600/C
过敏药物							
指血糖（mol/L）	5.2						
其他							

第1周

附表2

长 期 医 嘱 单

姓名___万宁___　　　　　床号___18___　　　　　住院号___123456___

处方者	日期	时间	执行者	执行时间	医 嘱			日期	时间	处方者	执行者	执行时间
			开 始						终 结			
张 三	12/9	08：20	刘 一	08：35	普外科护理常规							
张 三	12/9	08：20	刘 一	08：35	二级护理							
张 三	12/9	08：20	刘 一	08：35	禁饮食							
张 三	12/9	08：20	刘 一	08：35	监测血压 tid							
张 三	12/9	08：20	刘 一	08：35	持续胃肠减压							
张 三	12/9	08：20	刘 一	08：35	口腔护理 bid							
张 三	12/9	08：20	刘 一	08：35	NS 250mL	iv	40gtt/min	15/9	09：00	张 三	刘 一	09：20
张 三	12/9	08：20	刘 一	08：35	青霉素 800万U		qd	15/9	09：00	张 三	刘 一	09：20
张 三	12/9	08：20	刘 一	08：35	NS 100mL	iv	40gtt/min					
张 三	12/9	08：20	刘 一	08：35	泮托拉唑 40mg		bid					
张 三	12/9	08：20	刘 一	08：35	5%GS 500mL	iv	40gtt/min					
张 三	12/9	08：20	刘 一	08：35	复合辅酶0.2mg		qd					
张 三	12/9	08：20	刘 一	08：35	10%氯化钾10mL							

第 1 页

附表3

临 时 医 嘱 单

姓名 __万宁__ 科室 __普外__ 床号 __18__ 住院号 __123456__

处 方		医　　　嘱	处方者	处理时间	处理者	执行时间	执行者
日期	时间						
12/9	08:20	血常规	张 三	08:35	刘 一	08:40	叶 林
12/9	08:20	血生化8项	张 三	08:35	刘 一	08:40	叶 林
12/9	08:20	凝血象	张 三	08:35	刘 一	08:40	叶 林
12/9	08:20	肝功能	张 三	08:35	刘 一	08:40	叶 林
12/9	08:20	粪便常规	张 三	08:35	刘 一	08:40	叶 林
12/9	08:20	尿常规	张 三	08:35	刘 一	08:40	叶 林
12/9	08:20	胸部正位片	张 三	08:35	刘 一	09:00	叶 林
12/9	08:20	心电图	张 三	08:35	刘 一	09:10	叶 林
12/9	08:20	腹部彩超	张 三	08:35	刘 一	09:30	叶 林
12/9	08:20	盐酸山莨菪碱 10mg　im　st	张 三	08:35	刘 一	08:35	叶 林
12/9	08:20	青霉素钠皮试（－）	张 三	08:35	刘 一	10:00	叶 林

附表4

科别：普外　　床号：65　　姓名：李理　　性别：男　　住院号：654321

危重患者护理记录单

日期时间	入量(mL) 项目	备用量	实用量	出量(mL) 小便	大便	吸吐	体温	脉搏	呼吸	血压	意识	SPO2%	气切导管 深静脉置管口 PICC口	留置针	吸氧管	胃管	导尿管	氧流量 面罩	鼻导管	卧位	护理指导	安全措施	其他	病情、措施、效果及签名
2014-9-12 11:00	0.9%NS 西米替丁 iv	100 10	100 10				37.8	94	22	105/60	清楚	97							2					患者突感上腹疼痛不适，查体：腹部平软，中上腹明显压痛，轻度反跳痛。立即报告医生床旁看患者，指示旁床旁看患者，指示立即报告医生，摄片，立即通知放射科行X线检查。刘云芳
11:15																					⑦			指导患者暂禁饮食。刘云芳
11:30	5%GNS VitC iv 10%氯化钾	500 12 10	500 12 10					90	21	110/65		98												腹部X线提示：空腔脏器穿孔，报告医生后，指示立即行术前准备，拟急诊行剖腹探查术。刘云芳
11:40																					④⑥	①	①	刘云芳
11:55																①	①							平车送患者入手术室。刘云芳

填写说明:
1. 免写单位: 体温:℃; 脉搏: 次/分钟; 呼吸: 次/分钟; BP: mmHg; 血氧饱和度:%; 瞳孔大小: mm; CVP: cmH_2O; 氧流量: L/min。
2. 意识 (具体描述): 清楚、嗜睡、昏睡、浅昏迷、深昏迷。
3. 瞳孔反应: + + 灵敏、+ 迟钝、0 消失。
4. 管路护理: ①管路通畅固定。②置管周围无红肿、渗液 (血)。③消毒置管处。④更换导管。⑤更换引流袋 (瓶)。⑥置管周围有红肿渗液 (血)。⑦管道滑脱。⑧管道堵塞。
5. 卧位: ①平卧。②半卧。③右侧卧。④左侧卧。⑤俯卧。
6. 基础护理: ①晨间护理。②晚间护理。③口腔护理。④气管插管护理。⑤会阴部护理。⑥皮肤护理。
7. 护理指导: ①入院指导。②安全指导。③药物指导。④心理指导。⑤检查指导。⑥术前指导。⑦饮食指导。⑧术后指导。⑨活动指导及健康教育。⑩出院指导。
8. 安全措施: ①腕带。②约束带。③床档。④防跌倒/坠床警示标识。
9. 其他: ①留置导尿。②膀胱冲洗。③雾化吸入。④人工吸痰。⑤留置胃管或胃肠减压。⑥气压治疗。⑦气管切开护理。⑧运动疗法。⑨中频治疗。

第 1 页

附表5

一般患者护理记录单

科别　普外　　　床号　18　　　姓名　万宁　　　住院号123456　　　护理级别　二级　

日期	时间	生命体征				基础护理				管道护理				监测项目		护理指导	病情、措施、效果	签名
		体温	脉搏	呼吸	血压	口腔护理	会阴护理	协助洗漱	更换卧位	留置针	胃管	尿管	氧气管	氧饱和度	血糖			
2014-9-12	8:20	37.8	90	20	150/80											①	患者,男,66岁,因"腹痛腹胀1周,加重3天"入院,入病房。查体:腹部平软,中下腹有压痛,无反跳痛及肌紧张	叶林
	8:35															⑨		叶林
	9:00															③	协助患者外出行各项检查	叶林
	9:50															⑧	患者检查完毕,安全返回病房,行持续胃肠减压,胃管引流出墨绿色液体,量约150mL	叶林
	10:00															②	遵医嘱给予静脉输液,40gtt/min	叶林
	15:30															④	患者半卧位休息,自诉腹痛较入院时有减轻,但未排大便	叶林
	18:30						√	√								⑨	患者输液已结束,胃管引流通畅,引流液呈墨绿色	毕芳

续表

日期	时间	生命体征				基础护理				管道护理				监测项目		护理指导	病情、措施、效果	签名
		体温	脉搏	呼吸	血压	口腔护理	会阴护理	协助洗漱	更换卧位	留置针	胃管	尿管	氧气管	氧饱和度	血糖			
	21:30															⑦		毕芳
9－13	0:20																患者已入睡	苏红
	7:05					√					√							苏红

备注：1. 按分级护理要求巡视病房，有病情变化随时记录。2. 在相应栏打√，表示该措施已执行或各管道固定好、通畅；凡栏目中未涵盖的内容，可在空白或病情栏中体现。3. 免写单位如 T：℃；P、R：次/分钟；BP：mmHg；氧饱和度：%；血糖：mmol/L。4. 护理指导栏写编号表示：①入院指导。②药疗指导。③检查指导。④安全指导。⑤术前指导。⑥术后指导。⑦活动及健康指导。⑧心理指导。⑨饮食指导。⑩出院指导。

第 1 页

附表6

护 理 计 划 单

科别__普外__ 床号__52__ 姓名__邱立行__ 住院号__678543__ 诊断__空腔脏器穿孔__

日期	时间	护理医嘱内容	时间安排	护嘱者	停止日期	停止时间	停止者
2014－9－12	10:00	监测 HR、R、BP、SPO_2	q1－2h	潘丽	9－14	8:30	潘丽
9－12	10:00	体温监测	q4h	潘丽			
9－12	10:00	观察吸氧效果		潘丽			
9－12	10:00	观察氧气管是否通畅		潘丽			
9－12	10:00	更换湿化液	prn	潘丽			
9－12	10:00	清洁鼻腔	bid	潘丽			
9－12	10:00	口腔护理	bid	潘丽			
9－12	10:00	会阴冲洗	bid	潘丽			
9－12	10:00	观察皮肤完整性		潘丽			
9－12	10:00	协助翻身	q2－4h	潘丽			
9－12	10:00	持续使用防褥疮气垫床		潘丽			
9－12	10:00	观察胃肠减压引流是否通畅、引流液颜色、性状及量		潘丽	9－14	8:30	潘丽
9－12	10:00	安全告知并签字		潘丽			
9－12	10:00	挂警示标识		潘丽			
9－12	10:00	安置床档		潘丽			
9－12	10:00	提供针对性健康指导		潘丽			
9－14	8:30	监测 HR、R、BP、SPO_2	q2－4h	潘丽			

第 1 页

附表7

护理入院评估表

一、基本资料

科别 普外　　　床号 20 床　　　姓名 李四　　　性别 男　　　年龄 65 岁　　　民族 汉族

职业 退休干部　　　　　文化程度 初中　　　　　　　到病房时间 2013－9－4 10：30

入院诊断　急性阑尾炎

入院方式：☑急诊　□平诊　　　☑步行　□平车　□轮椅　□抱入　□扶入

婚姻状况：☑已婚　□未婚　□离异　□丧偶

个人嗜好：吸烟：10 支/日　　　饮酒：/mL/日　　　过敏史：自诉无过敏史

二、评估内容

T 37.9℃　　　P 92 次/分钟　　　R 20 次/分钟　　　BP 110/80mmHg

意识：☑清楚　□模糊　□谵妄　□嗜睡　□昏睡　□浅昏迷　□深昏迷

体位：□自主　□被动　☑强迫　　　面色：☑正常　□苍白　□黄染　□晦暗

口腔黏膜：☑完整　□破损　□其他　　　假牙：☑无　□固定　□活动

饮食：□普食　□全流　□半流　☑禁食　□低盐　□低脂饮食　□低蛋白饮食　□糖尿病饮食

睡眠障碍：☑无　□有（□难入睡　□早醒　□易醒　□多梦）

四肢：☑活动自如　□功能障碍　部位和程度：＿＿＿＿＿＿＿＿＿＿＿

排便：☑正常　□便秘　□失禁　□造瘘　□人工肛门　□腹泻 颜色或次数异常：＿＿＿＿＿＿

排尿：☑正常　□尿潴留　□失禁　□造瘘　□留置尿管 颜色或次数异常：＿＿＿＿＿＿

皮肤：☑正常　□异常具体描述（部位、大小、程度）：

＿＿＿＿＿＿＿＿＿＿＿＿＿＿＿＿＿＿＿＿＿＿＿＿＿＿＿＿＿＿＿＿

静脉输液：☑无　□有（□表浅静脉 □套管针 □PICC □深静脉置管）部位：＿＿＿＿＿＿

引流管：☑无　□有

坠床或跌倒迹象：□无　☑有（请填写坠床/跌倒风险评估表）

疼痛评分：6 分　　　　　疼痛部位：右下腹＿＿＿＿＿＿＿＿＿＿＿

评估者 秦艳　评估时间 2013－9－4 10：40　审核者 陈林　审核时间 2013－9－4 11：30

附表 8

患者坠床/跌倒风险评估及防范措施告知单

科别 普外　　　　床号 20　　　姓名 李 四　　性别 男　　　年龄 65 岁

诊断 急性阑尾炎　　　　　　　　　　　　　　　住院号 461993

一、坠床/跌倒风险评估　　　　　　　　　　　　评分：10 分

项目	特征	评分
1. 年龄	☑≥65 岁　□≤5 岁	3 分
2. 既往史	☑过去曾发生坠床/跌倒史或癫痫发作史	2 分
3. 感觉障碍	□视觉下降　☑听觉下降	各 1 分
4. 功能障碍	□步态不稳　☑体能虚弱　□四肢无力　□运动失调　□偏瘫　□骨关节挛缩变形　□需使用助行器	3 分
5. 意识障碍	□意识模糊　□躁动　□定向力障碍　□痴呆　□精神病	3 分
6. 排泄障碍	□大小便失禁　□尿频或腹泻　□便秘需使用通便药	2 分
7. 使用特殊药物	□镇静药　□降压药　□降糖药　□散瞳药　□解热镇痛药　□利尿药　□化疗药　□精神类药　□肌肉松弛药　□缓泻剂	各 1 分
8. 患者状态	☑体位性低血压　□眩晕　□耳鸣　□HB<100g/L　□各类插管　□吸毒或酗酒	各 1 分
9. 其他高危因素	/	各 1 分

备注：其中 4、5、6 项中患者存在一个或多个特征，此项均评为满分。

二、危险度分级

　Ⅰ级：0~3 分，有可能发生；Ⅱ级：4~10 分，易发生；Ⅲ级：>11 分，很易发生（总分≥3 分，有坠床/跌倒风险，需采取防范措施）。

三、防范措施

☑1. 告知患者或家属，患者有坠床/跌倒的风险，签坠床/跌倒告知书，并于床旁悬挂预防坠床/跌倒警示标识，作好交接班。

☑2. 加强巡视，及时发现并满足患者需要。

☑3. 将日常用品及呼叫器放置于患者触手可及的地方，有需要时随时按铃呼叫护士。

☑4. 保持病房地面清洁干燥，及时消除病房、走道障碍物。

☑5. 告知穿着大小合适的衣裤和鞋，避免裤腿过长，鞋子要防滑，勿打赤脚。

☑6. 外出检查时，护士会准备平车或轮椅，必要时护士会陪同前往。

☑7. 指导患者渐进下床的方法。

☑8. 提供充足的灯光。

☑9. 患者活动时有人陪伴，必要时留陪伴专人守护。

☑10. 使用床档或保护性约束。

患者或授权人签字：李 力　　　　　　　　与患者关系：父 子

联系电话：12345612345

填表人：秦 艳　　　　　日期：2013 - 9 - 4　　　　审核人：陈 林

附表9

病区交班报告

科别： 普 外　　　　2014 年 9 月 12 日　　　　　　　　　　　　　　第 1 页

班次	病人总数	出院	转出	死亡	转入（1）	入院（6）	危重病人（3）	口腔护理	翻身
白班	70	5	0	0	1 人：15	5 人：5、11、28、29、56	3 人：52、64、66	5、20、29、49、52、64、66、70	16、25、49、52、64、66、70
上夜	71	0	0	0	0	1 人：9	3 人：52、64、66	0	16、25、49、52、64、66、70
下夜	71	0	0	0	0	0	3 人：52、64、66	5、20、29、49、52、64、66、70	16、25、49、52、64、66、70

	床号	姓名	诊断	手术时间	麻醉方式	手术名称（或分娩方式）	术毕时间
当日手术或分娩	10	赵明	直肠癌	8：00	全身麻醉	腹腔镜辅助下直肠癌根治术	11：30
	31	王京	左侧腹股沟斜疝	8：00	腰硬联合麻醉	左侧腹股沟斜疝无张力修补术	10：20
	52	李力	胃癌	8：00	全身麻醉	腹腔镜辅助下胃大部切除＋胃空肠吻合术	12：45
	64	罗芬	右侧乳腺癌	13：30	全身麻醉	右侧乳腺癌改良根治术	16：05

	床号	姓名	诊断	术前用药	灌肠	胃管	尿管	拟定手术名称	其他准备
明日手术	47	刘艮	左下肢静脉曲张				√	左下肢大隐静脉高位结扎＋剥脱术	
	35	张奇	直肠癌		√	√	√	直肠癌扩大根治术	

科别：　普外　　　　2014 年 9 月 12 日　　　　　　　　　　　　　　　　第 1 页

	床号	姓名	诊断	白　班	上　夜　班	下　夜　班
特殊交班	56	罗红	急性腹膜炎"新"	患者，女，42 岁，因"反复腹痛 3 月，加重 3 天"于 10：30 收住入院。轮椅送入病房，神志清楚，急性痛苦面容。查体：腹部平软，全腹有压痛，无反跳痛，测 T39℃，P 122 次/分钟，R 24 次/分钟，BP 90/60mmHg，立即遵医嘱吸氧，禁饮食，持续胃肠减压，对症、抗感染、抑酸等治疗。现患者卧床休息，T 38.5℃，持续低流量吸氧 2 升/分钟，胃管引流出褐色液体约 550mL，自诉腹痛较入院时减轻。输液通畅 60 滴/分钟，请夜班加强观察腹部症状、体征，注意监测生命体征	患者中下腹仍有压痛，无反跳痛，于 21：00 自解黄色稀大便 1 次，量约 50mL。持续胃肠减压引流通畅，引流液为褐色，输液于 22：10 结束。23：00 测 T 38.3℃，P 106 次/分钟，R 21 次/分钟，BP 105/70mmHg。现患者安静休息，请下夜班继续加强观察	患者夜间间断入睡约 5 小时，持续胃肠减压引流通畅，引流出褐色液体约 150mL，晨起诉腹痛明显减轻。7：00 测 T 37.8℃，P 90 次/分钟，R 20 次/分钟，BP 110/75mmHg。
	36	苏平	肠梗阻"※"	患者于 15：00 开始输入红细胞悬液，15：10 患者诉心慌、胸闷，呼吸急促 28 次/分钟，口唇发绀，血压下降 85/50mmHg，立即停止输血，遵医嘱给予吸氧、抗过敏、对症等治疗，并予以心理疏导，15：25 上述症状缓解，呼吸平稳 20 次/分钟，血压 115/70mmHg。日间患者未排大便，未诉腹胀，请夜班加强观察	患者夜间病情平稳，静脉用药已按计划完成，仍未排便，无腹痛腹胀。22：00 诉入睡困难，遵医嘱肌肉注射安定 10mg，效果好，现已安静入睡，请下夜班继续加强观察	患者于 6：10 自解少量黄色稀便，量约 20mL，未诉腹痛腹胀，夜间睡眠约 6 小时，晨起已下床活动

白班签名：叶林　　　　　　　　上夜班签名：毕芳　　　　　　　　下夜班签名：苏红

第二十章 出院护理

■ 学习目标

1. 掌握出院护理工作要点。
2. 熟悉出院程序。
3. 了解出院后的社区和家庭护理内容。
4. 能准确、熟练地完成出院患者相关文件的处理和床单位的处理。
5. 具有严谨求实的工作态度，关心患者，确保安全。

住院患者经过一段时间治疗和护理后，病情好转、稳定至痊愈，经医生决定同意即可出院。或者病情虽有好转，但达不到出院标准，而家属或患者执意要求出院时，由医生开出"自动出院"的医嘱，也可办理出院手续。出院护理是指护士对出院患者所进行的一系列护理活动，目的是：①对患者进行出院指导，协助其重返社会，并能遵守医嘱按时接受治疗或定期复诊。②指导患者办理出院手续。③清洁、消毒和整理床单位，准备迎接新患者。

第一节　出院前护理

一、通知患者及家属

护士根据出院医嘱，将出院时间提前通知患者及家属，使其做好出院准备。

二、评估患者身心需要

出院是患者从医疗环境回归到家庭及社区的过程。为了保持整体护理的系统性和连续性，护士除须按医嘱要求进行必要的解释外，还要在出院前对患者的身心健康状况进行全面评估，根据患者现有和潜在的身心健康问题，结合病情、家庭及生活环境，以及就医的条件等，为患者提供切实可行的自我护理计划，并对有关的护理知识和技能进行必要指导。

填写出院护理评估单（表20-1），包括健康教育、护理小结和评价3个部分。

1. 健康教育　始于入院。患者住院期间，护士要对其进行健康教育，帮助患者在原有基础上，达到最高水平的身心健康。如制定标准宣教计划，帮助患者了解自己所患疾病的预防知识；进行出院指导，主要包括患者出院后饮食、服药等方面的注意事项。

2. 护理小结　患者住院期间，护士按护理程序对患者的护理活动概况进行记录，包括护理目标是否达到，护理问题是否解决，护理措施是否落实，护理效果是否满意。

3. 评价　由护士长全面了解情况后，对护理对象和护理效果进行评价。

表 20 - 1　出院护理评估单

姓名_____床号_____科别_____病室_____住院号_____

（一）健康教育（始于入院）

1. 护理对象对所患疾病的防治知识　　　　　　有　　　　无

卫生习惯和科学的饮食起居知识　　　　　　有　　　　无

护理对象对现存或潜在健康问题的认识　　有　　　　无

2. 出院指导

（1）休息和功能锻炼_____

（2）饮食_____

（3）自我监测和护理（药物治疗、伤口处理、病情观察等）_____

_____

（4）复查_____

（5）其他

（二）护理小结（住院期间护理活动实施情况与存在问题）：

_____

_____

（三）评价（由护士长全面了解情况后负责评价）：

1. 护理对象评价　　优　　良　　中　　差

2. 护理效果评价　　优　　良　　中　　差

护士长签名_____护士签名_____

年　　　月　　　日

三、进行健康教育

对出院患者的健康教育，要根据出院前的评估进行。主要包括指导其在有关疾病的防治知识、饮食起居、用药知识、卫生习惯、功能锻炼、家庭护理、康复和定期复查等方面的注意事项，必要时为患者和家属提供有关疾病的相关资料，促使患者建立合理的生活规律，加强康复和功能锻炼，掌握药物服用知识和家庭护理知识及技能等。

四、征求患者意见

患者离开医院时，征求患者及家属对医院工作的意见，以便改进工作，不断提高医疗护理质量。

第二节　出院时护理

一、执行出院医嘱

1. 停止医嘱，用红笔在各种执行单（如服药单、注射单、饮食单等）或有关表格上填写"出院"字样，注明时间并签名。

2. 撤去"患者一览表"上的诊断小卡及床头（尾）卡。

3. 在体温单40℃~42℃之间相应的时间栏内用红笔纵行填写出院时间。

4. 填写患者出院护理记录。

5. 填写出院通知单，通知患者或家属到出院处办理出院手续，结算患者住院期间治疗、护理等费用。

6. 遵医嘱领取患者出院后需继续服用的药物，将药物交给患者或家属，同时给予用药知识指导。

7. 填写患者出院登记本。

二、办理出院手续

1. 协助患者解除腕带标识，清理用物，归还寄存的物品，收回患者住院期间所借物品并消毒处理。

2. 患者及家属到出院处结账、办理出院手续。

三、护送患者出院

根据患者情况，采用不同方法护送患者出病区，如步行护送、轮椅或平车护送患者出医院。

第三节　出院后护理

一、病床单元处理

护士要等患者离开病室后，方可进行用物及病室的终末处理，以免给患者造成心理上的不舒适。

1. 撤去病床上的污被服，放入污衣袋中。根据出院患者疾病种类决定清洗、消毒方法。

2. 用消毒液擦拭床旁桌、床旁椅及床。非一次性痰杯、脸盆用消毒液浸泡。

3. 床垫、床褥、棉胎、枕芯等用紫外线灯、臭氧机消毒或在日光下曝晒6小时。

4. 病室开窗通风，进行空气消毒。

5. 传染性疾病患者离院后，需按照传染病终末消毒法进行消毒处理。

6. 铺好备用床，准备迎接新患者。

二、有关文件的处理

将病历按出院病历顺序整理后，交病案室保存。出院病历排列顺序详见第十九章医疗与护理文件的记录与病案保管。

三、出院后续护理

出院是患者从医疗环境回归到家庭及社区的过程，出院患者尤其是老年患者、慢性病患者、精神疾病患者以及机体残障者，将继续进行治疗、护理及康复工作。临床护士要与患者所在辖区的社区卫生服务机构做好交接，社区卫生服务机构在患者出院后48小时内进行回访，根据回访情况在家庭或社区卫生服务机构完成其后续的治疗和护理工作。

（一）家庭病床

出院后未完全康复而且适宜在家庭环境下进行医疗或康复的患者，可以家庭作为治疗护理场所，设立家庭病床，开展连续的、系统的基本医疗护理服务。

家庭病床的护理对象包括各种病情适合在家庭医疗的老年病、常见病、多发病，如冠心病、高血压、肺心病、脑血管意外、糖尿病患者等；经住院治疗后，病情已稳定，但仍需继续治疗和康复的患者；老弱病残到医院连续就诊困难的患者；限于病情和各方面条件，只能在家接受特殊治疗的患者，如家庭吸氧疗法、家庭中心静脉营养法、持续性非卧床腹膜透析等；晚期肿瘤需要化疗、支持和减轻痛苦的患者；适合家庭病床治疗的部分妇产科、传染病、职业病、精神病患者。

家庭病床的主要护理内容包括建立家庭病床病历，制定具体治疗、护理方案；定期访视、送医送药、提供各种与疾病有关的护理服务；健康教育，指导建立健康合理的生活方式，协助患者正确进行功能锻炼；指导患者或家属正确使用家庭医疗器械；压疮的处置和预防；并发症的预防和指导；指导有关消毒隔离等措施；根据患者情况，帮助联系医院检查或住院治疗。

（二）社区康复护理

社区康复护理主要针对老年患者、慢性病患者、精神疾病患者及机体残障者，主要内容包括以下几方面。

1. 评价出院后患者的康复情况及康复过程中的变化　评价患者功能障碍和残存功能的状况，对康复训练过程中残疾程度的变化和功能恢复的情况也要进行评价，并向其他康复医疗人员提供相应的信息。

2. 预防继发性残疾和并发症的发生　如偏瘫患者要预防挛缩畸形的发生，出院后，社区卫生服务中心的护士护理时，要矫正患者的姿势，也可利用力学辅助器帮助患者矫正姿势。

3. 进行功能训练和评价 学习和掌握各种有关的功能训练技术和方法，配合康复医师和其他康复技术人员对残疾者进行功能评价和功能训练。

4. 训练日常生活活动能力 训练患者进行自我护理，指导患者独自或在必要的帮助下进行床上活动、就餐、更衣、移动等活动，提高生活自理能力，以便患者能适应新生活，重返社会。

5. 心理护理 残疾人和慢性病患者都有特殊的、复杂的心理活动，社区护士要理解患者，时刻掌握康复对象的心理状态，针对不同心理状态的患者进行相应的心理护理。

【能力检测】

李某，男，60岁，因冠状动脉粥样硬化性心脏病住院 3 周后，病情稳定，医生同意出院。

（1）李某出院前，护士需做哪些出院相关性护理工作？

（2）护士需对李某进行哪些出院指导？

（3）护士需与李某所在社区卫生服务中心做哪些衔接工作，以确保李某在社区得到相应的健康管理？

主要参考书目

［1］李小萍．基础护理学．第 2 版．北京：人民卫生出版社，2010.

［2］张少羽．基础护理技术．北京：人民卫生出版社，2010.

［3］朱春梅，周庆华．常用护理技术．上海：第二军医大学出版社，2010.

［4］李丽萍，陈佩仪．临床基础护理技术．上海：上海科学技术出版社，2010.

［5］李晓松．基础护理技术．第 2 版．北京：人民卫生出版社，2011.

［6］吴玉芬．静脉输液实用手册．北京：人民卫生出版社，2011.

［7］陶丽．护理学基础．北京：北京大学医学出版社，2011.

［8］左凤林．基础护理学．西安：第四军医大学出版社，2012.

［9］吕淑琴．护理学基础．第 2 版．北京：中国中医药出版社，2012.

［10］李小寒，尚少梅．基础护理学．第 5 版．北京：人民卫生出版社，2012.

［11］姜安丽．新编护理学基础．第 2 版．北京：人民卫生出版社，2012.

［12］马小琴．护理学基础．北京：人民卫生出版社，2012.

［13］张少羽．护理学基础．郑州：河南科学技术出版社，2012.

［14］余剑珍．基础护理技术．第 3 版．北京：科技出版社，2012.

［15］李小萍．基础护理学．第 5 版．北京：人民卫生出版社，2013.

［16］章晓幸，张美琴．基本护理技术．北京：高等教育出版社，2013.

［17］于兰．基础护理学．北京：中国医药科技出版社，2013.

［18］周春美，张连辉．基础护理学．第 3 版．北京：人民卫生出版社，2014.

［19］周更苏，左凤林．基础护理技术．第 2 版．武汉：华中科技大学出版社，2014.

［20］丁炎明．2014 全国护士执业考试资格考试通关宝典．北京：科技出版社，2014.